循環器検査の
グノーティ・セアウトン

過信せず侮らず，謙虚で緻密な検査とは

編集 ◉ 山科　章

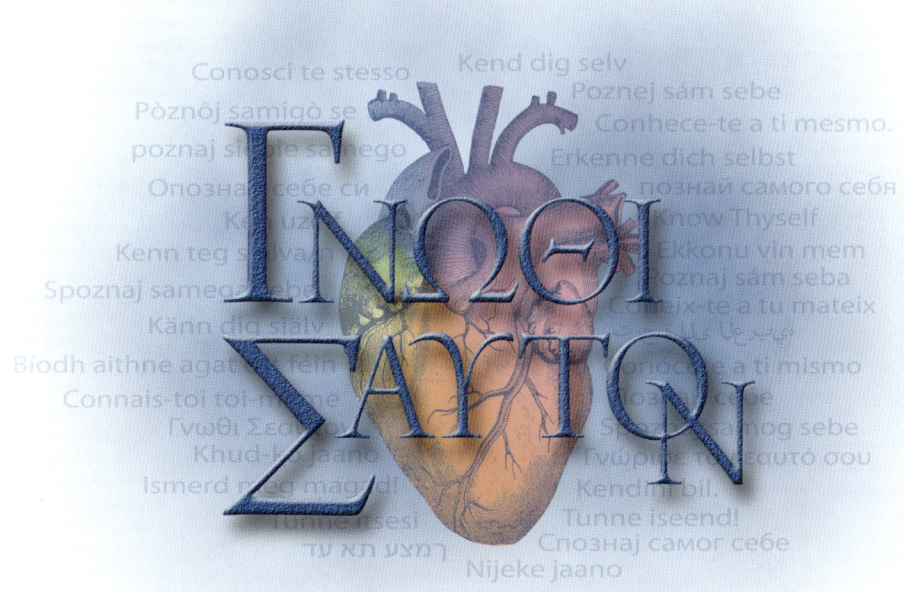

シナジー

序

　循環器系の出版物は非常に多く，学会の書籍展示場に行くと，いつも多くの新刊本が展示されている．私も雑誌，書籍の編集や企画を依頼されることがあるが，これまでの企画はあるテーマについて新しい情報を盛り込みつつも総論的，ガイドライン的，あるいは教科書的な内容となっていた．何か面白い本ができないかと思っていたところ，"グノーティ・セアウトン"はどうかとアドバイスをいただいた．グノーティ・セアウトンとは何かと問うと，ギリシャ語で「汝自身を知れ」という意味だそうである．調べてみると，グノーティ・セアウトンは古くから，"知に対して謙虚であれ"という格言として使われ，多くを知ると過信するので，傲慢にならないように戒めるための言葉らしい．われわれの医療に対するスタンスも同様だと思う．"過信せず，侮らず，謙虚にしかも緻密に"ということになる．含蓄のある言葉である．

　そこで循環器の検査について"グノーティ・セアウトン"という視点で見たらどうだろうかと思い，本書の企画を思い立った．各方面で第一人者の循環器の先生方に，"グノーティ・セアウトン"のスタンスで，テーマは何でもよいから循環器の検査について思うところを書いてくださいと依頼したところ，多くの先生方が呼応してくださり，すばらしい"グノーティ・セアウトン"がそろった．エビデンスもガイドラインも熟知した経験豊かな先生方に"謙虚な本音"を書いていただいた．あまり明らかにされていない検査の限界，たとえば，この検査ではこれこれの理由によりここが（ベテランでなければ）見えないから，だれでも見えることができる他の検査を選択しよう，あるいは，ちょっと違う見方をしてみよう，などなど，重要なアドバイスが詰まっている．

　内容的には，虚血，心不全，不整脈・失神，高血圧・血管機能，心筋症・弁膜症，心電図，危険因子・凝固・血栓・マーカー・その他，と，ほとんどの循環器領域がカバーできている．きっと，教科書やガイドラインに食傷気味の読者に，あるいは，臨床の壁にぶち当たっている若い臨床医にとって役に立つ内容であり，日常おこなっている検査を再認識していただくことができると思う．

　最後に，短期間に原稿をお寄せいただいた執筆者の先生方，企画から出版まで支援いただいた株式会社シナジー出版事業部の島田潤・尾崎仁志氏にこの場を借りて深謝したい．

2009年8月

東京医科大学内科学第2講座

山科　章

循環器検査のグノーティ・セアウトン
Contents

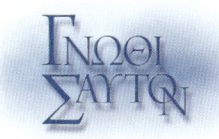

序 ———————————————————————————————————— 山科　章　iii

1. 虚血性心疾患

心筋虚血を診断するgold standardはあるか? ———————————— 安田　聡, 下川宏明　2
事前確率と心臓病診断の進め方 ———————————————————— 福山尚哉　4
運動負荷心電図の結果を鵜呑みにすることなかれ ——————— 宮本卓也, 渡邉　哲, 久保田　功　9
たかが運動負荷心電図されど運動負荷心電図:
　運動負荷試験で気をつけるべきポイント ————————————— 上嶋健治　14
狭心症状のない運動負荷心電図のST下降 ——————————— 福間長知, 水野杏一　19
冠動脈CT, 冠動脈造影でわからないこと ——————————————— 近森大志郎　25
内腔造影としての冠動脈造影法の限界 ————————————————— 中川義久　28
血管内視鏡でしか見えない血管内情報 ——————— 高山忠輝, 廣　高史, 斎藤　頴, 平山篤志　32
心筋虚血と側副血行:
　解剖学的狭窄重症度と機能的狭窄重症度との相違 ———— 松尾仁司, 上野勝己, 鈴木孝彦　37
冠動脈CTと核医学所見の乖離:
　形態学的検査と機能学的検査の限界 ————————— 汲田伸一郎, 桐山智成, 福嶋善光　42
冠動脈石灰化症例,
　次に行う検査はCAGそれともCT coronary angiography? ——— 平野雅春, 山田昌央, 山科　章　46
ステント内狭窄の評価は64列MDCTによる冠動脈造影で十分か? ————————— 諸井雅男　51
冠動脈MDCTは不整脈を克服できるか ———————————————— 近藤　武, 高瀬真一　56
心臓核医学検査で確立されているエビデンスとは? ———————— 山科昌平, 山﨑純一　62
心臓核医学による定量値の精度 ——————————————————————— 中嶋憲一　67
"心筋血流SPECT正常"は左冠動脈主幹部病変を否定するか? ———— 松本直也, 佐藤裕一　72
^{99m}Tc負荷心筋血流SPECTを腹臥位で撮影:
　背臥位よりも減弱アーチファクトが減少 ———————————————————— 福澤　茂　76
脂肪酸代謝イメージング:
　安静時には異常が検出されない患者や, 負荷試験ができない患者の虚血検査 ——— 玉木長良, 吉永恵一郎　80

負荷心エコー法で予後の評価はどこまで可能か	津田有輝, 竹内正明, 尾辻 豊	84
心筋内虚血メモリーを心エコー法で検出する	石井克尚	91
MDCTはすべての狭心症を診断できるわけではない： 　冠攣縮性狭心症の存在を忘れないように	吉村道博	97
冠攣縮性狭心症を正しく評価するには： 　薬剤を用いた冠攣縮誘発負荷試験の実際と限界	河野浩明, 末田章三	101
アセチルコリン冠攣縮誘発試験はトリッキー	中尾浩一	106
急性冠症候群に対する早期侵襲的治療：リスクの層別化が患者の予後を左右する	上妻 謙	111
PCIかCABGか：この患者にとってどちらが望ましいのか	藤本 肇	115
心筋Viabilityの考え方と評価	宮崎俊一	119
血行再建後の心筋サルベージ評価はどこまで可能か？	野﨑みほ, 白井徹郎	123
冠動脈疾患と睡眠時無呼吸症候群	横井宏佳	127

2. 心不全

心不全患者のNYHAクラスIIとクラスIIIとを区別する	木原康樹	134
心機能検査だけで心不全の重症度を判定できるか？	安達 仁	137
安静時の左室駆出率から心筋収縮予備能は類推できない	井澤英夫, 田畑智継, 野村雅則	142
左室収縮機能が保たれている場合の左室拡張機能はどのように評価するか	高橋利之	145
BNPの正常値を考える：3つのポイントから	中村元行	150
BNPとNT-ProBNP：測定値解釈における落とし穴	本間 博, 水野杏一	153
MIBGによる心臓交感神経機能の評価： 　心不全に対するβ遮断薬の効果が治療前に予測できる	山科昌平, 山﨑純一	157
慢性心不全患者に合併する睡眠時無呼吸症候群の検査と治療の意義	外山卓二	159
肺高血圧症と右心不全：こうすれば心エコーで右心機能が評価できる	宮崎彩記子, 大門雅夫	162
高齢者, 超高齢者の心不全：診断と治療のポイント	原田和昌, 斎藤友紀雄, 武田和大	167

3. 不整脈, 失神

心臓突然死の予知における12誘導心電図の限界と新たな活用法	池田隆徳	172
Brugada症候群の診断は心電図で可能か	村田広茂, 加藤貴雄	176

| Brugada症候群と12誘導心電図：食後のST-T偏位を検出する | 西崎光弘 | 181 |

加算平均心電図：
標準12誘導心電図では捕捉できない微小電位で何がわかるか ……………… 笠巻祐二, 渡邉一郎, 平山篤志 185

心拍変動解析による心疾患予後評価の有用性と限界 ……………………………… 渡邉英一, 尾崎行男 191

イベント心電図でHolter心電図を補う ……………………………………… 笠巻祐二, 小沢友紀雄, 平山篤志 195

頻発型心室性期外収縮（PVC）は治療適応になるか ………………………………………………… 庭野慎一 200

ペースメーカ植込み適応決定に心臓電気生理検査は必要か …………………………………………… 庭野慎一 202

心臓電気生理検査で異常が出ないときは,睡眠時無呼吸症候群を疑え ……………… 鈴木 均, 竹石恭知 204

WPW症候群に対するカテーテルアブレーション：
標準12誘導心電図の有用性と限界 ……………………………………………… 松本万夫, 上西正洋 208

slow pathwayアブレーション中の室房伝導評価 ……………………………………………………… 藤木 明 212

先天性QT延長症候群の診断における
運動負荷試験の限界とカテコラミン負荷試験の有用性 ………………………………………………… 清水 渉 218

心房細動を合併した拡張型心筋症に対するリズムコントロールの可能性 ………………… 町野 毅, 青沼和隆 223

意外に認識されていない心房に対する抗不整脈薬の催不整脈作用 ………………………………… 平尾見三 228

失神の原因はどこまで追究できるか：検査の進め方と考え方 ……………………………………… 小林洋一 233

head-up tilt試験：
tilt単独では失神が誘発されない患者でも
薬剤負荷を併用すると陽性になるケースが多い ……………………………… 田邊康子, 長谷部直幸 239

4. 高血圧, 血管機能

心血管イベントと血圧値：血圧の日内変動を正しく把握して測定するには …………………………… 河野雅和 244

仮面高血圧,夜間高血圧,仮面夜間高血圧：診察外血圧測定の重要性 ……………… 星出 聡, 苅尾七臣 249

血管内皮機能検査の有効性とピットフォール ……………………………………………………… 東 幸仁 253

PWVとCAVI：高血圧の発症と心血管合併症の予測 ………………………………… 大蔵隆文, 檜垣實男 258

末梢動脈閉塞疾患の検査：ABIのピットフォールと追加検査 ……………………… 越川めぐみ, 池田宇一 262

5. 心筋症, 弁膜症

心筋症の画像診断：心臓MRIの遅延造影法 ……………………………… 舛田英一, 井野秀一, 山岸正和 266

心尖部に潜む疾患を心エコー検査で見つけることができるか ……………………… 市田 勝, 島田和幸 271

エコー法による圧較差が実際と乖離する理由	山田　聡, 筒井裕之	276
心機能低下を伴う大動脈弁狭窄症の心エコーによる圧較差評価	田畑智継, 野村雅則	281
安静時のみではわからない弁膜症の重症度:負荷心エコー法の活用	若林景子, 大門雅夫	284
ゆがむ僧帽弁,ずれる僧帽弁	渡辺弘之	288
虚血性僧帽弁逆流の原因,重症度,機能評価のポイント	芳谷英俊, 竹内正明, 尾辻　豊	292
見えない孔を見つける—心房中隔欠損症における経食道心エコー法の重要性	中谷　敏	297

6. 心電図

誤った電極装着の心電図記録に,気がつくか	三宅良彦	302
QT間隔の補正法:漫然とBazett法が使用されているがそれでよいのか	中川幹子, 犀川哲典	304
ST上昇は必ずしも心筋梗塞とはかぎらない	大久保信司	307
心アミロイドーシスの心電図所見:左室肥大所見を示す症例が10数％存在する	本郷　実	313

7. 冠危険因子，凝固，血栓，マーカー，その他

空腹時血糖とHbA$_{1c}$だけでは,虚血性心疾患に多い隠れた糖尿病や耐糖能障害を診断できない	石原正治	318
コレステロール測定により,心疾患をどこまで評価できるか	朔　啓二郎	321
LDL-コレステロール値だけで,すべての動脈硬化リスクを評価できない	道下一朗	325
LDL-C直接測定法には積み残された課題もある	杢野浩司, 代田浩之	329
尿酸値と冠危険因子ならびにメタボリックシンドロームとの関係	関　晋吾	333
プロトロンビン時間(PT-INR)によるワルファリンの治療閾値の設定について	谷口郁夫	336
静脈血栓塞栓症に対する抗凝固療法の継続期間:指標はD-dimer値	尾林　徹	340
混沌とする血小板機能検査	後藤信哉	343
心筋マーカー全血迅速テスト:陽性の重要性,陰性の意義	清野精彦	347
非心臓手術の術前検査:医者の自己満足か,手術リスクか,患者のQOLか	高木　厚	351

| 索引 | 357 |

執筆者一覧 (執筆順)

山科　　章	東京医科大学循環器内科	
安田　　聡	東北大学大学院循環器病態学	
下川　宏明	東北大学大学院循環器病態学	
福山　尚哉	天神会新古賀病院	
宮本　卓也	山形大学医学部第一内科学講座	
渡邉　　哲	山形大学医学部第一内科学講座	
久保田　功	山形大学医学部第一内科学講座	
上嶋　健治	京都大学大学院医学研究科EBM研究センター	
福間　長知	日本医科大学内科学講座(循環器・肝臓・老年・総合病態部門)	
水野　杏一	日本医科大学内科学講座(循環器・肝臓・老年・総合病態部門)	
近森大志郎	東京医科大学内科学第2講座	
中川　義久	天理よろづ相談所病院循環器内科	
高山　忠輝	日本大学医学部内科学系循環器内科分野	
廣　　高史	日本大学医学部内科学系循環器内科分野	
斎藤　　穎	日本大学医学部内科学系循環器内科分野	
平山　篤志	日本大学医学部内科学系循環器内科分野	
松尾　仁司	岐阜ハートセンター循環器科	
上野　勝己	岐阜ハートセンター循環器科	
鈴木　孝彦	豊橋ハートセンター循環器科	
汲田伸一郎	日本医科大学放射線医学	
桐山　智成	日本医科大学放射線医学	
福嶋　善光	日本医科大学放射線医学	
平野　雅春	東京医科大学循環器内科	
山田　昌央	東京医科大学循環器内科	
諸井　雅男	東邦大学医療センター大橋病院循環器内科	
近藤　　武	高瀬クリニック循環器科	
高瀬　真一	高瀬クリニック循環器科	
山科　昌平	東邦大学医療センター大森病院循環器内科	
山﨑　純一	東邦大学医療センター大森病院循環器内科	
中嶋　憲一	金沢大学医薬保健研究域医学系・核医学	
松本　直也	駿河台日本大学病院循環器科	
佐藤　裕一	駿河台日本大学病院循環器科	
福澤　　茂	船橋市立医療センター循環器科	
玉木　長良	北海道大学大学院医学研究科・病態情報学講座・核医学	
吉永恵一郎	北海道大学大学院医学研究科・病態情報学講座・核医学	
津田　有輝	産業医科大学第2内科学	
竹内　正明	産業医科大学第2内科学	
尾辻　　豊	産業医科大学第2内科学	
石井　克尚	関西電力病院循環器内科	
吉村　道博	東京慈恵会医科大学循環器内科	
河野　浩明	愛媛県立新居浜病院循環器科	
末田　章三	愛媛県立新居浜病院循環器科	
中尾　浩一	済生会熊本病院心臓血管センター循環器内科	
上妻　　謙	帝京大学医学部附属病院循環器内科	
藤本　　肇	虎の門病院循環器センター内科	
宮崎　俊一	近畿大学医学部循環器内科	
野﨑　みほ	東京警察病院循環器科	
白井　徹郎	東京警察病院循環器科	
横井　宏佳	小倉記念病院循環器科	
木原　康樹	広島大学大学院医歯薬学総合研究科循環器内科学	
安達　　仁	群馬県立心臓血管センター循環器内科	
井澤　英夫	藤田保健衛生大学坂文種報德會病院循環器内科	
田畑　智継	藤田保健衛生大学坂文種報德會病院循環器内科	
野村　雅則	藤田保健衛生大学坂文種報德會病院循環器内科	
高橋　利之	JR東京総合病院循環器内科	
中村　元行	岩手医科大学内科学講座循環器腎内分泌分野	
本間　　博	日本医科大学内科学講座(循環器・肝臓・老年・総合病態部門)	
外山　卓二	群馬県立心臓血管センター	
宮崎彩記子	順天堂大学循環器内科	
大門　雅夫	順天堂大学循環器内科	

原田　和昌	東京都健康長寿医療センター（旧東京都老人医療センター）循環器内科
斎藤友紀雄	東京都健康長寿医療センター（旧東京都老人医療センター）循環器内科
武田　和大	東京都健康長寿医療センター（旧東京都老人医療センター）循環器内科
池田　隆徳	杏林大学医学部第二内科
村田　広茂	日本医科大学内科学（循環器・肝臓・老年・総合病態部門）
加藤　貴雄	日本医科大学内科学（循環器・肝臓・老年・総合病態部門）
西崎　光弘	横浜南共済病院循環器内科
笠巻　祐二	日本大学医学部内科学系循環器内科学分野
渡邉　一郎	日本大学医学部内科学系循環器内科学分野
渡邉　英一	藤田保健衛生大学循環器内科
尾崎　行男	藤田保健衛生大学循環器内科
小沢友紀雄	MJG研究所
庭野　慎一	北里大学医学部循環器内科学
鈴木　均	福島県立医科大学医学部循環器・血液内科学
竹石　恭知	福島県立医科大学医学部循環器・血液内科学
松本　万夫	埼玉医科大学国際医療センター心臓内科
上西　正洋	埼玉医科大学国際医療センター心臓内科
藤木　明	富山大学医学部第二内科
清水　渉	国立循環器病センター心臓血管内科
町野　毅	筑波大学大学院人間総合科学研究科循環器内科学
青沼　和隆	筑波大学大学院人間総合科学研究科循環器内科学
平尾　見三	東京医科歯科大学循環器内科
小林　洋一	昭和大学内科学講座循環器内科学部門
田邊　康子	旭川医科大学循環・呼吸・神経内科
長谷部直幸	旭川医科大学循環・呼吸・神経内科
河野　雅和	香川大学医学部循環器・腎臓・脳卒中内科学
星出　聡	自治医科大学循環器内科
苅尾　七臣	自治医科大学循環器内科
東　幸仁	広島大学大学院医歯薬学総合研究科心臓血管生理医学
大蔵　隆文	愛媛大学大学院病態情報内科学
檜垣　實男	愛媛大学大学院病態情報内科学
越川めぐみ	信州大学医学部附属病院循環器内科
池田　宇一	信州大学医学部附属病院循環器内科
舛田　英一	金沢大学循環器内科
井野　秀一	金沢大学循環器内科
山岸　正和	金沢大学循環器内科
市田　勝	自治医科大学循環器内科
島田　和幸	自治医科大学循環器内科
山田　聡	北海道大学大学院循環病態内科学
筒井　裕之	北海道大学大学院循環病態内科学
若林　景子	順天堂大学循環器内科
渡辺　弘之	榊原記念病院循環器内科
芳谷　英俊	産業医科大学第2内科学循環器・腎臓内科
中谷　敏	大阪大学大学院医学系研究科
三宅　良彦	聖マリアンナ医科大学循環器内科
中川　幹子	大分大学医学部臨床検査診断学
犀川　哲典	大分大学医学部臨床検査診断学
大久保信司	東京医科大学茨城医療センター循環器内科
本郷　実	信州大学大学院医学系研究科保健学専攻循環器内科学
石原　正治	広島市立広島市民病院循環器内科
朔　啓二郎	福岡大学医学部心臓・血管内科学
道下　一朗	横浜栄共済病院循環器内科
杢野　浩司	順天堂大学循環器内科
代田　浩之	順天堂大学循環器内科
関　晋吾	東京慈恵会医科大学循環器内科
谷口　郁夫	東京慈恵会医科大学循環器内科
尾林　徹	武蔵野赤十字病院循環器科
後藤　信哉	東海大学医学部内科学系（循環器内科）
清野　精彦	日本医科大学千葉北総病院循環器センター・循環器内科
高木　厚	東京女子医科大学循環器内科

1.
虚血性心疾患

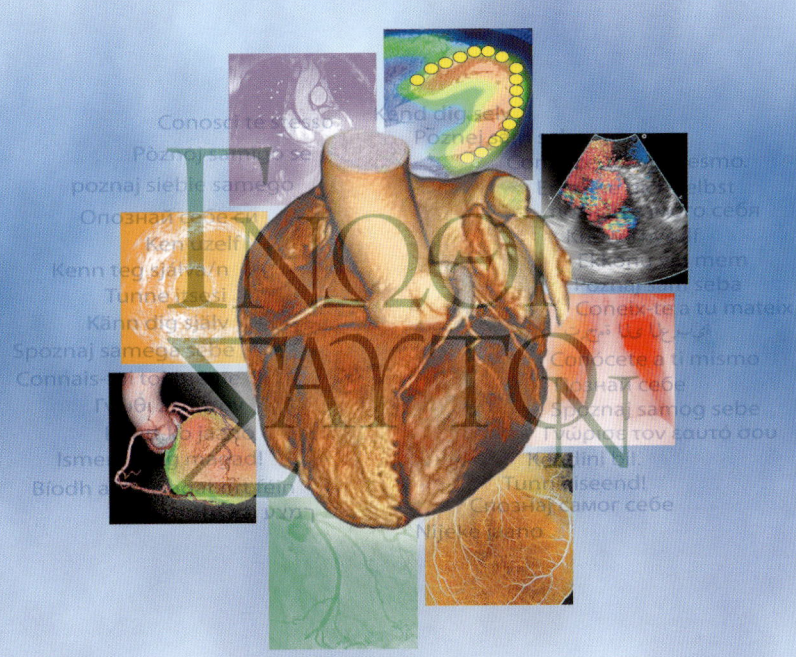

心筋虚血を診断する gold standardはあるか？

安田 聡，下川宏明
東北大学大学院循環器病態学

血液供給の低下だけが心筋虚血ではない

　心筋虚血とは，心筋の酸素需要と供給が不均衡になる結果として生じる病態である．

　心筋虚血は，冠攣縮やプラーク破綻，血栓形成により冠動脈内腔の狭小化が生じ，一過性に血液供給が低下し心筋虚血を引き起こすsupply ischemia/primary ischemiaと，先行する血圧や心拍数の上昇，すなわち心筋酸素消費量の増大を伴う労作性狭心症に代表されるdemand ischemia/secondary ischemiaとに大別される（図1）．

心筋虚血の診断

> 心筋虚血は予後を規定する重要な因子であり，それゆえその改善を目指した治療が必要である．

　心筋虚血は心筋レベルで生じる病態であり，極端な場合，冠動脈に病変がなくとも心筋虚血が生じることもある．たとえば，冠動脈が正常でも重度の貧血症例では，需要の増加に対して供給が追いつかずに心筋は虚血状態に陥ることが報告されている[1]．あるいは微小循環での供給不全＝微小血管狭心症の可能性もある（図2）[2]．

　心筋虚血は，症状の有無にかかわらず，虚血性心疾患患者の予後を規定する重要な因子である[3]．したがって，治療のゴールは虚血の改善であることはいうまでもない．

　図3[4] に，冠動脈径％狭窄率と冠血流予備能との関係を示す．狭窄率50〜75％（AHA分類75％狭窄相当）では冠血流予備能は虚血レベルである2.0には必ずしも至っていないことがわかる[5]．したがって動脈硬化＝虚血ではなく，心筋虚血の評価は，とくにリスクを伴う侵襲的治療を行う際には緊急時を除き必要である．

　表に診断方法をまとめた（慢性虚血性心疾患の診断と病態把握のための検査法の選択基準に関するガイドライン2005年改訂版参照）．心筋乳酸産生は心筋虚血＝代謝異常の進展という観点から直接的な診断法であるが，冠静脈洞での血液採取が必要など，侵襲的な検査法である．心電図は心筋虚血に伴う電気的異常を，心エコー図検査は心筋

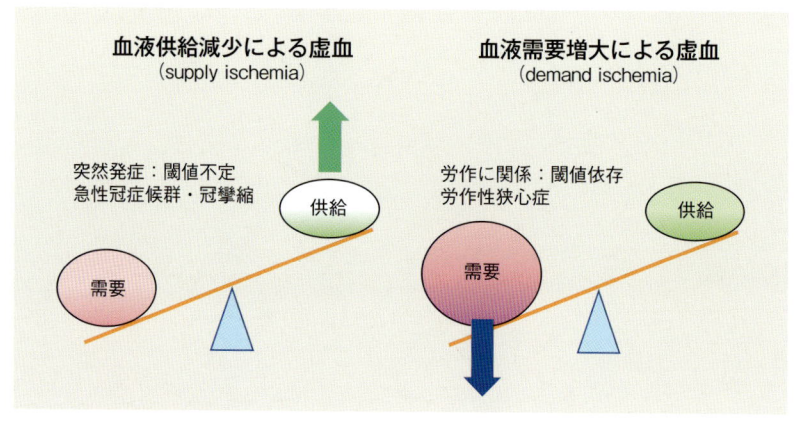

図1　心筋虚血の病態

1. 虚血性心疾患

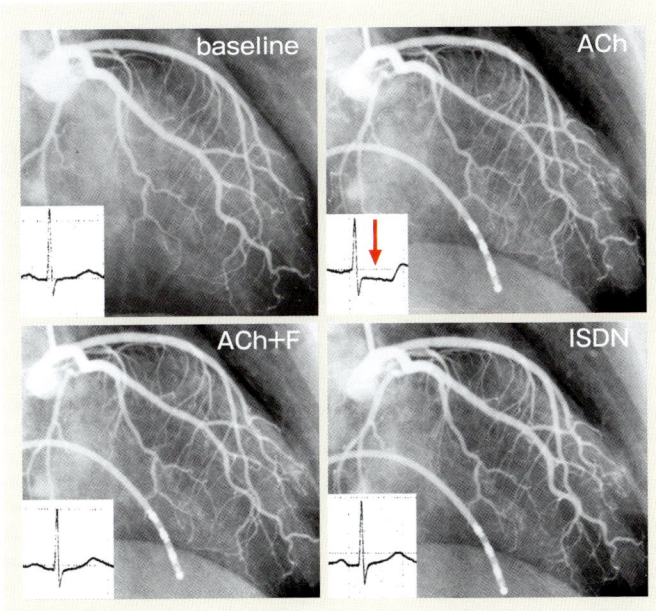

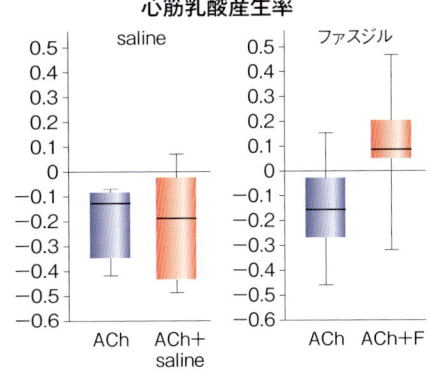

図2 微小血管狭心症の代表例

アセチルコリン (ACh) 負荷試験では心外膜冠動脈には著変を認めないが, 心電図上有意な ST 低下を認める. このとき心筋での乳酸産生が増加している (棒グラフ左 saline). Rho キナーゼ選択的阻害薬ファスジルの事前投与 (ACh＋ファスジル：ACh+F) により心電図変化, 心筋乳酸産生 (棒グラフ右ファスジル) は抑制された.

(Mohri M, et al. 2003[2] より改変)

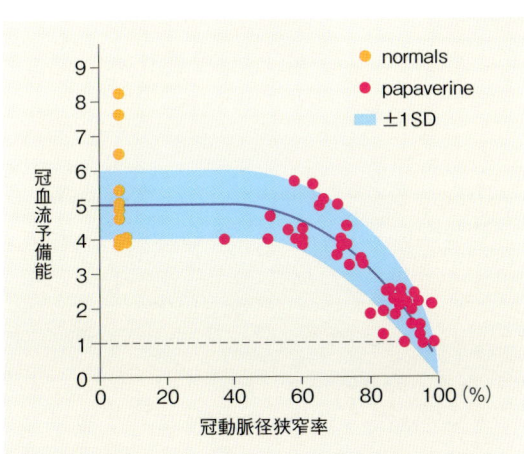

図3 冠動脈径％狭窄率と冠血流予備能との関係

冠血流予備能は 40〜50％狭窄までは 4〜6 倍までに保たれるが, 90％以上の狭窄率では劇的に低下する.

(Braunwald's Heart Disease, 8th ed. より改変[4])

表 心筋虚血診断のツール

心筋虚血	心電図	運動負荷試験, Holter 心電図
	心臓核医学検査	^{201}Tl, ^{99m}Tc
	代謝産物測定	心筋乳酸産生, 冠静脈洞酸素不飽和度, pH低下
	^{31}P-NMR	
	心エコー図検査	ドブタミン・運動負荷
冠動脈血流	PET	O-15 水, N-13 アンモニア
	MRI	
	血流予備能	熱希釈法, ドプラ法 (冠動脈内, 経胸壁)

^{31}P-NMR: myocardial phosphorus-31 nuclear magnetic resonance, PET: positron-emission tomography, MRI: magnetic resonance imaging

虚血に伴う壁運動異常を捉える非侵襲的検査法であるが, 一定の割合で偽陰性が生じることに留意しなければならない. 冠動脈血流検査も, 心筋レベルで生じる虚血の前提条件であるという制限のうえでの判断となることに留意しなければならない. したがって, 現時点では gold standard といえる検査法はなく, おのおのの限界も理解したうえで, 場合によっては複数の検査法で評価を下す必要がある[6].

■引用文献

1. Hamilton W, et al: Angina pectoris in a child with sickle cell anemia. Pediatrics 1978; 61: 911-914.
2. Mohri M, et al: Rho-kinase inhibition with intracoronary fasudil prevents myocardial ischemia in patients with coronary microvascular spasm. J Am Coll Cardiol 2003; 41: 15-19.
3. Cohn PF, et al: Silent myocardial ischemia. Circulation 2003; 108: 1263-1277.
4. Braunwald's Heart Disease, 8th ed., Coronary blood flow and myocardial ischemia. WB Saunders, 2007.
5. Gould KL, et al: Physiologic basis for assessing critical coronary stenosis. Instantaneous flow response and regional distribution during coronary hyperemia as measures of coronary flow reserve. Am J Cardiol 1974; 33: 87-94.
6. Shimokawa H, Yasuda S: Myocardial ischemia: Current concepts and future perspective. J Cardiol 2008; 52: 67-78.

1. 虚血性心疾患

事前確率と心臓病診断の進め方

福山尚哉
天神会新古賀病院

clinical decision making

　医師が疾患の診断を効率よく進めるためには，事前確率（検査前確率）（⇒**Point❶**）の推定が欠かせない．これは診断学のいわば基本である．事前確率はまた有病率とも考えられる．外来の初診患者を診察し，診断を確定し治療方針を決定する．これは医師が行う通常の診療行為であるが，これに確率的あるいは統計的手法を適用することにより，さらに的確な診断や治療に結びつけることができる．これらの手法をclinical decision making（医療方針決定）[1]とよぶ．
　例題をみてみよう．

Lesson 1

　42歳の女性警察官．運動，食事，姿勢，不安などとは無関係に5〜10分間持続する右乳房下の胸部不快感があり，精査のため来院した．このような発作は数か月前に始まった．検査前の診察と安静時心電図は正常であった．トレッドミル検査ではBruceプロトコルStage IVの1分で疲労と息切れのため運動を中止した．最大心拍数は162で，血圧は170/80であった．最大運動負荷時，j点の60msecの部位で1.0〜1.5mmの水平型から下降型のST低下を認め，回復期に4分間かけてゆっくりと正常化した．運動開始初期と回復期に単発の心室性期外収縮が散見された．運動負荷試験としては陽性と判定した．

Q1　下記のうち正しいのはどれか？

①この症例が冠動脈疾患を有する検査（トレッドミル）前の確率は15％以下である．
②この症例が冠動脈疾患を有する検査（トレッドミル）前の確率は15〜50％である．
③この症例が冠動脈疾患を有する検査（トレッドミル）前の確率は50〜85％である．
④この症例が冠動脈疾患を有する検査（トレッドミル）前の確率は85％以上である．

Q2　下記のうち正しい説明はどれか？

①この検査が「真の陽性」である確率は50〜70％である．
②この検査が「真の陽性」である確率は70％以上である．
③この検査が「偽陽性」である確率は70％以上である．
④この検査が「偽陽性」である確率は50〜70％である．

> 病歴聴取と理学的検査だけで，冠動脈疾患の確率予測が可能である．

　これはアメリカの内科医のための試験問題である．この問題を理解し，回答するにはAHAのガイドラインにあるように，冠動脈疾患の確率予測を知っておく必要がある[2]．
　DiamondとForresterの血管造影による報告から，病歴聴取と理学的検査だけで冠動脈疾患の確率予測が可能であることが証明された[3]．胸痛のタイプ（**表1**）と年齢，性別から**表2**のように，冠動脈疾患の事前確率予測が可能である．これは筆者らが行ったJ-ACCESS研究のサブスタディにおいて，日本人にも適応できることが確認されている[4]．
　これらの表から，本症例は非心臓性胸痛を訴える42歳女性ということになり，その事前確率はわずか3％である．そしてトレッドミル検査後の確率は検査結果が陽性の場合，一般に報告されて

Point! ❶ 事前確率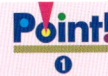

検査前確率または有病率. 病歴の聴取, 身体所見から疾患の確率(有病率)を推定する. その確率に応じて検査を選択し, 事後の確率を推定する. 事前確率が非常に低い場合, 検査の感度や特異度がいかに高くても検査後確率はあまり高くならない. たとえば, 日本におけるHIVの有病率は高くても1万人に1人と考えられるが, もし入院患者にルーチン検査として導入した場合, たとえELISA検査の感度・特異度がいずれも99%と仮定しても, 1万人検査すれば1%(100人)の陽性患者が出る. そのうち真のHIV患者は1人であるから99人の偽陽性があることになり, 検査の意義はほとんどない. 正確な診断を下すためには, 医師は疾患の事前確率(検査前確率)の役割を十分に理解する必要がある.

Point! ❷ Bayes理論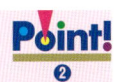

18世紀のイギリス人牧師 Thomas Bayes に由来する確率推計理論. 医学診断においては, 疾患の事前確率(有病率)と検査の感度および特異度から検査後の事後確率を Bayes の定理に基づく数式を用いて簡単に計算できる. このような数学的解析による推論の展開は, 医師が主観的に陥りやすい誤りを回避できるとされる.

いる検査の感度(68%)と特異度(77%)を用い, Bayesの定理(⇒Point❷)に基づいて以下の式で算出される.

$$検査後確率 = \frac{検査前確率 \times 感度}{[検査前確率 \times 感度 + (1-検査前確率) \times 偽陽性率]}$$

すなわち, 本症例がトレッドミル検査の結果, 陽性であった場合の冠動脈疾患を有する確率は

$$0.03 \times 0.68 / [0.03 \times 0.68 + (1-0.03) \times 0.23] = 0.084$$

である. したがって, 本症例が狭心症である可能性はたとえトレッドミル検査が陽性と判定されたとしてもわずか8%でしかなく, 逆に本検査の偽陽性率は92%ということになる. したがって問題の回答はQ1が①, Q2が③である.

ある検査の感度や特異度は, 検査対象となる症例の事前確率によって左右されるため, 事前確率の低い症例に検査を適用しても偽陽性が増えるだけであり, ほとんど検査の意味をなさない. 同様に, 事前確率のきわめて高い症例に対する検査結果も, その確定診断にはあまり貢献しない. したがって, 検査が有用と考えられる対象とは事前確率が中等度の症例であり, 一般に事前確率15~85%の症例であると考えられている.

図1に, 事前確率(有病率)と検査後の事後確率(診断適中率)との関係を示す.

Lesson2

つぎに, KahnemanとTverskyの有名な例題を示す[5].

ある夜, 1台のタクシーがひき逃げ事件を起こした. その町には2つのタクシー会社, グリーン会社とブルー会社が営業している. ここで次のデータが示された.

表1 胸痛の臨床分類

定型的狭心症(確定的)
1. 特徴的な性質と持続時間の胸骨下部胸部不快感があり, それが
2. 労作または情動的ストレスにより誘発され,
3. 安静またはニトログリセリンにより緩和される

非定型的狭心症(おそらく)
  上記の特性のうち2つが当てはまる

非心臓性胸痛
  定型的狭心症の特性の1つ以下が当てはまる

表2 症候性患者の年齢別および性別の検査前冠動脈疾患確率*
(DiamondとForrester, CASSデータの統合)

年齢(歳)	非心臓性胸痛		非定型的狭心症		定型的狭心症	
	男性	女性	男性	女性	男性	女性
30~39	4	2	34	12	76	26
40~49	13	3	51	22	87	55
50~59	20	7	65	31	93	73
60~69	27	14	72	51	94	86

* 各値はカテーテル検査上の有意な冠動脈疾患の確率(%)を示す.
CASS:冠動脈外科試験

1. 虚血性心疾患

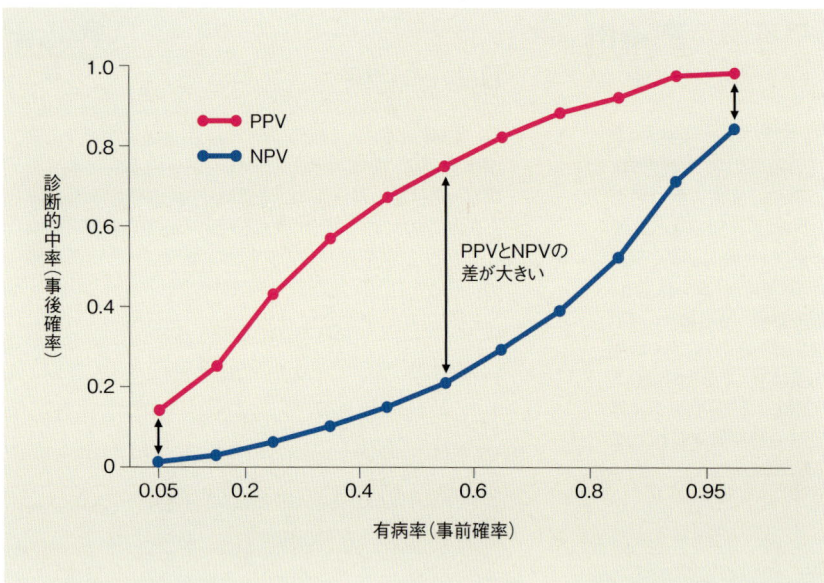

図1
有病率（事前確率）*と診断適中率（事後確率）

＊ 感度90％，特異度82％とした場合．
PPV：陽性適中度
NPV：陰性適中度

① 全タクシーのうち，85％がグリーン社（緑色），15％がブルー社（青色）に所属している．
② 当日の目撃者の証言では，そのタクシーは青であった．法廷は，目撃証人の認識能力を適切な視界状態のもとで検査した．証人にタクシーのサンプル（緑と青が半数ずつ）が提示されたとき，証人の答えは80％が正解で，20％が誤認だった．事故に関与したタクシーが目撃者の証言どおり青であった可能性はどのくらいか？

この場合，事前確率は，町を走るタクシーのうち無作為の1台を選ぶとき，それが青である確率ということになり15％，そして事後確率は事故を起こしたタクシーが本当に青のタクシーである確率（証人が青と証言した条件下で，青のタクシーであった確率）ということになり，前記のBayesの式で計算すると，

事故を起こしたタクシーが本当に青のタクシーである確率は

$$= \frac{(15/100) \times (80/100)}{[(85/100) \times (20/100) + (15/100) \times (80/100)]}$$
$$= 41\%$$

となる．

> 一般臨床医の感度や特異度，事前確率に関する理解は低い．

この41％という数字は，われわれが直感的に判断する数字に比べ，かなり少ないと思われる．事実，多くの回答者が80％と答えている．そしてその理由として，①青のタクシーがわずかに15％であるという事実を無視している（事前確率），②目撃者の精度についての情報の限界を理解していない（感度と特異度）という2つの問題点が指摘されている．事実，一般臨床医の検査感度や特異度に関する理解はまちまちであり，事前確率に対する認識はたいへん低い．

Lesson3

もう一つ臨床の例題を考えてみよう．

55歳の男性でいわゆる atypical chest pain にて来院．トレッドミルによる運動負荷心電図が陽性であったため，この時点での事前確率は75％（0.75）と判断した．さらに心筋シンチグラム検査を施行した．シンチグラムの結果が陽性の場合の検査後確率と陰性の場合の検査後確率はどのくらいか．またその後の治療方針はどうするか．

心筋シンチグラムの結果（陽性または陰性）による検査後確率（post-test probability of disease）

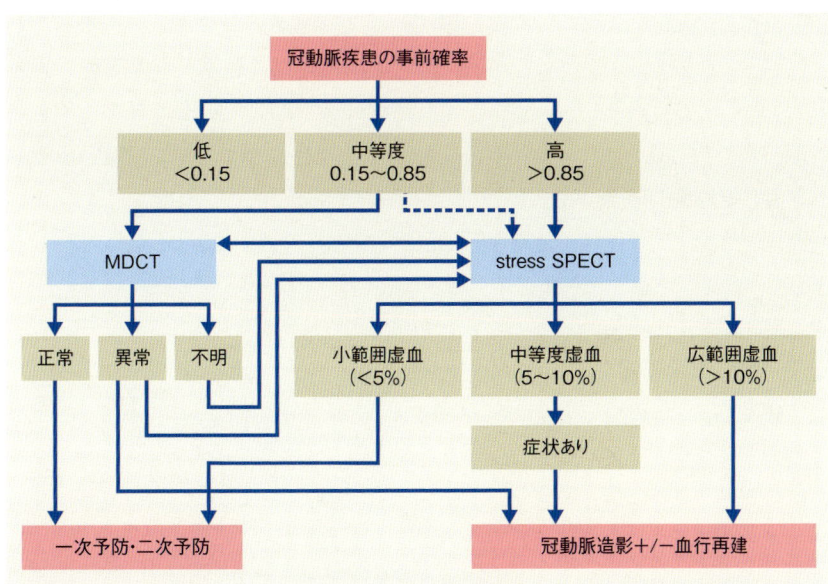

図2
Bermanらの提唱する事前確率をもとにした冠動脈疾患診断の進め方

の求め方は心筋シンチの感度90％，特異度85％とすると事前確率が0.75であり，真陽性率（TPR）＝感度0.90，偽陽性率（FPR）0.15，偽陰性率（FNR）0.10，真陰性率（TNR＝特異度0.85となり，心筋シンチが陽性の場合，

probability of disease
＝0.75×0.90／[0.75×0.90＋(1－0.75)×0.15]
＝0.95

心筋シンチが陰性の場合，

probability of disease
＝0.75×0.10／[0.75×0.10＋(1－0.75)×0.85]
＝0.26

である．

事前確率を推定し，適切な検査を適用して，的確な事後確率を推測しながら診断することが重要である．

心筋シンチが正常の場合の冠動脈疾患の予後はきわめて良好と考えられているため，検査後確率が26％とすると，この症例はこのまま内科的治療で経過をみることも可能である．また，この26％という数値を中等度の事前確率（リスク）と判断した場合，もし糖尿病や高血圧，高脂血症，喫煙などのリスクを有する症例であればMDCTなどの検査を追加し，さらにリスクの層別化を進めるという選択も有効である．

一方，心筋シンチグラムの結果が陽性の場合は狭心症である確率が95％ということでほぼ診断が確定し，冠動脈造影そして必要であれば血行再建治療に進むことになる．

近年，MDCTやMRIの普及により冠動脈疾患の検査の進め方に少なからぬ変化や進歩が認められる．図2に，Bermanらの提唱する事前確率をもとにした冠動脈疾患診断の進め方（フローチャート）を示す[6]．中等度リスク症例に対し，MDCTを優先するか心筋シンチグラムを優先するかは意見の分かれるところである[7]．いずれにしろ，まずは事前確率を推定し，適切な検査の適用により的確な事後確率を推測しながら診断を進めることが最も重要である．

ACP-ASIM, ABIMによるmedical professionalismの憲章

面接や身体診察の重要性を再認識し，事前確率の低い症例に対する不必要な検査は最小限にしなければならない．

最後に2002年に報告された，欧米の内科系学

会（ACP-ASIM, ABIM）によるmedical professionalismの憲章を紹介する[8]．そこでは21世紀の医療従事者は従来のHippocrates以来の医療の原則だけでなく，医療資源をも考慮に入れた社会的公正を推進する責務があるとし，以下の3原則をあげている．①患者利益優先の原則，②患者の自己決定権を守る原則，③社会的公正の原則，である．

第3の原則では医療資源の公平な分配を強調している．その細則として"有限の医療資源の適正配置に関する責務：医師には，個々の患者の要望に応えながらも，限られた医療資源を用いて，賢明かつ費用効果の高い医療を供給することが求められる．不必要なサービスは患者を本来さけうる危害にさらし，不要な支出を強いるのみならず，他の患者が利用しうる医療資源を浪費することとなる"と述べられている．

今日，世界の医療制度は医療資源の有効活用を目指し，ほぼすべての先進国で包括的な医療が進められている．わが国でもいわゆるDPC制度が普及してきた．この制度のもとでは不必要な医療行為，ニーズの低い検査や治療を控えることが社会的医療資源を守るだけでなく，個々の医療施設の利益にもつながっていくことを改めて認識しなければならないだろう．そのために重要なことは，疾病の事前確率（有病率）を的確に判断することである．面接や身体診察（問診と理学所見）の重要性を再認識し，確率の低い症例に対する不必要な検査を最小限にとどめなければならない．そしてこの事前確率を的確に判断する能力こそ，プロとしての医師の能力であり，責務である．

■引用文献

1. Krumholz HM: Clinical decision-making in cardiology. Libby P, et al (editors): Braunwald's Heart Disease, 8th ed., WB Saunders, Philadelphia, 2008; p.41-48.
2. Gibbons RJ, et al: ACC/AHA 2002 guideline update for the management of patients with chronic stable angina: a report of the American College of Cardiology/American Heart Association Task Force on Practice Guidelines (Committee to Update the 1999 Guidelines for the Management of Patients with Chronic Stable Angina). 2002.
3. Diamond GA, Forrester JS: Analysis of probability as an aid in the clinical diagnosis of coronary-artery disease. N Engl J Med 1979; 300: 1350-1358.
4. Imamura Y, et al: Normal myocardial perfusion scan portends a benign prognosis independent from the pretest probability of coronary artery disease. Sub-analysis of the J-ACCESS study. J Cardiol 2009; 54: 93-100.
5. Kahneman D, Tversky A: On prediction and judgment. Oregon Res Inst Bull 1972; 12: 1-30.
6. Berman DS, et al: Complementary roles of cardiac CT and gated myocardial perfusion SPECT or PET in patients with known or suspected CAD. Germano G, Berman DS (editors): Clinical Gated Cardiac SPECT, 2nd ed., Blackwell, Oxford, 2006; p.337.
7. 福山尚哉：狭心症における心筋シンチグラフィ．小川久雄編：最新狭心症診療の実際．永井書店，2009；p. 116-128.
8. Medical Professionalism Project: Medical professionalism in the new millennium: a physicians' charter. Lancet 2002; 359: 520.

運動負荷心電図の結果を鵜呑みにすることなかれ

宮本 卓也, 渡邉 哲, 久保田 功
山形大学医学部第一内科学講座

> 運動負荷心電図の冠動脈疾患に対する診断能は，感度68%，特異度77%にすぎない．

運動負荷心電図による虚血性心疾患の診断原理は，運動負荷によって虚血性ST下降を検出することである．運動負荷心電図の最大の問題点は，診断能（診断感度，特異度）が決して高いとはいえないことである．0.1mVのST下降を指標とした冠動脈疾患の診断能は，感度68%，特異度77%と報告されている[1]．

診断能が低い理由の一つは，偽陽性や偽陰性が無視できない頻度で存在することである．負荷心電図の偽陽性，偽陰性の要因を**表1**に示す[2]．虚血性心疾患以外で運動負荷によりST下降を示す偽陽性例は診断特異度を低下させ，虚血性心疾患の可能性が低い例でも，場合によっては冠動脈造影を考慮せざるをえない．歩行が十分にできない高齢者では，冠動脈疾患であっても陰性となることも十分ありうる．虚血性心疾患の罹患率が患者の年齢や性別によって大きく異なることも，診断能に影響する．

スクリーニング検査としての限界

> 虚血性心疾患は検査前確率のばらつきが大きいため，偽陽性，偽陰性の可能性を考慮しなければならない．

疾患の頻度によっては，検査の有用性が大きく変化する．ある集団における，ある疾患の頻度を検査前確率という．ある患者が検査を受けて，ある疾患がその検査法で発見される確率は，検査前確率とその検査法の精度の積で表される（Bayesの定理）[3]．この定理そのものが運動負荷心電図の持つ限界を示している．

運動負荷心電図検査は虚血性心疾患の罹患率が大きく異なる患者，つまり検査前確率のばらつきが大きい集団を対象として行われることが少なくない．冠危険因子を多く持つ高齢男性を対象に検査（検査前確率が高い集団）を行った場合，陽性であれば虚血性心疾患である可能性は高いが，陰性であったとしても偽陰性の可能性を考慮しなくてはならない．逆に，冠危険因子をまったく持たない若年女性（検査前確率が低い）を対象にして

表1 負荷心電図の偽陽性, 偽陰性の要因

偽陽性の要因	1. 技術的要因：心電図基線の動揺，動揺性非特異的ST-T変化からST下降を過大評価する 2. 心室伝導障害：完全左脚ブロック，WPW症候群などの二次性ST-T変化が負荷前心電図にあるか，負荷中に出現した場合 3. 代謝性要因：薬物の服用（ジギタリス，キニジン，抗うつ薬），電解質異常（低カリウム血症） 4. 生理的・機能的要因：運動前後の自律神経の変化が関与するもの．神経循環無力症，心房再分極，血管神経調節障害，過換気，女性，体位性変化 5. 冠動脈疾患以外の器質的心疾患：左室肥大，心筋症，僧帽弁疾患（僧帽弁逸脱症），冠動脈造影で異常を認めない微小血管障害
偽陰性の要因	1. 負荷量不足：負荷が不十分なため虚血を誘発できない 2. 薬物：抗狭心症薬の影響で虚血が検出できない 3. 冠動脈狭窄があっても虚血性ST下降の検出が難しい場合：1枝病変，冠攣縮性狭心症，陳旧性心筋梗塞 4. R波の低電位

（横山光宏ほか，2005[2]より）

行えば，陽性であってもむしろ偽陽性を考慮することになる．したがって，冠動脈疾患の可能性が低い集団を対象に運動負荷心電図を行うと，必ずしもすべての患者を検出することができないばかりか，臨床上無視できない頻度の偽陽性を検出してしまう．

冠動脈CTは陰性的中率が高い検査であり，偽陽性が強く疑われる症例の除外診断に有用である（図1）．

負荷前心電図による限界

左脚ブロック，WPW症候群など心室伝導に大きな変化をきたす場合は，虚血性心疾患がないにもかかわらず運動負荷により著明なST下降を示すことがあるため，虚血性心疾患の診断は困難である．QRS幅0.12秒以上の心室伝導障害も左脚ブロックに準じる．運動誘発性に出現する脚ブロックは虚血性心疾患に特異的とはいえず，これをもって陽性と判定することはできないばかりか，脚ブロックの出現により虚血判定はさらに困難となる．負荷前心電図が右脚ブロックの場合は，$V_5 \cdot V_6$とⅡ・aV_FのST下降は虚血と判定してよい．

運動負荷量による限界

冠動脈に有意狭窄があっても，心筋虚血を誘発しうる十分な運動負荷を与えなければ，負荷陰性となる（incomplete negative test）．とくに高齢者では，筋力低下や筋萎縮などにより十分な負荷の実施が困難であることが多く，運動負荷不足による負荷陰性例をしばしば経験する．高齢者は冠動脈疾患の罹患率・重症度とも高く診断感度自体は高いが，運動負荷不足から診断感度が低くなる傾向がある（図2）．

冠動脈疾患の重症度による限界

虚血性心疾患の重症度によっては，虚血性ST変化の検出が難しいことがある．一般に，多枝病変ほどST下降の出現頻度は高率となり，その出

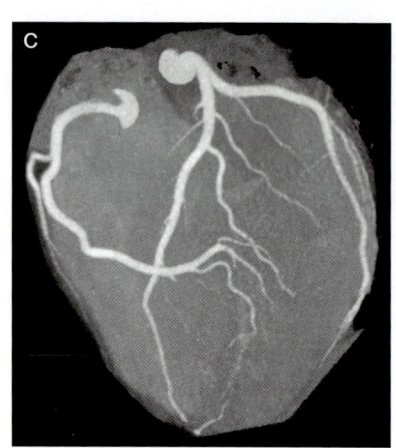
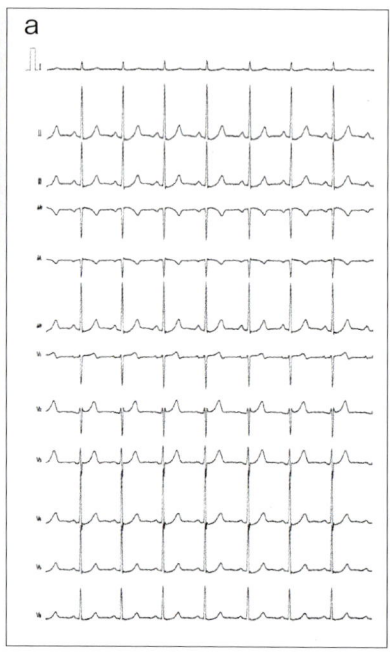
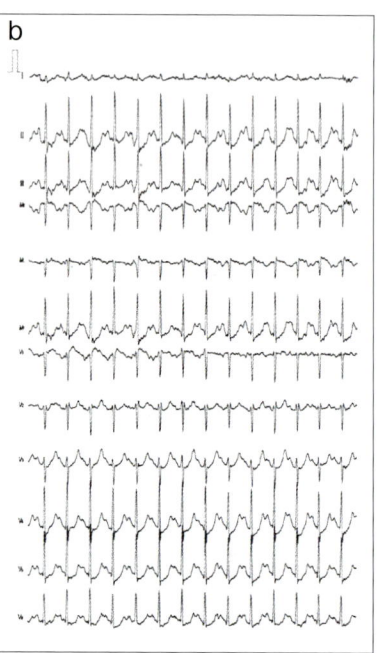

図1　運動負荷心電図でST降下あり，冠動脈CTでは狭窄がみられなかった症例
46歳，女性．主訴は非定型胸痛．冠危険因子なし．運動負荷心電図は胸痛はないがST降下あり（a，b）．冠動脈CT（c）上狭窄なし．
a：安静時心電図　b：運動負荷時心電図　c：CT MIP像

1. 虚血性心疾患

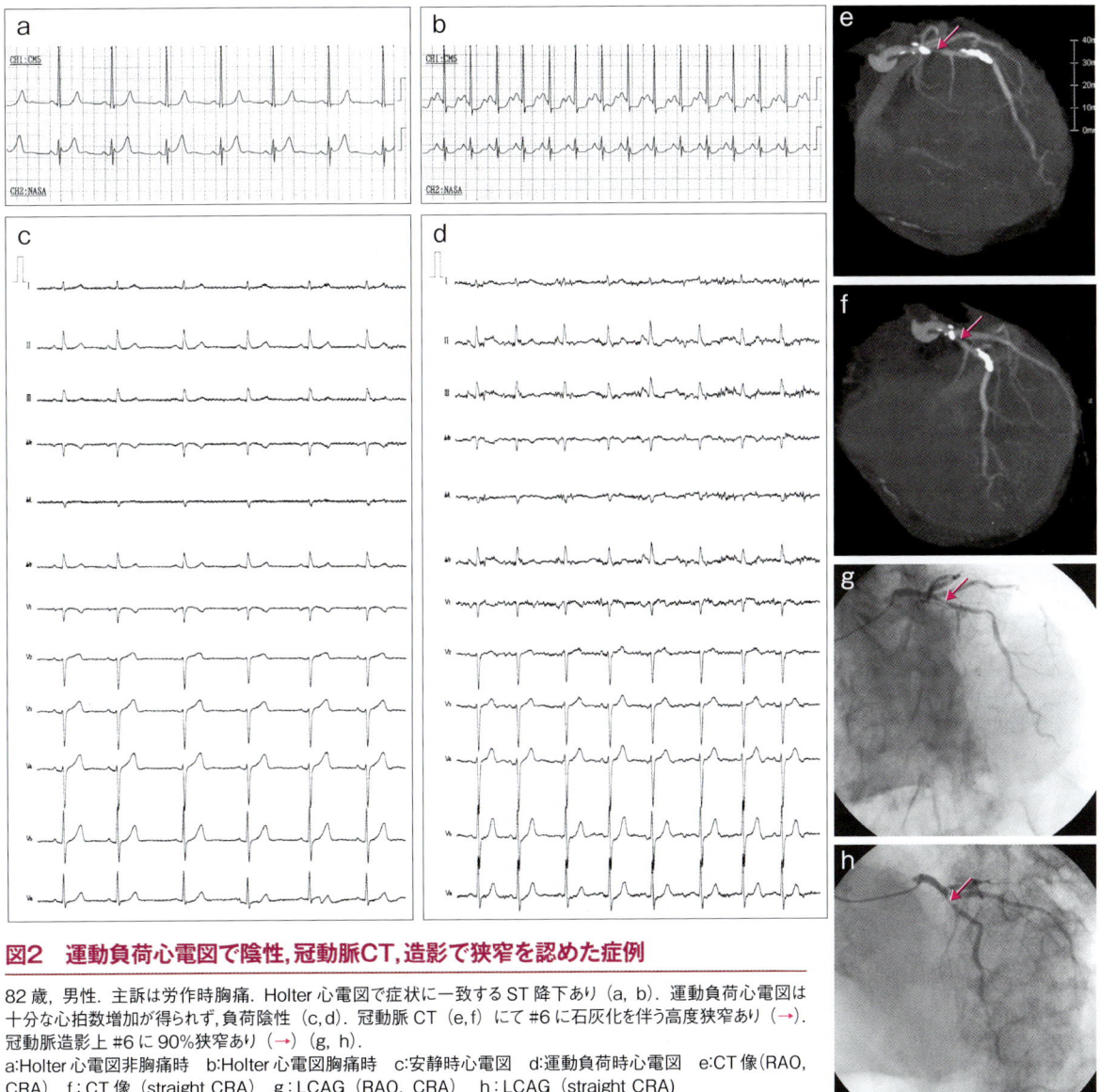

図2 運動負荷心電図で陰性, 冠動脈CT, 造影で狭窄を認めた症例

82歳, 男性. 主訴は労作時胸痛. Holter心電図で症状に一致するST降下あり (a, b). 運動負荷心電図は十分な心拍数増加が得られず, 負荷陰性 (c, d). 冠動脈CT (e, f) にて#6に石灰化を伴う高度狭窄あり (→). 冠動脈造影上#6に90%狭窄あり (→) (g, h).
a:Holter心電図非胸痛時　b:Holter心電図胸痛時　c:安静時心電図　d:運動負荷時心電図　e:CT像 (RAO, CRA)　f:CT像 (straight CRA)　g:LCAG (RAO, CRA)　h:LCAG (straight CRA)

現頻度は1枝63%, 2枝75%, 3枝88%と報告されている[4]. 1枝病変でのST下降出現頻度は63%と低く, 運動負荷心電図による診断には限界がある. とくに, 左回旋枝領域や後壁領域の冠動脈狭窄ではST下降の検出率は低い印象がある (図3).

陳旧性心筋梗塞症例の限界

> 急性心筋梗塞で冠動脈形成術を受けた患者に, 運動負荷心電図で再狭窄を予測したところ, 特異度は88%だったが, 感度は28%にすぎなかった.

心筋梗塞症例では, 運動負荷によるST下降での虚血判定には限界がある. 心筋梗塞既往例は虚血判定において注意点がいくつかある (表2)[2]. 心筋梗塞例では虚血によらないSTの上昇と下降

11

1. 虚血性心疾患

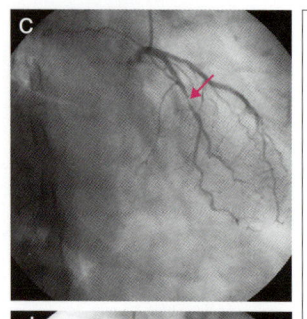
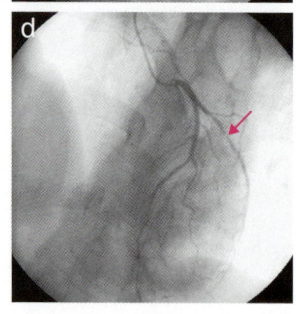
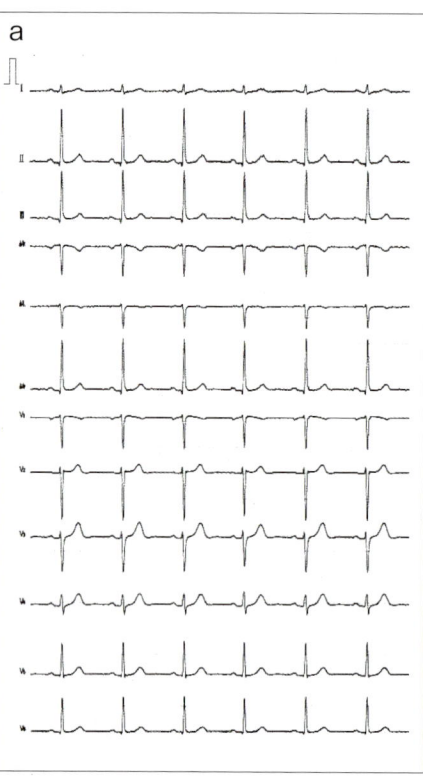
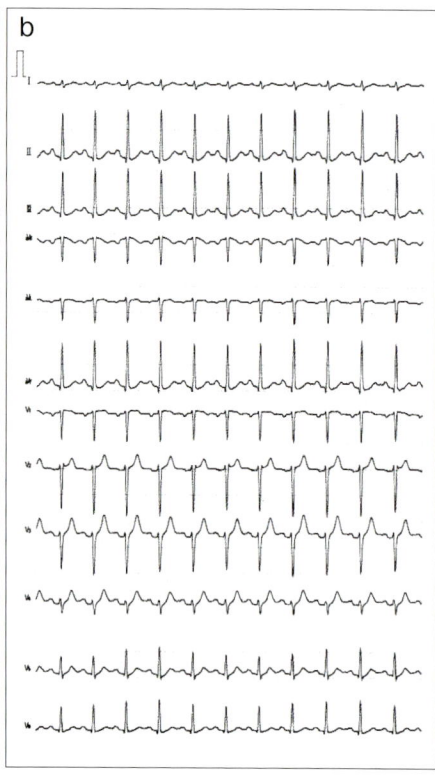

図3　1枝病変運動負荷陰性例

56歳，男性．主訴は労作時胸痛．運動負荷心電図は陰性．冠動脈造影施行し，左回旋枝#13に90％狭窄あり（→）．
a：安静時心電図　　b：運動時心電図　　c：LCAG（RAO, CAU）　　d：LCAG（LAO, CRA）

表2　心筋梗塞後の運動負荷心電図の心筋虚血の判定基準	
1. 確定基準	ST下降：水平ないし下降傾斜型で0.1mV以上
2. 参考所見	・異常Q波誘導のST上昇は虚血と断定できない ・異常Q波誘導のST上昇を伴って対側誘導に出現するST下降は虚血と断定できない ・陰性T波の陽転は虚血と関係なくほとんどの症例で起こる

（横山光宏ほか，2005[2]）より）

が起こりうる．異常Q波が認められる誘導ではしばしばST上昇（機序としては，左室収縮異常や心室瘤が原因と考えられている）が生じ，その対側誘導にてST下降が観察される．

また，陳旧性心筋梗塞症例では，心筋虚血は梗塞部位と非梗塞部位のいずれにも生じる可能性がある．負荷心電図のみで虚血と壁運動の異常を区別することは困難である．このことから，心筋梗塞責任冠動脈の再狭窄の判定に運動負荷心電図は有用性が低いことが推測される．

急性心筋梗塞で冠動脈形成術を受けた患者を対象に，半年後の確認冠動脈造影時に運動負荷心電図にて再狭窄を予測できるかどうか検討した報告によると，診断特異度は88％と高かったが，診断感度はわずか28％であった[5]（図4）．

虚血部位診断の限界

運動負荷時のST下降誘導から心筋虚血部位を同定することは一般に困難である[6]．ST下降は冠動脈狭窄部位によらず，V_5・V_6誘導を中心にST下降が認められる．

運動負荷心電図の限界

日常臨床においては，負荷心電図陰性の高危険因子症例（偽陰性例）や負荷心電図陽性の低危険因子症例（偽陽性例）が問題となるが，診断を運動

1. 虚血性心疾患

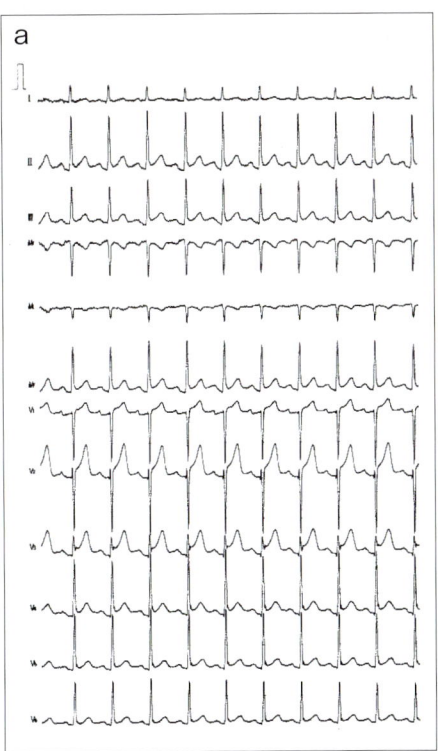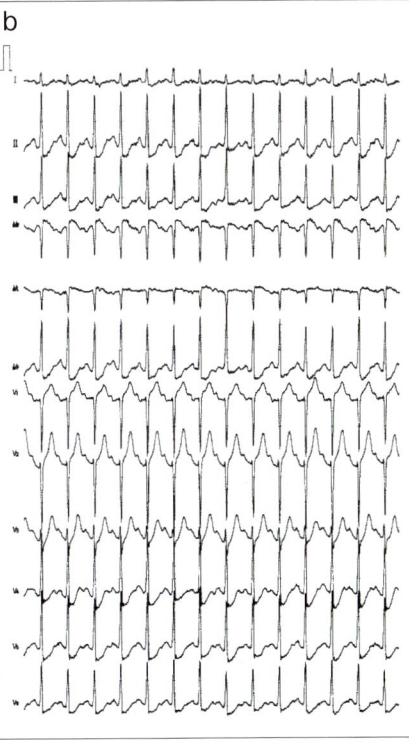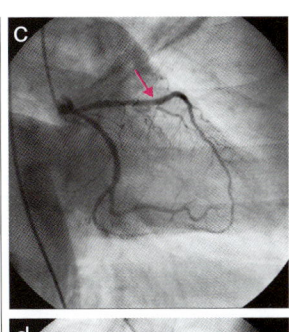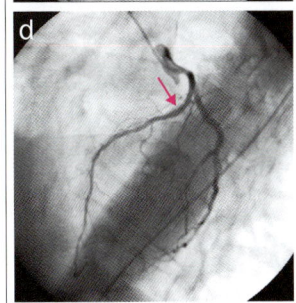

図4　運動負荷心電図による再狭窄の予測

64歳, 男性. 急性心筋梗塞のため左前下行枝 #7 に PCI 施行. 半年後の確認造影時の運動負荷心電図にて ST 下降あり. 冠動脈造影上はステント留置部（→）に再狭窄なし.
a：安静時心電図　b：運動負荷時心電図　c：LCAG（RAO, CAU）　d：LCAG（LAO, CRA）

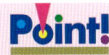

運動負荷心電図の限界

1. 運動困難な症例は施行できない.
2. 検査前確率が低い集団では偽陽性例が多くなる.
3. 偽陽性, 偽陰性をきたすさまざまな要因がある.
4. 心筋梗塞既往例では虚血判定は困難である.
5. ST 下降誘導から虚血心筋部位を同定することは困難である.

負荷心電図のみから判定することには限界がある（⇒Point!）. 1つの検査だけで判断せず, 患者背景や他の診断モダリティーと組み合わせて判断することが必要となる. その限界を知ることで運動負荷心電図を再認識し, 運動負荷心電図特有の特異的な変化と非特異的な変化を見分ける必要がある.

■引用文献

1. Gibbons RJ, et al: ACC/AHA 2002 guideline update for exercise testing: summary article: a report of the American College of Cardiology/American Heart Association Task Force on Practice Guidelines (Committee to Update the 1997 Exercise Testing Guidelines). Circulation 2002; 106: 1883-1892.
2. 横山光宏, ほか: 慢性虚血性心疾患の診断と病態把握のための検査法の選択基準に関するガイドライン, 2005年度改訂版. 循環器病の診断と治療に関するガイドライン（2004年合同研究班報告）.
3. Epstein SE, et al: Limitations of electrocardiographic exercise testing. N Engl J Med 1979; 301: 264-265.
4. 石村孝夫, 山口洋: 冠動脈狭窄と負荷心電図—冠動脈造影に基づく検討. 総合臨床 1977; 26: 395-403.
5. Honan MB, et al: Exercise treadmill testing is a poor predictor of anatomic restenosis after angioplasty for acute myocardial infarction. Circulation 1989; 80: 1585-1594.
6. Mark DB, et al: Localizing coronary artery obstructions with the exercise treadmill test. Ann Intern Med 1987; 106: 53-55.

1. 虚血性心疾患

たかが運動負荷心電図
されど運動負荷心電図：
運動負荷試験で気をつけるべきポイント

上嶋健治
京都大学大学院医学研究科EBM研究センター

日本でも虚血性心疾患が増加するなか，詳細な病歴聴取や心筋虚血を検出する諸検査が不十分なまま冠動脈造影が実施される感が少なくない．以下に述べる運動負荷試験は安価であり，しかも状況によっては責任冠動脈の同定や予後の推測までもが可能である．古典的な検査ではあるが，いま一度，その意義と役割および見落とされやすい注意点について概説する．

運動負荷試験の目的と実際

> 評価可能な試験を行うことはもちろんだが，安全に実施されなければならない．

運動負荷試験の目的を**表1**に示すが，なによりも重要なことは，運動負荷試験が潜在性のあるいは既知の虚血性心疾患患者の心筋虚血を誘発する検査であることを自覚することにある．すなわち，運動負荷試験は評価可能な試験を行うだけでなく，それが安全に実施されなければならない．したがって，負荷試験の絶対禁忌例，相対禁忌例を十分に理解しておくことはもとより，検査前の諸準備も必要である．

検査室は室温20～25℃，湿度60％程度に保たれること，また，救急医療機器や薬品の常備は不可欠である．被検者の年齢，性別，体格に合った負荷プロトコルを選択することが重要である．検査前の食事は控えめにすべきであるが，完全な絶食は血糖値を下げ運動能力を損なう．

抗狭心症薬は検査の安全面からあえて休薬する

表1 運動負荷試験の目的

1. 虚血性心疾患の診断：胸痛を主訴にした受診患者の評価
2. 虚血性心疾患の重症度評価：運動耐容能の評価により既知の虚血性心疾患の重症度を評価
3. 治療効果の判定：薬剤投与，PCI，CABGの前後に実施した運動負荷試験の負荷時間の差や同一ステージでの心電図変化の程度などから評価
4. 虚血性心疾患のスクリーニング：見かけ上健康な人に，無症候性心筋虚血を含めて虚血性心疾患の有無を診断
5. 心臓リハビリテーションや生活指導：運動療法を施行する際の運動処方の決定
6. 不整脈の評価：運動が不整脈の誘因になるか，徐脈性不整脈がある場合には運動による心拍応答を評価

必要はない．ただし，どのような薬剤を内服中かを把握しておく必要があり，β遮断薬や一部のCa拮抗薬のように心拍数に影響を及ぼす薬剤や，抗不整脈薬およびジギタリス製剤など，心電図波形に影響を及ぼす薬剤には注意が必要である．

Mason-Likar誘導

> 標準12誘導法に比べると波形に歪みが生じ電極が内側に移動するほど強くなる．

運動負荷試験時には四肢に電極を装着する標準12誘導法の記録は困難なため，通常Mason-Likar誘導法が用いられる（**図1左**）．ただし，下肢電極は，記録が不安定な場合には，肋骨弓の肋骨上に付けたほうが安定する場合がある．胸部電極は標準12誘導と同様に装着する．

本誘導法では標準12誘導法に比べて波形に歪みが生じ，とくに肢誘導で顕著で，Ⅲ，aVF誘導のQ波が消失したり，aVLに深いQ波が出現することがある（**図1右**）．さらに，この波形の歪みは，

1．虚血性心疾患

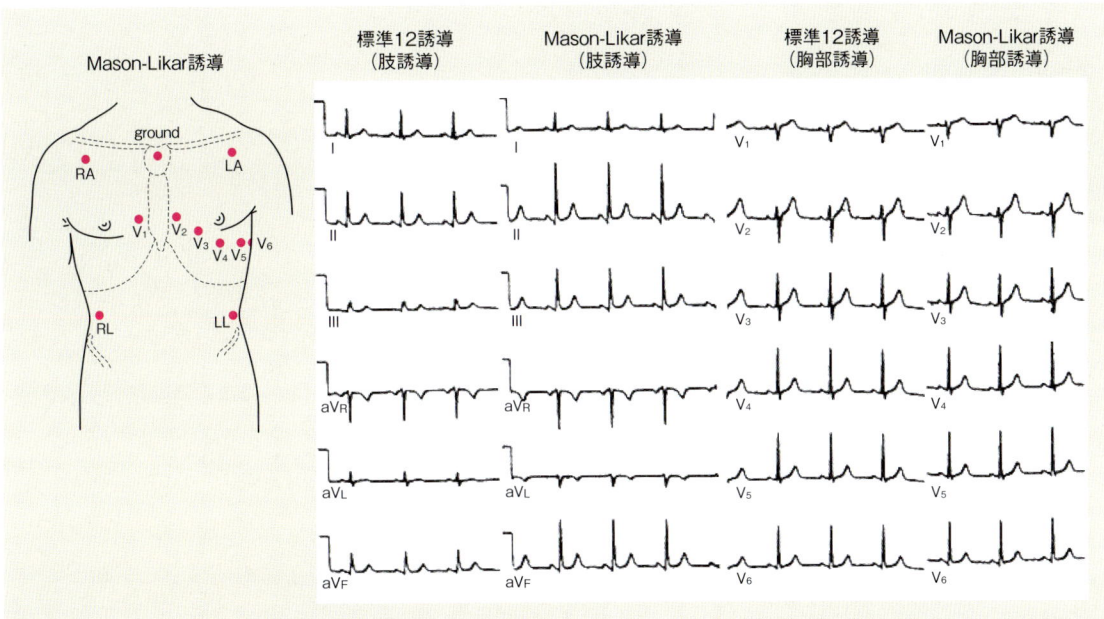

図1　Mason-Likar誘導の電極装着位置および標準12誘導との心電図波形の比較
胸部誘導ではほとんど変化はないが，肢誘導では，Ⅱ，Ⅲ，aVFのR波が増高し，Ⅰ，aVLのR波が減高している．

左右の鎖骨窩部の電極が内側に移動するほど強くなる．

負荷直前の安静時心電図と以前記録された被検者の安静時心電図を比較しておくことは重要であるが，その際には標準12誘導心電図とMason-Likar誘導法による記録の差を考慮しなければならない．

ST変化の機序と偽陽性所見

> ST低下度を規定する因子は虚血だけではなく，いわゆる偽陽性所見が存在する．

運動負荷試験による心電図変化はP波，QRS群，ST部分，U波などいろいろな部分に現れるが，最も重要な変化はST部分の変化である．

冠動脈は心外膜側から心筋を灌流するため，心内膜側がより虚血にさらされやすい．したがって，運動負荷試験などで生じる心筋虚血は，通常，心内膜側虚血である．心内膜虚血によって発生する傷害電流は心内膜の虚血側から心外膜に向かって流れ，この電流は心電図の電極の方向に向かうため，心電図の基線部分は上方にシフトする．

しかし，脱分極終了直後（QRSより後ろ）は，不応期に入り傷害電流の発生を認めないため，上方にシフトした基線は下方（元の基線のレベル）に戻ってしまう．すなわち，心筋虚血によるST部分の低下は，電気的にはST部分の低下ではなく，基線部の上昇であるが，基線を基準に見ることに慣れてしまっているため，見かけ上ST部分が低下して見えることになる（図2）．

さらに，通常のST部分の低下例では，心内膜下の虚血が広範に及ぶことも一因として，Ⅱ，Ⅲ，aVF，V5，V6誘導でSTの低下が認められるため，責任冠動脈を同定することはできない．また，STの低下度を規定する因子は虚血だけではなく，いわゆる偽陽性所見が存在する．

以下に，偽陽性を呈する代表的な病態を掲げる．

Ta波

心室の興奮波であるQRS波に伴うT波のような再分極波が心房の興奮波であるP波にも存在し，これをTa波とよぶ．

通常，Ta波はQRS波のなかに埋没しているが，運動負荷などにより頻拍になるとPQ時間やQRS

15

1. 虚血性心疾患

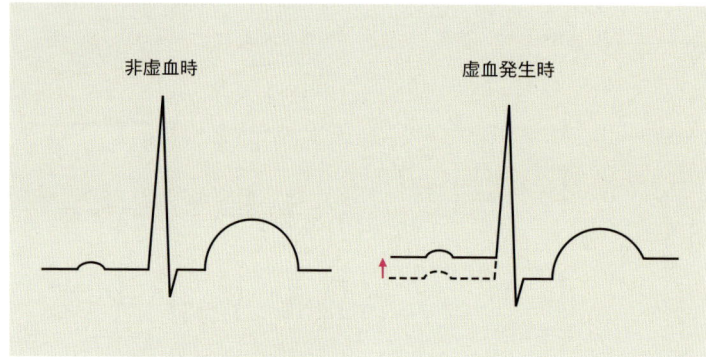

図2　心筋虚血時のST低下機序

心筋虚血により傷害電流は，心内膜の虚血側から心外膜の健常側に電流が流れ，しかも電極に向かうため，心電図の基線部分は上方にシフトする．しかし，脱分極終了直後は，不応期に入っており，なんら電流は発生せず基線は元の電位を保つため見かけ上ST部分が低下してみえる．

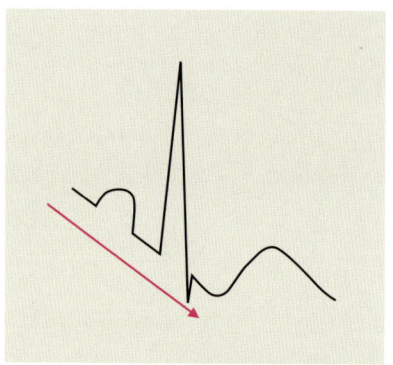

図3　Ta波による偽陽性の出現機序

基線であるPQ部分から下降型に低下したST部分までが直線を形成しており，Ta波が低下したST部分を構成する．

幅が短縮し，Ta波はST部分に現れる．このTa波は，通常，陰性のため，ST部分はこの影響を受けて低下してみえる（図3）．

このようなST下降が，見かけ上，下降型のST低下を呈し，一見，重症虚血を示唆することがある．しかし，Ta波による偽陽性所見では，PQ部分からS型に低下したST部分までが直線的に並び，よく見ると，P波から続く陰性のTa波の輪郭が浮かび上がることで鑑別できる．

左室肥大

12誘導のなかでも，R波高が高い誘導ほどSTの低下度が大きくなる．したがってST部分は通常，Ⅱ，Ⅲ，aVF，V_5，V_6誘導で大きく低下する．とくに，左室肥大などの高電位差があり，もともとストレインパターンのため水平から下行型のST低下を呈している場合には，通常よりもSTが大きく低下して偽陽性の原因になる．安静時に左室肥大の心電図基準を満たしている症例は偽陽性を呈する可能性が大きい．

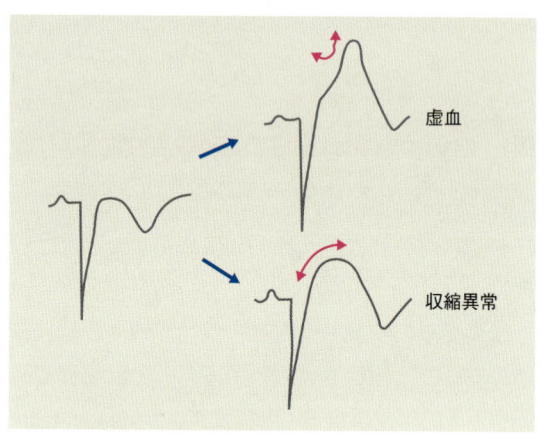

図4　陳旧性心筋梗塞患者の運動負荷時ST上昇とその意義

T波が陽転化し，それに伴うST上昇が下に凸の形を呈する場合には虚血に関連することが多く，逆にT波の陽転がなく，上に凸の形をしたST上昇は壁運動異常に関連することが多い．

脚ブロック

右脚ブロックのときは，V_5，V_6といった左側胸部誘導に関しては，通常どおりにST部分を評価して問題ないが，V_1，V_2といった右側胸部誘導ではST部分を評価すべきではない．また，左脚ブロックのときには，すべての誘導においてST低下に診断的意義を見いだすことはできない．このほかに，WPW症候群もST低下に診断的意義を見いだせない（⇒**Point!**）．

女性

女性にST変化の偽陽性が多いことはよく知られており，一般にはエストロゲンの影響と考えら

> **評価不能と判定不能**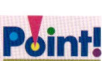
>
> 左脚ブロックやWPW症候群の心電図変化に対しては"評価不能"とコメントすべきであり，これは目標心拍数に到達せず，有意な心電図変化がないまま負荷を終了した"判定不能"とはまったく意義が違う．

1. 虚血性心疾患

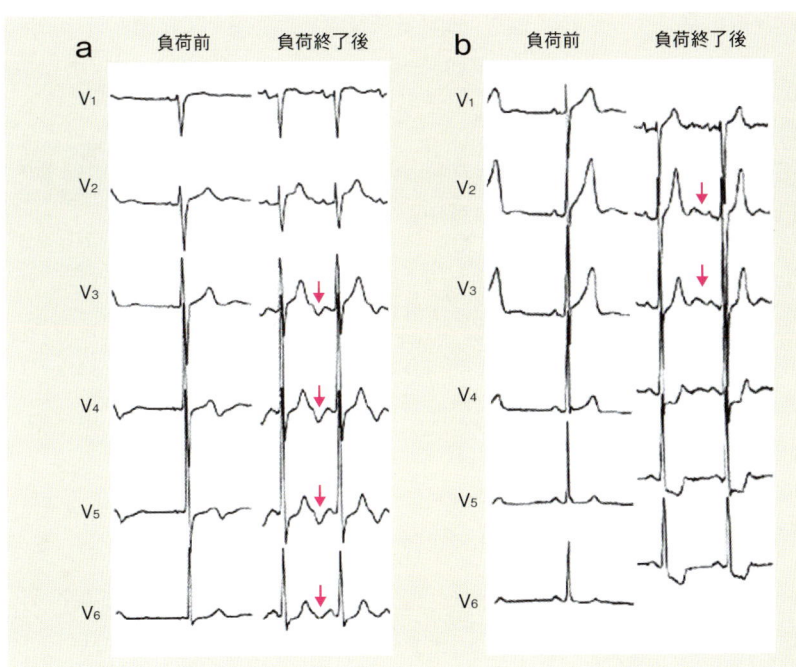

図5
運動負荷で誘発された陰性U波と陽性U波

a：運動負荷終了後の胸部誘導でST上昇（V2-3）と陰性U波（V3-6 ↓）を認める．
b：運動負荷終了後にV4-6の有意なST低下とともに，V2-3に陽性U波（↓）を認める．

れている．ジギタリス製剤内服例でも偽陽性所見を呈するが，これもジギタリスの化学構造がエストロゲンに類似しているからとされている．しかし，エストロゲンの投与を受けた男性にはこのような偽陽性の変化は認められず，女性ホルモンの影響ではなく，むしろ血行動態や低下したヘモグロビンによる影響とする考えもある．

late recovery change

late recovery changeとは，目標心拍数まで到達した運動負荷試験において，運動終点にて狭心痛も，有意なST変化もないにもかかわらず，後期回復期に水平・下降型のST変化が数分から十数分持続するものをいう．約半数に高血圧を認める

> late recovery change以外の偽陽性では，ST変化の回復が早く，ST低下の重症度に比べて変化が遷延しないため，心電図変化は回復期まで経過観察する．

が詳細は明らかにされていない．

いずれにせよ，一般的にはlate recovery change以外の偽陽性の場合，ST変化は回復が早く，1〜2分でほぼ元の心電図波形に復し，ST低下の重症度に比べて変化が遷延しないという特徴がある．

これは，回復期まで心電図変化を経過観察する必要性の一つでもある．

この場合，所見をどのように記載するかが問題になるが，筆者は"心電図の基準上は虚血陽性であるが，臨床的には心筋虚血の可能性は低い"といった表現を用いている．

心筋梗塞患者の梗塞部ST上昇

心筋梗塞症例で運動負荷によりQ波のある誘導でST上昇が誘発されるときは，心筋虚血を意味する場合と，心筋の壁運動異常（dyskinesis）を意味する場合がある．T波が陽転（場合によっては尖鋭）化してSTがそれに伴い，下に凸の形で上昇する場合には虚血所見と関連することが多く，逆にT波の陽転がなく，上に凸の形をしたST上昇は壁運動異常と関連することが多いと考えられている（図4）．梗塞部のST上昇は前壁梗塞に多くみられ，下壁梗塞ではまれといわれている．

1. 虚血性心疾患

表2 運動負荷試験における予後不良の徴候

1. 症候限界性試験でBruceプロトコルのステージII未満で負荷終了（6.5METs以下の運動耐容能）
2. β遮断薬を使用せず，心拍数が120/min以下で症状出現
3. 虚血性（水平型，下降型）ST低下が以下の条件で出現
    a. 心拍数が120/min以下か6.5METs以下の軽度の負荷量
    b. 虚血性ST低下が2mm以上
    c. 負荷終了後ST低下が6min以上持続
    d. ST低下が多誘導，広範囲
4. 運動中の血圧反応
    a. 運動中の血圧が10mmHg以上持続的に低下
    b. 最大血圧が130mmHg未満
5. その他
    a. 運動時にaVRを除く誘導でST上昇
    b. 運動により狭心痛が出現
    c. 運動で誘発される陰性U波
    d. 運動で誘発される心室頻拍

表3 運動負荷試験後に報告すべき項目

1. 選択したプロトコル
2. 運動終点が何か（目標心拍数到達，狭心痛，虚血性心電図変化，血圧低下，呼吸困難，下肢疲労など）
3. そのときの心拍数（予測最大心拍数の何％：負荷強度を明示）
4. 心電図変化（ST偏位の有無とその程度，U波の有無，脚ブロックの出現など）．ST変化があった場合には，その回復が早いか遅いか
5. 不整脈の有無（上室性の不整脈よりも心室性の期外収縮の増減や徐脈性不整脈の出現に注意．もちろん，心室頻拍や心室細動が出現すれば必ず記載）
6. 胸痛の有無（あれば強度を評価し，日常の発作との相違を記載．狭心症として評価してよいかどうかも言及）
7. 他の自覚症状（呼吸困難，下肢疲労など．このときBorg指数による評価が有用）
8. 血圧の低下や回復過程

運動負荷試験中にみられるU波の変化

> 左側胸部誘導で一過性の陰性U波を認めた場合は左前下行枝の近位部病変を疑う．

運動負荷試験にみられる胸部誘導の陰性U波の出現は，左前下行枝の中枢側病変を示唆することが知られており，感度は高くないが，特異度が高いとされている（図5a）．しかも，必ずしもST低下を伴わない．逆に，右側胸部誘導の陽性U波は後下壁虚血を反映し，左回旋枝の病変（場合によっては右冠動脈）を示唆するとの報告もあり（図5b），通常は右側胸部誘導で0.05mV以上の一過性の陽性U波を認めた場合に有所見とする．

陰性U波であれ陽性U波であれ，実際には運動中の評価は難しく，基線の安定した負荷終了後1～2分の早期回復期によく認識される．したがって，回復期の心電図記録やその観察は重要である．

以上のように，運動負荷試験には限界もあるものの，多くの有益な情報が得られることも事実である．

運動負荷試験の結果と予後

運動負荷試験の終点や虚血を示唆する所見を評価することにより，ある程度は予後を推測することが可能である．すなわち，到達しえた最大心拍数（運動耐容能）や胸痛の有無と程度および心電図所見や血圧変化などに着目することで，表2に示したような重症冠動脈疾患および予後不良を示唆する所見が得られる．運動耐容能では，心拍数120/minやBruceプロトコルのステージ2（6.5METs）といった運動強度が予後の分岐点に，心電図変化ではST部分の広範な低下や回復の遷延および陰性U波や心室頻拍の出現がキーになる．もちろん狭心痛や血圧低下も重要な所見である．

運動負荷試験で報告されるべき項目

運動負荷試験の結果として，少なくとも表3に示した項目が報告されなければならない．

最後に総合評価として，虚血陽性，虚血陰性，判定不能（目標心拍数に到達せず負荷試験が終了），評価不能（左脚ブロックなど，心電図変化の評価ができない場合）などの結論を記載する．検者は，β遮断薬の内服による心拍応答不良や，間欠性跛行の出現などの十分な理由がないまま負荷試験を終了するときには一考すべきである．

以上のように，運動負荷試験によって得られる情報量はけっして少なくない．循環器診療に携わる者としては，"たかが運動負荷心電図されど運動負荷心電図"という認識が必要であろう．

狭心症状のない運動負荷心電図のST下降

福間長知, 水野杏一
日本医科大学内科学講座（循環器・肝臓・老年・総合病態部門）

本稿では，循環器医としてしばしば遭遇する狭心症状を伴わない運動負荷心電図ST下降について考えてみたい．

初めに，図に示した心電図の実例を見ていただきたい．症例は51歳男性で，狭心症状はなく，検診のため負荷試験を実施することになった．トレッドミル運動負荷試験の結果は，運動耐容能は10METsと保たれており，狭心症状はなく，図に示すようにⅡ，Ⅲ，aVF，V_5，V_6誘導において，0.1～0.2mV程度の回復の遅いST下降を認めた．

本例は結果的に冠動脈造影検査で正常冠動脈であり，そして別の機会に確認された間欠性WPW症候群が負荷時ST下降の原因であることが判明した．冠動脈造影検査前にはさまざまな意見があり，負荷心電図所見から無症候性心筋虚血であると断定する意見もあった．しかし振り返ってみると，検査前確率のこと，運動耐容能が良好であること，無症候であることを考慮すれば，本症例が心筋虚血を有する確率は必ずしも高いとは言えない．

本例が示唆しているものは，運動負荷試験は，心電図ST異常のみから判断するのではなく，検査前確率なども合わせ総合的に判定すべきことである．最近の流れは，診断に悩むのであれば，RIなどの画像診断に進めばよい，あるいは冠動脈造影検査を実施すればすむというものである．しかし，運動負荷心電図検査に関する基本的な知識は，循環器医として現在でもなお重要であることを，本稿により改めて確認していただきたい．

検査前確率

> 心電図所見は同じでも，検査前確率によって解釈が異なる．

検査対象が冠疾患である確率（検査前確率：pretest probability）を最初に触れておかなければならない．冠危険因子を有し，典型的な狭心痛を有する患者が対象の場合，運動負荷時には無症候であっても心電図変化の診断的意義は高い．逆に，健康診断の一環としての運動負荷心電図は，たとえ心電図が陽性所見であっても診断的価値は乏しい[1,2]．このように，運動負荷心電図は検査前確率により，解釈が異なることをつねに念頭におく必要がある．

例をあげると閉経前の女性では，ST下降の特異度は低く，Ⅱ，Ⅲ，aVF誘導での変化は偽陽性であることが多い[3]．また，高齢者では検査前確率が高く，虚血性心疾患の有病率が高いため偽陽性は少ないが，十分な負荷が行えないため偽陰性が多くなる傾向がある[4]．すなわち，有意ST降下がみられた場合は虚血が存在する可能性が高いが，負荷量を考慮しないと心電図所見だけでは虚血を見逃すことになる．

このように検査前確率が重要であることは，見方を変えれば運動負荷心電図は，虚血性心疾患である確率を示していることになる．

1. 虚血性心疾患

a. 安静時

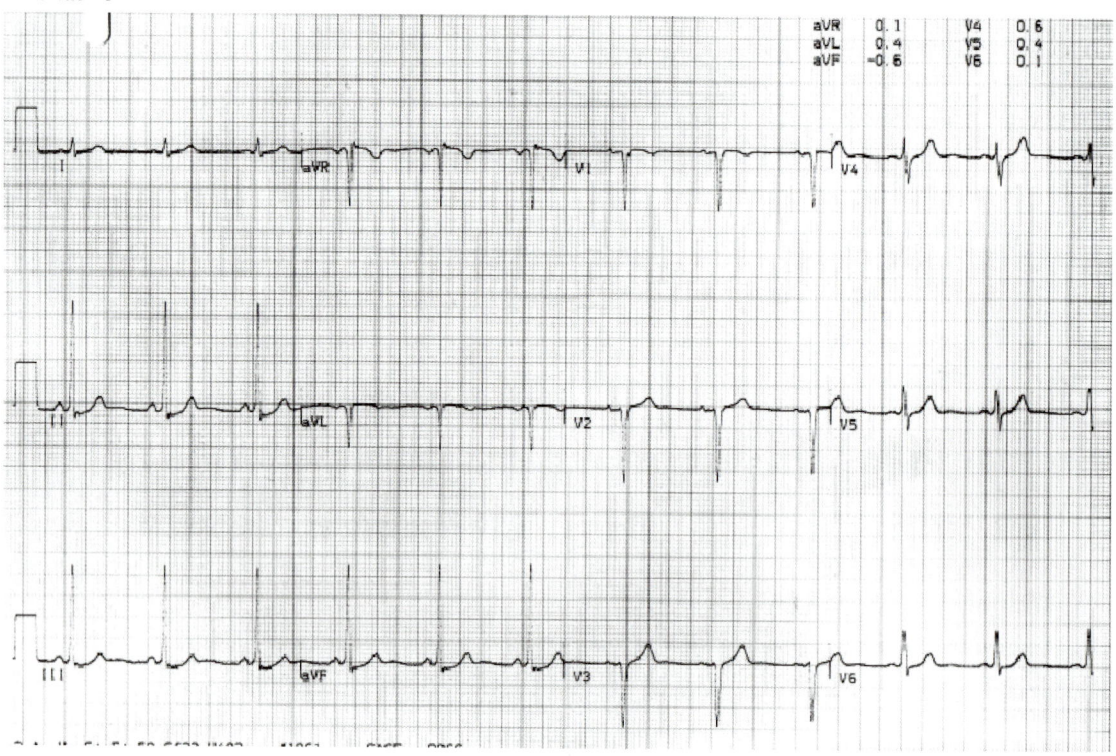

b. 最大運動負荷時

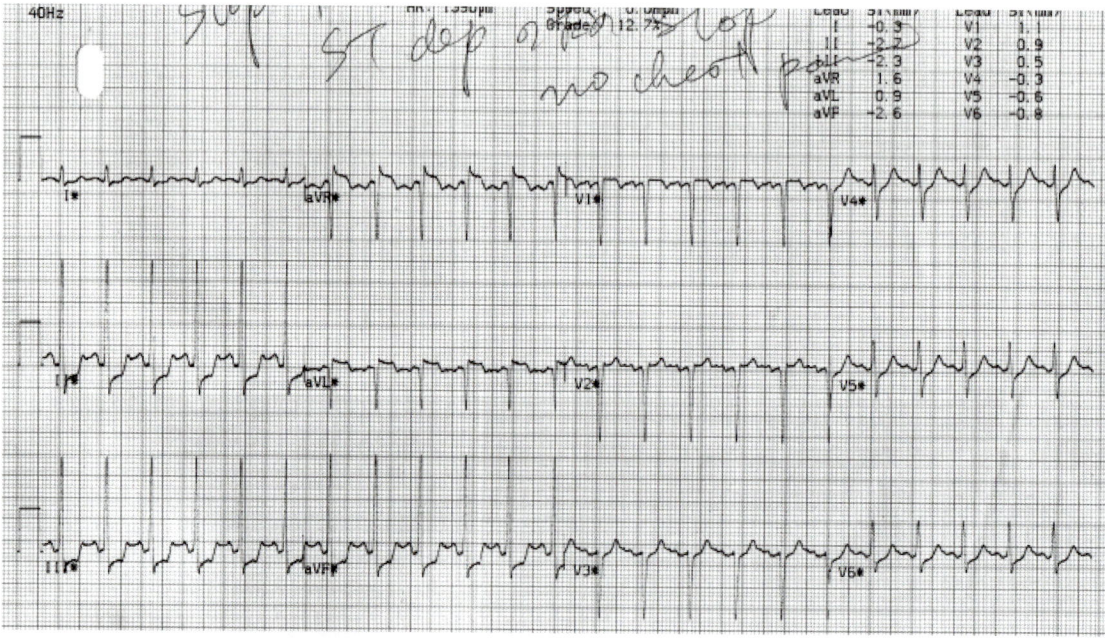

図　狭心症状のない患者の運動負荷によるST下降

51歳男性．検診のため運動負荷試験を施行．負荷による狭心症症状はみられず下肢疲労が負荷中止理由（10METs）となった．負荷前安静時（a）と比べ，最大運動負荷時心電図（b）はⅡ, Ⅲ, aV$_F$, V$_5$, V$_6$ 誘導においてST下降が出現し，回復が遅く負荷終了後6分においてもST下降は持続した（c）．本症例は結果として冠動脈造影検査は正常であった．

1. 虚血性心疾患

c. 負荷終了後6分

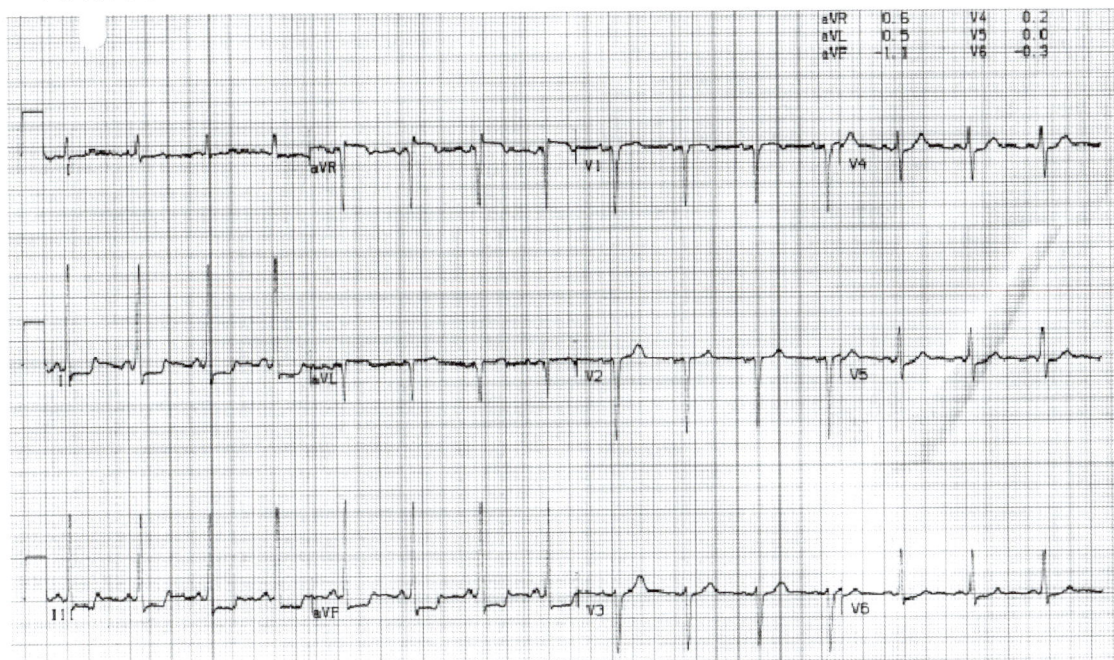

狭心症状の重要性

典型的な狭心症状は心電図所見に勝る．

胸痛の有無は，運動負荷心電図の判読の際，とくに重要な所見である．典型的な胸痛があれば，たとえ心電図に変化がなくても心筋虚血である可能性は低くなく，RIなど次の検査手段に移るべきである[1]．運動負荷試験による虚血性心疾患予後予測の指標として有名なDukeのトレッドミルスコアは，

［運動時間］－5×［最大ST下降mm］－4×［胸痛（胸痛なし0点，胸痛あり1点，胸痛による運動中止2点）］

で表され，－11以下が高リスクと判定される．このスコアは，胸痛の有無が予後に関与しており，心電図変化が乏しくても運動による胸痛がある場合は予後に影響を与えうることを示している[5]．

逆に主訴が労作時の狭心痛であっても，運動負荷検査時には胸痛を訴えない患者にしばしば遭遇する．運動負荷心電図が陰性であれば見過ごされることが少なくない．しかし，このような症例では，冠攣縮性狭心症の可能性を考える必要がある．冠攣縮性狭心症は虚血閾値の変動や虚血再現性に乏しいことがその特徴の一つであり[6]，運動負荷心電図陰性例は少なくない．早朝出勤時に駅の階段でのみ狭心症発作が出現するような患者では，検査実施状況を考慮することが必要である．

このように，心電図所見の強さと症状は必ずしも一致するものではない．心電図所見では変化がかなり強く，明らかな陽性所見であっても，症状がなければ無症候性心筋虚血を疑うというのではなく，偽陽性もありうることを考えなければならない．

運動負荷時ST下降 (表1)

HR-STループ・ST/HRスロープ・回復期陽性は，検査前確率を考慮し理解する必要がある．

運動負荷心電図ST部分の測定は，J点から60msecあるいは80msecの時点で測定され，0.1mV（1mm）以上の水平型あるいは下降傾斜型ST下降が陽性と判断される．右脚ブロックではT波の影

表1 偽陽性を疑う運動負荷心電図所見

1. 閉経前女性の心電図変化
2. 検査前確率が低い例における無症候性の強い心電図変化
3. 2mm以上のST下降が負荷後1分以内に回復
4. 回復期陽性
5. HR-STループ反時計回転
6. 体位による心電図ST下降の変化
7. 運動耐容能良好で最大心拍数が高い

（川久保 清，2000[10]より改変）

表2 運動負荷試験における虚血性心疾患評価のための指標

狭心症状の出現
低運動耐容能
虚血徴候出現の閾値が低い
血圧増加反応の不良
心拍数上昇不良
心電図
- ST下降
- ST上昇
- ST変化の誘導数
- 陰性U波
- V_5誘導のQ波の減高ないし不変
- V_5誘導のR波の増大ないし不変
- 反時計回りのHR-STループ
- ST/HRスロープの傾き増大
- ST下降の時間経過

（慢性虚血性心疾患の診断と病態把握のための検査法の選択基準に関するガイドライン（2005年改訂版）[1]より）

響を受けやすいため測定ポイントを40〜60msecとすることが推奨されている[1]．上行傾斜型は，AHAのガイドライン[2]では，すべて陰性とされている．しかし，緩やかな上行傾斜（1mV/sec以下）の場合，特異度は低下するものの，陽性とするほうが，感度が改善することに注意したい[7]（⇒**Point!**）．

ST下降は心拍数で補正することにより診断精度が向上する．そのための指標として，ST/心拍数スロープ，ST/心拍数インデックス，ST/HRループがある[1,5]．スロープとインデックスの2つの指標は，とくに多枝病変の予測において感度を向上させるとされているが，これには反論もある．ST/HRループは偽陽性例の鑑別に有用とされている．

最大運動負荷時はそれほどでなくても，運動負荷後に明らかとなる心電図ST下降，いわゆる回復期陽性（recovery positive）は，基本的には偽陽性を示唆する所見とされている[1]．しかし，これについても検査前確率を考慮する必要がある．女性に多くみられる偽陽性としての負荷後ST変化は，運動中にみられたST変化が負荷終了後すぐに回復し，そのあと負荷2分後ごろから再び0.1mV程度のST下降が出現し，ときには下降型ST低下となって長く持続することが多いと報告されている[8]．しかし，Karnegisらの同等の臨床的意義があるとする報告[9]があり，また冠攣縮が関与しているとの指摘もある．ここでも，検査前確率を考慮したうえで，日本循環器学会のガイドラインに示された偽陽性としての回復期陽性を慎重に理解する必要がある．

ST下降以外の運動負荷心電図所見

> ST下降以外の指標はあくまでも補助的であり，安易に虚血と断定すべきではない．

表2に運動負荷試験における虚血性心疾患評価のための指標を示す[1]．AHA/ACCガイドラインなどで示されているように，これらの所見はあくまでも補助的なもので，これらの所見のみで虚血と断定すべきではない．

偽陽性の場合は，下壁誘導が主体の変化であり，その他の誘導では変化が乏しい場合が多いとされているが，これは検査前確率が低い例で考慮されるべき考え方である．ST変化をきたした12誘導心電図の誘導数や心電図変化回復に要する時間などは，もちろん冠疾患重症度（病変枝数）を反映する指標であるが，これも検査前確率が高い対象の場合に当てはまるものであって，偽陽性例でも重症心筋虚血を確診したくなるほどの心電図所見を呈する場合があるので注意したい．

STレベル以外の運動負荷心電図所見として，R波，T波，陰性U波がある．運動負荷誘発性のR

ガイドラインの落とし穴

上行傾斜をすべて陰性とした場合，虚血性心疾患を見逃す可能性が生じる．したがって，AHAのガイドラインに準じて運動負荷試験を判読する場合には，虚血の可能性が残っていることも考慮すべきである．

波の振幅変化は，診断精度を向上させないようである．Pseudo-normalizationとして知られているT波の正常化は，冠疾患有病率の低い対象では診断的価値はない．正常安静時における運動誘発性の陰性U波出現は，心筋虚血の徴候，とくに前下行枝領域の虚血を示唆する．しかし，その役割は補助的，限定的で，すべての症例に安易に適用すべきではない．

虚血以外の原因による心電図ST下降

虚血以外の原因による無症候性ST下降の機序を表3, 4に示す．前述したが，これらの変化は，ときに重症心筋虚血例との区別がつかないほど強い変化を生じる場合がある．たとえば，初めにあげた実例（図）のように，WPW症候群の場合，Δ波が非常に小さく負荷検査前に見逃してしまうような例でも，ST降下の程度が強く回復も遅いことが経験される．そのほかジギタリスなどの薬剤が，運動負荷時のST変化を引き起こすことはよく知られているが，向精神薬なども影響しうることを忘れてはならない．

また，心肥大，心室内伝導障害，右脚ブロック，左脚ブロックの存在も，虚血によらないST降下の原因となる．これらの症例は，運動負荷前からST低下を呈している場合が少なくないが，心肥大では負荷前のSTレベルよりさらに2mm以上のST降下がみられた場合は陽性と判断される．右脚ブロックでは，左側胸部誘導（V₅，V₆）のST低下は陽性所見となるが，左脚ブロックの心電図変化は虚血の判定に用いることができない．

運動負荷試験前の緊張，過度の交感神経活性化も偽陽性の原因となりうる．このような状況は女性でとくにみられるが，体位により心電図変化が正常化することも特徴の一つである[9]．

無症候性心筋虚血など

運動負荷時に症状を伴わない虚血性ST下降が

表3　虚血によらないST変化の原因

1. anemia
2. cardiomyopathy
3. digitalis use
4. glucose load
5. hyperventilation
6. hypokalemia
7. intraventricular conduction disturbance
8. left ventricular hypertrophy
9. mitral valve prolapse
10. preexcitation syndrome
11. sever aortic stenosis
12. severe hypoxia
13. sever volume overload（aortic, mitral regurgitation）
14. sudden excessive exercise
15. supraventricular tachyarrhythmias

(Libby P, et al (ed), 2007[11] より改変)

表4　負荷心電図の偽陽性，偽陰性の要因

偽陽性の要因	心電図基線の動揺
	薬物の服用（ジギタリス，キニジン，抗うつ薬）
	電解質異常（低カリウム）
	安静時心電図ST異常
	動揺性の非特異的ST・T変化
	運動中の心房性T波の増大
	女性
	神経循環無力症
	左室肥大
	僧帽弁逸脱症
	完全左脚ブロック
	WPW症候群
偽陰性の要因	運動負荷量の不足
	抗狭心症薬の服用
	1枝冠動脈疾患
	冠攣縮狭心症
	R波の低電位

(慢性虚血性心疾患の診断と病態把握のための検査法の選択基準に関するガイドライン（2005年改訂版）[1] より)

出現する病態として無症候性心筋虚血（silent myocardial ischemia：SMI）があり，高齢者，糖尿病患者，多枝病変例，陳旧性心筋梗塞患者，心機能障害例で頻度が高いとされている．このような検査前確率が高い症例では，無症候であってもST変化があればSMIを疑うべきである．SMIの機序には，心筋虚血に対する痛みの閾値の上昇が指摘されているが，注意すべき点は，十分な運動負荷がなされていないこと，つまり虚血の程度が軽いことも無症候性の原因の一つとなることである．

前述したDukeのトレッドミルスコアで，胸痛の有無が予後に関与することを指摘したが，虚血が確認されている無症候性例と有症候性例の虚血性心疾患を比較した結果では，症状の有無による予後の差はみられていない．むしろ，重症心筋虚

血を有するにもかかわらずwarning systemとしての症状が欠如しているような患者は，とくに注意すべきである．

　運動負荷心電図で異常が認められるが，冠動脈造影検査では正常というような偽陽性症例とされるなかにも，心電図変化が心筋虚血を反映している場合がある．これは，冠動脈造影検査では観察できない100μm以下の冠動脈の異常，いわゆる微小血管性狭心症（microvascular angina）の可能性があるためである．微小血管性狭心症には，女性に多くみられるsyndrome Xや，冠動脈形成術後の心電図変化，心筋アミロイドーシスなどが含まれる．

循環器検査のなかの運動負荷心電図

　虚血性心疾患の診断にあたって運動負荷試験を利用するときに強調しておきたいのは，心電図変化の強さだけで安易に虚血と判断すべきではなく，検査前確率をつねに意識しておくことである．運動負荷心電図が陽性であっても，無症候性の場合は心電図診断はあくまで確率の問題であり，心電図以外の所見も併せて解釈することで，より意義のあるものとなることを改めて指摘したい．

　最近の循環器領域の診断は，画像診断に頼る傾向が強く，心電図嫌いの循環器医が増えてきているようにさえ思える．本稿の主題のように，胸痛という運動負荷心電図検査にとって決め手となるような所見がない場合は，とくに画像診断に頼りがちである．しかし，画像診断であっても，その感度・特異度は100％ではない．画像診断に依存しすぎ，余分な検査や，ときには過誤にもつながることもありうる．つまり，すべての検査が他の所見と合わせて判断されるべきである．

　運動負荷心電図は古くから臨床で使用されており，その重要性はいまなお失われていない．運動負荷心電図は，その解釈に制限があっても，なおAHA/ACCのガイドラインで必要な検査と位置づけされている．運度負荷心電図は，多くの研究者による研究成果が積み重ねられ，その有用性は揺るぎないものといえる．

■引用文献

1. 日本循環器学会：慢性虚血性心疾患の診断と病態把握のための検査法の選択基準に関するガイドライン（2005年改訂版）．
2. Gibbons RJ, et al: ACC/AHA 2002 guideline update for exercise testing: summary article: a report of the American College of Cardiology/American Heart Association Task Force on Practice Guidelines (Committee to Update the 1997 Exercise Testing Guidelines). Circulation 2002; 106: 1883-1892.
3. 本山幹雄，ほか：女性における運動誘発非虚血性ST下降の特徴．Jpn J Electrocardiography 1991; 11: 375-381.
4. Kasser IS, Bruce RA: Comparative effects of aging and coronary heart disease on submaximal and maximal exercise. Circulation 1969; 39: 759-774.
5. Lipinski M, et al: Comparison of treadmill scores with physician estimates of diagnosis and prognosis in patients with coronary artery disease. Am Heart J 2002; 143: 650-658.
6. 日本循環器学会：冠攣縮性狭心症の診断と治療に関するガイドライン．
7. Nobuyoshi M, et al. Progression of coronary atherosclerosis: is coronary spasm related to progression? J Am Coll Cardiol 1991; 18: 904-910.
8. Murayama M, et al: Different recovery process of ST depression on post exercise electrocardiograms in women in standing and supine positions. Am J Cardiol 1985; 55: 1474-1477.
9. Karnegis JN, et al: Comparison of exercise-positive with recovery positive treadmill graded exercise tests. Am J Cardiol 1987; 60: 544-547.
10. 川久保 清．運動負荷心電図―その方法と読み方，第1版，医学書院，2000.
11. Libby P, et al(eds): Braunwald's Heart Dsease, 8th ed., Saunders (Elsevier), 2007.

冠動脈CT, 冠動脈造影で わからないこと

近森大志郎
東京医科大学内科学第2講座

心筋虚血

> 冠動脈CTおよび冠動脈造影は, 3次元構造である生体を2次元として画像化したものであり, いかなる病変の生理的な重要性についても評価できない.

冠動脈の解剖学的狭窄度だけでは心筋虚血の評価はできない[1]. 冠動脈の狭窄病変の径を解剖学的に実測して50%である場合, 冠動脈造影では40～60%狭窄と誤差を生じ, CTではその誤差は30～70%と拡大する. 基礎実験をもとにした理論的根拠では, 50%狭窄が負荷誘発性虚血の閾値であるが, 現存の各種診断モダリティでは50%狭窄を正確に診断できる精度を有していない. この結果, とくにCTでは狭窄度を過大評価し, 陽性適中率が低下することになる[2].

図1に64歳男性の冠動脈CT（上段）と冠動脈造影（下段）を示す. CTでは右冠動脈近位部から中間部にかけて強度狭窄を認める. しかし冠動脈造影上, 狭窄度は強度とはいえず, 冠動脈CTによる狭窄度の過大評価が考えられた. このため, 生理的狭窄度を評価する目的として, プレッシャーワイヤーによるfractional flow reserve (FFR) を測定した[3]. この結果は心筋虚血を誘発する狭窄度ではなかったため, 冠インターベンション（PCI）の適応とは判断されなかった.

安定狭心症の治療法としてPCIの発達は著しい. しかしながら, 適応についても十分に検討する必要がある. すなわち, 狭心症の強い症状がない場合, 客観的に心筋虚血が証明されなければPCIは原則的に適応とはならない（表1, 2）[4,5]. 基本的には, 運動負荷心電図, 負荷心筋シンチグラフィ, あるいはFFR測定などによる心筋虚血の評価が必要である. これら生理学的検査法による心筋虚血診断の相関は良好である（図2）.

血管の機能

> 冠動脈の動的変化も狭心症, 急性冠症候群の発症に関与しているが, 冠動脈CTおよび冠動脈造影は, 冠血管の機能を評価できない.

冠攣縮性狭心症の診断には, 冠動脈造影の際にアセチルコリンなどの薬物負荷が必要である. 一方, CTでは被曝, 造影剤などの制約があり, 負荷検査はできない. このため, CTで冠動脈が正常であっても冠攣縮性狭心症は除外できない.

急性冠症候群の発症機序として, 動脈硬化プラークの破綻が非常に重要であるが, 内皮を中心とした血管の機能も関与している[6]. すなわち, プラーク破綻から血栓による血管閉塞までには平均3日間を要し, 内皮機能が良好な個体では臨床徴候を呈さずに修復される. その率は3割とも報告されている[6].

このプラーク破綻による臓器障害を未然に防ぐ血管機能の評価についても, CTおよび冠動脈造影は無力である. これに対して, PETやSPECTで評価された正常心筋灌流は, 冠動脈内皮機能が良好であることを示し, 解剖学的狭窄度を超えた

1. 虚血性心疾患

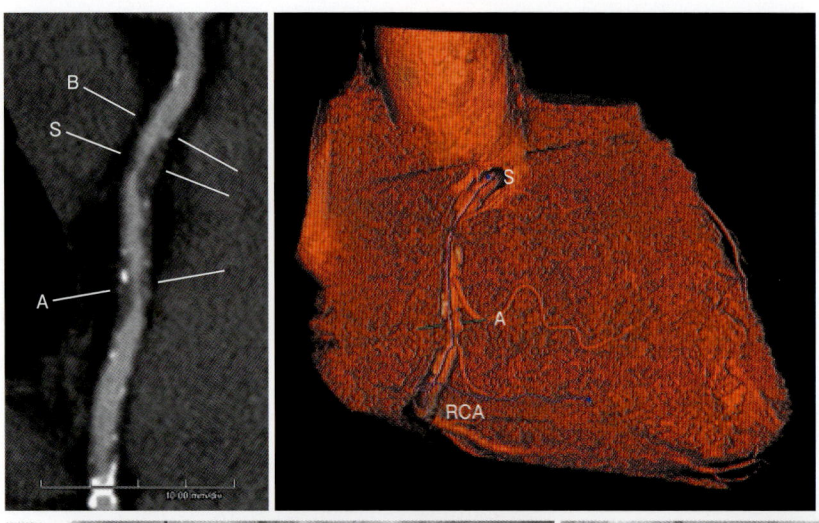

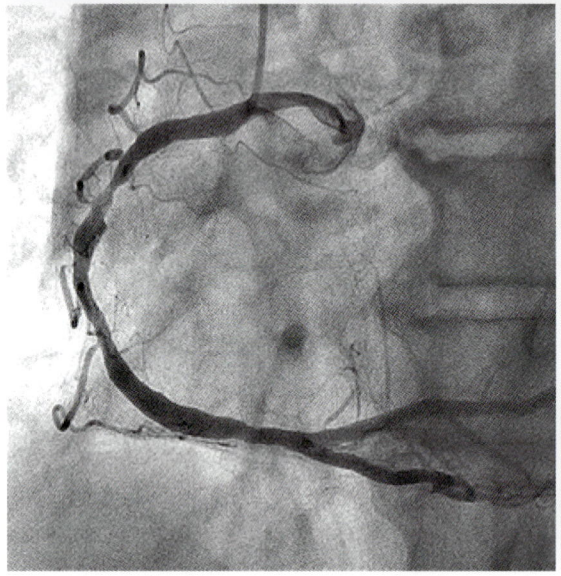

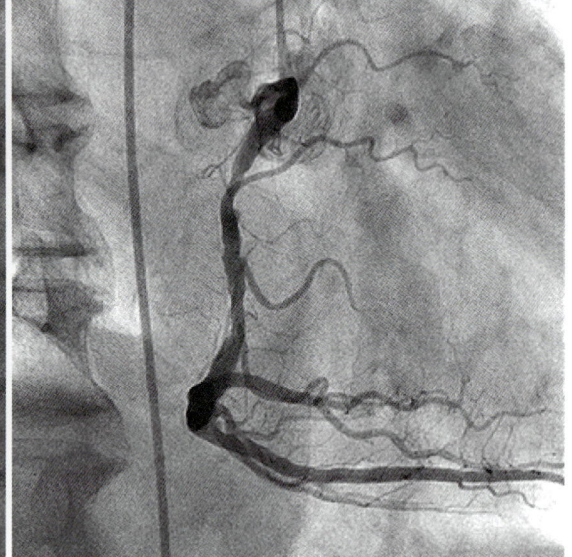

図1 冠動脈中等度狭窄の評価(64歳,男性)

冠動脈CT（上段）と冠動脈造影（下段）にて右冠動脈に狭窄病変を認めるが，FFR（fractional flow reserve）は0.83と心筋虚血が誘発されない狭窄度であった．

表1 ESCによるPCI適応ガイドライン

適応	推奨
客観的に認められる広範囲の虚血	IA
慢性完全閉塞	IIa C
外科手術の高リスク症例	IIa B
多枝病変	IIb C
糖尿病	IIb C
他の治療法のない非保護左主幹部病変	IIb C

（Silver S, et al, 2005[4]）を改変）

表2 ACC/AHA/SCAIによるPCI適応ガイドライン

患者	検査	病変	推奨
無症状	客観的虚血（++）	1枝/2枝病変	IIa B
クラスI/IIの狭心症	客観的虚血（++）	1枝/2枝病変	IIa B
クラスIIIの狭心症	—	1枝/多枝病変	IIa B

（Smith SC Jr, et al, 2006[5]）を改変）

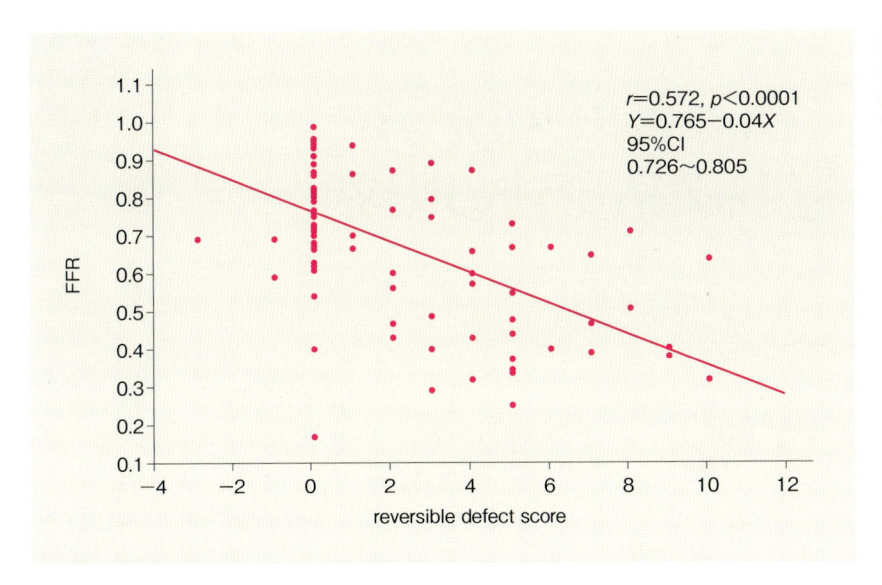

**図2
負荷心筋シンチグラフィとFFRの相関**

侵襲的なFFRと非侵襲的心筋シンチグラフィでの虚血重症度（summed difference score）には良好な相関を認める[3]．

予後予測能であると考えられている．

不安定プラーク

個々の症例における冠動脈不安定プラークを冠動脈CTあるいは冠動脈造影で同定することはできない．

冠動脈の内腔を映し絵として造影する冠動脈造影では，プラーク病変の評価は困難であった．これに対して，冠動脈CTの大きな特徴がプラークの画像化であり，CT値の低い病変は含有脂質量が多いと考えられている．多数の症例を集めた研究において，このようなCT値の低い病変を持つ症例では，将来，不安定化する確率が相対的に高いとの報告もある．しかし，個々の症例においてはCTで評価したプラークの性状によって病変の安定・不安定を確実に診断できるまでには至っていないのが現状である．

血管内視鏡，光干渉断層法（optical coherence tomography），血管内視鏡 virtual histology，核医学検査法など種々の診断モダリティが開発中であり，不安定プラークの確実な診断のためにはさらなる研究の積み重ねが必要である．

■引用文献

1. Kern MJ, et al: Physiological assessment of coronary artery disease in the cardiac catheterization laboratory. A scientific statement from the American Heart Association Committee on Diagnostic and Interventional Cardiac Catetherizaton, Council on Clinical Cardiology. Circulation 2006; 114: 1321-1341.
2. Schroeder S, et al: Cardiac computed tomography: indications, applications, limitations, and training requirements. Report of a Writing Group deployed by the Working Group Nuclear Cardiology and Cardiac CT of the European Society of Cardiology and the European Council of Nuclear Cardiology. Eur Heart J 2008; 29: 531-556.
3. Usui Y, et al: Reliability of pressure-derived myocardial fractional flow reserve in assessing coronary artery stenosis in patients with previous myocardial infarction. Am J Cardiol 2003; 92: 699-702.
4. Silber S, et al: Guidelines for percutaneous coronary interventions. The Task Force for Percutaneous Coronary Interventions of the European Society of Cardiology. Eur Heart J 2005; 26: 804-847.
5. Smith SC Jr, et al: ACC/AHA/SCAI 2005 guideline update for percutaneous coronary intervention: a report of the American College of Cardiology/American Heart Association Task Force on Practice Guidelines (ACC/AHA/SCAI Writing Committee to Update the 2001 Guidelines for Percutaneous Coronary Intervention). J Am Coll Cardiol 2006; 47: e1-e121.
6. Lerman A, et al: Microcirculatory dysfunction in ST-elevation myocardial infarction: cause, consequence, or both? Eur Heart J 2007; 28: 788-797.

内腔造影としての冠動脈造影法の限界

中川義久
天理よろづ相談所病院循環器内科

冠動脈造影法はgold standard

> 虚血性心疾患の診断で，冠動脈造影検査は"gold standard"として位置づけられているが…．

　虚血性心疾患の根本的な病態生理は，動脈硬化性病変による冠動脈の狭小化によって心筋の需要を満たすに十分な血液供給ができないということにある．そのため，疾患の重症度判定や治療方針の決定は冠動脈造影の結果に基づいて行われている．また，冠動脈造影法が広く普及しているのは，検査としてだけではなく治療とも結びついているからである．

　心臓カテーテルを用いた治療と検査は密接な関係にあり，経皮的冠動脈インターベンション（PCI）の一部として冠動脈造影は組み入れられている．しかし，この冠動脈造影検査は虚血性心疾患の病態を100％反映しているわけではなく，その限界を知ったうえで解釈し治療に生かすことが大切である．

冠動脈造影は内腔造影である

> 冠動脈造影検査は血管内腔のシルエットを評価しているにすぎず，動脈硬化巣自体の評価ではない．

　虚血性心疾患は心筋虚血を本態とするが，冠動脈造影は冠狭窄の存在から虚血の存在を推定しているのであって，心筋虚血それ自体を評価しているわけではない．また，冠動脈造影検査は血管内腔のシルエットを評価しており，動脈硬化巣自体の評価が不可能であるところにその本質的な限界がある．

　冠動脈造影は影絵としての内腔造影（luminogram）である．また評価できるのは冠動脈の第4分枝程度までの目に見える太さの冠動脈までで，組織レベルでの灌流が評価されているわけではない．運動負荷心電図試験で負荷時に虚血が誘発されSTが低下すれば，それは太い主要冠動脈から微小循環系も含めての虚血を評価しているという違いがある．

　75％狭窄や，90％狭窄という狭窄度も，狭窄様に見える範囲の前後の正常と思われる部分に対しての相対的な狭窄の度合いとして評価している．つまり，狭窄度の算定にあたっては非狭窄部の血管径を分母として使用するわけであるが，非狭窄部が健常部であるのか確証はない．冠動脈の入口部から末梢の先端まで全体にわたりびまん性の動脈硬化性の狭窄が存在したとしても，その分布に偏りがなく一様であれば"狭窄なし"と判断される危険性もある．一部に高度狭窄病変を持つ場合には，ある程度の内膜肥厚が全長にわたり存在することは，血管内超音波法（IVUS）で冠動脈を観察したことが一度でもあれば実感できる．冠動脈造影法による狭窄の評価は，相対的で曖昧であるという限界を除去することはできない．

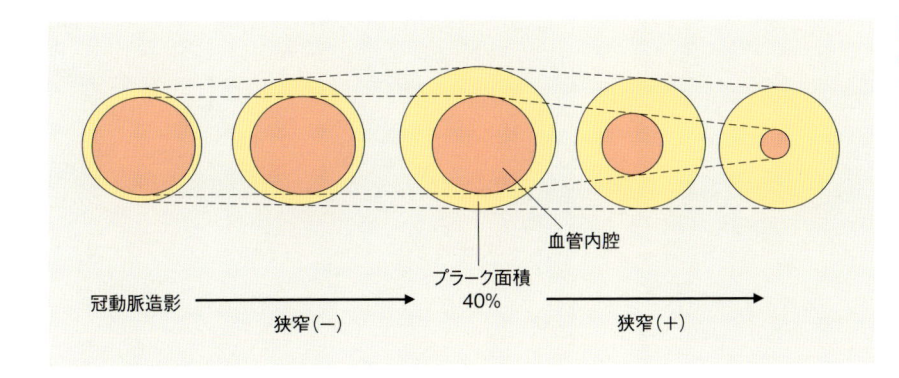

図1
Glagov現象の模式図

動脈硬化の初期では外径がポジティブにリモデリングして内腔を維持する.

（Glagov S, et al, 1987[1] より）

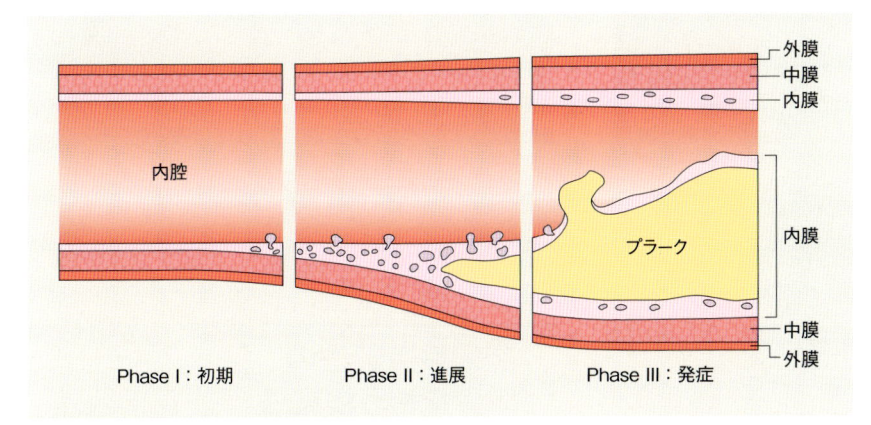

図2
急性冠症候群の発症モデル

（Libby P, 2001[5] より改変）

動脈硬化進展過程における冠動脈のリモデリング

> Glagov現象で内腔が一定に維持されている期間に冠動脈造影検査を受けても，内腔造影所見に異常は現れず診断は不可能である.

Glagovは，動脈硬化の進展過程においては血管の外径がポジティブにリモデリングすることを明らかにしている[1]. 彼にちなんで，プラーク生成・進展に伴い血管径が拡大することはGlagov現象とよばれている. 動脈硬化の初期の段階では代償性に外径が大きくなることによって，内腔を維持し虚血が生じないようにする機序が存在するのである. その模式図が図1である.

ある程度以上に動脈硬化が進行すると代償機転が破綻し，内腔の狭窄として表現され，虚血症状を示すようになる. 内腔が一定に維持されている期間に冠動脈造影検査を受けたとしても，内腔造影の所見に影響はなく診断は不可能である.

近年，ストロングスタチンを用いて強力にLDLコレステロールを低下させる積極的脂質低下療法により，動脈硬化のプラークが退縮することが証明されている[2]. これはスタチンだけでなく，インスリン抵抗性改善薬においても報告されている[3]. このような動脈硬化の退縮は，プラークの体積が減少した際に血管の外径が縮むリバースリモデリングが起こり，内腔の変化はわずかであることが示されている. このように，動脈硬化の進展や退縮の評価において，冠動脈造影法では評価に限界があることを知るべきである.

急性冠症候群の診断における冠動脈造影法の限界

> プラークの破綻は，軽度病変から突然おこるため，冠動脈造影だけで診断することは難しい.

安定した労作性狭心症では，病態の本質は血管

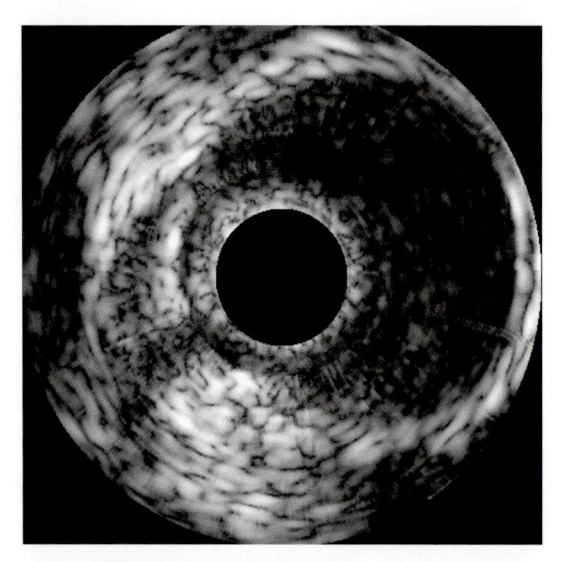

図3　血管内超音波検査（IVUS）

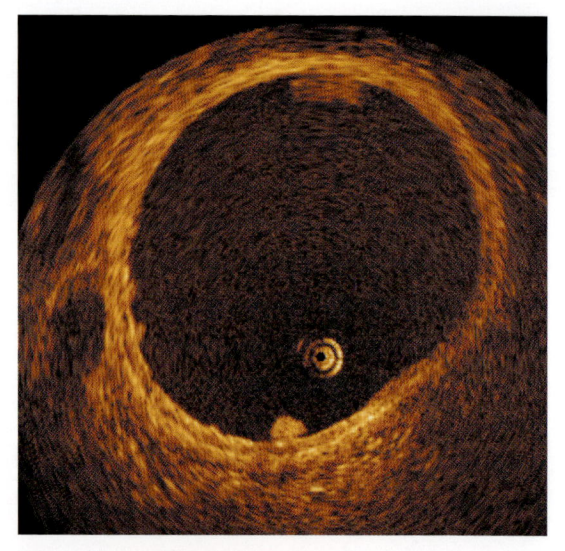

図4　光干渉断層映像（OCT）

内腔が狭小化して血流が制限されることに由来し，その診断に冠動脈造影は非常に有用である．しかし，脂質に富み線維性被膜の薄いプラークが破綻して血栓が形成されることによって生じる急性冠症候群の診断では，冠動脈造影だけでは不十分である．その理由は，急性冠症候群の責任病変の狭窄あるいは閉塞は，プラークの破綻による内容物の内腔への突出が原因となって突然生じ，引き続き形成される血栓によって狭窄度が大きく変化するからである．

発症前の病変を冠動脈造影によって診断することは不可能であることは以前から報告されている[4]．発症後でも，血栓の消退によって狭窄度が著しく変化して責任病変の同定が困難な場合がある．Libbyは急性冠症候群についての概念を確立した[5]．その彼の概念の模式図が図2である．

この図2でも，Glagovが示したように動脈硬化の進展に伴い血管外径が大きくなるように描かれている．内腔は維持されていても血管壁のプラークが破綻することによって二次的に血栓が生じ，急性心筋梗塞などを引き起こす．プラークの破綻の多くは，高度狭窄を有さない軽度の病変から生じるため，冠動脈造影検査では，これらの破綻する可能性のある"危険なプラーク"を評価するこ

とはほぼ不可能に近い．ここにも冠動脈造影法の限界がある．

冠動脈造影法の限界を補う検査法

冠動脈造影法の持つ限界を熟知したうえで他のモダリティと組み合わせることにより，レベルの高い診断・治療を行うことが可能となる．

冠動脈疾患の診断では，冠動脈造影法の持つ限界を補完する検査法を知る必要がある．血管内超音波検査（IVUS）は，冠動脈病変の血管径や病変長，プラークの位置や偏りなど，PCIを行う際に有用となる情報を得ることができ，現在，臨床で広く用いられている（図3）．IVUSでは血管の内腔だけでなく血管壁の性状や外径の評価も可能であり，造影の弱点を補うモダリティである．またVH-IVUSを用いて仮想組織性状診断を行うことによって，冠動脈不安定プラークの同定が可能ではないかと期待される．光干渉断層映像（OCT）では，IVUSでは判定不可能な微小な構造まで評価することができる（図4）．

冠動脈の血管内視鏡検査を用いれば，血管内を直接観察することによって情報を得ることも可能

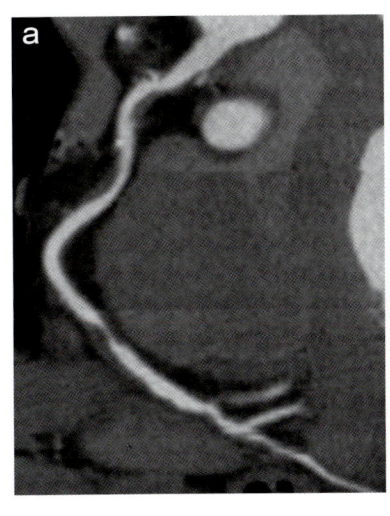

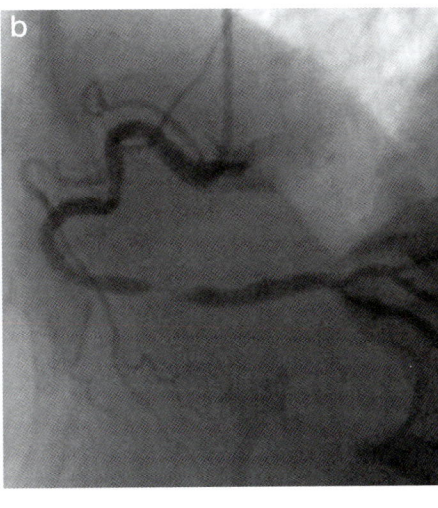

図5 高度狭窄を有する狭心症の画像検査所見

右冠動脈 #3 に高度狭窄を認めた患者の MDCT 所見（a）と冠動脈造影所見（b）．MDCT でも造影所見に匹敵する画像が得られることがわかる．

である．血管内視鏡により，実画像として，動脈硬化の進行によって脂質が血管壁に蓄積して生じる黄色プラークの存在や，さらに黄色プラークの破綻像，プラークの破綻によって生じる血栓像などが観察できる．急性冠症候群の責任病変となりうる黄色プラークの診断は，血管内視鏡においてのみ可能である．

昨今，多くの施設においてマルチスライス冠動脈CT（MDCT）の導入が進んでいる．冠動脈造影法に替わる手段としてだけでなく，冠動脈壁の性状やプラークの性状も評価可能となる（図5）．CTは造影剤の使用や，患者の被曝という面では冠動脈造影検査とは変わらないが，非侵襲的な検査であり，PCIに準じた手技が必要なIVUSや血管内視鏡検査とは異なる．狭窄病変の有無に加え，冠動脈壁の性状も判断できるCTは，虚血性心疾患の診断においていっそう重みを増していくことが予想される．

しかし，PCIという血管内治療法と結びつく冠動脈造影法の果たす中心的な役割に変わりはないと思われる（⇒**Point!**）．冠動脈造影法を始めとする各検査法の限界や長短を熟知し，適切に組み合わせることによってレベルの高い診断・治療を行うようにすべきである．

Point! ノーベル医学・生理学賞を受賞した心臓カテーテル検査法

冠動脈造影法には限界もあるが，心臓カテーテル検査法は臨床医学分野として稀有ともいえるノーベル医学・生理学賞を受賞している．1956年，ドイツのForssmannが，アメリカのCournandやRichardsとともに心臓カテーテル法に関する発見などに対してノーベル医学・生理学賞が授与された．Forssmannは25歳のとき，自らの左腕の肘静脈から長さ65cmの尿道カテーテルを心臓に向けて入れ，そのままの状態でレントゲン室まで歩き，撮影にも成功した．その成果を「医学誌」に発表したが，「サーカスの曲芸」と嘲笑され非難されたという．その10年余りあとの1941年にCournandとRichardsらは，Forssmannの技術を応用し，心臓カテーテル法を心不全患者の治療に応用して有用性を示し，3人での受賞へと繋がったのである．

■引用文献

1. Glagov S, et al: Compensatory enlargement of human atherosclerotic coronary arteries. N Engl J Med 1987; 316: 1371-1375.
2. Okazaki S, et al: Demonstration of the beneficial effect on atherosclerotic lesions by serial volumetric intravascular ultrasound analysis during half a year after coronary event: The ESTABLISH Study. Circulation 2004; 110: 1061-1068.
3. Nissen SE, et al: Comparison of pioglitazone vs glimepiride on progression of coronary atherosclerosis in patients with type 2 diabetes: the PERISCOPE randomized controlled trial. JAMA 2008; 299: 1561-1573.
4. Falk E, et al: Coronary plaque disruption. Circulation 1995; 92: 657-671.
5. Libby P: Current concepts of the pathogenesis of the acute coronary syndromes. Circulation 2001; 104: 365-372.

血管内視鏡でしか見えない血管内情報

高山忠輝,廣 高史,斎藤 穎,平山篤志
日本大学医学部内科学系循環器内科分野

血管内視鏡による冠動脈病変の評価

> 血管内視鏡はプラークの色調と血栓を「直視」できる唯一のモダリティである.

　冠動脈疾患の診断には冠動脈造影が gold standard として用いられているが,その補助的診断法として,非侵襲的な方法ではMDCT,MRIが,侵襲的な方法ではIVUS,OCTが開発されてきた.MDCTの空間分解能は0.5mm程度であり,OCTは10μmだが,当初の理想値からみると,まだ十分とはいえない.

　一方,わが国では血管内を直接観察できる血管内視鏡が開発され,急性冠症候群の病態解明に大きく寄与している.急性冠症候群の診断で注目されるのは不安定プラーク(vulnerable plaque)の検出である.プラークのvulnerabilityで必要とされる最も基本的な情報は,組織学的な線維性被膜の厚さである.被膜の厚さは,OCTでも直接に測定できるが,血管内視鏡は内膜の色調,血栓の有無,血栓の性状を直視できる唯一の血管内イメージングといえる.

　血管内視鏡は1980年代に開発されていたが,1990年代になって6,000画素という詳細なファイバー画像が得られるようになり,臨床応用が可能になった.血管内視鏡で観察される正常な血管は白色平滑であるが,病態に応じて特徴的な病態と色調を呈する.血管内視鏡で評価できる項目は,

プラークの性状が観察できる **Point!**

血管内視鏡は,血管内腔を体外から直接観察できる唯一の診断方法であり,血管内視鏡は黄色プラークと血栓の検出に優れている.血管内視鏡で観察される正常な血管は白色平滑であるが,病態に応じて特徴的な形態と色調を呈する.黄色度が高いプラークほど不安定性が高く,血栓が付着していれば粥腫破綻を示しており,急性冠症候群の病態理解に有用である.

おもに血栓とプラークであり,急性冠症候群の責任病変を観察するための最もよい手段と考えられる(⇒**Point!**).

血管内視鏡の評価項目

> 血管内病変の評価としては,肥厚度だけでなく色調も重要な判断材料である.

プラーク

　プラークは,その性状により色調が白色と黄色に分類される[1].線維性被膜は白色を呈し,コレステロール,マクロファージが沈着して線維性被膜が菲薄化するにつれてプラークは黄色調を呈する.白色のものを grade 0,最も濃いものを grade 3 とし,色調に応じて4段階に分類されている(図1).

　色調の変化は,線維性被膜の厚みと,脂質コアの大きさによって決定されると考えられ,脂質コアが大きく線維性被膜が薄くなるほど黄色調が強くなる.線維性被膜の厚さが75μm以下で黄色プラークとなり,線維性被膜の厚さが200μm以上

1. 虚血性心疾患

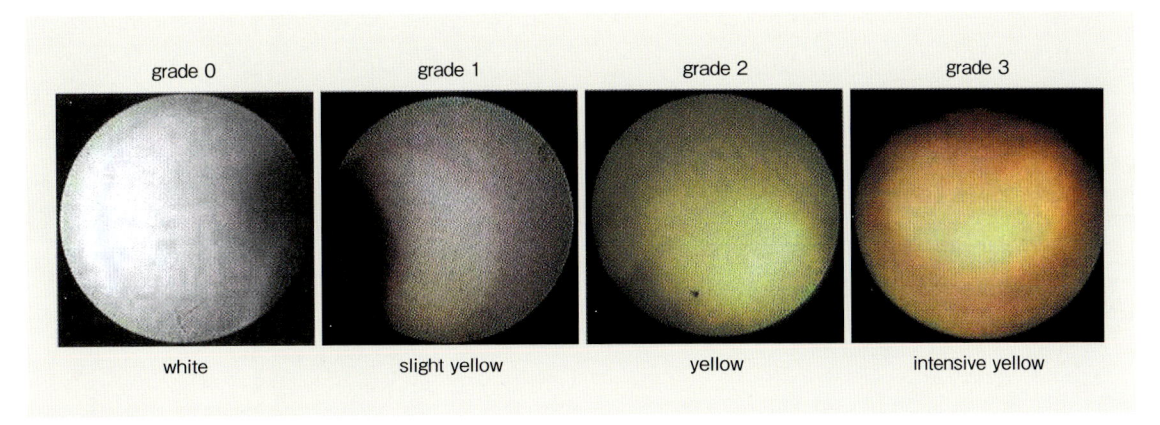

図1　黄色プラークのグレード分類
標準的な黄色プラークのグレーディングである（『血管内視鏡アトラス』[3]より転載）．grade 0は白色，grade 3は最も黄色であり，光沢を伴うものが含まれる．そのあいだをgrade 1，2で段階的な黄色により分類し半定量化しており，黄色gradeが高いプラークほど不安定性が高いと判定される．

で白色プラークになるといわれている[2]．

　冠動脈プラークは形態により，単純プラークと複雑プラークに分類される．単純プラークは表面が平滑で破損しておらず，複雑プラークは表面の連続性が途絶えており，表面が不整で，出血，内膜剥離，破裂した粥腫，潰瘍，血栓付着などを伴っている．複雑病変は断裂，亀裂がプラーク内のlipid poolまで達しているプラーク破綻と，達していない浅い断裂のerosionに分類できる．血管内に突出する断裂の一部はフラップと分類される．複雑プラークは急性冠症候群によくみられる所見である．

血栓
　血栓は，赤色血栓と白色血栓，さらに，赤色と白色が混在する混合血栓に分類される．赤色血栓は組織学的にフィブリンと赤血球が主成分であり，白色血栓は血小板優位の血栓である．また，血栓が血管内腔に突出している管腔内血栓と，血管壁に付着する壁在血栓に分類できる．

　黄色プラーク，プラーク破綻，erosionなどの複雑病変や血栓は，急性冠症候群に多く認められ，白色プラークや単純病変は，安定狭心症，陳旧性心筋梗塞に多く認められる．

動脈硬化の進展と内視鏡所見

> 不安定プラークは，冠動脈造影では軽度な狭窄にすぎないが，血管内視鏡では黄色調が強いプラークとして見ることができる．

プラーク形成前期
　内膜にマクロファージが浸潤し，平滑筋細胞が遊走してくる段階で，冠動脈壁肥厚も認められないため，血管内視鏡などの血管内イメージングを用いても異常所見がみられない．

プラーク形成期
　脂質が細胞外に沈着してプラークを形成し，平滑筋細胞による線維性被膜が形成される．この時期のプラークは淡い黄色調で，巣状を呈するプラークとして観察される．また，線維性被膜が形成されるため，線維性被膜の肥厚度が高いと黄色調が観察されないプラークもある．

プラーク不安定期
　プラークの細胞外脂質が癒合して脂質コアが増大し，線維性被膜が菲薄化するためにプラークは破裂しやすくなる．この段階のプラークは不安定プラークといわれ，臨床上重要な段階である．プラークが不安定化してもプラークの進展は偏心性に外膜側に起こるため，プラークの冠動脈内腔へ

1. 虚血性心疾患

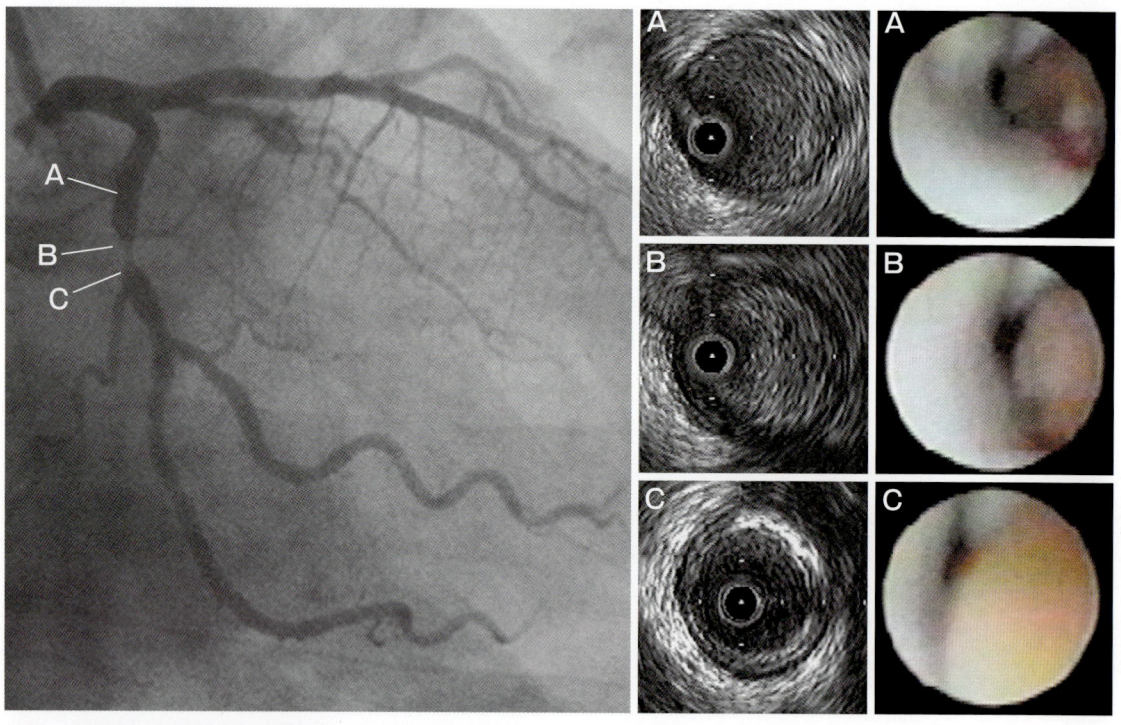

図2　急性冠症候群の血管画像

66歳，男性．左：冠動脈造影像，中：IVUS像，右：血管内視鏡像．急性冠症候群で緊急冠動脈造影を行ったところ，回旋枝 #13 に高度狭窄を認めた．IVUSでは偏心性のソフトプラークが多量に認められ，リモデリングを伴う不安定プラークと判断された．同部位を血管内視鏡で観察すると，grade 3 の黄色プラークに混合血栓を付着している．プラーク破綻による急性冠症候群であることが明らかとなった．

の突出は認められず，冠動脈造影でも狭窄度は軽度である．血管内視鏡では，線維性被膜の菲薄化，脂質コアの増大によりプラークの黄色調が強くなる．

プラーク破綻期

不安定プラークが種々の刺激によって破綻する最終段階であり，プラーク破綻によってプラーク内の組織因子などが露出して血栓形成が引き起こされ，冠動脈閉塞に至る．この段階におけるプラークの内視鏡所見の特徴は黄色調が強く，表面が不整でギラギラと輝いていることが多い．大半の症例で，黄色プラークの上に血栓が大量に形成されており，冠動脈内腔を閉塞している．大量の血栓のために破綻部位が直接観察される症例は少ないが，プラーク破綻によってきわめて黄色度の強いプラーク内容物が露出している像を認める症例もある[3]．

急性冠症候群と不安定プラーク

有意狭窄に至っていない不安定プラークが破綻して血栓が形成され，冠動脈を閉塞することによって急性心筋梗塞が発症する．

これまで急性冠症候群は，プラークが徐々に増大して冠動脈内腔が75%以上狭窄すると安定労作性狭心症になり，さらに大きくなって高度狭窄や完全閉塞になったときに発症すると考えられていた．しかし，血栓溶解療法後の冠動脈造影の所見や死亡例の病理所見などから，急性冠症候群はむしろ有意狭窄に至っていないプラークが突然破綻して血栓が形成され，冠動脈を閉塞することによって発症することが明らかとなった（**図2, 3**）．

このため，不安定プラークは急性冠症候群と密接な関係があり，臨床上きわめて重要である．このような急性冠症候群の責任病変を血管内視鏡で

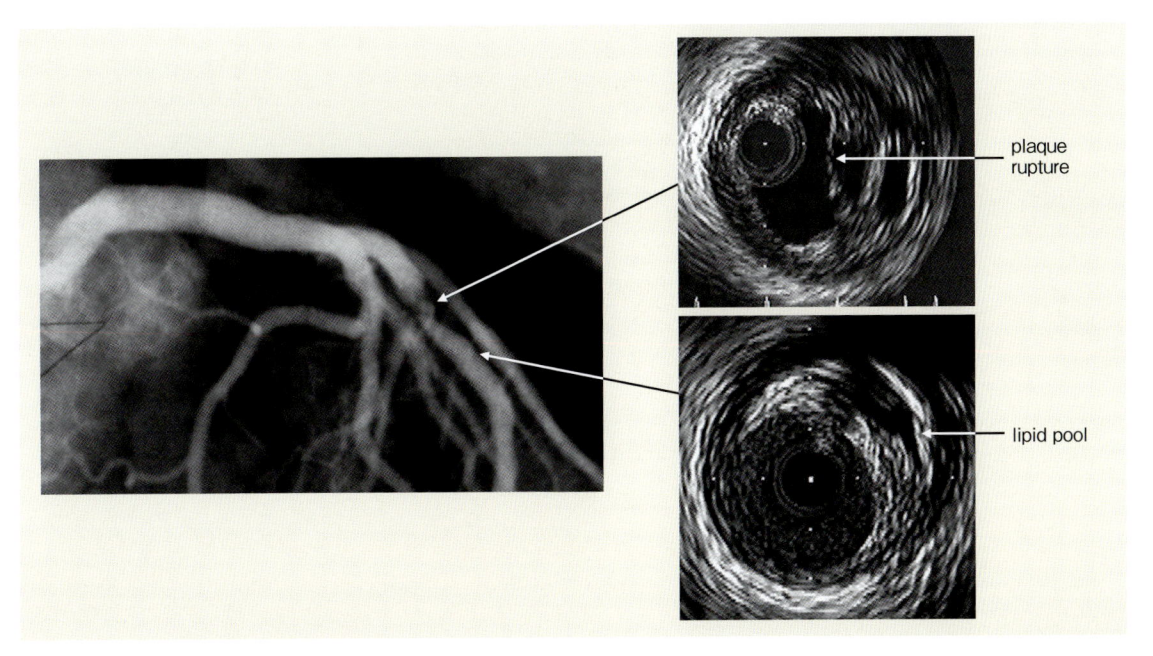

図3　プラーク破綻とlipid pool

左：冠動脈造影像，右：IVUS像．急性心筋梗塞急性期に血栓溶解療法が施行された症例で，回復期の冠動脈造影像である．造影では，左前下行枝の中間部分に責任病変のプラーク破綻による潰瘍形成像が認められる．右はその部位のIVUS所見．造影では潰瘍は1つであったが，IVUSでは多房性であり，また，近傍にはlipid poolも存在し，不安定プラークが複数つながっていることを示唆する症例である．

観察すると，黄色プラークに多量の血栓を認め，冠動脈内腔は完全に閉塞している．症例によってはプラーク破綻によってきわめて黄色度の強いプラーク内容物が露出している像を認めることもある．また，急性心筋梗塞例では閉塞部位に認められる血栓は，混合血栓または赤色血栓であるが，血栓溶解療法後には赤色・混合血栓が消失して白色血栓のみが血管内腔に残存する状態になる．これは，血栓溶解療法によりフィブリン塊が壊され，トラップされていた赤血球が遊離したために白色血栓だけが残存したと考えられる．

血管内視鏡で観察される黄色プラークは心筋梗塞を既往に持つ症例で，その個数が有意に多く，かつ色調も濃いと報告されている[4,5]．また，黄色プラークに血栓を認めるが症状のないsilent plaque ruptureも認められ，とくに心筋梗塞既往例で有意に認められる．これは，プラークの不安定化は責任病変だけで進行するのではなく，冠動脈全体で進行する状態であると考えられる．

したがって，不安定プラークを同定することが予後の診断に重要であり，そのための診断手段としては，現時点では血管内視鏡が唯一のモダリティといえる．しかし，血管内視鏡をもってしても，プラークの色調だけで不安定化するかどうかを予見することはできない．イベント発症の可能性を予測するには，冠動脈内にあるプラーク数が判断材料になると考えられる．

冠動脈硬化病変の進展と退縮

> コレステロール低下療法で不安定プラークが安定化し，イベント発症率が低下する．

急性冠症候群の再発予防のためには，不安定プラークの安定化が重要である．そのためには，lipid coreの縮小もしくは線維性被膜を厚くする必要がある．近年，多くの大規模試験により，コレステロール低下療法が心事故を減少させうることを明らかにしているが，冠動脈造影検査では，狭窄度の軽減効果はごくわずかにすぎない．この結果は一見，矛盾しているように思われるが，おそ

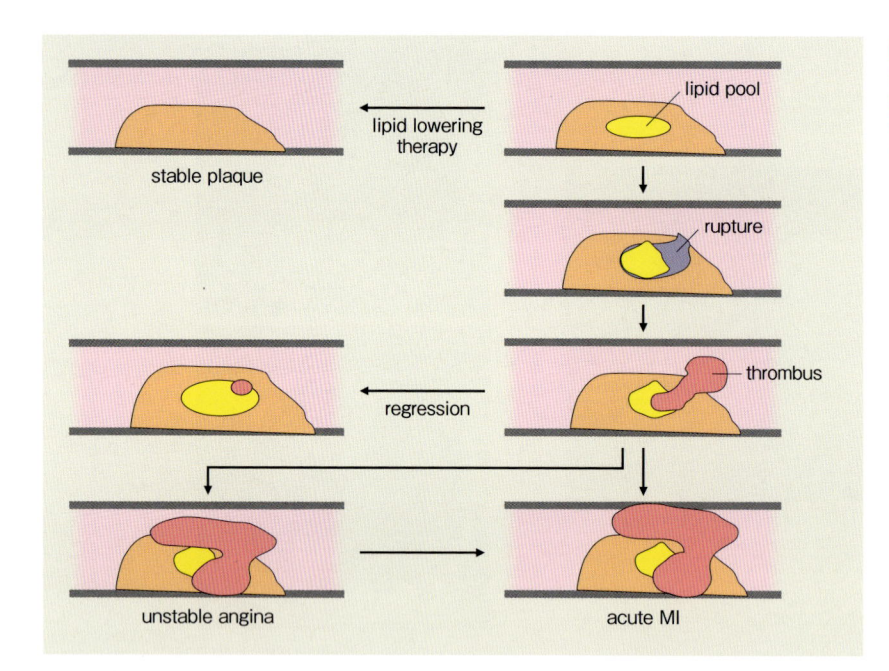

**図4
急性冠症候群の
発症メカニズム**

MI：心筋梗塞

らくコレステロール低下療法により，黄色プラークが安定化することが一因と考えられる．

このような安定化の経過を内視鏡により観察できれば，心事故減少の機序を明らかにでき，さらにはプラーク安定化を内視鏡で評価できる可能性がある．筆者らは，LDL-C 120mg/dL以上の虚血性心疾患患者に対してアトルバスタチンを投与し，LDL-C 100mg/dL以下になるまで10〜20mg/dayずつ増量した．そして，28週間，80週間後にIVUSと内視鏡にてプラークの体積と色調の変化を観察したところ，28週間後，80週間後ともにプラークの体積は退縮し，色調は，強い黄色調から白色調へと変化していることが確認できた．このことから，プラークの安定化と体積の低減が，心事故の減少に寄与していることが考えられる（図4）．

■引用文献

1. Mizuno K, et al: Angioscopic macromorphology in patients with acute coronary disorders. Lancet 1991; 337: 809-812.
2. Miyamoto A, et al: Atheromatous plaque cap thickness can be determined by quantitative color analysis during angioscopy: Implication for identifying the vascular plaque. Clin Cardiol 2004; 27: 9-15.
3. 児玉和久：血管内視鏡アトラス，メジカルセンス，2004．
4. Kodama K, et al: The role of plaque rupture in the development of acute coronary syndrome evaluated by the coronary angioscope. Intern Med 2000; 39: 333-335.
5. Ueda Y, et al: Intracoronary morphology of culprit lesions after reperfusion in acute myocardial infarction: serial angioscopic observations. J Am Coll Cardiol 1996; 27: 606-610.

心筋虚血と側副血行：解剖学的狭窄重症度と機能的狭窄重症度との相違

松尾仁司[1]，上野勝己[1]，鈴木孝彦[2]
[1]岐阜ハートセンター循環器科，[2]豊橋ハートセンター循環器科

機能的狭窄重症度と解剖学的狭窄重症度

> 冠動脈狭窄重症度評価は，解剖学的狭窄重症度と機能的狭窄重症度の2種類に大別できるが，それぞれの概念は異なり，必ずしも一致しない．

　冠動脈狭窄の重症度診断方法として，冠動脈狭窄度を直接診断する解剖学的狭窄重症度と，心筋レベルでの虚血を検出する機能的狭窄重症度に大別できる[1]．

　解剖学的狭窄重症度評価方法として冠動脈造影（CAG），MDCT，MRA，血管内エコーなどがあり，一方，機能的狭窄重症度評価方法としては負荷心電図，負荷エコー，負荷心筋血流イメージング，圧ワイヤーを用いた部分冠血流予備能（FFRmyo），フローワイヤーを用いた冠動脈血流予備能（CFR）がある．これらの方法で計測された解剖学的狭窄重症度と機能的狭窄重症度は，必ずしも一致しないことが報告されている[2,3]．

Point! 複数の原因が考えられる

解剖学的狭窄重症度と機能的狭窄重症度の不一致の原因としては，①灌流領域の大きさ，生存心筋の量，②側副血行発達度，③各指標の計測上の問題点（テクニカルエラー），を考える必要がある．左冠動脈主幹部病変のように灌流領域の大きな病変では，解剖学的に非有意と判定されても，機能的には有意狭窄である場合があるから注意が必要である．また，心筋梗塞のような生存心筋量が少ない，あるいは分枝の狭窄のように灌流領域内に生存心筋が少ない場合には，解剖学的に高度狭窄であっても機能的には非有意狭窄である場合が多い．

　図1には，冠動脈硬化を持つ症例の，圧ワイヤーで評価した部分冠血流予備能（FFRmyo）と，血管造影から評価した冠動脈狭窄度の関係を示す．とくに解剖学的冠動脈狭窄が50～75%狭窄の範囲では，機能的狭窄重症度のばらつきが大きい．経験ある循環器科医でも生理学的狭窄重症度を評価することは困難であることが示されている．この関係は血管造影のみでなく，MDCTとFFRmyoとの関係でも明らかにされている[2]．

　機能的狭窄重症度が解剖学的狭窄重症度と一致しない理由としていくつかあげられる（⇒Point!）．そのなかの一つの要因として，側副循環の発達に大きく個人差がある点をあげることができる．

　図2に，解剖学的狭窄重症度と機能的狭窄重症

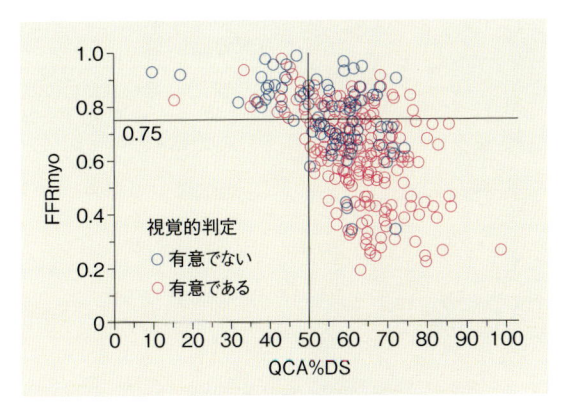

図1　圧ワイヤーで評価した部分冠血流予備能（FFRmyo）と冠動脈狭窄度の関係

解剖学的中等度狭窄においての機能的狭窄重症度の判定は困難である．

1. 虚血性心疾患

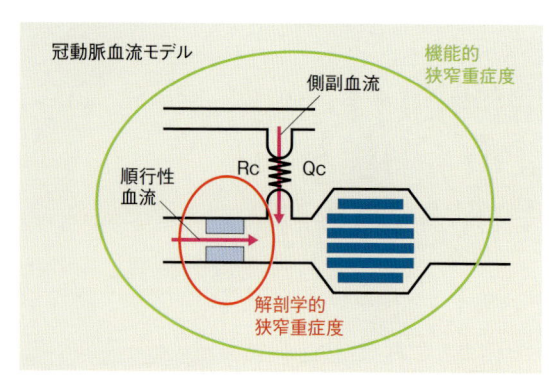

図2 機能的狭窄重症度と解剖学的狭窄重症度の相違

度の概念の違いを示す．機能的狭窄重症度は順行性血流のみでなく側副循環の影響も受ける点で，解剖学的狭窄重症度と異なることが理解できる．

側副血行と冠循環

> 側副血行の発達は種差，個人差が存在し，その発達の程度が虚血性心疾患の予後に大きく影響している．

冠動脈カテーテル治療を行うと，バルーン拡張により著明にST上昇を認める症例と，バルーン拡張でもほとんどST変化を認めないものまで多種多様であることを経験する．冠動脈側副循環およびその発達は，種差および個人差が認められることが知られている[4,5]．

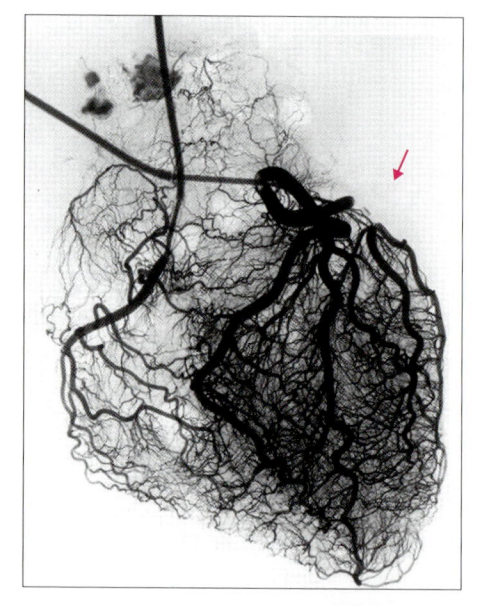

図4 ヒト心臓の *ex-vivo* angiography

冠動脈硬化が認められない症例だが，回旋枝閉塞（→）を行うと側副循環を通じて良好な造影が得られる．

(Berry C, et al, 2007[6] より)

図3はイヌおよびブタの冠動脈樹を示している．イヌでは細動脈-細動脈間の吻合が発達しているのに対し，ブタでは細動脈間の吻合がまったく認められない．ヒトでも細動脈間の交通は認められることが剖検例で確認されている（**図4**）[6]．

ヒトの側副循環評価には冠動脈閉塞が必要であり，疾患モデルとして急性心筋梗塞，慢性完全閉塞が，冠動脈閉塞モデルとしてPCI時バルーン拡

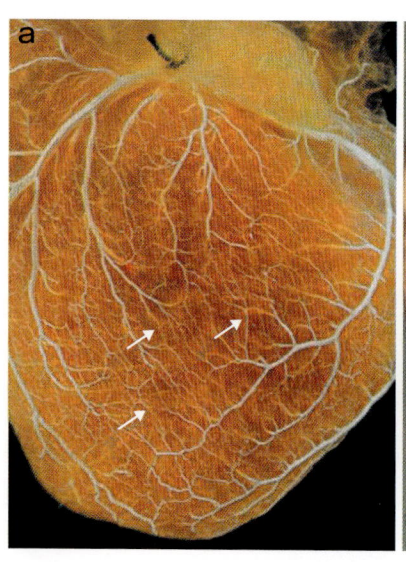

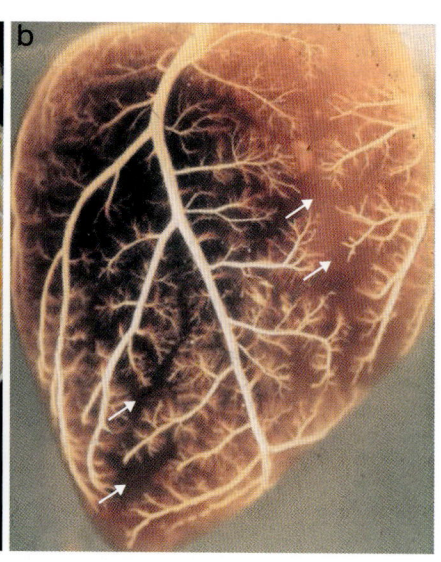

図3 イヌの冠動脈とブタの冠循環

イヌ（a）では細動脈間の交通が認められる（→）が，ブタ心臓（b）では側副血行が認められない（→）．

(Heil M, et al, 2006[4] より)

1. 虚血性心疾患

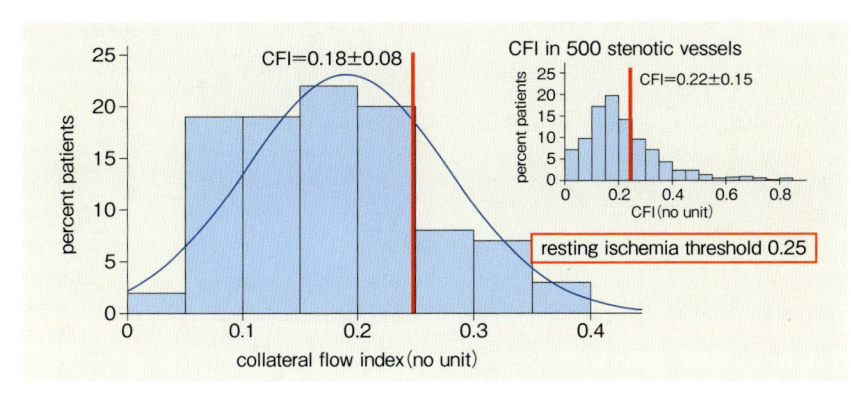

図5　冠動脈狭窄のない血管の側副血行指標の分布

側副血行は幅広く分布し，非狭窄血管においても安静時虚血の閾値 0.24 以上（赤線より右側）を示す血管も約 20％に存在する．狭窄血管では 0.24 以上を示す血管の割合が多くなる．
（Wustmann K, et al, 2003[10] より）

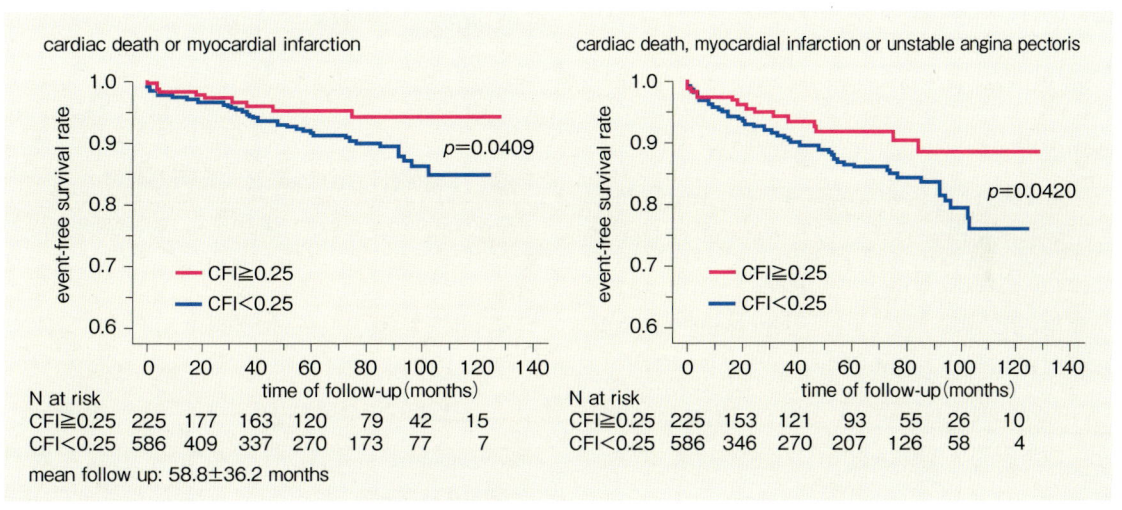

図6　側副血行指標によるリスク層別化（n=845）

側副血行指標 0.25 以上の症例の予後は 0.25 未満の症例に比べて良好である．
（Meier P, et al, 2007[11] より）

張による閉塞モデルがある[7]．実際，臨床の現場では急性心筋梗塞時のST変化や血流イメージングでの血流欠損の重症度は，冠側副血流の有無を間接的に表現しているし，圧ワイヤーを用いた指標としては，冠動脈閉塞時の血圧（Pw）と冠動脈入口部圧（Pa）との比を，部分側副血流予備能（FFRcoll）として計測することができる[8]．ヒトのFFRcoll分布は，きわめて多様で個人差が認められることが報告されている[9,10]．

図5は，冠動脈閉塞時の遠位部圧からFFRcollを計測し，狭窄血管，非狭窄血管に分け，その分布をヒストグラムで示したものである．非狭窄血管でもその分布は多様であり，安静時に心筋虚血を生じないと考えられる0.25以上である症例が約20％に認められる．

これらの側副血行の発達良好な症例の長期予後は，側副血行の発達がよくない症例に比べ，有意に予後が良好であることも報告されている（図6）[11]．解剖学的狭窄重症度は，このような側副循環の情報を含んでいないが，機能的狭窄重症度は順行性血流と側副血流の両者の統合した情報である点で異なる．

予後評価，PCI適応決定における機能的狭窄重症度の重要性

機能的狭窄重症度は慢性虚血性心疾患患者のリスク層別化に有用で，冠血行再建術の適応決定に最も重要な指標であり，重視されるべきである．

Bellerらの総説では，同じような解剖学的狭

1. 虚血性心疾患

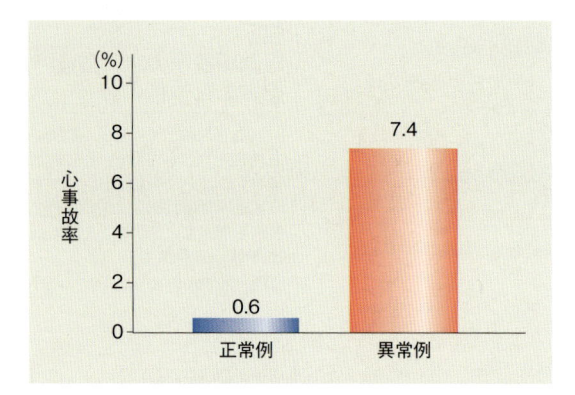

図7 ^{99m}Tc-MIBIによる負荷心筋シンチグラフィー正常例と異常例における心事故発生の比較

正常例の心事故発生は異常例に比しきわめて低い．
(Iscander S, et al: JACC 1998; 32: 57-62 より)

窄重症度を持っていても，運動負荷シンチグラフィーで陽性症例では心事故率7.4%/yearであるのに対し，陰性例では0.6%ときわめて低リスクであることが示されている（**図7**）[12]．

またPCIの適応決定のうえでも，機能的狭窄重症度が重視されるべきデータが多く示されている．心筋血流イメージングを用いたHachamovitchらの観察研究[13]では，以下の2点が明らかとなった．

①薬物療法を施行した症例は虚血の範囲，程度が高度になるにつれて心事故リスクは高くなる．
②PCI施行負荷シンチグラフィーでの虚血範囲が軽度であれば，むしろ血行再建治療より内科的治療のほうが予後良好であり，逆に，虚血範囲が大きい症例（10%以上）では血行再建により予後改善効果が認められる（**図8**）．

また機能的狭窄重症度の重要性を示した前向き無作為試験としては，圧ワイヤーを用いた研究（DEFER study）がある[14, 15]．冠動脈造影にて有意狭窄を有する症例を，解剖学的狭窄重症度からインターベンションを施行する群と，機能的狭窄重症度を重視して部分冠血流予備能0.75以上では治療を行わないで予後を評価する研究である．FFR 0.75以上であったにもかかわらずstentingを施行

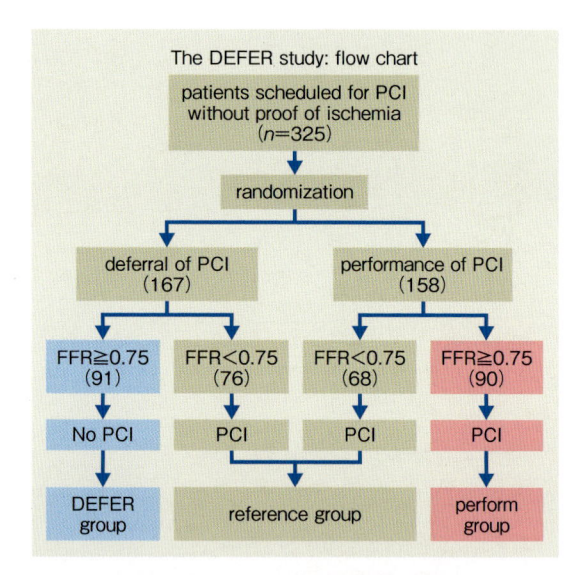

図9 DEFER studyの対象症例の割付

赤枠がFFR 0.75以上でPCIを施行した群，青枠がFFR 0.75以上であったため，PCIを施行しないで経過をみた群である．
(Pijls NH, et al, 2007[15] より)

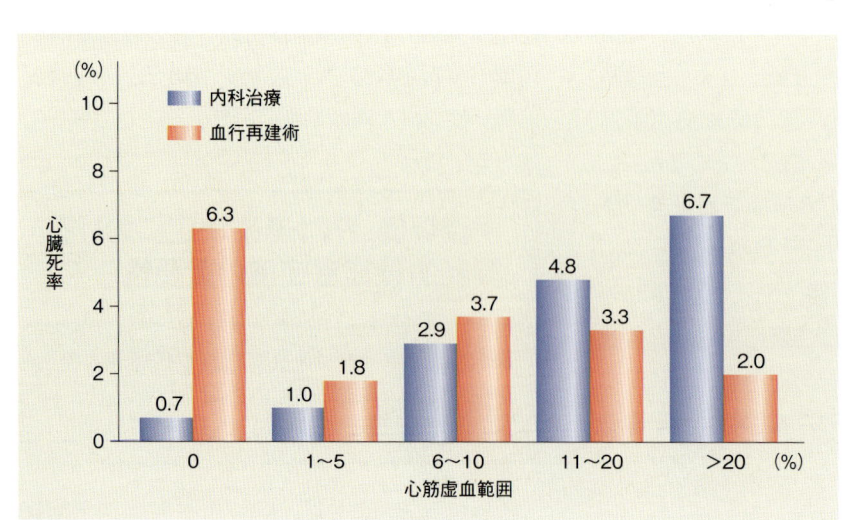

図8 虚血範囲からみた治療予後の比較

虚血範囲が軽度症例では内科治療のほうが予後良好であり，虚血範囲高度症例では血行再建例の効果が高いことが示されている（観察研究10,627症例）．
(Hachamovitch R, et al, 2003[13] より)

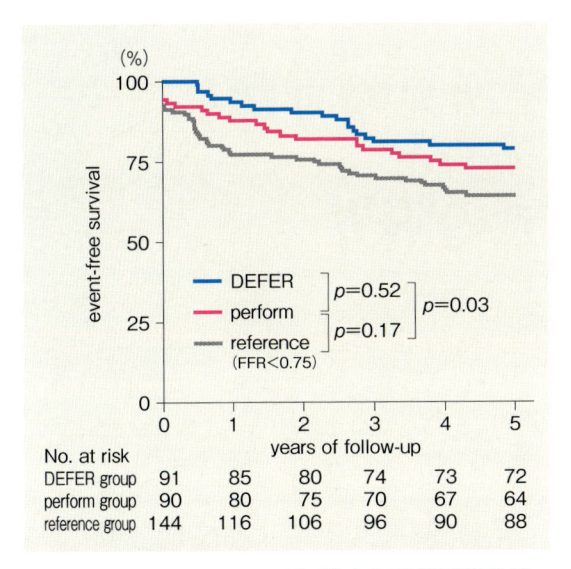

図10 DEFER study：5年後の心事故回避曲線

FFR 0.75以上でPCI施行群の予後は，PCI回避群に比べて不良である．
(Pijls NH, et al, 2007[15]）より）

したPCI施行グループは，FFR 0.75以上であったためカテーテル治療を行わなかったPCI未施行グループに比べ（図9），冠動脈狭窄度には差を認めないにもかかわらず，むしろ心事故発生率が高く機能的狭窄重症度を評価する重要性が示された研究である（図10）．

さらに，多枝疾患の治療対象病変の選択でも，機能的狭窄重症度の評価が重要であることがFAME studyで明らかとなった[16, 17]．この研究は血管造影上の2枝疾患もしくは3枝疾患を対象とし，解剖学的有意狭窄病変にすべてステント治療を行う群と，FFRmyo 0.80未満の病変のみにステント治療を行う群に無作為割付を行い，1年間の予後追跡調査を行った．その結果，FFRmyo guided PCI群はangio guided PCI群に比べ，造影剤使用量，医療費も有意に安いのみでなく，心事故率も有意に低いことが示されている．

以上のように，機能的狭窄重症度に基づいて治療適応を決定することの妥当性に関しては疑いの余地はない．機能的狭窄重症度を評価する侵襲的・非侵襲的方法をいかに使い分け，患者にいかに正しい治療方針を提供できるかを考えねばならない．

■引用文献

1. Tobis J, et al: Assessment of intermediate severity coronary lesions in the catheterization laboratory. J Am Coll Cardiol 2007 27; 49: 839-848.
2. Meijboom WB, et al: Comprehensive assessment of coronary artery stenoses: computed tomography coronary angiography versus conventional coronary angiography and correlation with fractional flow reserve in patients with stable angina. JACC 2008; 52: 636-643.
3. Shaw LJ, et al: Prognosis by coronary computed tomographic angiography: matched comparison with myocardial perfusion single-photon emission computed tomography. J J Cardiovasc Comput Tomogr 2008; 2: 93-101.
4. Heil M, et al: Arteriogenesis versus angiogenesis: similarities and differences. J Cell Mol Med 2006; 10: 45-55.
5. Schaper W, Scholz D: Factors regulating arteriogenesis. Arterioscler Thromb Vasc Biol 2003; 23; 1143-1151.
6. Berry C, et al: Importance of collateral circulation in coronary heart disease. Eur Heart J 2007; 28: 278-291.
7. Seiler C: The human coronary collateral circulation. Heart 2003; 89; 1352-1357.
8. Pijls NHJ, et al: Quantification of recruitable collateral blood flow in conscious humans and its potential to predict future cardiac events. J Am Coll Cardiol 1995; 25: 1522-1528.
9. Matsuo H, et al: Validation of collateral fractional flow reserve by myocardial perfusion imaging. Circulation 2002 5; 105: 1060-1065.
10. Wustmann K, et al: Is there functional collateral flow during vascular occlusion in angiographically normal coronary arteries? Circulation 2003; 107: 2213-2220.
11. Meier P, et al: Beneficial effect of recruitable collaterals: a 10-year follow-up study in patients with stable coronary artery disease undergoing quantitative collateral measurements. Circulation 2007; 116: 975-983.
12. Beller GA, Zaret BL: Contribution of nuclear cardiology to diagnosis and prognosis of patients with coronary artery disease. Circulation 2000; 101: 1465-1478.
13. Hachamovitch R, et al : Comparison of the short term survival benefit associated with revascularization compared with medical therapy in patients with no prior coronary artery disease undergoing stress myocardial perfusion single photon emission computed tomography. Circulation 2003; 107: 2900-2906.
14. Bech GJW, et al: Fractional flow reserve to determine the appropriateness of angioplasty in moderate coronary stenosis. A randomized trial. Circulation 2001; 103: 2928-2934.
15. Pijls NH, et al: Percutaneous coronary intervention of functionally nonsignificant stenosis: 5-year follow-up of the DEFER Study. J Am Coll Cardiol 2007; 49: 2105-2111.
16. Fearon WF, et al: FAME Study Investigators: Rationale and design of the Fractional Flow Reserve versus Angiography for Multivessel Evaluation (FAME) study. Am Heart J 2007; 154: 632-636.
17. Tonino PAL, et al: Fractional flow reserve versus angiography for guiding percutaneous coronary intervention. N Engl J Med 2009; 360: 213-224.

冠動脈CTと核医学所見の乖離：形態学的検査と機能学的検査の限界

汲田伸一郎，桐山智成，福嶋善光
日本医科大学放射線医学

MDCTを用いた冠動脈評価

> MDCTを用いた冠動脈CTの有用性は高いが，高度石灰化により内腔評価困難な症例にも少なからず遭遇する．

1971年，HounsfieldによりCTが発表されたのち，1998年に4列の多列CT（MDCT）が登場し，現在では64列CTが一般診療に用いられるようになった．長足の進歩を遂げたCT機器およびデータ解析装置により短時間で高分解能のCT画像が得られるようになり，心臓領域でも鮮明な冠動脈CT像が構築可能となった．

MDCTによる冠動脈狭窄診断は陰性的中率が高いため（95～99%），スクリーニング検査としても広く普及してきている．冠動脈CTでは冠動脈狭窄評価に加え，冠動脈プラークの性状評価がある程度可能となった．

現在，冠動脈プラークの描出法としては血管内エコー（IVUS）や血管内視鏡が存在するが，非観血的な診断手法としてMDCTに期待されているところは大である．脂質成分の多いプラーク（いわゆる不安定プラーク）はCT値が低く，石灰化成分の多いプラークは高いCT値を示す．虚血性心疾患に対する経過観察はもとより，予防医学の分野においても期待される領域である．

他方，冠動脈CTにおける現状での弱点として冠動脈壁の高度石灰化が存在する．高度石灰化をきたした冠動脈は高頻度に有意狭窄を有することが確認されているものの[1]，CT像では内腔評価困難な症例にも少なからず遭遇する．

心筋SPECTによる虚血診断

> 負荷心筋SPECTの罹患冠動脈検出能自体はそれほど高くないが，SPECT結果は被検者の予後と密接に関連している．

冠動脈循環には自己調整機能が存在し，狭窄部の血流抵抗増大に応じて末梢細動脈の血管抵抗が代償性に低下し，冠血流が一定に保たれるように作用する．

負荷心筋SPECTは，運動あるいは薬剤負荷時に心筋血流製剤を投与し，安静時像（^{201}Tlの場合は再分布像）との比較により心筋虚血を検出する．虚血性心疾患では冠動脈狭窄が著しくなるにつれて血流予備能が低下するが，軽度狭窄病変でも予備能の低下がみられる症例が存在する．主要血管に狭窄がなくとも，その末梢血管レベルでは動脈硬化に伴う微小循環障害をきたしている場合がある．このような症例に対しては，負荷心筋SPECTによる機能的狭窄検出の意義は大きい．

負荷心筋SPECTの罹患冠動脈検出に関しては感度80～90%，特異度70～90%程度であり，直接冠動脈の形態的狭窄をとらえる冠動脈CTに比し，当然のことながら低い検出能である．しかし，負荷心筋SPECTの結果は被検者の予後と密接に関連しており，リスクの層別化における重要性も認識されている[2]．

冠動脈狭窄の有無にかかわらず，負荷心筋SPECT正常例における年間の重大心事故発生率は1%未満と報告されている．

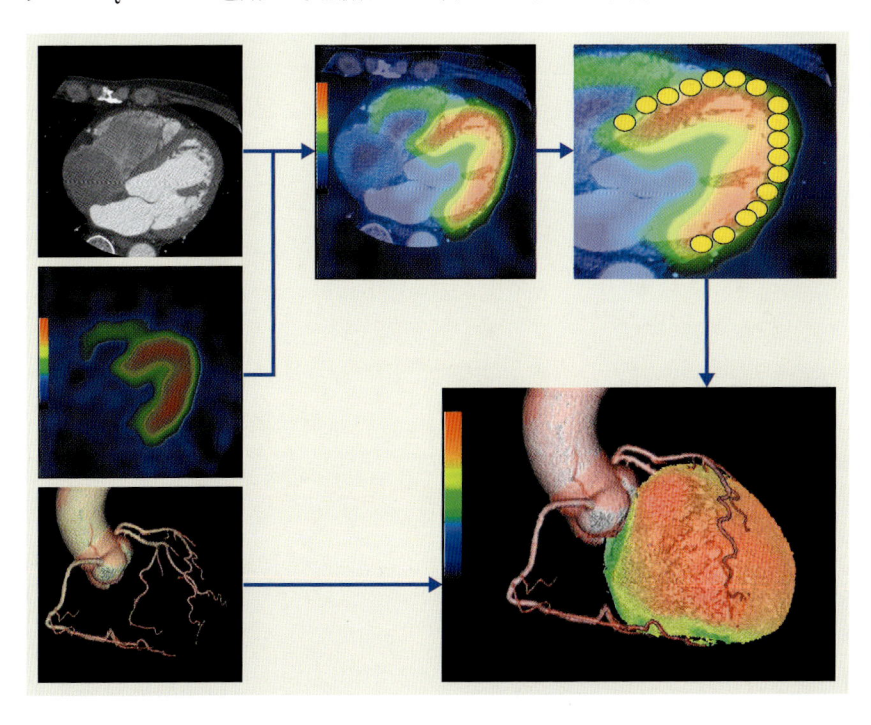

MDCTとSPECTを用いた心臓fusionイメージの構築

> 心臓fusionイメージは，三枝病変や冠動脈壁の高度石灰化症例などで，とくに有用性が高い．

近年，冠動脈CTデータと心筋SPECTデータを用いた融合画像構築が試みられるようになり，実際の臨床現場でも応用されるようになった．形態画像である冠動脈CTと機能画像である心筋SPECTは異なった側面からの診断法であるため，両データの融合により双方の画像情報を共有できることになる．

筆者らも，64列CT（GE社製LightSpeed VCT）から得られた冠動脈CTデータとSPECT装置（GE社製Infinia）より得られた心筋SPECTデータをオンラインでワークステーション（Advantage Workstation）に取り込み，画像解析ソフトウェアCardIQ Fusion[3]）を用いて心臓fusionイメージの構築を行っている．

まず，モニター上でCTおよびSPECTの左室心筋を三次元的に重ね合わせる．ついでcircumferential profile analysisを用いて抽出したSPECT心筋各領域の最大カウントデータをCT左室心筋の心外膜面に貼り付けることで左室心筋のfusionが完了する．引き続きCTデータから冠動脈の抽出を行い，左室心筋と同時描出することにより心臓fusionイメージ構築が完了する（**図1**）．

心臓fusionイメージを構築することにより，CTからの視点では，他枝病変例における虚血域の同定（**図2**）と高度石灰化を伴った冠動脈域の虚血評価などに有用性が高く，SPECTからの視点としては，虚血域の責任血管同定が困難な症例に威力を発揮する．

冠動脈走行は個々のバリエーションが大きく，熟練した読影医でも責任血管の同定に苦慮する症例も少なくない．筆者らのこれまでの経験では，冠動脈CTと心筋SPECTをside by sideで参照しながら読影を行った結果に対し，fusionイメージ構築後の読影結果ではおよそ20%の責任血管に変更がなされた．

図1
MDCTと心筋SPECTを用いた心臓fusionイメージの構築

1. 虚血性心疾患

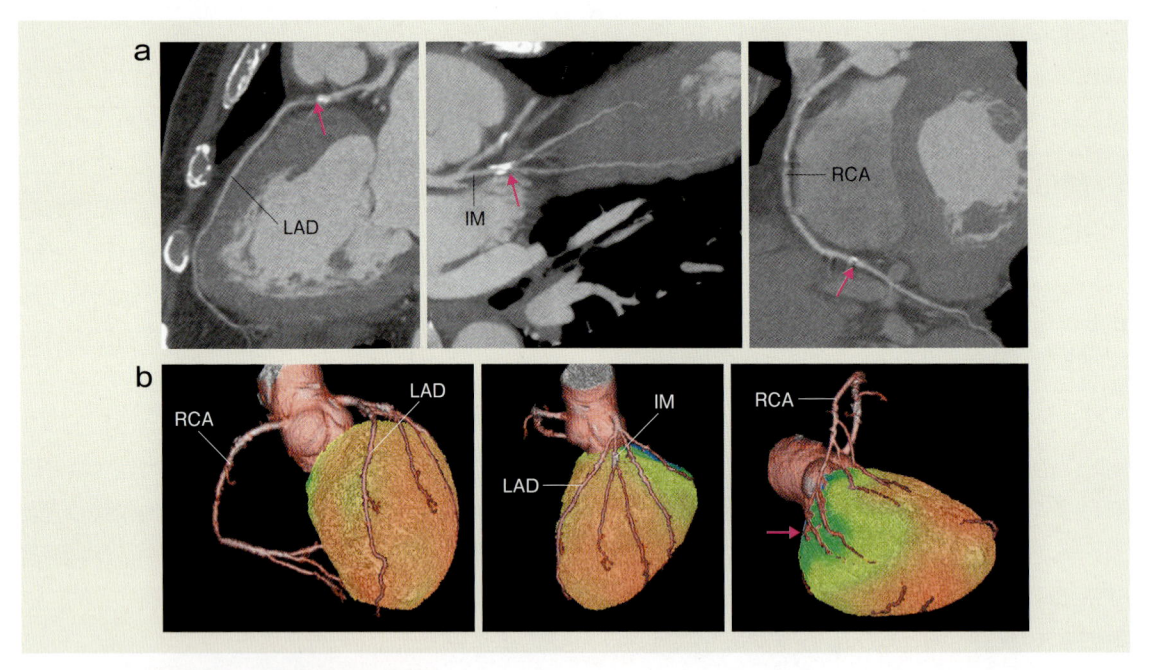

図2 多枝病変を有する無痛性狭心症例
a：負荷時心電図異常を指摘され冠動脈CTを施行したところ，複数血管に狭窄がみられ（→；RCA #3：＞50％，LAD #6：＞75％，IM＞75％），虚血のfocusが不明であった．
b：冠動脈CTと負荷時心筋血流SPECTによるfusionイメージを作成すると，下壁の虚血が明瞭にとらえられており（→），責任動脈は右冠動脈であることが把握できる．

冠動脈CTと心筋SPECTの乖離所見

> 冠動脈CTにて確認される形態学的狭窄とSPECTで検出される機能狭窄は必ずしも一致しない．

罹患冠動脈検出に関しては，前述したようにCTに比しSPECTデータが劣るため，冠動脈CTにて有意狭窄を認めるにもかかわらず，SPECTでは心筋虚血がみられない症例は少なからず存在する．実際，冠動脈の形態学的狭窄と機能的狭窄は必ずしも一致しないため[4]，負荷SPECTにて真に虚血が生じていない症例は問題ないわけだが，三枝病変（いわゆるbalanced disease）で偽陰性を呈する症例には注意を要する．

心筋SPECT像における集積分布は相対的なものであるため，三枝病変例に負荷心筋SPECTを施行した際，虚血が各冠動脈領域に同等に生じた場合には，心筋集積低下が生じにくい．このような症例のSPECT読影の際には，負荷イメージにおける左室機能低下や左室一過性拡大などの副所見を注意深く確認する必要がある．

逆に，心筋SPECTにて虚血あるいは心筋障害がとらえられているにもかかわらず，冠動脈CTでは冠動脈狭窄が認められない症例にも遭遇する．冠動脈閉塞をきたしたのちに自然再灌流を生じた症例や冠攣縮症例など，器質的な有意狭窄を認めない症例でも，心筋SPECTにて障害部を把握できることがある（図3）[5]．また負荷心筋SPECTにて虚血が認められても，CTの空間分解能の限界により冠動脈狭窄あるいは冠動脈走行自体を把握できない症例も存在する（図4）．（⇒**Point!**）

これまで心臓核医学と虚血心の予後に関する豊富なエビデンスが構築されてきた．近年のMDCTの循環器診断への参入により，冠動脈CTと予後

1. 虚血性心疾患

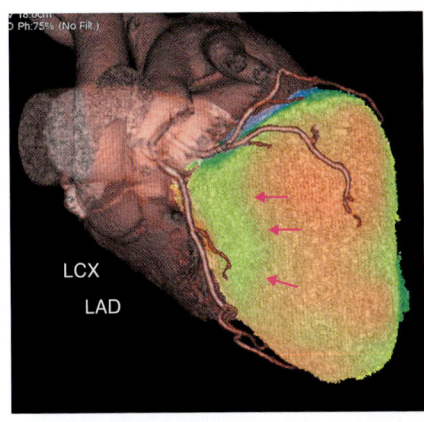

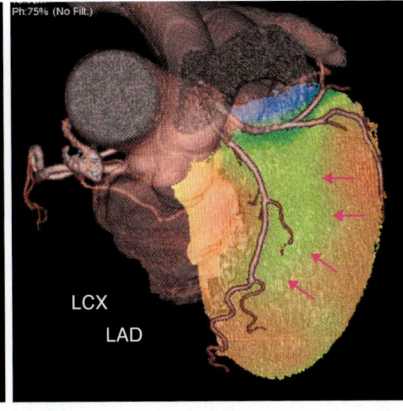

図3 器質的冠動脈狭窄を有さない心筋梗塞症例

胸痛発作によりCCUに搬入された。トロポニンTの上昇を認めたが、冠動脈CTでは有意狭窄を指摘できなかった。心筋脂肪酸代謝(^{123}I-BMIPP)イメージと冠動脈CTによるfusionイメージを作成すると、前壁に一致した集積低下を認め(→)、左前下行枝が今回の発作のfocusであったと診断できる。
(汲田伸一郎ほか、2008[5])を改変)

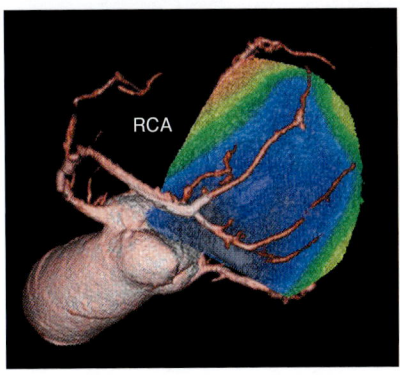

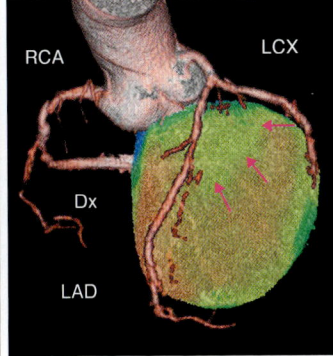

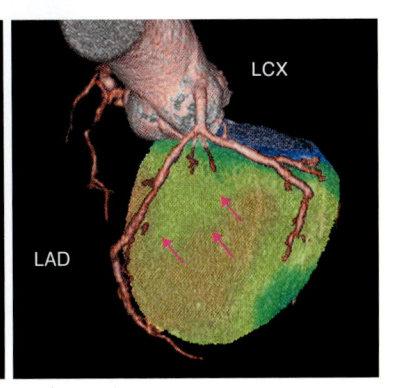

図4 胸部症状を訴えた下壁陳旧性心筋梗塞症例

労作時に胸部症状を訴えたため、負荷心筋シンチグラフィを施行。下壁の陳旧性梗塞部は固定欠損であったが、前壁側にも軽度の虚血が認められた(→)。冠動脈CTでは対角枝に狭窄が認められたため(Dx)、同部が虚血のfocusと考えられたが、冠動脈CTと負荷時心筋SPECTのfusionイメージにて領域が合致しなかったためCAGが施行された。CAGでは、CTにて指摘された対角枝のさらに中枢側に高度狭窄を伴う微細な対角枝が確認された。微細な血管であったため冠動脈CTではとらえられていなかった。

Point! CTと冠動脈造影の解像度

空間分解能に優れたCTであるが解像度は500μm前後であるため、狭窄をある程度正確に把握するためには1.5mm以上の冠動脈径が必要になり、径が0.5mm以下の領域では走行の把握も困難となる。カテーテル冠動脈造影の空間解像度はおよそ200μmであるため、径200〜500μmレベルの血管では冠動脈造影と冠動脈CTとの間で乖離が生じる可能性が高い。

との関連性に関するデータも蓄積されてきている[6,7]。冠動脈狭窄あるいは冠動脈プラークという形態学的情報を有するMDCTと機能情報を表現する心筋SPECTの両情報を統合することにより、虚血心におけるリスクの層別化・予後さらには治療方針の決定に際し、新たな画像情報が得られるものと考えられる。

■引用文献

1. Schepis T, et al: Added value of coronary artery calcium score as an adjunct to gated SPECT for the evaluation of coronary artery disease in an intermediate-risk population. J Nucl Med 2007; 48: 1424-1430.
2. Iskander S, et al: Risk assessment using single-photon emission computed tomographic technetium-99m sestamibi imaging. J Am Coll Cardiol 1998; 32: 57-62.
3. Gaemperli O, et al: Validation of a new cardiac image fusion software for three-dimensional integration of myocardial perfusion SPECT and stand-alone 64-slice CT angiography. Eur J Nucl Med Mol Imaging 2007; 34: 1097-1106.
4. Gaenperli O, et al: Accuracy of 64-slice CT angiography for the detection of functionally relevant coronary stenoses as assessed with myocardial perfusion SPECT. Eur J Nucl Med Mol Imaging 2007; 34: 1162-1173.
5. 汲田伸一郎, ほか: SPECTと64列CTを用いた心臓フュージョンイメージの臨床応用. 新医療 2008; 35: 46-49.
6. Pundziute G, et al: Prognostic value of multislice computed tomography coronary angiography in patients with known or suspected coronary artery disease. J Am Coll Cardiol 2007; 49: 62-70.
7. Gaemperli O, et al: Coronary 64-slice CT angiography predicts outcome in patients with known or suspected coronary artery disease. Eur Radiol 2008; 18: 1162-1173.

冠動脈石灰化症例，次に行う検査はCAGそれともCT coronary angiography？

平野雅春，山田昌央，山科　章
東京医科大学循環器内科

冠動脈の画像化

> モダリティの飛躍的な発達により，虚血性心疾患の画像診断は細部まで可視化できるようになったが，検査法を選択するときには，各モダリティのリスクを考慮して決めなくてはならない．

冠動脈の画像化

日本人の死因で悪性新生物の次に多いのが心疾患である．なかでも生活習慣の欧米化に伴い動脈硬化性疾患である虚血性心疾患（心筋梗塞，狭心症）の増加が指摘されている．従来，虚血性心疾患に対する診断は，心臓超音波検査，運動負荷試験，SPECT検査，冠動脈造影検査が行われてきた．

近年，画像診断機器の飛躍的な発達により，低侵襲で直接，冠動脈を描出することを可能にしたMDCTやMRIを用いた画像診断方法が注目されている．1998年に登場したmulti-detector-row CT（MDCT）は，検出器の多列化により，時間分解能および空間分解能を飛躍的に向上させた．現在の普及機である64列MDCTでは，XYZ軸のいずれの方向においても1mm以下のiso pixcel（等方性ボクセル）からなる心臓全体のデータ収集をわずか5秒程度で撮像することが可能となり，冠動脈評価の低侵襲検査法として国内の臨床病院に広く普及した．

また，MDCTを用いたcoronary angiography（CTCA）は，冠動脈の内腔描出による狭窄の検出だけでなく動脈壁も描出できるために，病変部の動脈硬化性プラーク形態ならびに性状評価がPCI前の病変評価方法として利用されるようになった．しかし，CTCAは被曝線量が多いために繰り返しの撮像にリスクを伴うことや，高度石灰化病変では内腔の評価ができないことが現在の課題となっている．

冠動脈カルシウムスコアの臨床的意義

> 冠動脈カルシウムスコアは，狭窄病変に対する診断精度は高いが，狭窄度を評価しているわけではない．

冠動脈の石灰化は動脈硬化が原因であり，その程度は冠動脈狭窄病変の有無と相関することが知られている[1]．さらに電子ビームCT（EBCT）を用いた冠動脈石灰化の半定量的評価方法である冠動脈カルシウムスコア（石灰化指数）が，冠動脈狭窄性病変診断において高い診断精度（感度99％，特異度62％，陽性的中率57％，陰性的中率97％）を持つことが報告された[2]．

冠動脈カルシウムスコアは，心基部から心尖部までの3mm厚3mm間隔で撮像された横断像において石灰化のCT値をもとに1～4までの重み付けを行い，これに石灰化の面積を掛け合わせて得られた総数を冠動脈カルシウムスコアとする手法で，冠動脈狭窄性病変診断のスクリーニング方法として欧米では広く利用されている．

最近ではMDCTによるカルシウムスコアはEBCTのカルシウムスコアとよく相関する[3]だけ

でなく，EBCTより検査の再現性が高いことや，MDCTの多臓器への汎用性の高さなどからMDCTを用いた検査に置き換わってきている．

しかし，冠動脈カルシウムスコアは冠動脈のプラーク量と相関するのであって，狭窄度と相関するわけではない．

CTCAとCAG

> CTCAの特徴は，血管内腔の情報だけでなく血管壁の構造も評価できることにあるが，冠動脈石灰化は冠動脈疾患の発症と関連するものの，急性冠症候群との直接的な関係は認められない．

冠動脈疾患の予測に関して，冠動脈カルシウムスコアは感度と陰性的中率が高く特異度は低い．このことは，カルシウムスコアが，慢性期の患者におけるスクリーニング検査として有効であり，冠動脈カルシウムスコアが0であった場合にのみ，高い確率で虚血性心疾患を除外することが可能であるが，狭窄度の評価法としては使用してはならない．

実際，急性冠症候群の責任病変には石灰化病変は少ないことが知られており[4]，冠動脈石灰化は冠動脈疾患の発生と関連するが，急性冠症候群の発症と直接的な関係は認められず，不安定プラークを持つ患者の予測因子にすぎない．

冠動脈の形態や狭窄率など冠動脈狭窄病変評価の確定診断には，従来からcoronary angiography（CAG）が用いられている．一方，低侵襲のCTCAは，空間解像度が高く，しかも一回呼吸停止で心臓全体の撮影を終了できるなど虚血性心疾患のルーチン検査法として優れた特徴を有している．冠動脈形態診断として普及している64列MDCTの冠動脈有意狭窄病変診断能は，感度が81～90％，特異度が86～97％，陰性的中率が97～99％と報告されており[5]，スクリーニング検査として広く普及してきている．

CTCAの最大の特徴は，血管内腔の情報しか得られないCAGと異なり，血管壁の構造が評価できることにある．とくに従来CAGで見過ごされ

Point! 高度な石灰化ほど内腔評価ができなくなる

X線はその特性上，石灰化病変を透過する際に軟線が少なくなり線質が硬くなる（ビームハードニング効果）ため，正しいCT値を示すことができなくなる．このためCTCAでは石灰化病変周囲に至る広範囲において高いCT値を示す．この影響はスライス断面だけでなく前後の断面にも影響を及ぼすことが知られている（部分容積効果）．さらに高いCT値の周囲では，この影響により低CT値領域が出現する（シューティングアーチファクト）ため，石灰化病変周囲の内腔評価は著しく困難となる．

てきたpositive remodeling[6]の病変の診断に有用であり，冠動脈プラークを描出する非侵襲的検査法として臨床使用されるようになった．

CTCAの落とし穴

> 動脈硬化が進んだ症例にこそMDCTが有用だが，石灰化病変が高度になると，内腔評価が困難になる，というジレンマがある．

Staryらが提唱した動脈硬化進展過程において，石灰化は最終段階のtype V lesionに位置しており，動脈硬化病変における石灰化は長い時間を経過し形成されたプラークと考えられている[7]．しかし，近年の研究により血管の石灰化は，動脈中膜の平滑筋にハイドロキシアパタイトが沈着して石灰化するメンケベルグ型石灰化と，粥状動脈硬化の進行に伴い動脈内膜の粥腫が石灰化するアテローム硬化型石灰化の2つに分類され，動脈硬化に伴う終末像ではなく，さまざまな因子によって調節される代謝性の変化と考えられるようになった．

MDCTでは，内腔狭窄に関与しないメンケベルグ型石灰化と関与するアテローム硬化型石灰化を区別できないため，石灰化部位と内腔狭窄が必ずしも一致しない．このため，虚血性心疾患のリスクの評価方法として，大きな意味を持つ冠動脈の石灰化は，CTCAにおける病変の評価の際には大きな課題となる．それは，CTCAにおいて高度石灰化病変では石灰化病変を中心とするビームハー

1. 虚血性心疾患

ドニング効果（高CT値領域）とその周囲のシューティングアーチファクト（低CT値領域）ならびに部分容積効果のため，内腔評価が困難となるからである（⇒**Point!**）．

動脈硬化の進んだ症例においてこそMDCTでの検査が有用であるにもかかわらず，石灰化によるアーチファクトのため診断が困難になる[8]というジレンマがここに存在する（図1，2，3）．

目的とリスク

> 検査を行う前に，検査の目的をはっきりとさせ，それぞれの効果とリスクを比較評価したうえでモダリティを選択し，臨機応変に対処しなければならない．

一般に循環器領域の画像診断において，病態の把握のためには形態画像と機能画像を合わせて診断することが重要であり，高度の動脈硬化性病変を持つ症例では，冠動脈の形態以外に，心筋虚血の機能診断として運動負荷試験や負荷心筋シンチあるいは負荷perfusion MRIなどを併用して診断していくこととなる．また，石灰化病変の形態診断ではMR angiography (whole heart coronary MRA)が石灰化の影響を受けないためその有用性が報告されている[9]（図4）．

被曝と造影剤を使用して撮像するCTCAにおいて，撮像後に高度石灰化のため評価困難とするのはできる限り避けるべきであろう．位置決めの撮像あるいはカルシウムスコアの画像から目標血管の高度石灰化は確認できるため，検査の目的が石灰化病変の狭窄度判定と冠動脈全体のプラーク評価のどちらなのかを考える必要がある．このような症例においてはCTCA撮像を中止してCAG検査に切り替えるなどの判断が要求される．**表**に冠動脈検査で用いられる各種モダリティの特徴をまとめる．

冠動脈の石灰化は虚血性心疾患のリスクの評価方法として大きな意味を持つが，CTCAを用いた病変の評価において大きな課題となっている．それゆえ，撮像から画像解析までのほとんどを技師まかせで行うことなく，高度石灰化病変においては，撮像時にCTCAに進むべきか否かを担当医師が臨機応変に対応していくことが要求される．

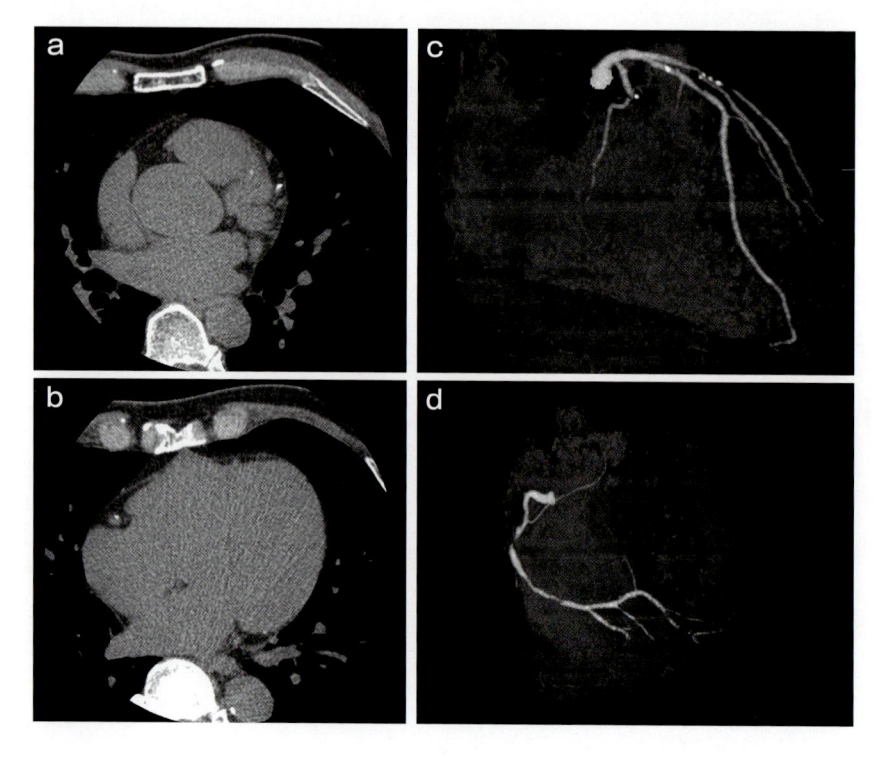

図1 冠動脈カルシウムスコア 76.9 (LMT 0.5, LAD 18.9, LCX 39.7, RCA 17.8) の症例

MDCTを用いた冠動脈のカルシウムスコア (a, b) では目立った石灰化は認められず中等度のリスクと考えられたが，運動負荷試験で有意なST低下を認めたためCTCAを施行した (c, d)．CTCAでは冠動脈はソフトプラークによるとみられる壁不整が目立ち，有意狭窄性病変が複数認められる多枝病変であった．
a：胸部CT軸位断面像
b：胸部CT軸位断面像
c：CTCA CAG view LCA RAO 30°
d：CTCA CAG view RCA LAO 45°

1. 虚血性心疾患

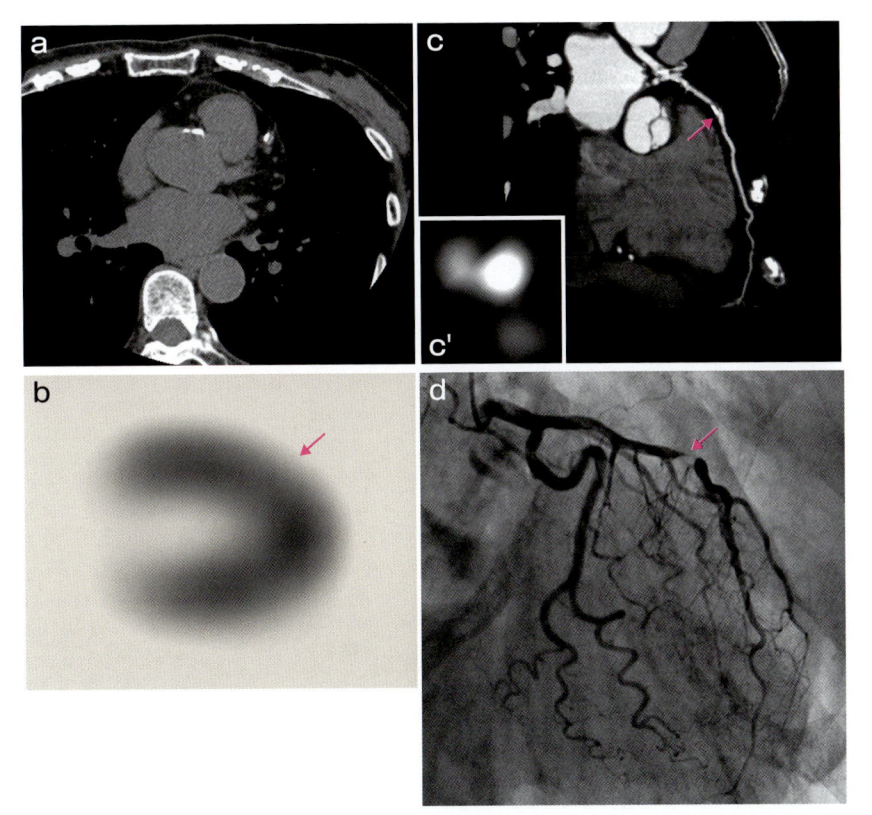

図2
冠動脈カルシウムスコア 196.7(LMT 20.9, LAD 174.0, LCX 0.0, RCA 1.8)の症例

労作時胸痛が頻回となり、ACS疑いで来院した症例．MDCTを用いた冠動脈のカルシウムスコア(a)ではLAD局所の石灰化だけであったが、BMI PPシンチグラフィー(b)で前壁の狭い範囲に軽度灌流障害(→)を認め、D1の狭窄が疑われた．CTCA(c)でも有意な狭窄性病変を認めず、LAD局所の石灰化(→)だけであったが、石灰化のため診断がつかず(c')、CAG(d)を施行した．CAGの結果、冠動脈はLADの石灰化があった部位にのみ有意狭窄性病変を認めた(→)．

a：冠動脈のカルシウムスコア画像
b：BMI PPシンチグラフィー (vertical long axis)
c：CTCA curved MPR LAD RAO 30°
c'：病変部の断面像
d：CAG LAD RAO 30° CAU 30°

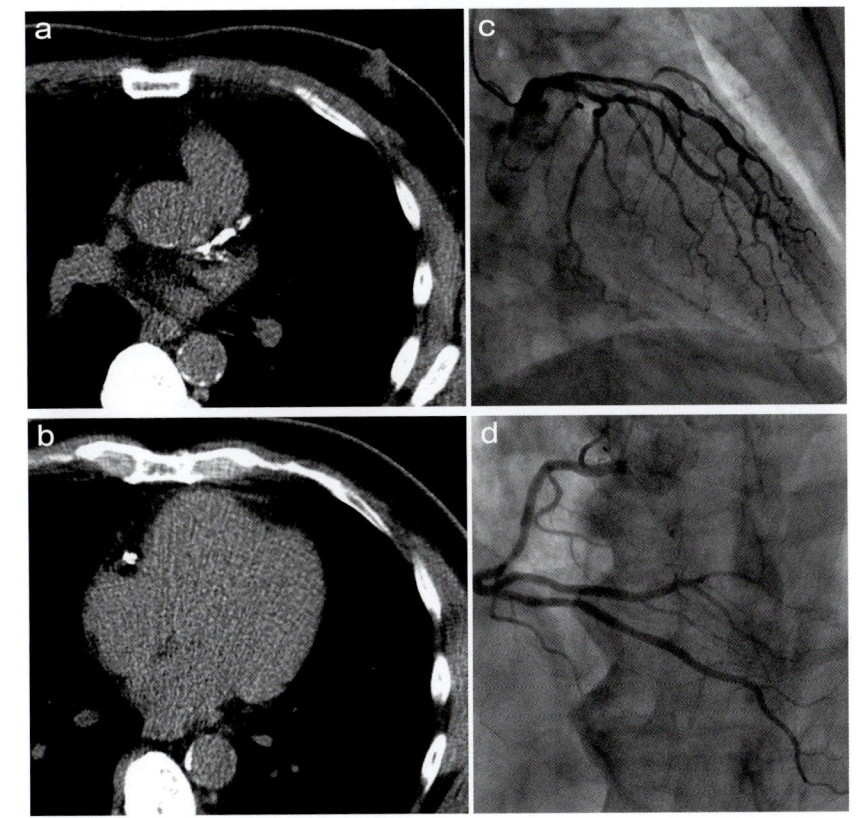

図3
冠動脈カルシウムスコア 2386.2(LMT 231.4, LAD 391.4, LCX 538.6, RCA 1224.8)の症例

術前の胸部X線にて冠動脈石灰化を認めたため、精査目的で循環器内科受診となった症例．石灰化の重症度評価目的で、MDCTを用いた冠動脈カルシウムスコアを行ったところ(a, b)、高度石灰化が認められ冠動脈疾患が強く疑われた．しかし、冠動脈の強い石灰化により、CTCAでは病変評価できないと判断された．そこで、CAGを行ったところ(c, d)、冠動脈は全体に不整で強い動脈硬化が示唆されるが、有意狭窄性病変を認めなかった．

a：胸部CT軸位断面像
b：胸部CT軸位断面像
c：CAG RCA
d：CAG LCA

1. 虚血性心疾患

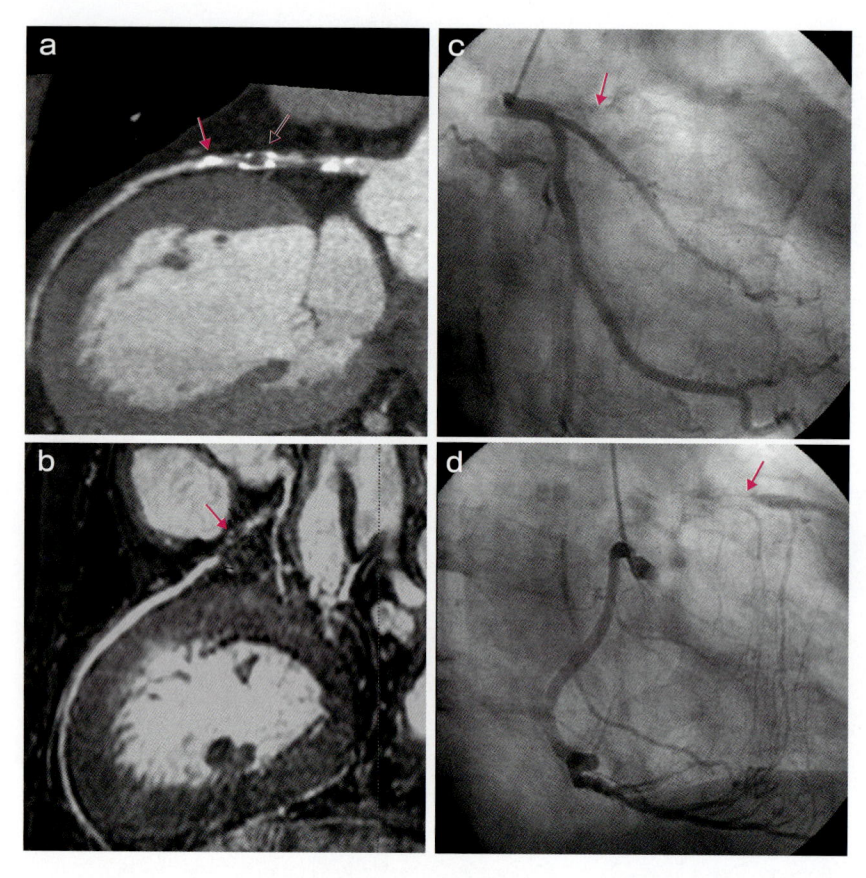

図4 LAD #6に高度石灰を伴う完全閉塞を認めた症例

術前の心電図で虚血性心疾患が疑われ，循環器内科受診となった症例．CTCAを施行したところ，curved MPR（a）の病変部は高度石灰（→）とソフトプラーク（→）が混在しており，評価困難であった．しかし末梢が描出されるため，病変部は完全閉塞ではなく，高度狭窄と判断した．石灰化病変評価のため行ったwhole heart coronary MRA（WHCMRA）（b）では，CTCAで高度狭窄と判断されたLAD #6の石灰化病変が完全閉塞であることが確認できる（→）．CTCAと異なり，MRIでは血流信号を描出し，石灰化の影響を受けないため，このような症例ではよい適応となる．CAG（c,d）ではLAD #6が完全閉塞しており，側副血行路でLAD末梢が描出されている（→）．

a：CTCA curved MPR
b：WHCMRA curved MPR
c：CAG LCA
d：CAG RCA

表 冠動脈検査のための各種モダリティの比較

	侵襲性	被曝量	動脈内腔の描出	動脈壁の描出	positive remodeling病変
CAG	+	+	++	−	−
CT	±	+〜++	+〜++	++	++
MRI	−	−	+〜++	+	+〜++
IVUS	++	±	++	++	++
SPECT	±	+〜++	−	−	−

■引用文献

1. Agaston AS, et al: Coronary calcification: detection by ultrafast computed tomography in cardiac imaging. Principles and Practice, Futura Publishing, New York, 1992; p.77-95.
2. Wexler L, et al: Coronary artery calcification: pathophysiology, epidemiology imaging methods and clinical implications. Circulation 1996; 94: 1175-1192.
3. Becker CR, et al: Coronary artery calcium measurement: agreement of multirow detector and electron beam CT. AJR Am J Roentgenol 2001; 176: 1295-1298.
4. Cheng GC, et al: Distribution of circumferential stress in ruptured and stable atherosclerotic lesions. A structural analysis with histopathological correlation. Circulation 1993; 87: 1179-1183.
5. Mollet NR, et al: High-resolution spiral computed tomography coronary angiography in patients referred for diagnostic conventional coronary angiography. Circulation 2005; 112: 2318-2323.
6. Glagov S, et al: Compesatory enlargement of human atherosclerotic coronary arteries. N Engl J Med 1987; 316: 1371-1375.
7. Stary HC, et al: A definition of advanced types of atherosclerotic lesions and a histological classification of atherosclerosis. A report from the Committee on Vascular Lesions of the Council on Arteriosclerosis. Circulation 1995; 92: 1355-1374.
8. Kitagawa T, et al: Ability for visualization, resons for nonassessable image, and diagnostic accuracy of 16-slice multi-detector row helical computed tomography for the assessment of the entire coronary arteries. Am J Cardiol 2005; 95: 1076-1079.
9. Sakuma H, et al: Assessment of the entire coronary artery tree with total study time of less than 30 minute using whole heart coronary magnetic resonance angiograph. Radiology 2005; 237: 316-321.

1. 虚血性心疾患

ステント内狭窄の評価は64列MDCTによる冠動脈造影で十分か?

諸井雅男
東邦大学医療センター大橋病院循環器内科

DES時代におけるステント内狭窄評価

> DESでは再狭窄率は10%以下と低率であり,再インターベンションを施行する患者は以前と比較するとまれであるが,ステント内狭窄があるのかどうかの判定は検査をしなければわからない.

近年,シロリムスやパクリタキセルなどの薬物をコーティングし溶出させるステント(drug-eluting stent：DES)が広く臨床に用いられるようになった.もちろん,このような薬物をコーティングしていないステント(bare-metal stent：BMS)も各種使用されている.このような状況で,ステント植込み後8～9か月の再狭窄評価や植込み後1年以上経過した場合でも,狭心症の再発でステント内狭窄の有無の評価が求められるケースにときどき遭遇する.

従来はステント内狭窄の評価はカテーテル検査以外では難しいとされてきた.ステント内再狭窄による症状の出現はそれほど高率ではなく,症状による評価は難しいとされている.負荷心電図による評価も,その感度はそれほど高くはない.負荷心筋血流シンチグラフィは高価であるうえに再狭窄検出に対するエビデンスが少なく,症状のない患者には一般に適応がない.したがって日本では,ステント内狭窄はカテーテルによる冠動脈造影によって評価されてきた.しかし,近年,ステントが留置されたすべての患者にfollow-up CAGを行うことに疑問を唱える意見も散見される.

このような状況で,カテーテル検査よりも低侵襲である64列MDCTによるステント内狭窄の評価が注目されている.

64列MDCTですべてのステント内狭窄の評価が可能か

> 近年,64列MDCTによる冠動脈造影でステント内腔の評価が可能とする報告がみられる.ステント内腔評価には16列MDCTよりも64列MDCTのほうが有利であるが,64列MDCTならすべての患者で評価可能かといえばそうではない.

CT検査前に可能な限りステントの材質,形状およびステント内径を把握することは重要である.どのようなステントが留置されているのかという情報(ステントの材質,ステント径の大きさ,ストラットの厚さ)は,ステント内狭窄の評価が可能かどうかの判断となりうる[1].

現在,さまざまな種類のステントが使用されているが,X線CTにおいて比較的視認性が良好とされているのは,その材質がステンレススチール,コバルト,ニチノールである.タンタル製のものはアーチファクトが強く,視認性が不良で内腔の観察が不可能とされている(図1).また,ステント径は大きければその分アーチファクトが少なくなり内腔の観察が容易になる.

Shethらは,ステント径が3mm未満ではステント内腔の評価が不可能なケースが多くなることを報告している(図2)[2].Manghatらは,径3mm以上のステント内の狭窄診断の精度は感度100%,

1. 虚血性心疾患

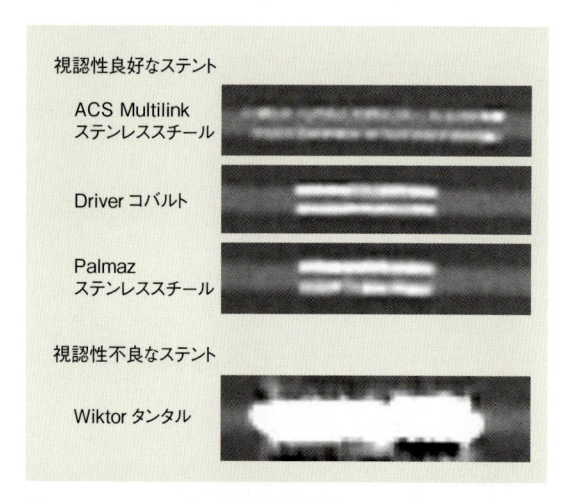

図1 MDCTにおいて視認性良好なステントと視認性不良なステント

ステンレススチールやコバルト製のステントは視認性良好であるが，タンタル製のステントは視認性不良である。

（Maintz D, et al, 2006[1]）を一部改変）

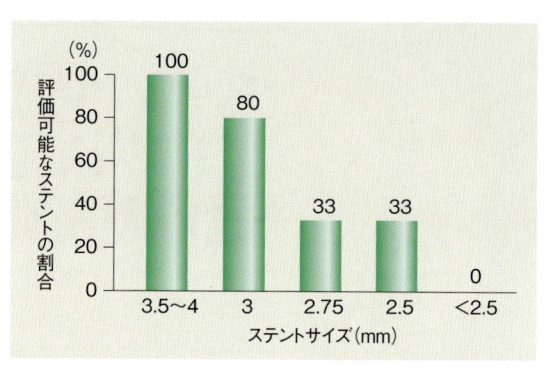

図2 ステントサイズとステント内腔評価の関係

64列MDCTで評価可能なステントサイズは3mm以上である。

（Sheth T, et al, 2007[2]）より）

特異度94％，陽性的中率81％，陰性的中率100％であったと報告している[3]。Schlosserらは，in vitroにおいて64列MDCTを用いて評価を試みたところ，ステント径が3〜4mmではステント内狭窄はその程度が軽度，中等度および高度に区別されるとしており，狭窄の評価にはステント径のほうがステントのデザインやストラットの厚さよりも重要であると報告している[4]。

また，川合らによると，64列MDCTにおいてストラットの厚さが0.005インチ（0.0127cm）以上でclosed cell typeのもの（Cypher，Bx Velocityなど）は，ストラットの厚さが0.005インチ未満でopened cell typeのもの（Multilink，Palmaz-Schatzなど）よりも視認性が良好であったと報告している[5]。opened cell typeステントとはストラットのセル形状が大きいタイプのもので，closed cell typeとはストラットのセル形状が小さいタイプのものである。

このように，ステントの材質やステント径によって，CTによる内腔評価が難しくなることが報告されており，不必要な被曝を回避するためにも検査を行う前にステントの種類を把握することは重要である。

主観的視覚評価

> 画像再構成条件として，ステント内腔の評価にはsharp kernelを用い，ウィンドウ幅900，ウィンドウ中心400で画像評価した。

ステント内狭窄の評価法としては，視覚的にとらえる主観的視覚評価と血管内腔の連続したCT値測定による客観的定量評価があるが，それぞれ一長一短がある[1]。

ステント内狭窄の主観的視覚評価に影響する重要な因子としては，ウィンドウ幅とウィンドウ中心の最適な設定があげられるが，撮像方法や機器および患者の状態によって異なるのが難点である。

再構成の条件として，in vitroにおいてはウィンドウ幅1,500，ウィンドウ中心300がステントの評価に適すとの報告がある[1]。筆者らは当初この条件を用いて主観的視覚評価を試みたが，ステント内腔の評価は困難であった。

そこで経験的にウィンドウ幅900，ウィンドウ中心400にて画像の評価を行ったところ，比較的良好なステント内腔の評価が可能であった。また，再構成にはCT値の低い対象物（血管内腔や血管壁）の評価に適するsmooth kernelとCT値の高い対象物（ステントストラッド）の評価に適するsharp kernelがあるので，ステント内腔の視覚評価にはsharp kernelを用いることも重要である（図3）[6]。

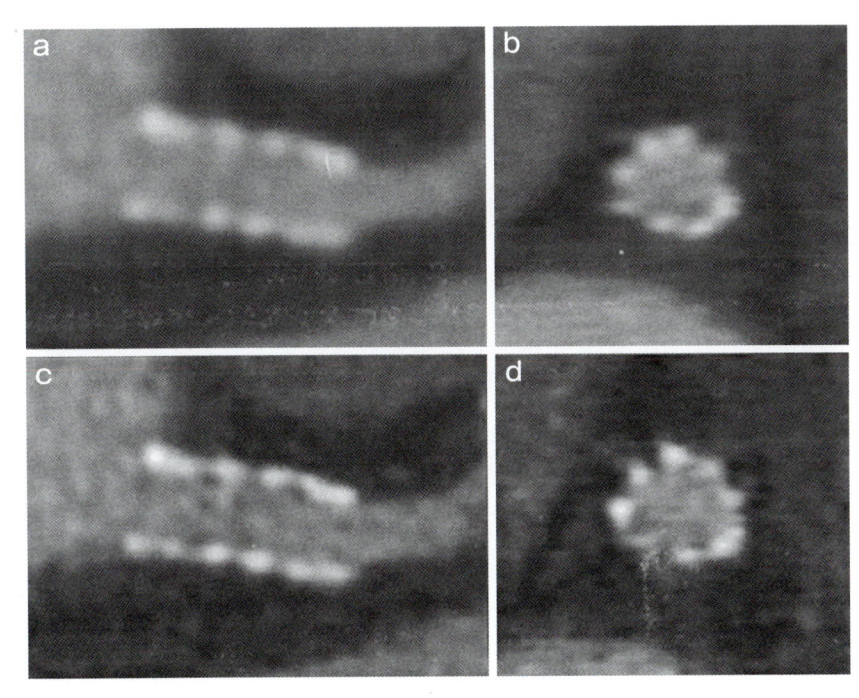

図3 smooth kernelとsharp kernelの違い

左冠動脈主幹部に留置された径3.5mmのCypherステントをsmooth kernel (a, b) とsharp kernel (c, d) で再構成した．
a：smooth kernel (B30f) で再構成されたMPR (multiplanar reconstruction) 画像
b：同様なsmooth kernelで再構成された短軸画像
c：sharp kernel (B46f) で再構成されたMPR画像
d：同様なsharp kernelで再構成された短軸画像
aとbは低CT値の対象物（血管壁など）の辺縁を識別するのに適している．一方，cおよびdは高CT値の対象物（ステントストラッド）を識別するのに適しているがノイズが入りやすいという欠点がある．

(Ehara M, et al, 2007[6]より)

客観的定量評価

> 感度と特異度は，客観的定量評価よりも主観的定量評価のほうが高かった．

Hechtらにより，ステント内狭窄の評価として主観的視覚評価のほかにステント内腔のCT値の連続測定による客観的定量評価が報告されている[7]．これは，冠動脈の短軸像においてステント留置部の近位部からステント内腔，およびステント留置遠位部までの連続した血管内のCT値を測定し比較する方法である．

この報告では，主観的視覚評価では感度94%，特異度74%，陽性的中率39%，陰性的中率99%であり，客観的定量評価では感度82%，特異度54%，陽性的中率21%，陰性的中率95%であった．主観的視覚的評価が客観的定量評価よりも感度および特異度ともに高かったという結果であるが，主観的視覚評価はウィンドウ幅およびウィンドウ中心の設定により変化する可能性がある．

一方，客観的定量評価ではウィンドウ幅およびウィンドウ中心の設定を変えてもCT値は変わらないのでこの点では優れているが，血管内に設定する関心領域（region of interest：ROI）によってCT値が変化する可能性があり，この点では誤差を生じる．そこで，筆者らは主観的視覚評価と客観的定量評価の両者を行い，ステント内狭窄の有無を評価している．

図4にステント内狭窄の症例を，図5にステント内狭窄が疑われたが狭窄のない症例を示す．

MDCTによる評価の限界

> MDCTはカテーテルによる冠動脈造影と比較すると低侵襲ではあるが，画質に関してはまだ患者の状態に依存する場合があるという点に注意が必要である．

10秒弱の息止めができない患者や体動のコントロールができない患者は，ステント内腔の評価は困難と考えてよい．

ステント留置部に強い石灰化がある場合も内腔評価は困難となる．強い石灰化は高齢者や糖尿病患者，腎不全患者に多いので注意を要する．

人工弁あるいはペースメーカーリードによるアーチファクトで評価困難となることもある．極

1. 虚血性心疾患

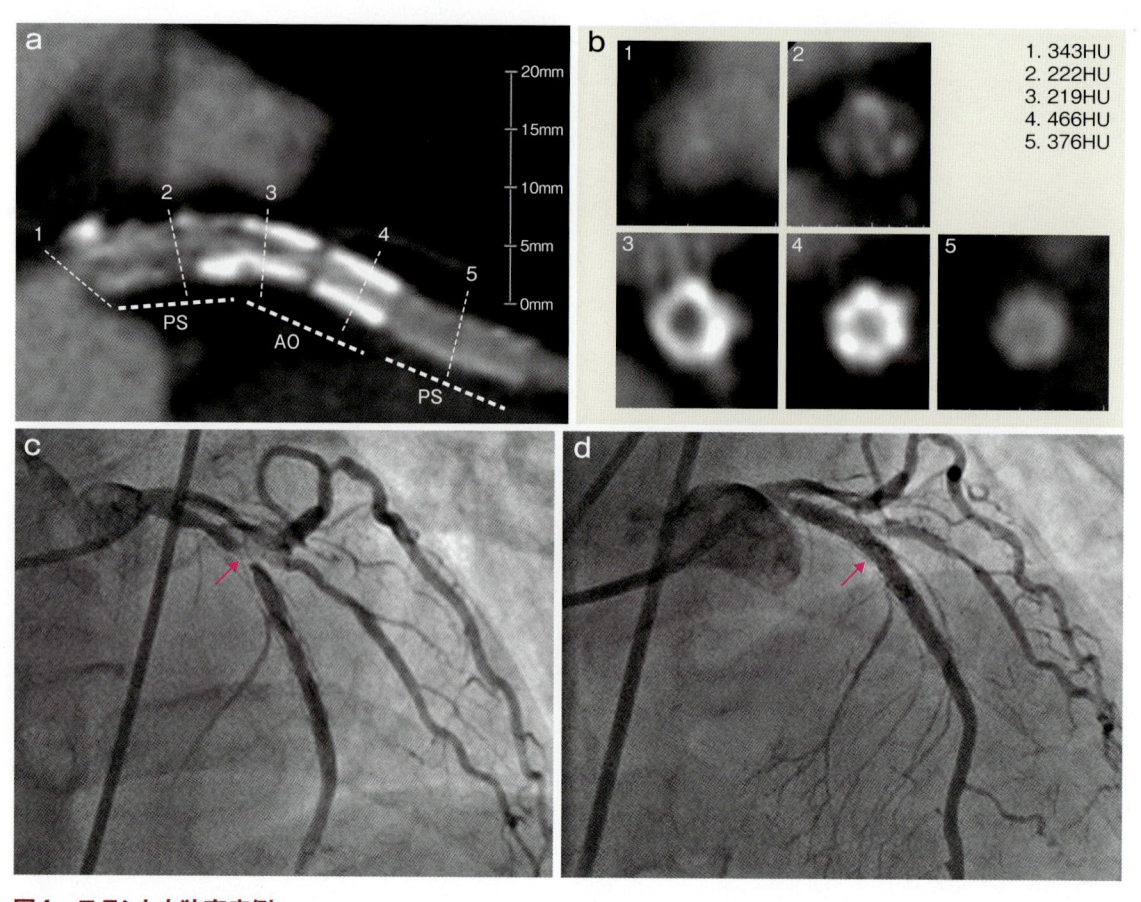

図4 ステント内狭窄症例

78歳，男性．主訴は労作時前胸部痛．13年前に不安定狭心症にて左前下行枝（LAD）#6，#7に対して連続して近位部よりPalmaz-Schatzステント（径3.5mm），ACT-Oneステント（径3.0mm），Palmaz-Schatzステント（径3.0mm）を留置している．数か月前から労作時の前胸部痛が出現し，不安定狭心症が疑われ精査加療目的で入院し，64列MDCTによる冠動脈造影を施行した．aにcurved multiplanar reconstruction (curved MPR)画像を示す．ウィンドウ幅900，ウィンドウ中心400に設定した．LAD#6，#7にステントが留置され，同部は近位部よりPalmaz-Schatz径3.5mm，Act-One径3.0mm，Palmaz-Schatz径3.0mmが挿入されているという臨床情報から，Palmaz-Schatz径3.5mmとAct-One径3.0mm内にCT値の低い領域を認め，狭窄が疑われた．また，bに示した短軸像では，同部のCT値はステント手前の冠動脈内のCT値より低下していた．これらのことから同部のステント内狭窄と診断した．カテーテルによる冠動脈造影（CAG）を施行し，LAD#7 90%の狭窄を認めた（c, →）．この病変部に対しTaxusステント（3.0×32mm）を留置し良好な拡張を得た（d, →）．
本症例では，Palmaz-Schatz径3.5mm，ACT-One径3.0mm，Palmaz-Schatz径3.0mmが連続してLADに留置されていた．Palmaz-Schatzはステンレス製，ACT-Oneはニチノール製であり，材質は視認性良好とされている．またPalmaz-Schatzのストラットの厚さは0.0025インチ（0.00635cm），opened cell typeのステントであり，ACT-Oneのストラットの厚さは0.006インチ（0.01524cm），opened cell typeのステントであった．ストラッドの形状からはステント評価にはやや難があると思われたが，材質は視認性良好なものであった．Palmaz-Schatzステント（径3.5mm）およびACT-Oneステント（径3.0mm）内にそれぞれCT値の低い部分を視覚的に認め，また，同部のCT値はステント手前のCT値と比較して低く，主観的視覚評価と客観的定量評価の両者によりステント内狭窄ありと診断した．その後に施行したカテーテルによる冠動脈造影においてステント内狭窄が確認された．

（正井博文，ほか，2009[8]）より）

度の肥満患者では画質が低下し，評価が難しい．また，左室収縮能が高度に低下している患者でも，画質不良で評価が難しい．不整脈のある患者でもいろいろな方法によって評価可能な画像を作成することができるようになったが，一部の患者では困難な場合がある．

MDCTの限界を知り，それに合致する可能性が高い患者では負荷心筋血流シンチグラフィやカテーテルによる冠動脈造影のほうが有力であることも知っておく必要がある（⇒**Point!**）．

1. 虚血性心疾患

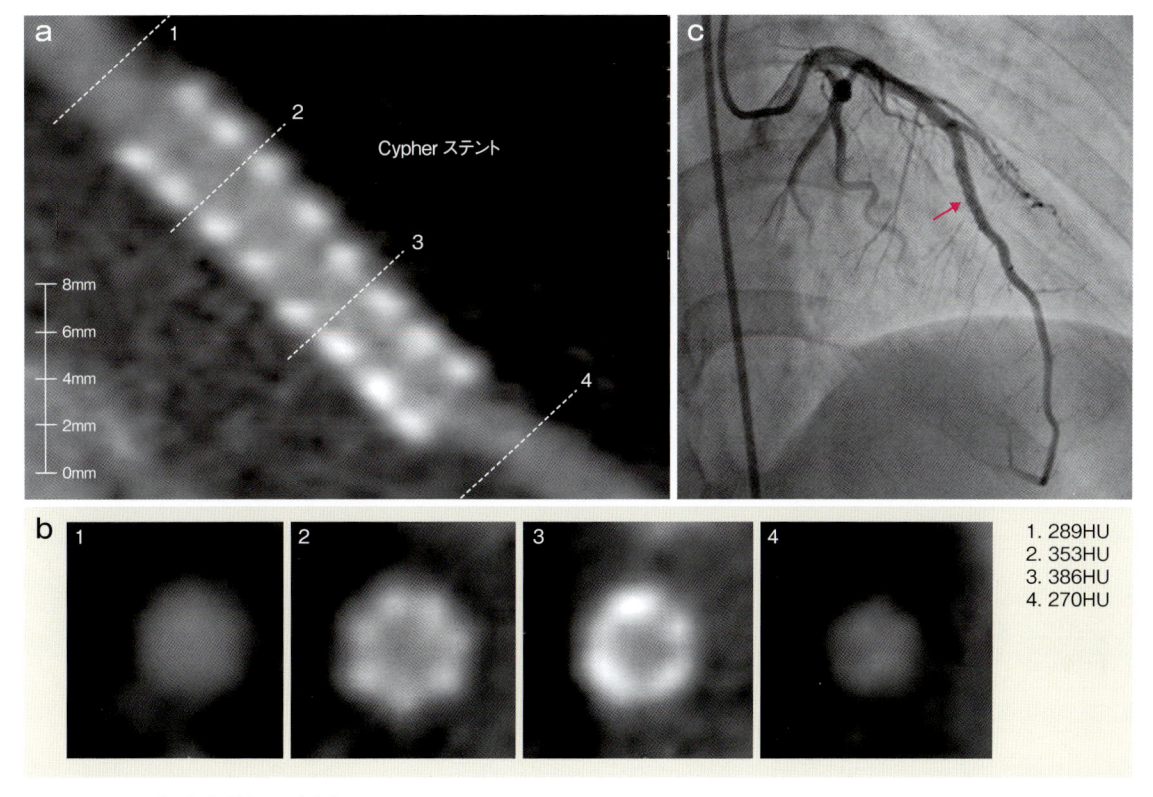

図5 ステント内狭窄がない症例

27歳，男性．主訴は安静時前胸部痛．急性心筋梗塞が疑われ入院となった．入院後，ただちにカテーテルによる緊急CAGを施行し，LAD #7の完全閉塞を認め，ただちに経皮的冠動脈インターベンション（PCI）を施行した．Thrombusterで血栓吸引後，病変部にCypherステント（3.5×18mm）を留置し，良好な拡張を得た．1週間後に胸痛出現のため64列MDCTによる冠動脈造影を行った．MPR画像作成をウィンドウ幅900，ウィンドウ中心400で行った．LAD #7にステントが留置され，ステント内にCT値の低い部分を認めず，視覚的に狭窄はないと判断された（a）．また，bに示すように，ステント留置近位部からステント内への連続したCT値の測定においてもステント内でのCT値の低下を認めなかった．以上から，ステント内狭窄はないと診断した．退院前のカテーテルによるCAGでは再狭窄は認めなかった（c，→）．
本症例ではLADにCypherステント（径3.5mm）が留置されていた．Cypherはステンレス製であり，ストラットが厚くclosed cell typeのステントであり視認性は良好とされている．

（正井博文，ほか，2009[8]）より）

Point! 64列MDCTによる評価は患者側の条件と方法がカギ

64列MDCTを用いたステント内狭窄の評価は，低侵襲という点では魅力的な検査である．注意すべき重要な点は以下の3つである．①評価しようとするステントの種類と内径の把握，②適切なウィンドウ幅，ウィンドウ中心の設定による視覚的評価，③連続した血管内腔のCT値の測定による客観的評価．そしてこれらは評価可能な良質な画像が得られたという前提条件のもとでのことである．MDCTでは評価可能な良質な画像が得られるかどうかは患者に依存する点が多々あることを忘れてはならない．体動がコントロールできない患者，10秒弱の息止めができない患者におけるステント内狭窄の評価はMDCTでは困難と考えるべきで，他の検査を考慮すべきである．

■引用文献

1. Maintz D, et al: 64-slice multidetector coronary CT angiography: in vitro evaluation of 68 different stents. Eur Radiol 2006; 16: 818-826.
2. Sheth T, et al: Coronary stent assessability by 64 slice multidetector computed tomography. Catheter Cardiovasc Interv 2007; 69: 933-938.
3. Manghat N, et al: Usefulness of 64-detector row computed tomography for evaluation of intracoronary stents in symptomatic patients with suspected in-stent restenosis. Am J Cardiol 2008; 101: 1567-1573.
4. Schlosser T, et al: In-vitro evaluation of coronary stents and 64-detector-row computed tomography using a newly developed model of coronary artery stenosis. Acta Radiol 2008; 49: 56-64.
5. 川合正人，ほか：64列スライスCTによる冠動脈内ステント構造の描出．日本放射線技術学会雑誌 2006; 53: 1455-1461.
6. Ehara M, et al: Diagnostic accuracy of coronary in-stent restenosis using 64-slice computed tomography. J Am Coll Cardiol 2007; 49: 951-959
7. Hecht HS, et al: Usefulness of 64-detector computed tomographic angiography for diagnosing in-stent restenosis in native coronary arteries. Am J Cardiol 2008; 101: 820-824.
8. 正井博文，ほか：64列マルチスライスCTによる冠動脈造影においてステント内狭窄の評価が可能であった2例．心臓 2009; 41: in press.

1. 虚血性心疾患

冠動脈MDCTは不整脈を克服できるか

近藤　武，高瀬真一
高瀬クリニック循環器科

なぜ心臓MDCTは不整脈に弱いのか

心臓MDCTの時間分解能はいまだ十分ではなく，しかも64列では心臓全体をカバーできないので心電図同期法とヘリカルスキャンが必要であり，不整脈に弱い．

筆者らが使用している64列MDCT（Aquilion 64）の検出器幅は0.5mmで，総検出器幅は32mmしかなく，心臓全体（約12cm）を1回転でカバーすることはできない．したがって，数心拍にわたってヘリカルスキャンを行う必要がある．また，64列MDCTの時間分解能はハーフ再構成ではガントリ回転速度の1/2で，0.35sec/rの場合は約175msecである．セグメント再構成での時間分解能は心拍数とガントリ回転速度によって決まるが，最良でも約40msecであり，通常の心拍数では70〜120msec程度であるため，心臓が比較的静止している緩速流入期かもしくは収縮末期で再構成が行われる（⇒Point）．

心電図編集機能の有用性

撮影中に不整脈が出現しても心電図編集（ECG Edit）機能を用いれば，一部を除いて，ほとんどの不整脈で判読可能な画像が得られる．

そこで，この問題を解決するために登場したのが心電図編集機能で，これには任意の位相にR波トリガをマニュアル設定したり，R波トリガを削除したり，任意の心拍を削除する機能が含まれている．基本的には，十分長い緩速流入期が存在しない短いR-Rを削除し，R波＋絶対値（ms）法で拡張中期位相を選択して再構成を行う．

不整脈例における冠動脈MDCTについての筆者らの検討[1]を紹介する．まず，画質をrank A：excellent（3点），rank B：acceptable（2点），rank C：unacceptable（1点）の3段階に評価した（図1）．連続1,286例のうち，呼吸停止不良（61例），撮影範囲不良（4例）を除く1,221例を対象とし，このうち，リズム不整を呈したのは123例で，その内訳は心房細動（Af）：28例，上室性期外収縮（PAC）：39例，心室性期外収縮（PVC）：42例，上室性＋心室性期外収縮（PAC＋PVC）：3例，洞性不整脈（SA）：10例，2度房室ブロック（2°AVB）：1例であった．

その結果を図2aに示す．整脈と不整脈全例の画質を比較すると，図2bに示したように，全体に対するrank A＋rank Bの比率（（rank A＋B）/全体）は整脈群で95.9%，不整脈群で93.5%であっ

Point! MDCTに不整脈は大敵

一般的に，収縮末期より拡張中期（緩速流入期）画像のほうが画質は良好である．十分な時間分解能があり，心臓が正確に同じ拍動を繰り返していれば，撮影中に同時記録された心電図をもとに各心拍の同一位相を選び，それらを再構成して良好な画像が得られるが，不整脈が存在すると心臓が正確に同じ拍動を繰り返さないため，段差のある画像しか得られない．

1. 虚血性心疾患

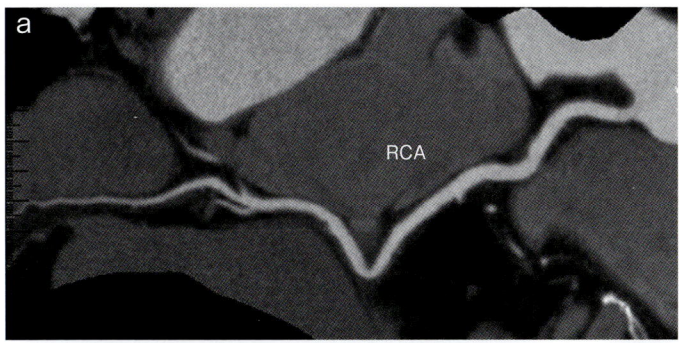

図1 画質の評価

rank A：excellent（3点），rank B：acceptable（2点），rank C：unacceptable（1点）の3段階に評価した．
a：rank A
b：rank B
c：rank C

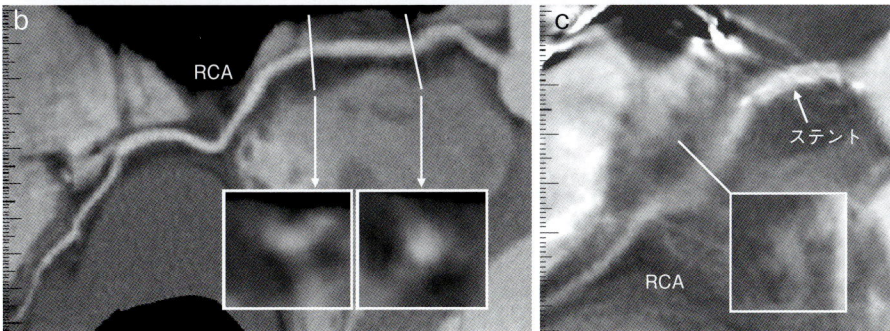

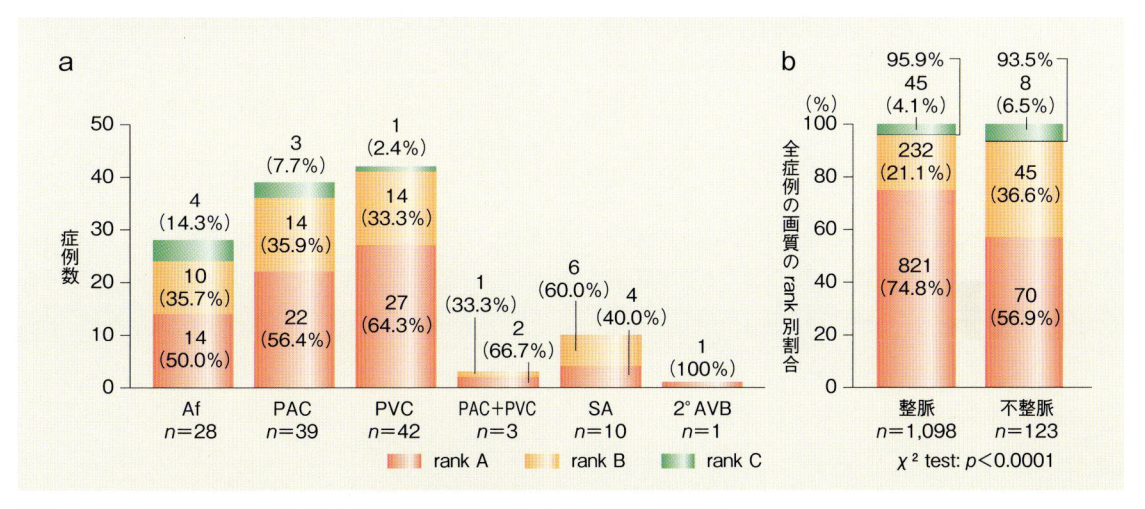

図2　不整脈の頻度と画質，および整脈と不整脈における画質の比較

a：種々の不整脈の頻度と画質．Af：心房細動，PAC：上室性期外収縮，PVC：心室性期外収縮，SA：洞性不整脈，2° AVB：2度房室ブロック．
b：整脈と不整脈群における画質の比較．rank A＋rank Bの比率（(rank A+B)/全体）は整脈群で95.9％，不整脈群で93.5％であり有意差を認めたが，不整脈群でも臨床的に十分満足できる結果であった．

た．また，整脈群（1,098例）と不整脈群（123例）の画質スコアの比較では，整脈群2.7±0.5，不整脈群2.5±0.6で，有意（$p<0.0001$）に整脈群のスコアが高かったが，ほとんどの不整脈で臨床的には十分満足のいく結果であった．

心電図編集の問題点と対策

心電図編集機能を用い心拍を削除すると，ときにデータ欠損が起こりうる．これを回避するには，ヘリカルピッチ（HP）を小さく設定する必要があるが，被曝量が増す．

心電図編集機能を使ってある心拍もしくは複数

1．虚血性心疾患

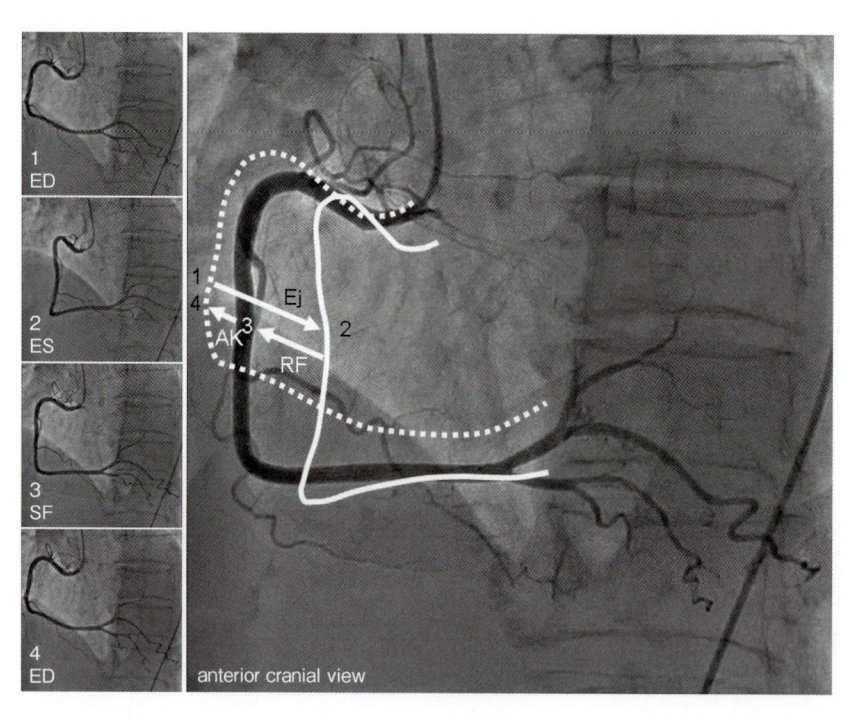

図3
右冠動脈の動きに与える心房収縮(atrial kick)の影響

1：拡張末期(ED)，2：収縮末期(ES)，3：緩速流入期(SF)，4：拡張末期(ED)で，2-3が急速流入期(RF)，3-4が心房収縮期(AK)で，心房収縮は冠動脈MDCT画像に影響を与えるほど大きい．

の心拍を削除した場合，ときにはデータ欠損が起こりうる．これを避けるためには，被曝線量は増加するがヘリカルピッチ（HP）を下げて（薄くして）撮影する必要がある．そこで，筆者らはどの程度HPを下げればデータ欠損が生じないかをファントム実験で検討した[2]．その結果，体軸方向にデータ欠損が起こらない限界のデータ収集間隔時間Tmax［msec］，管球回転速度R［sec/rot］，ヘリカルピッチHPとした場合，

$$T\mathrm{max}=(69.88/HP-0.64)\times R$$

の式が得られ，10％の余裕をみてこの式から最適のHPを求めて撮影条件を設定し，できるだけ被曝が低減するように努めている．

心電図編集を用いても綺麗に撮れない不整脈

心拍数が65/min未満であっても，心房粗動，1度房室ブロックでは心房収縮のために拡張中期再構成ができない場合がある．

心電図編集機能を駆使しても，不整脈のためにどうしても良好な画像が得られない場合がある．

その大きな要因は心房収縮（atrial kick）とPQ時間の延長（1度房室ブロック）であると思われるので，まずこれらについて説明する．

心房収縮

心室を中心に考えた心周期は収縮期（S）と拡張期（D）に分けられ，収縮期はⅠ音からⅡ音まで，拡張期はⅡ音から次のⅠ音までである．また，収縮期はさらに等容収縮期（isovolemic contraction phase：IVC）と駆出期（ejection phase：Ej）に分けられ，拡張期は等容拡張期（isovolemic relaxation phase：IVR），急速流入期（rapid filling phase：RF），緩速流入期（slow filling phase：SF），心房収縮期（atrial contraction phase：AC）に分けられる．

右冠動脈と左回旋枝基部は房室間溝（弁輪部）に沿って走行する．そこで弁輪部の動きに着目すると，図3に示すように，駆出期には心室筋の収縮（短縮）により心尖部方向に引き寄せられ（1→2），急速流入期には2→3へ戻り，緩速流入期の間はほとんど3の位置で動かないが，心房収縮によって急速に心房側に移動する（3→4）．この心房の収縮を心房収縮とよび，左房内に残った

1. 虚血性心疾患

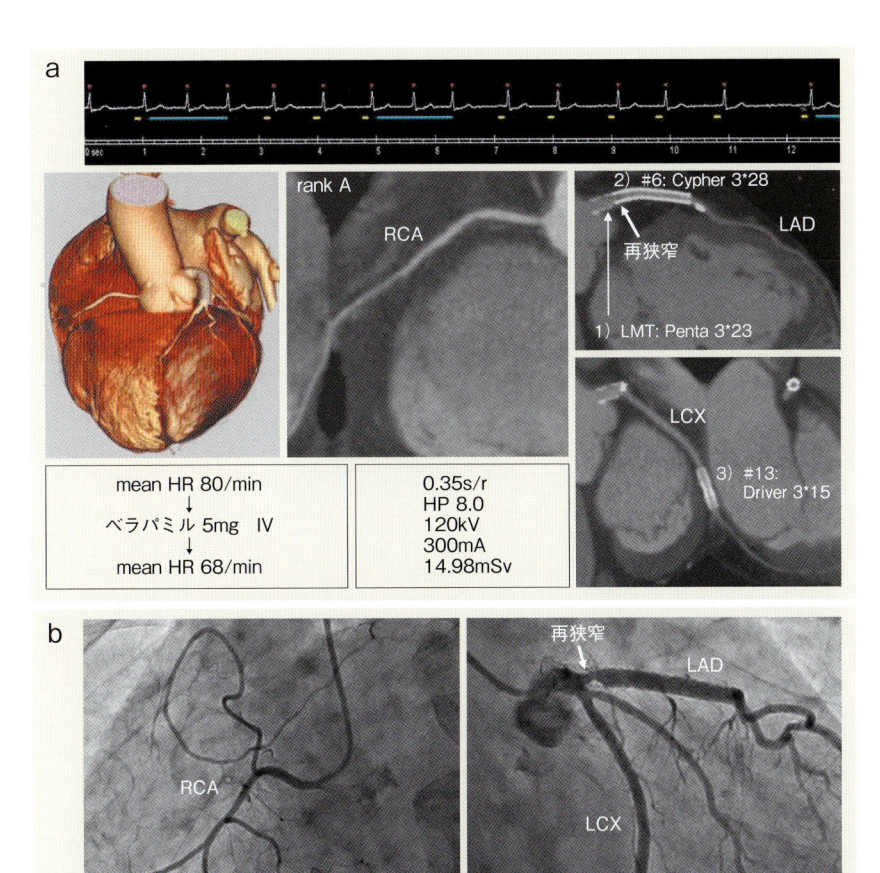

図4
心房細動例の冠動脈MDCT

77歳，男性．体重50kg，身長156cm．4年前に狭心症のためLAD #6：75％に対しPenta 3.0/23mm，3年前にLAD #6の再狭窄75％に対しCypher 3.0/28mmを植え込んだ．2年前にLCX#13：75％に対してDriver 3.0/15mmを植え込んだ．1年前に労作性の胸痛あり．LMTに50％の狭窄を認めLMTからLADにかけてPenta 3.0/23mmを植え込んだ（a）．その後症状はないが，経過観察のため冠動脈MDCTが行われた．撮影時心房細動で，平均心拍数は80/minであったため，ベラパミル5mgを静注し平均心拍数を68/minまで下げ，HP8.0とし，体重が50kgであったため管電流を300mAまで下げて撮影した．まず，ECG Editを用いて緩速流入期が存在しない短いR-Rを削除し，心房細動のため心房収縮が存在しないので次のR波の直前で再構成し，良好な画像が得られた．LAD #6のCypher stent内に再狭窄がみられ，冠動脈造影でもそれが確認された（b）．

血液を左室に絞り出す（ブースター効果とよばれ正常者では一回拍出量の約15％を担い，心不全ではその割合はさらに増す[3]）．

冠動脈MDCT画像の再構成にとってこの動きは無視できないほど大きいので，P波をまたぐような位相で再構成しても良好な画像は得られない．すなわち，R-R間隔は長くても，1度，2度もしくは3度房室ブロックで再構成位相にP波が存在すれば良好な画像は得られない．逆に，心房細動では心房は350～600/min程度の頻度で興奮し，心電図上はf波がみられ，心房は小さく震えているだけで心房収縮は存在しない．したがって，R波の直前まで緩速流入期が続くためR-Rが750msec（HR：80/min）程度あれば拡張中期での再構成が十分可能である（図4）．

しかし，心房粗動では心電図上250～400/min程度のノコギリの歯のようなF波が存在し，心房は高頻度で規則正しく収縮するので，緩速流入期であっても弁輪部（冠動脈）はこれに伴って動き，良好な画像が得られない．ただ，収縮末期には心房の力より心室の力が強いためF波の影響は少なく比較的良好な画像が得られるが，所詮，収縮末期の画像であり通常の拡張中期画像ほどの画質は得られない．

一般に，臨床的には洞性不整脈は重要な不整脈ではないが，心臓MDCTにとっては比較的再構成が困難な不整脈である．洞性不整脈ではPQ時間はほぼ一定であるが，P波の出現が不規則なので

1. 虚血性心疾患

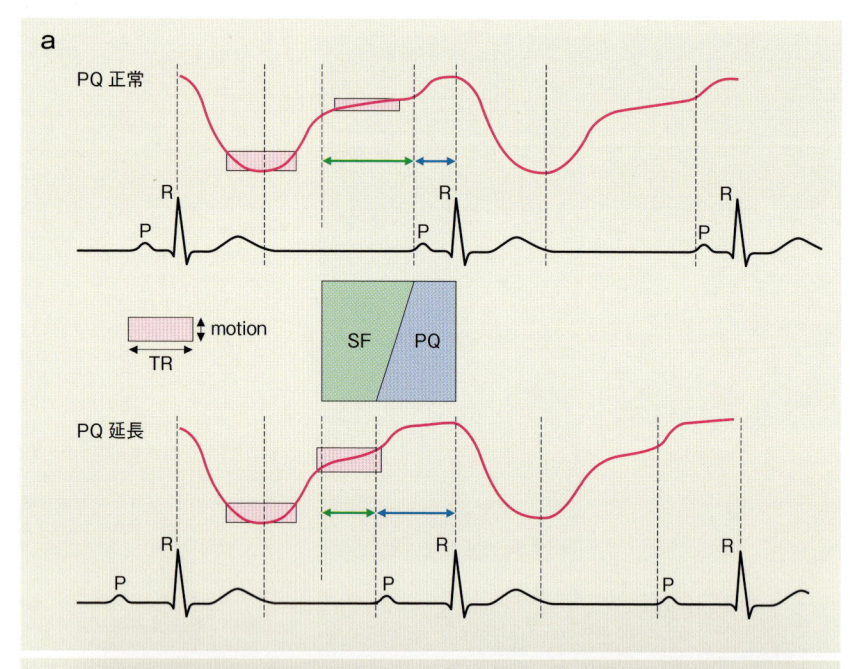

図5
1度房室ブロックの影響

心拍数が65/min未満であっても1度房室ブロック（PQ時間の延長）があると緩速流入期は短くなり，拡張中期再構成ができなくなる場合がある（a）．症例は66歳，女性，身長155cm，体重55kg，平均心拍数55/minであるが，PQ時間260msと延長している．このため徐脈であるにもかかわらず緩速流入期が短くなり，拡張中期再構成では良好な画像が得られず，収縮末期で画像再構成した（b）．

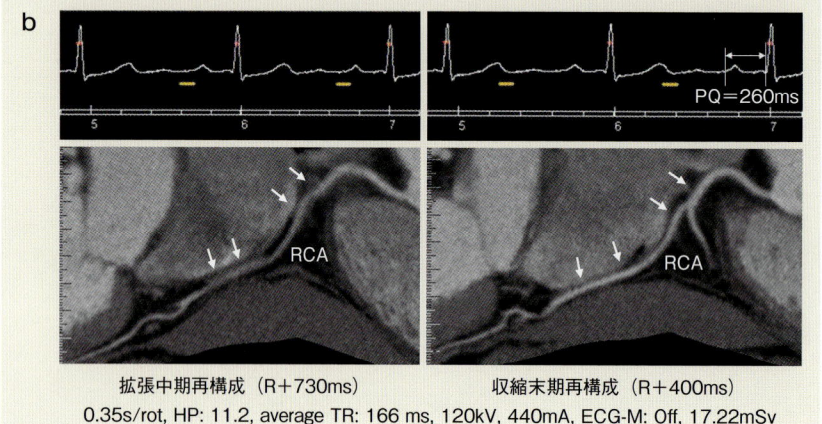

拡張中期再構成（R+730ms）　　収縮末期再構成（R+400ms）
0.35s/rot, HP: 11.2, average TR: 166 ms, 120kV, 440mA, ECG-M: Off, 17.22mSv

R波の出現も不規則である．洞性不整脈ではR＋絶対値法で再構成すると，ときに再構成位相にP波が乗ってしまい良好な画像が得られない．R－絶対値法でP波の直前の位相で再構成してもR波からの時間がばらつくため，やはり良好な画像が得られないが，心電図編集機能を用いて緩速流入期がほとんどない短いR-Rを削除し，拡張中期再構成を行うと良好な画像が得られる場合もある．しかし，洞性不整脈ではP波が存在するため，心房細動よりむしろ画像再構成が困難な場合が多い．

1度房室ブロック

前述したように画像再構成において心房収縮による弁輪部の動きは無視できないほど大きい．したがって，PQ時間が延びる1度房室ブロックではR-Rが十分長くても，すなわちHRが65/min未満であっても緩速流入期は短くなり，拡張中期再構成で良好な画像が得られない場合がある（図5）．

筆者らのシネCT画像での検討から，緩速流入期の長さSF（ms）はR-R（ms）とPQ時間（PQ（ms））から下式で求めることが可能で，撮影前にこのSFを知ることにより拡張中期再構成ができるかどうか予測が可能である[4]．

$$SF = 0.742 \times (RR - PQ) - 362$$

もし，SFが時間分解能より短ければ，より徐脈化を図るか，時間分解能を改善するためにHPを下げて撮影しセグメント再構成を行えば，良好な画像が得られる可能性がある．

将来展望

320列MDCT（Aquilion One）では検出器が心臓全体をカバーできるので，ヘリカルスキャンを行う必要がない．したがって，心臓が静止している時間がハーフ再構成の時間分解能（175ms）以上に長ければ，1拍で撮影が完了してしまう．

たとえば心室性期外収縮があっても，その後の長い代償期に撮影ができれば良好な画像が得られるはずである．規則的に出現する二段脈が連続的に続いている場合には，前向き心電図同期（prospective gating）撮影が可能かもしれないが，期外収縮は予期せぬときに出現するので，単発の期外収縮の代償期を狙って撮影するのは困難である．

現行のAquilion Oneでは，もし撮影中に予期せぬ期外収縮が出現すれば1回転で撮影を終わらず，期外収縮の心拍も撮影を続行するなどの工夫がなされている．また，心房細動では複数心拍の撮影を行い，十分長いR-Rがあればその1拍の緩速流入期でハーフ再構成を行い，短いR-Rが続けば収縮末期位相のセグメント再構成を行うなどの機構が搭載されている．

近い将来は，不整脈があってもスタートボタンを押すだけで良好な画像が得られるようになると期待される．

■引用文献

1. Matsutani H, et al: ECG-edit function in multidetector-row computed tomography coronary arteriography for patients with arrhythmias. Circ J 2008; 72: 1071-1078.
2. 松谷英幸, ほか：ECG-edit の必要な不整脈例の心臓MDCT撮影におけるヘリカルピッチ（HP）の最適化．日本放射線技術学会誌 2008; 64: 1116-1124.
3. 近藤 武, ほか：心電図同期心プールシンチグラフィーによる左室拡張障害の検討：充満速度および逆方向加算による左房寄与の評価．J Cardiography 1985; 15 Suppl VIII: 3-13.
4. 佐野始也, ほか：房室ブロック症例における冠動脈MSCT最適再構成位相—Atrial kick の影響を考慮した静止位相の決定．心血管インターベンション 2007; 22 Suppl 1: 341.

心臓核医学検査で確立されているエビデンスとは？

山科昌平，山﨑純一
東邦大学医療センター大森病院循環器内科

心筋血流SPECTの特徴

> 核医学検査は，形態ではなく機能を評価する検査で，虚血性心疾患に対する有用性のエビデンスも確立されている．

　核医学検査で使用される放射性医薬品は生理的で投与量も少ないため，副作用はほとんどなく，被曝も軽微である．したがって核医学検査は非侵襲的かつ安全な検査法といえる．他のモダリティと比較して分解能が劣るが，核医学検査の主眼は形態ではなく機能を評価することにある．

　心筋血流SPECT（myocardial perfusion SPECT：MPS）は現在わが国で施行されている心臓核医学検査の約8割を占めている．近年，心電図同期心筋SPECT法の登場，ハードウェアやソフトウェアの進歩により検査精度も向上し，虚血性心疾患の診断，リスク層別と治療戦略策定，治療効果の評価，予後予測などにおいて豊富なエビデンスが得られており，確立された検査法となっている．

　心電図同期心筋SPECT法は，心電図のR波をトリガーとして1心周期を任意の数に分割して，各時相の画像を個別に収集する方法である（図1）．QGS（quantitative gated SPECT）に代表されるソフトウェアにより，簡便かつ迅速に心筋血流と心機能の同時評価が可能であり，再現性も非常に優れている．他のモダリティとの相関も良好で，臨床における有用性は多くの報告により実証されている．

^{201}TlClと^{99m}Tc製剤の比較

> ^{201}TlClと^{99m}Tc製剤の検査精度は同等と報告されている．

　心筋血流評価製剤には^{201}TlClと^{99m}Tc製剤（現在使用できるのはsestamibi（MIBI）とtetrofosmin（TF）の2種類）がある．両者の比較を表に示す．^{201}TlClと^{99m}Tc製剤のいずれを用いても，冠動脈病変検出能などの検査精度は同等と報告されている[1]．

　心筋血流SPECTでは，負荷時と安静時の画像を比較して診断する方法がメインとなる．虚血心筋では，負荷像で示される集積低下が安静時像では改善する．^{201}TlClではこれを再分布とよび，虚血領域では^{201}TlClの洗い出し速度が正常領域に比して緩徐なため，遅延像（安静時像）撮像時には正常領域と虚血領域の^{201}TlCl集積に差が少なくなることに起因する見かけ上の現象である．梗塞心筋では，負荷像，安静時像ともに欠損を呈する（固定性欠損）．^{99m}Tc製剤は再分布現象がほとんどみられないため，負荷像と安静時像は個別に静注をして評価するが，画像解釈のパターンは^{201}TlClと同様である．

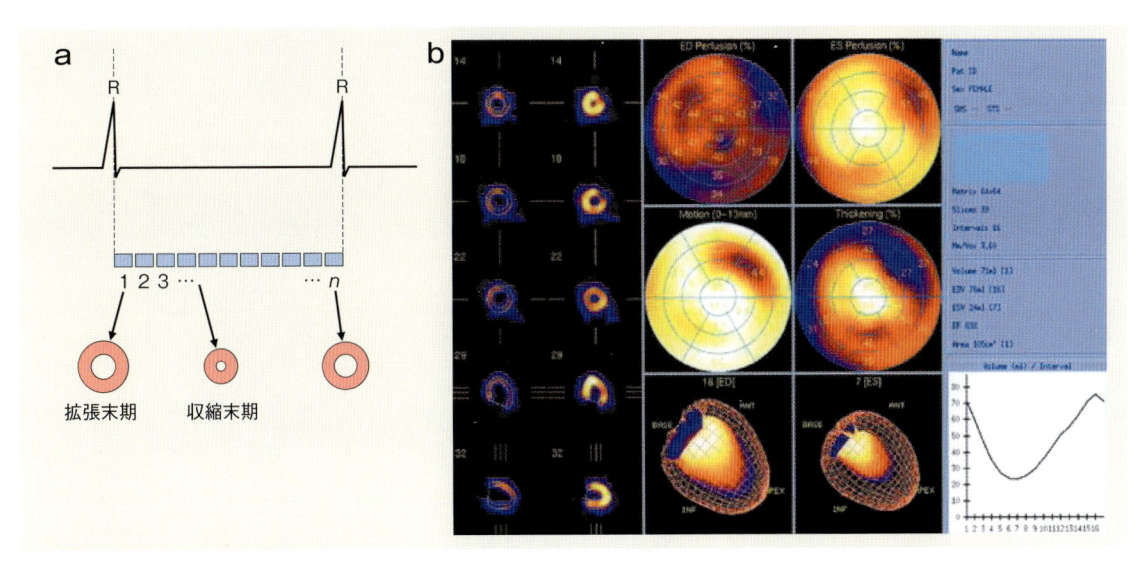

図1 心電図同期心筋SPECT法

a：心電図同期心筋SPECT法の原理．心電図のR波をトリガーとして1心周期を任意の数に分割してデータを収集することで各時相の画像が個別に評価可能となる．分割数を増やせばより詳細な心機能評価が可能になるが，（収集時間を延ばさないかぎり）1フレームあたりのγ線カウントは減少し画質が劣化することになる．実際には8もしくは16分割が汎用されている．
b：QGS（quantitative gated SPECT）ソフトウェアによる解析．拡張末期と収縮末期の心筋血流マップのほか，左室容積や駆出率の算出，局所壁運動，壁厚変化率のマップ，3次元表示による壁運動の観察などが可能である．

表　^{201}TlClと^{99m}Tc製剤の比較

	^{201}TlCl	^{99m}Tc 製剤
心筋細胞への集積機序	能動輸送	受動拡散（膜電位）
物理学的半減期	73時間	6時間
光子エネルギー	70〜80keV	140keV
再分布現象	あり	緩徐
肝胆道系集積	少ない	多い（投与直後）
特徴	・1回の静注で負荷，安静検査が可能 ・洗い出し率の算出が可能 ・吸収によるアーチファクトの影響を受けやすい	・負荷，安静時は個別に静注 ・大量投与可能で高画質 ・心電図同期法の適用が容易

急性冠症候群の評価

> 急性心筋梗塞に対する安静時の心筋血流SPECTは，診断感度が90〜100％と報告されている．

　急性冠症候群（ACS）が疑われる症例で他の非侵襲的検査で確定診断が得られない場合，安静時の心筋血流SPECTが有用である．安静時心筋血流SPECTによる心筋梗塞の診断感度は90〜100％と報告されている．一方，予後予測に関しては陰性的中率が高く，SPECT所見が正常の場合は心事故発生率がきわめて低い．ACS疑い症例の入院適応決定に役立つ．

　心電図同期心筋SPECT法は緊急検査でも有用性は高く，診断率の向上に寄与しうる．下壁領域は吸収によるアーチファクトがよくみられるが，心電図同期法で局所壁運動に問題なければ偽陰性と判定できる（図2）．本法は収集時間がやや長くなり，緊急検査では適応が難しい場合もあるが，可能な限り施行することが推奨されている．

　^{99m}Tc製剤は静注後に数時間以内の撮像であれば投与時の心筋血流を反映する（この性質をフリーズイメージと称する）ため，急性心筋梗塞の症例に来院時静注することができれば，緊急再灌流治療の後に撮像しても治療前の血流状態を評価できる．この方法で得られる欠損領域はリスク領域とよばれ，適切な治療が施行されなかった場合，梗塞に陥る危険がある領域であり，最終的な梗塞心筋量の重要な規定因子となる．亜急性期に安静

1. 虚血性心疾患

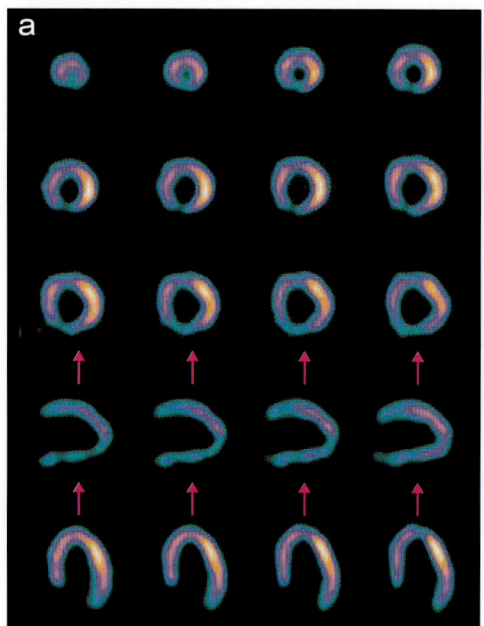

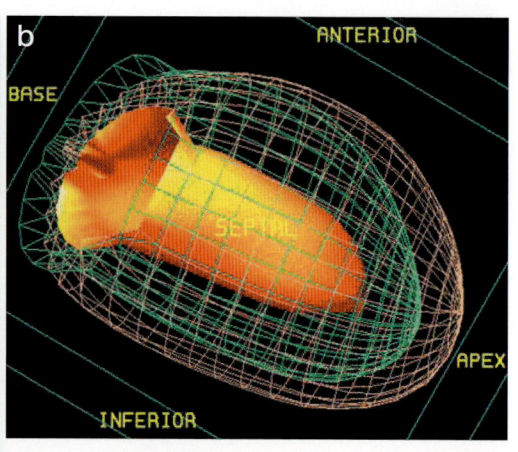

図2 心電図同期心筋SPECT法による下壁偽陽性の鑑別

急性心筋梗塞が疑われた症例に施行された安静時 99mTc 心筋血流 SPECT.
a：SPECT 像では下壁領域の欠損が疑われる.
b：QGS ソフトウェアによる3次元表示による壁運動の評価. 緑色のメッシュは拡張末期，オレンジ色の面は収縮末期の心内膜面を示す. 下壁領域を含めて左室壁運動に異常はなく，SPECT の所見は偽陽性と判定できる.

時心筋血流SPECTを再度施行すると，梗塞心筋の定量が可能である．リスク領域と梗塞領域の差が再灌流治療によって救済された心筋となる．

99mTc製剤はリスク領域や梗塞領域の定量を客観的に再現性よく行うことが可能であり，再灌流治療の評価法としてたいへん優れている．

慢性冠動脈疾患の評価

慢性冠動脈疾患に対する負荷心筋血流SPECTは陰性予測値に優れていて，負荷心筋血流SPECTが正常だった患者の心イベント発生率は0.6％だった．

負荷心筋血流SPECTは慢性虚血性心疾患における冠動脈病変の検出感度に優れ，メタ解析の結果，運動負荷，薬剤負荷のいずれにおいても，有意冠動脈病変の検出能は感度85～90％，特異度70％台と報告されている[1]．負荷心筋血流SPECTの診断精度に影響を及ぼす因子としては，運動負荷の強度，服薬中の薬剤，アーチファクトなどがあげられる．検査の施行にあたっては，これらの要因に十分な注意を払う必要がある．吸収補正の適用や心電図同期心筋SPECT法の併用が診断精度向上に有用であると報告されている[2]．

虚血性心疾患症例に血行再建術を考慮する際，心筋バイアビリティの判定は不可欠である．バイアビリティの判定法としては，核医学検査またはドブタミン負荷心エコー検査がよく利用されているが，核医学検査は感度が優れているのに対して，負荷心エコー検査は特異度に優れている．

負荷心筋血流SPECTによる虚血性心疾患のリスク層別（予後予測）はとくに陰性予測値に優れており，負荷心筋血流SPECTが正常所見であれば，一般に心事故の発生率はきわめて低い．27,000例あまりを対象としたメタ解析の結果では，負荷心筋血流SPECTが正常例の心臓死あるいは非致死性心筋梗塞の年間発生率はわずか0.6％であった[3]．一方，負荷心筋血流SPECTが異常症例では，その程度に比例して心事故のリスクが高くなる．

心電図同期心筋SPECT法を併用して，心筋血流に心機能の情報を付加すると，心事故予測の精度がさらに向上する．糖尿病合併例では，たとえ負荷心筋血流SPECTが正常であっても，非合併例に比して心事故発生率が有意に高いことが報告されており注意が必要である[4]．

胸痛などで虚血性心疾患が疑われるすべての症例に負荷心筋血流SPECTを施行することは適切

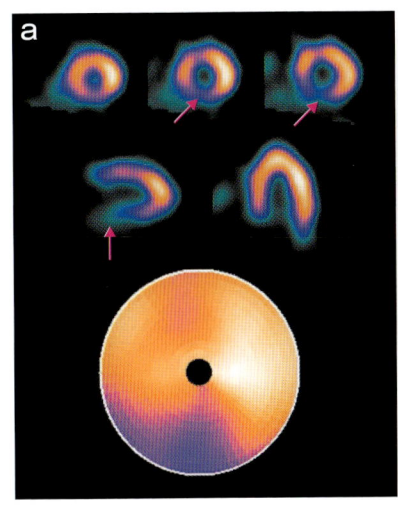

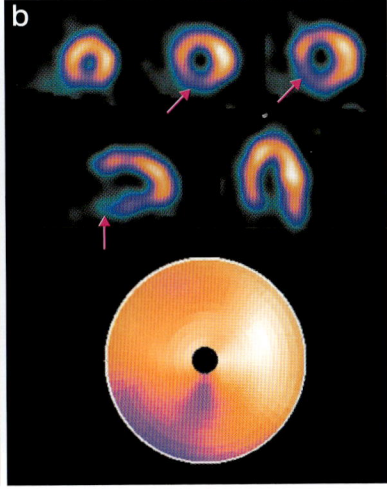

図3
重症度が低い患者の運動負荷 ²⁰¹TlCl心筋血流SPECT像

50歳代男性．冠危険因子は喫煙のみ．労作時の胸痛を主訴に受診．持続は5分以内で頻度は1か月に2～3回．安静時心電図および心エコー検査で異常を認めない．運動負荷²⁰¹TlCl心筋血流SPECTが施行された．SPECT像では負荷像(a)で後壁に軽度集積低下，遅延像(b)では再分布を認めるが，虚血の重症度は低いと判定された．その後，内服治療にて1年以上心事故の発生もなく安定して経過している．このように，負荷心筋血流SPECTで異常が軽度の症例は内科的治療の継続で予後良好であることが証明されており，侵襲的検査・治療を回避することができる．

でない．まずは年齢，性別，既往歴，胸痛の性状，治療歴といった臨床データや，心電図や採血などの所見から虚血性心疾患としての検査前確率を評価する．低リスクの場合，通常は負荷心筋血流SPECTは不要であり，経過観察でよい．高リスクの症例は血行再建を含む治療が優先され，核医学検査の役割は梗塞サイズの評価，治療効果の評価，予後予測が主体となる．検査前確率が中等度の症例に負荷心筋血流SPECTを施行し，その結果に基づいて内科的治療で経過観察とするか，侵襲的検査・治療を適用するかどうかを判断するのが最も効率的である（図3，4）．

冠動脈に有意狭窄病変があり，かつ客観的に虚血が証明されている場合，状態が安定している場合でも，わが国では初期治療に経皮的冠動脈インターベンション（PCI）が施行されることが多い（⇒Point!）．

最近の話題と今後の課題

> 核医学検査で得られる欠損重症度，左室容積，心機能などの指標が，強力な予後予測因子であることが示された．

2001年から虚血性心疾患における心電図同期心筋SPECT（QGS）検査に関する国内臨床データベース作成のための調査研究（Japanese Assessment of Cardiac Events and Survival Study by Quantitative Gated SPECT：J-ACCESS study）が実施され，4,000例あまりを対象に負荷心筋血流SPECTを施行し，3年間の追跡調査が行われた．その結果，日本人の心事故発生率は欧米に比べて有意に低かったが，SPECT像での欠損重症度，左室容積，心機能といった核医学検査で得られる指標が，年齢や心筋梗塞の既往，糖尿病の合併と同様に，強力な予後予測因子であることが示された[7]．

最近，64列以上の多列CT（MDCT）が普及し，冠動脈の詳細な解剖学的評価が非侵襲的に可能となった．冠動脈狭窄度に加えて，血管のリモデリングやCT値によるプラーク性状の評価もできることが利点である．しかし被曝量が多く，造影剤を使用する検査であることから，安易な適用は慎まなければならず，冠動脈の石灰化が強い症例では内腔の評価が困難になる問題点もある．

Point! 負荷心筋血流SPECTの有用性

2007年に発表されたCOURAGE trial[5]の結果では，安定した狭心症ではPCI施行群と強力な内科的治療にてフォローした群で心事故発生率に有意差は示されなかった．しかし，同試験で治療前後に負荷心筋血流SPECTを施行しえた症例を対象としたサブ解析[6]の結果では，治療前の負荷心筋血流SPECTで虚血重症度が中等度以上の症例では，PCI施行群のほうが虚血の改善度が良好で，心事故の発生率も低かった．

1. 虚血性心疾患

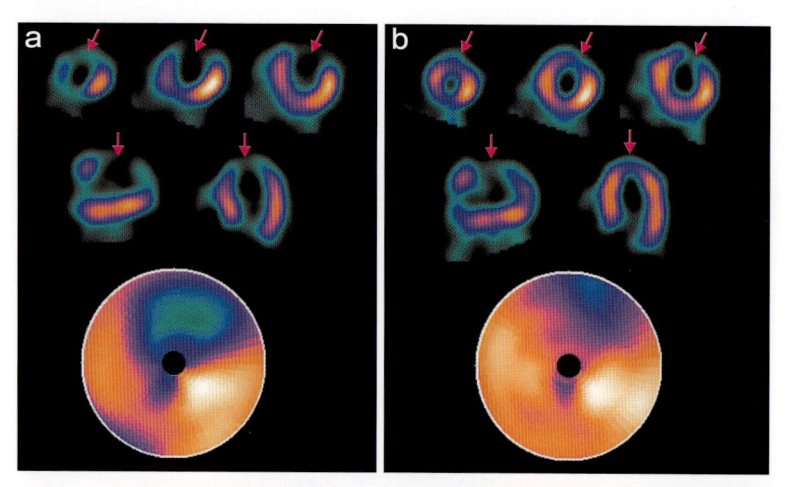

図4　一過性左室内腔拡大が認められた患者の運動負荷^{201}TlCl心筋血流SPECT像

70歳代男性．冠危険因子は糖尿病と高血圧．胸痛の症状はないが運動負荷心電図にて虚血性変化を疑われて紹介受診となる．心エコー検査で異常は認めない．運動負荷^{201}TlCl心筋血流SPECTが施行された．SPECT像では負荷像（a）で前壁を中心に広範囲の欠損を呈し，遅延像（b）では不完全再分布を認めた．負荷像の心内腔は遅延像に比して拡大を示し，一過性左室内腔拡大（transient ischemic dilatation：TID）と判定された．冠動脈造影では重症3枝病変であり，後に冠動脈バイパス術が施行された．本症例のように，負荷心筋血流SPECTで重症虚血が証明された場合は，内科的治療のみでは高率に心事故を発症するため，積極的に血行再建術を検討する必要がある．TIDは予後不良を示唆する重要な所見であり，心筋集積のみでなく左室内腔にも注目することが大切である．

　核医学検査は空間分解能が低く，解剖学的評価は不得手だが，負荷心筋血流SPECTでは（単に解剖学的ではなく）機能的な冠動脈狭窄を反映した情報が得られる．被曝は軽微で，使用する放射性医薬品は腎不全症例にも問題なく適用できるといった利点もある．

　MDCTと核医学検査は，ともに中等度リスクの症例がメインターゲットとなるが，これら2つはアプローチの異なる検査法であり，互いに競合する存在ではない．両モダリティの特徴をよく理解し，患者背景により適切な検査が選択されるべきである．

　負荷心筋血流SPECTの有用性はエビデンスとして確立されており，心電図同期心筋SPECT法も普及し，成熟したモダリティとなっている．わが国ではアメリカと比較して負荷心筋血流SPECTの件数が少なく最近は減少傾向で，その反面，心臓カテーテル検査やPCIが増加している．

　その原因の一つに，包括医療制度の導入など医療経済情勢の変化があげられる．確かに核医学検査は安価ではないが，適切な症例選択を行って使用すれば費用対効果に優れることも実証されており，包括医療が定着しているアメリカでは心臓核医学検査数が近年大幅に増加している．わが国でも核医学検査の有用性を広く啓発し，適正に使用される環境になることが望まれる．

■引用文献

1. Underwood SR, et al: Myocardial perfusion scintigraphy: the evidence. Eur J Nucl Med Mol Imaging 2004; 31: 261-291.
2. Links JM, et al: Attenuation correction and gating synergistically improve the diagnostic accuracy of myocardial perfusion SPECT. J Nucl Cardiol 2002; 9: 183-187.
3. ACC/AHA/ASNC Guidelines for the Clinical use of Cardiac Radionuclide Imaging A Report of the American College of Cardiology/American Heart Association Task Force on Practice Guidelines (ACC/AHA/ASNC Committee to Revise the 1995 Guidelines for the Clinical use of Cardiac Radionuclide Imaging). The American College of Cardiology Foundation and the American Heart Association, 2003.
4. Berman DS, et al: Adenosine myocardial perfusion single-photon emission computed tomography in women compared with men. Impact of diabetes mellitus on incremental prognostic value and effect on patient management. J Am Coll Cardiol 2003; 41: 1125-1133.
5. Boden WE, et al: Optimal medical therapy with or without PCI for stable coronary disease. N Engl J Med 2007; 356: 1503-1516.
6. Shaw LJ, et al: Optimal medical therapy with or without percutaneous coronary intervention to reduce ischemic burden: results from the Clinical Outcomes Utilizing Revascularization and Aggressive Drug Evaluation (COURAGE) trial nuclear substudy. Circulation 2008; 117: 1283-1291.
7. Nishimura T, et al: Prognostic study of risk stratification among Japanese patients with ischemic heart disease using gated myocardial perfusion SPECT: J-ACCESS study. Eur J Nucl Med Mol Imaging 2008; 35: 319-328.

心臓核医学による定量値の精度

中嶋憲一
金沢大学医薬保健研究域医学系・核医学

心臓核医学における定量

> 心臓核医学検査は本質的にトレーサの情報をカウントとして持っており,それがさまざまな機能に相関している.

　核医学検査は定量,すなわち数値化に適している.たとえば心筋血流の異常を数値化する,心臓の収縮・拡張能や容積を数値化する,脂肪酸や交感神経機能を数値化する,などである.X線検査や超音波などの形態情報に比べて,核医学は機能情報であるため,そのような定量に適しているといえよう.それでは,その定量化の過程からみて,その数値のもつ信頼性はどうだろうか.治療などによりパラメータが変化したとして,それは有意ととれるのだろうか.本項ではこのような点について述べる.

心筋血流の定量

　心臓核医学に期待される情報の第一は,心筋血流の情報である.欠損の範囲を評価する場合には,一般的にAHA(米国心臓協会),ASNC(米国心臓核医学会)などの推奨による17セグメントモデル(図1)が用いられているが,歴史的に20セグメントモデルも用いられており,いずれも予後とのよい相関性が注目された[1,2].

> 心筋血流SPECTでの欠損の定量化はセグメント単位でのスコアによる評価が一般的である.

　セグメントの血流低下の程度は一般的に,正常,軽度低下,中等度低下,高度低下,欠損の5段階(スコア0〜4点)に分けるが,この評価は,元来,視覚的評価に基づいている(⇒ **Point!**).しかし,なんらかの基準値がないと判定が難しいため,筆者らは心筋のピークに対する50％のカウントを目安として中等度の低下とすることを勧める.この考え方は,心筋のviability評価の際に,50〜60％が壁運動改善の閾値になることを考慮したときに,中等度以上の欠損の場合に生存性なしと判定すればよいので,実際的である[3].

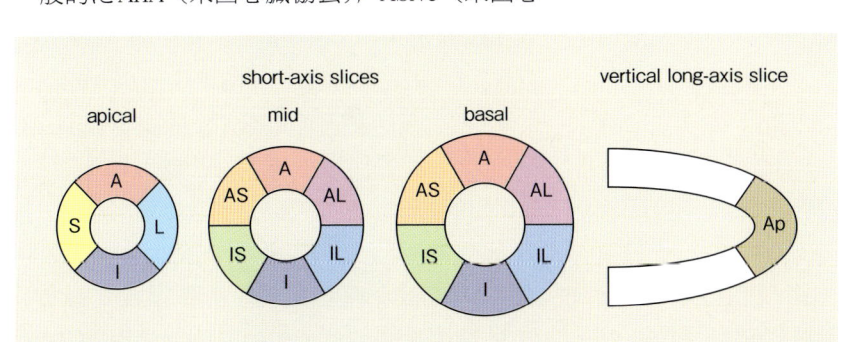

図1
17セグメントモデルによる心筋SPECTの分割

短軸断層は左から,心尖部,中央部,心基部である.A:前壁,S:中隔,I:下壁,L:側壁,AS:前壁中隔,IS:下壁中隔,IL:下側壁,AL:前側壁,Ap:心尖

> **Point!**
> **欠損スコアと重症度の関連**
>
> 心筋欠損スコアでは合計スコアを負荷時（summed stress score：SSS），安静時（summed rest score：SRS），その差の誘発虚血（summed difference score：SDS）で表現することが多い．20セグメントモデルでは最大4点×20＝80点，17セグメントモデルでは最大4点×17＝68点なので，スコアをこの最大点数で割って％スコアで表現すれば両者を比較できる．総スコアにより重症度を，正常，軽症，中等症，重症に分けると，20セグメントモデルでは，0～3，4～8，9～13，≧14に，17セグメントモデルでは，0～2（または0～3），3～7（または4～7），8～11，≧12に対応する．軽症と中等症の境界が％スコア＝約10％に相当する．この重症度分類は，診断というよりも予後評価の観点からのエビデンスがあることに注目したい．

心筋血流polar mapの正常パターン

> 心筋血流の正常パターンには男女差や収集法の特徴がある．適切な標準データベースを用いるならば，診断率を向上させることができる．

　心筋の短軸断層像をみると，一般的に下壁と下壁中隔側は低値になり，一方，前側壁が最大（100％）になる傾向がある．また，男女差もみられ，女性では乳房による前壁の減弱が，男性では横隔膜による下壁の減弱が出やすい．そこで，これらの特徴を理解しておく必要がある．とくにカラー表示のパターンによっては，下壁の減弱で低値にみえることがある．

　この定量の助けとなるのが，コンピュータによる支援診断としての定量解析である．国外で作成されたソフトウェアでは，Cedars Sinai Medical CenterのQPS・QGS，エモリー大学のCardiac Toolbox，ミシガン大学の4DM（4D-MSPECT）などが知られている．国内でもメーカーの協力でつくられたcardioBull（富士フイルムRIファーマ），Heart Score View（日本メジフィジクス）などが利用できる．

　一般的には，短軸断層の心基部から心尖までを同心円状に配列したpolar mapが用いられ，その％表示にセグメントをオーバーレイして表示する形式が多い．このカウントの計算と標準化のアルゴリズムにはそれぞれのソフトウェアの特徴があるので，関心のある方は個別に解説をみていただきたい．一般に，正常者の各領域の平均値や変動（平均偏差や標準偏差など）を登録しておき，各人の値と比較して異常の範囲や程度を評価する．

　国内では標準的なデータベースとして，日本核医学会ワーキンググループが作成したファイルが，各コンピュータのソフトに導入できる[4]．アメリカで作成された標準データベースでは日本人と体格が異なるため，女性の心筋前壁や男性の下壁のカウントが低くなり，かつ偏差も異なる．したがって，アメリカのデータベースを流用すると血流異常を過小評価する可能性がある（図2）．

　図3は，データベースの違いが定量に与えるスコアの差を示す一例である．

　なお，散乱補正や減弱補正を加えた場合にはパターンが変わるが，実際的な有効性については，まだ国内では評価が定まっていない．

心機能の定量の精度

> 駆出分画や容積の再現性は良好であるが，臨床と乖離した異常値が出る場合は，元の画像と定量処理に戻って考える．

　駆出分画や容積の評価においては，古典的には心プールシンチグラフィが用いられていたが，現在は心筋血流と同時に検査のできる心電図同期心筋SPECTが主流である．ただし，両心室の評価が必要な場合や負荷中の検査には，依然，心プールも有効である．gated SPECTの駆出分画や容積算出の精度は，造影剤を用いた左室造影，エコー検査，MRI検査などと比較され，良好な相関が得られている[5]．

　筆者らは多施設研究において，gated SPECTによるパラメータの再現性を確認した．駆出分画の異なる3種類のデータを，117施設で5種類のコンピュータについて検討したところ，駆出分画については標準偏差にして3.5％程度の誤差，容積については10％以内の誤差であった[6]．これは施設の，処理上の好み

1. 虚血性心疾患

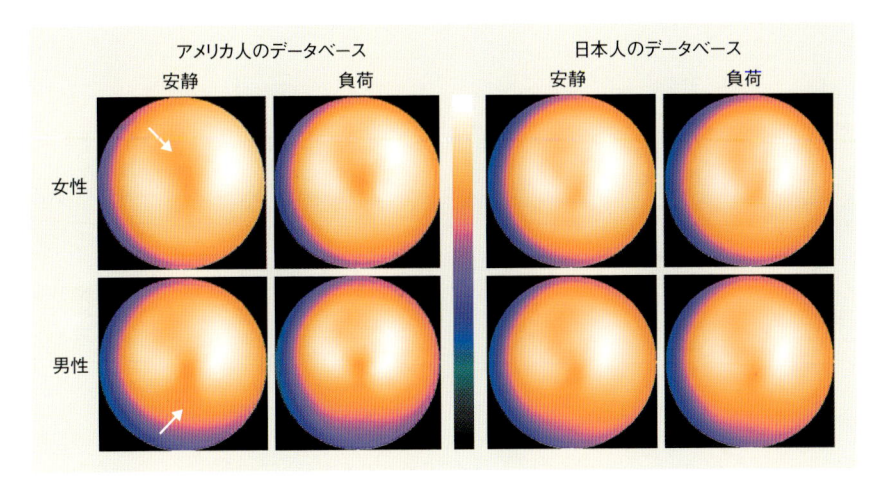

図2
アメリカ人と日本人で作成されたデータベースの比較

アメリカ人データは Cedars Sinai Medical Center による標準データベース，日本人データは日本核医学会ワーキンググループによるデータベース（JSNM2007）である．女性の前壁および男性の下壁の減弱に差があることがわかる（→）．

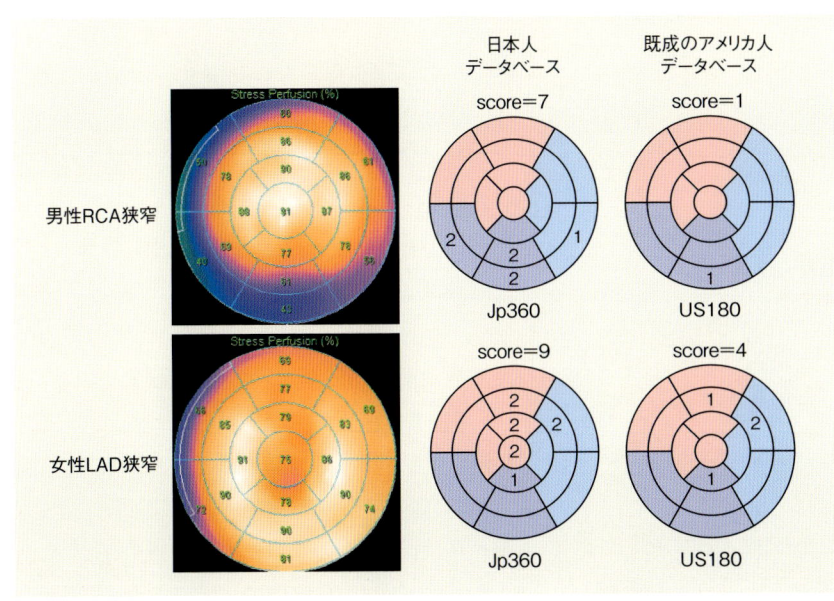

図3
アメリカ人および日本人により作成された標準データベースを用いた自動スコアの判定例

上段は右冠動脈100％狭窄の男性における負荷時マップ，下段は左冠動脈前下行枝90％狭窄の女性における負荷時マップである．Jp360は日本人のSPECT 360度収集による標準データベース，US180はアメリカ人の180度収集によるデータベースである．スコアはQPSソフトウェアによる0～4の5段階評価であり，スコア1：軽度低下，スコア2：中等度低下である．

による変動であるが，さまざまな臨床や研究の際に，この値以上の有意差があるかを確認するとよい．

　駆出分画や容積に誤差が出る場合として，不整脈の混入，大欠損のある心筋，不適切な輪郭トレース，肝あるいは胆嚢からの散乱，small heart での容積過小（駆出分画過大評価）に注意したい．

gated SPECTによる心機能の正常範囲

　日本人は欧米人に比して体格が小柄なために，正常範囲が異なっている．

　表は，J-ACCESS予後研究の際に施行された，ほぼ血流正常でかつ心事故がない対象者の正常範囲である[7]．女性では駆出分画が相対的に高く，容積係数（mL/m^2）も小さい．実用的な駆出分画下限値は，男性で50％，女性で55％であり，拡張末期容積（mL/m^2）の上限値は，女性で60mL，男性で75mLである．また，拡張能については，QGSにより求められた当院での結果をあげておく[8]．

> 日本人の左室容積，駆出分画，拡張能の正常値を把握し，gated SPECTのwall thickeningについても，正常のパターンを理解しておくとよい．

　gated SPECTでの壁運動の評価の際には，wall thickening（WT：壁厚増加率）が便利である．厳密には，核種，男女差，RR間隔のフレーム分

表　gated SPECTから求めた心機能の正常範囲

		平均	標準偏差	下限	上限
女性における 標準値 ($n=149$)	EF (%)	74	9	55	92
	EDV (mL)	59	17	25	93
	ESV (mL)	17	10	0*	36
	EDVI (mL/m²)	39	11	18	61
	ESVI (mL/m²)	11	6	0*	24
男性における 標準値 ($n=119$)	EF (%)	63	7	49	78
	EDV (mL)	88	23	42	134
	ESV (mL)	33	13	6	60
	EDVI (mL/m²)	51	12	28	75
	ESVI (mL/m²)	19	7	5	33
拡張指標の 標準値 (男女を含む $n=25$)**	PFR (/sec)	2.60	0.49	1.62	3.58
	TPF (msec)	162	27	108	217
	TPFR/RR	0.18	0.03	0.12	0.24
	1/3MFR (/sec)	1.53	0.29	0.96	2.11

上限と下限は平均±2標準偏差
EF：駆出分画
EDV：拡張末期容積
ESV：収縮末期容積
EDVI：拡張末期容積係数
ESVI：収縮末期容積係数
PFR：最大拡張速度
TRF：収縮末期からPFRまでの時間
RR：心電図のRR間隔
TPFR：容積曲線の最低値から
PFRまでの時間
1/3 MFR：拡張早期1/3の平均拡張速度
＊ 女性でのESV, ESVIの下限は設定困難
＊＊ 文献8の対照症例に正常症例を加えた値

割数により異なるが，polar map上，心基部から心尖へいくに従ってWTが高くなる．実用的なWTの下限値は短軸の心中央部で30％，心尖部で40％，心尖で50％と考えるとよい[9]．

¹²³I- MIBGによる心縦隔比

> 心縦隔比は交感神経活動の指標として用いられるが，多施設との比較には，収集および処理条件の確認が不可欠である．

¹²³I-MIBGにおける定量法として，前面像における心筋と縦隔（一般には上1/3付近）の関心領域（ROI）内の平均カウントの比，すなわち心縦隔（H/M）比が用いられてきた（図4）．この値は，心不全の予後評価における有用性・有効性が報告され，日本循環器学会のガイドライン（JCS 2005）でもクラスI-IIaとして取り上げられている[10]．しかし，簡便ではあるが方法的に値が不安定な面があり，H/M比は容易に変動するために注意深い評価を必要とする．

H/M比を変動させる要因としては，次のようなものがある．

・縦隔ROIは通常は上1/3位に設定されるが，下寄りに設定されるとH/Mは低くなる．
・低エネルギーコリメータでは¹²³I対応の中エネルギーコリメータよりH/Mが低値になる．
・集積のある肺や肝のカウントを心臓ROIに含むとH/Mは高くなる．

また，t 時間後の洗い出しについては，次式で計算される．

$$WR = ((H_E - M_E) - (H_D - M_D) \times k / (H_E - M_E)$$
$$k（時間減衰補正係数）= 1/0.5^{t/13}$$

（H_E, H_D, M_E, M_D はそれぞれ，心臓の早期と後期像，縦隔の早期と後期像の平均カウント）

この際，縦隔をバックグラウンドとして減算するか否か，時間補正を加えるか否かで値が異なるので，他施設のデータをみるときには注意したい．

筆者らは，MIBGの生理的な洗い出しをみるという観点から，RIの減衰による時間補正を加えることを勧める（¹²³Iは物理的には3時間で85.2％になる）．また，バックグラウンドは減算するほうがよいが，とくに心筋カウントが低いときにはバックグラウンドとの差が小さくなり，誤差も大きくなることに注意したい．

心縦隔（H/M）比の補正

> H/M比のコリメータ間の違いは，複数エネルギーの同時収集により相互に補正できる可能性がある．

¹²³Iには，主ウィンドウの159keVウィンドウに加えて，529keV（1.4％）の高エネルギー成分があり，この散乱あるいは隔壁通過により，H/M比

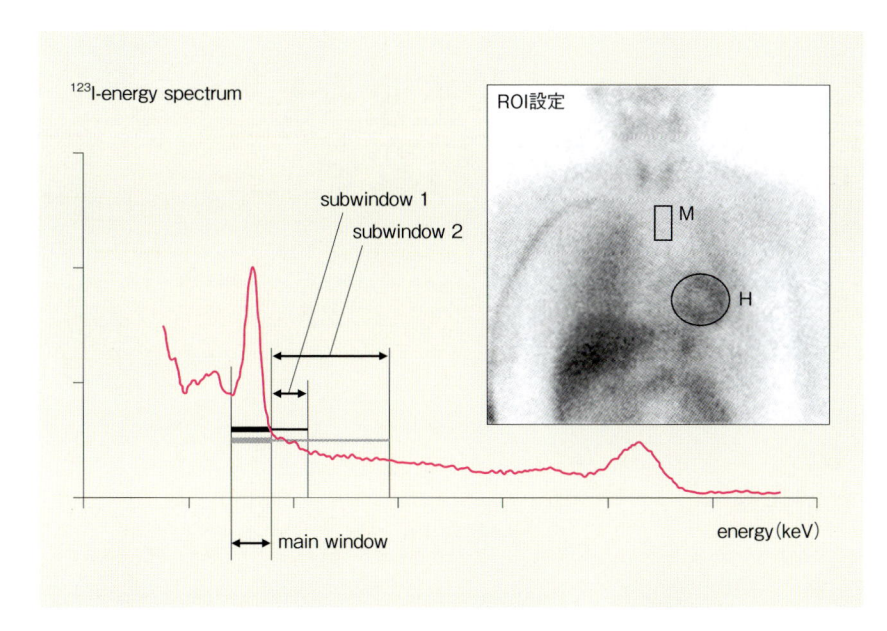

図4 ¹²³I-MIBG前面像におけるROI設定法とIDW法によるエネルギースペクトル上の減算範囲

メインウィンドウの値からサブウィンドウ1または2の平均値を減算して補正を行う。
(Nakajima K, et al, 2007[11], Matsuo S, et al, 2009[12] より)

が低エネルギーコリメータでは^{123}I対応の中エネルギーコリメータより低値になる。

一般的に、過去の報告をみると、H/Mの正常値は低エネルギーコリメータでは約2.2、中エネルギーや^{123}I対応の低中エネルギーあるいは中エネルギーコリメータでは約2.8になる。複数ウィンドウ法による補正では、triple energy window (TEW) 法やiodine-123 dual energy window (IDW) 法があるが、筆者らはどの施設でも容易に適応できるIDW法による補正を提案している[11]。

IDW法は、主ウィンドウのほかに、エネルギースペクトルの上方にもう一つのウィンドウを開いて前面像をとる方法であり、上方のエネルギーからの隔壁通過や散乱を除去するアイデアである（図4）。この方法は、技術的にはどの施設でも簡便に利用でき、異なるカメラ-コリメータの組み合わせでも補正できる可能性がある[12]。さらに、MIBGの自動ROI設定ソフトの開発も進めているため、H/M比の標準化に貢献できるものと考えている。

■引用文献

1. Berman DS, et al: Prognostic validation of a 17-segment score derived from a 20-segment score for myocardial perfusion SPECT interpretation. J Nucl Cardiol 2004; 11: 414-423.
2. Nishimura T, et al: Prognostic study of risk stratification among Japanese patients with ischemic heart disease using gated myocardial perfusion SPECT: J-ACCESS study. Eur J Nucl Med Mol Imaging 2008; 35: 319-328.
3. Nakajima K, et al: Prediction of functional recovery after revascularization using quantitative gated myocardial perfusion SPECT: a multi-center cohort study in Japan. Eur J Nucl Med Mol Imaging 2008; 35: 2038-2048.
4. Nakajima K, et al: Creation and characterization of Japanese standards for myocardial perfusion SPECT: database from the Japanese Society of Nuclear Medicine Working Group. Ann Nucl Med 2007; 21: 505-511.
5. Go V, et al: The diagnostic and prognostic value of ECG-gated SPECT myocardial perfusion imaging. J Nucl Med 2004; 45: 912-921.
6. Nakajima K, et al: Inter-institution preference-based variability of ejection fraction and volumes using quantitative gated SPECT with (99m) Tc-tetrofosmin: a multicentre study involving 106 hospitals. Eur J Nucl Med Mol Imaging 2006; 33: 127-133.
7. Nakajima K, et al: Normal limits of ejection fraction and volumes determined by gated SPECT in clinically normal patients without cardiac events: a study based on the J-ACCESS database. Eur J Nucl Med Mol Imaging 2007;34:1088-1096.
8. Nakajima K, et al: Diastolic dysfunction in patients with systemic sclerosis detected by gated myocardial perfusion SPECT: an early sign of cardiac involvement. J Nucl Med 2001; 42: 183-188.
9. Akhter N, et al: Regional wall thickening in gated myocardial perfusion SPECT in a Japanese population: effect of sex radiotracer, rotation angles and frame rates. Eur J Nucl Med Mol Imaging 2008; 35: 1608-1615.
10. Tamaki N: Guidelines for Clinical Use of Cardiac Nuclear Medicine (JCS 2005). Circ J 2005; 69 (Suppl IV): 1125-1202.
11. Nakajima K, et al: Correction of iodine-123-labeled meta-iodobenzylguanidine uptake with multi-window methods for standardization of the heart-to-mediastinum ratio. J Nucl Cardiol 2007; 14: 843-851.
12. Matsuo S, et al: Standardization of the heart-to-mediastinum ratio of iodine-123-labeled-meta-iodobenzylguanidine uptake using dual energy window method: Feasibility of correction from different camera-collimator combinations. Eur J Nucl Med Mol Imaging 2009; 36: 560-566.

1. 虚血性心疾患

"心筋血流SPECT正常"は左冠動脈主幹部病変を否定するか?

松本直也, 佐藤裕一
駿河台日本大学病院循環器科

有意狭窄冠動脈疾患の検出における感度と特異度

> 検査前確率が低ければ運動負荷心電図,きわめて高ければCAGが推奨される.

冠動脈疾患（CAD）のスクリーニングには多くの検査がある．運動負荷心電図，冠動脈MRA（magnetic resonance angiography），冠動脈MDCTA（multi-detector computed tomography angiography），心筋SPECT（single-photon emission computed tomography），冠動脈造影（CAG）などである．

患者の示す検査前確率が低ければ運動負荷心電図が推奨され，きわめて高ければ直接CAGが推奨される．中等度の場合には，冠動脈MRA，冠動脈MDCTA，負荷心筋血流SPECTなど複数の選択肢がある．

これら検査の選択には，おのおのの症例の検査前確率と有意狭窄冠動脈（≧50％）を検出する際の感度と特異度が影響し，医療コストの大小，放射線被曝の有無，造影剤腎症の発症などの検討項目がある．このなかで負荷心筋血流SPECTは感度，特異度が高く，腎不全にも使用可能なモダリティである（表1）[1, 2].

心筋血流SPECTの落とし穴

> 異常心筋の定量では2％の異常だったが，TID比が1.79と異常高値を示し，CAGでは90％の狭窄が認められた.

心筋血流SPECTの感度と特異度が90％であっても，必ず負荷後に血流欠損を生ずるわけではない．図1に症例を提示する．

患者は60歳代，主訴は労作時の呼吸困難である．冠危険因子として高血圧症，高脂血症，糖尿病を持つ．10数年前にCAG施行歴があるが，有意狭窄冠動脈はなかった．今回CADのマネージメント上のリスクの層別化目的で運動負荷心筋血流SPECT（安静時^{201}Tl，負荷時に^{99m}Tc-sestamibiを用いた2核種法）を行った．エルゴメータ負荷によって目標心拍数を達成，心電図変化はⅡ，Ⅲ，aVFとV$_{4-6}$にupslopingなST低下を1.5mm認め陽性であったが，胸痛は出現しなかった．

図1の上段が負荷後，下段が安静時のSPECT像である．安静時像は正常で，負荷後像で局所の血流低下は心尖部にごくわずかに認めるのみで，明らかな異常はみられなかった．QPSプログラムによる異常心筋量の定量では，左室の2％に異常がみられるのみであった．また，心電図同期SPECTから得られる負荷後の心駆出率は78％と正常範囲であり，負荷後の気絶心筋は検出されな

表1 50%以上の冠動脈狭窄を検出する感度,特異度

	感度（％）	特異度（％）
運動負荷心電図	60	85
負荷^{201}Tl SPECT	90	80
負荷^{99m}Tc SPECT	90	90
64-MDCT冠動脈造影	99	95

（Berman DS, et al, 1999[1]；Mollet NR, et al, 2005[2] より）

1．虚血性心疾患

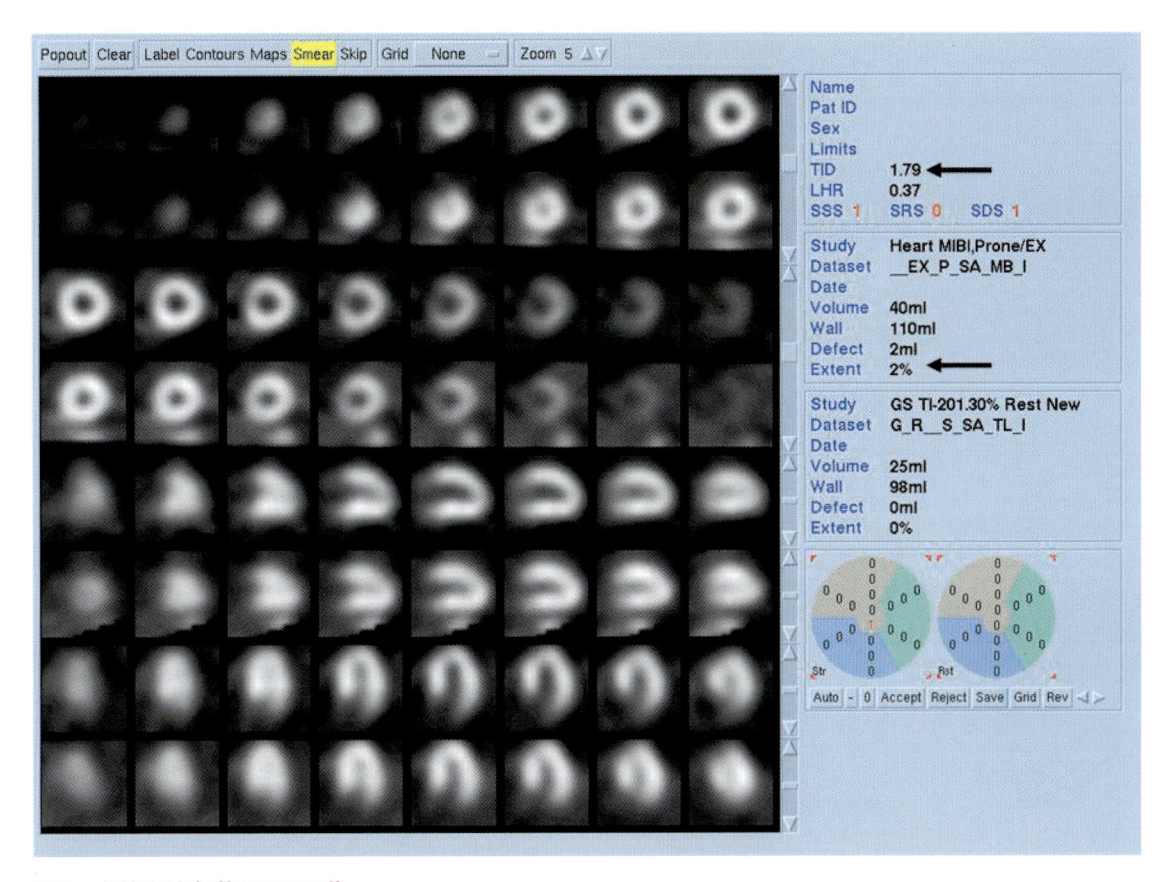

図1　心筋血流負荷SPECT像

かったが，左室の一過性拡大（transient ischemic dilation：TID）比が1.79と異常高値を示していた．

　TID比とは安静時像と負荷後像における左室内腔のボリューム比率であり，"TID比が異常"とは負荷後に左室内腔が有意に拡大している所見をさす．TID比が異常であれば，重度または広範なCAD（左前下行枝の近位部に90％以上の狭窄または多枝病変）が強く示唆される．2核種法における運動負荷後TID比の異常範囲は≧1.23であり，本症例では明らかな陽性所見であったため，報告書にはただちにCAG施行を推奨するとの記載がなされた．

　図2は右前斜位のCAGで，左冠動脈主幹部（LMT）に90％狭窄を認めた．本症例は有意な血流欠損が認められなかったがLMT病変が認められた1例であり，ただちに冠動脈バイパス術が施行された．

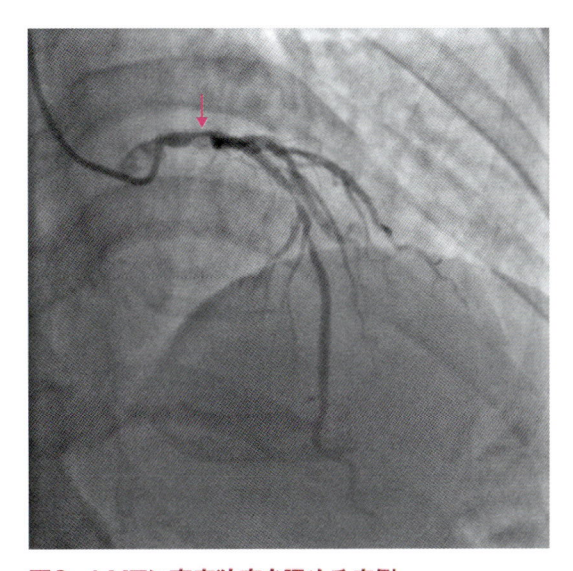

図2　LMTに高度狭窄を認める症例

73

1. 虚血性心疾患

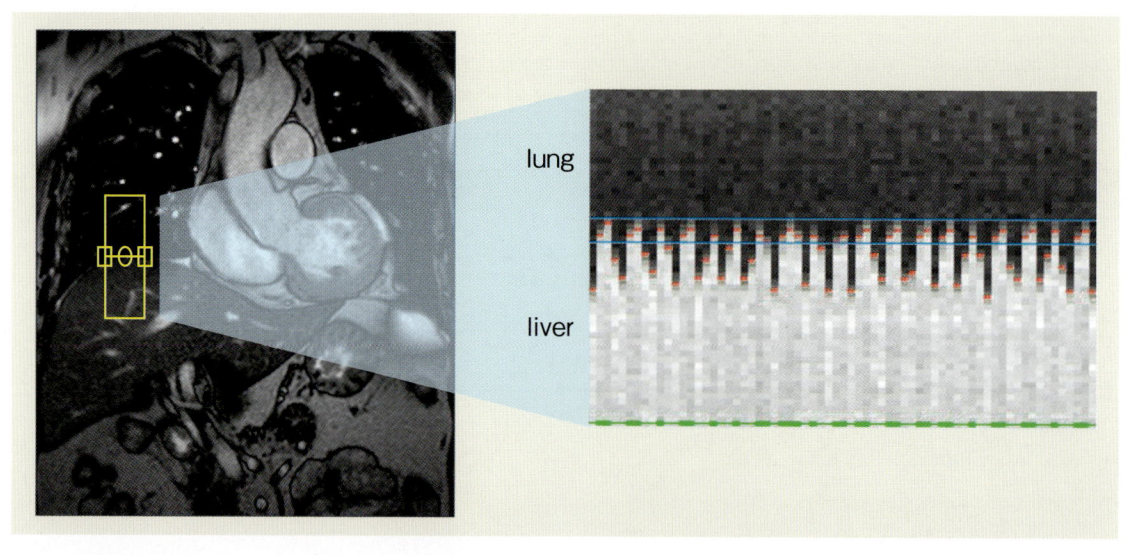

図3 ナビゲーターエコーガイド下，非呼吸停止撮影

心筋SPECTにて LMT病変を過小評価する理由

> 心筋血流SPECTにてLMT病変を過小評価している場合，心筋血流のバランスリダクションに起因することが多い．

バランスリダクションとは，心筋SPECTが心筋血流を相対的に表示するため，左室心筋血流量が全体的に低下していれば，偽性正常として描出されることを示す．LMT病変では左前下行枝領域と回旋枝領域の血流が低下するが，右冠動脈病変がなくても，とくに男性では下壁にみられる吸収の影響がバランスリダクションの一因となる．

心筋SPECTでLMT病変を過小評価するという事実に関してBermanらは，LMT病変を持つ患者のうち，56%に中等度から重度の血流欠損（負荷後像で>10%以上の血流欠損と定義している）がみられたにすぎず，有意な血流欠損がみられなかった患者が13%存在したと報告している[3]．またLMT病変の過小評価対策として，血流欠損のみを診断に用いるとLMT病変検出に対して低感度であり，吸収補正，心電図同期法から測定される左室機能低下や壁運動低下，肺野のトレーサー

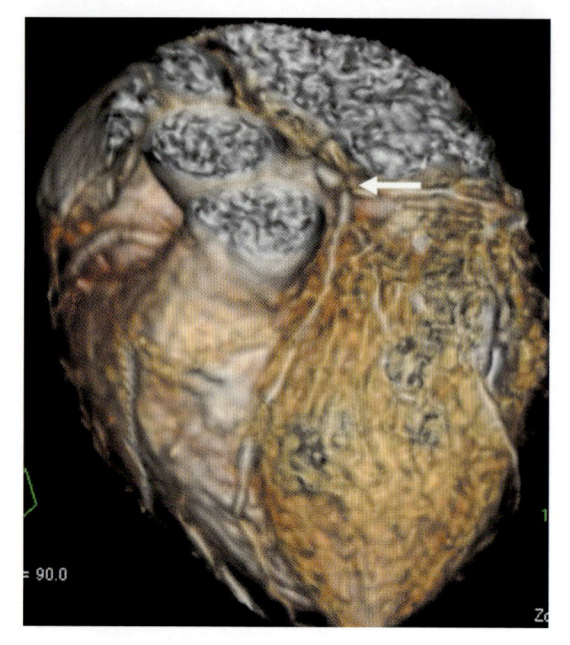

図4 ボリュームレンダリング画像

集積の亢進，多発性の血流欠損，TID比異常などが，その感度向上に寄与すると述べている．とくに血流欠損が中等度未満（5〜10%）であっても，TID比の異常を加えることによって，83%のLMT病変を検出できたと報告している．

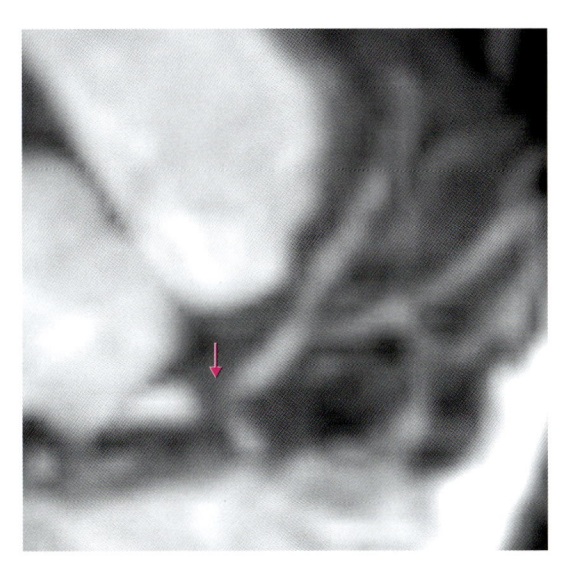

図5　MIP画像

表2　MDCTAと冠動脈MRAの比較

	MDCTA	冠動脈MRA
被曝	2～12mSv	なし
造影剤	ヨード造影剤	不要
空間解像度	0.4×0.4×0.4mm	1.1×1.1×1.5mm
石灰化病変	評価困難	描出可能
ステント内腔	評価可能	評価不能
プラーク評価	評価可能	評価不能
撮影時間	5～20秒	5～15分
撮影成功率	95%	85%
実質感度/特異度	60～70%/90～95%	81%/99%

明らかに異常とはいえないTID症例をみた場合の対処

> TID比がボーダーライン上の数字を示したときは、完全無侵襲の3D whole heart coronary MRAを推奨.

　TID比が正常と異常値のボーダーライン上にあったときに，報告書にただちにCAGを推奨するとは記載しにくい．血管造影などの侵襲的検査を行っても血行再建すべき病変が認められない場合が存在するからである．

　近年，MDCTによる冠動脈造影が頻繁に行われるようになり，このようなボーダーラインTID症

どのモダリティが最も優れているのか？ Point!

冠動脈疾患を診断するモダリティは複数あるが，やはり感度，特異度が問題になること，どのような治療法が選択されるべきか，などマネージメントまでを考慮に入れると，1つのモダリティだけでは役不足である．そのなかで心筋血流SPECTはマネージメントに役立つエビデンスに富んだモダリティであるが，MDCTAで可能となる冠動脈プラークの画像化はできず，複数のモダリティを組み合わせるのが最適かもしれない．

例においても威力を発揮すると考えられるが，依然として石灰化病変例，造影剤腎症，放射線被曝の問題が存在する．このような場合，当院では，完全無侵襲の3D whole heart coronary MRAという方法を推奨している[4]．通常の呼吸下で横隔膜部位のドリフトコレクションを行い，1件の撮影時間が10～15分の冠動脈のMRI撮影である（**図3**）．

　図4（**図2**と同一症例）は，フィリップス社製achieva 1.5T MRI装置で撮影した画像で，ボリュームレンダリングにてLMT高度狭窄病変が描出されている．MIP画像でも同部位の病変が明瞭に認識できる（**図5**）．

　表2に，MDCTAと冠動脈MRAの比較をまとめた．現状では，MRAは解像度の点でMDCTAには及ばないが，LMT病変であればMRAの解像度があれば十分である．MRAではステント挿入例でアーチファクトのため撮影が不可であり，また冠動脈プラークの情報もMRAでは得られない．今後の新しいシーケンスの開発に期待したいところである（⇒**Point!**）．

■引用文献

1. Berman DS, et al: Clinical application of nuclear cardiology. Clinical Gated Cardiac SPECT, 1st ed., Futura Publishing, New York, 1999: p.18.
2. Mollet NR, et al: High-resolution spiral computed tomography coronary angiography in patients referred for diagnostic conventional coronary angiography. Circulation 2005; 112: 2222-2225.
3. Berman DS, et al: Underestimation of extent of ischemia by gated SPECT myocardial perfusion imaging in patients with left main coronary artery disease. J Nucl Cardiol 2007; 14: 521-528.
4. Sakuma H, et al: Assessment of coronary arteries with total study time of less than 30 minutes by using whole-heart coronary MR angiography. Radiology 2005; 237: 316-321.

1. 虚血性心疾患

^{99m}Tc負荷心筋血流SPECTを腹臥位で撮影：背臥位よりも減弱アーチファクトが減少

福澤 茂
船橋市立医療センター循環器科

γ線の吸収・散乱の影響と補正

γ線は体内で吸収されるため，心臓核医学では画質の劣化に大きな影響を及ぼすが，補正は不可能に近い．

核医学画像はγ線を利用して作られるため，γ線の吸収と散乱の影響を受けることは避けられない．体内から放出されるγ線は体内で吸収を受ける．また，コンプトン効果によって方向が変化しエネルギーが減弱した散乱線となる（**図1**）．このように吸収と散乱は心臓核医学において画質の劣化に大きな影響を及ぼす（⇒**Point!**）．

とくに心筋SPECT画像では，吸収の影響を受けやすい下後壁や心基部側の減弱アーチファクトがしばしば認められる．また女性の乳房による前壁基部側の減弱アーチファクトも観察されることが多い．

心臓の周囲には肺，横隔膜，椎骨など，空気か

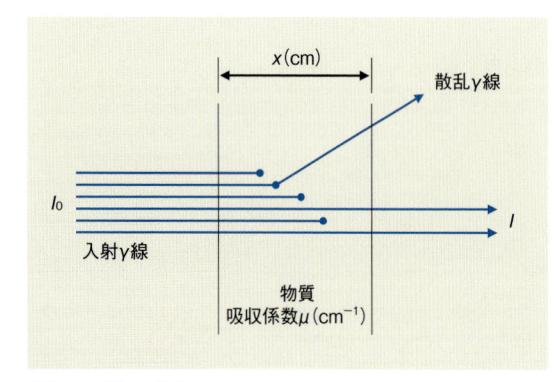

図1 γ線の吸収

減弱アーチファクト Point!

γ線が体内吸収されることにより，SPECT像において実際より集積が低下して見えるアーチファクトである．^{99m}Tcの場合，体内10cmの深さから放射されると，人体の吸収係数が水と同様と仮定すると80％は体内で吸収され，計測されるのは20％にすぎない．一方，体表近くから放射されるγ線は吸収が少なく大部分が画像情報として得られる．SPECTにおける吸収補正の必要性がここにある[1]．

ら骨までさまざまな吸収係数を持った組織が不均一に分布しているため，均一吸収体を想定した吸収補正は不可能である．そのため，精度の高い吸収補正を行うためにX線CTとSPECTカメラが一体となった装置によって，各断層面の吸収補正マップを得ることが必要である[2,3]．しかし，一般の臨床においては，装置の普及はほとんどなされていないし，処理時間の手間などもあり，臨床現場に反映されることは少ないのが現状である．

腹臥位撮像の導入 —poor-man's attenuation correction[4]

減弱アーチファクトを弱めるために，腹臥位撮像を追加すれば，吸収補正を行わなくても診断能は向上する．

心臓の周囲にはさまざまな吸収係数の組織が分布しており，正確な吸収補正にはトランスミッションCTによる体内吸収係数分布を得る必要がある．しかし，腹臥位により，横隔膜，肝臓が心臓から離れ，減弱アーチファクトが軽減されると

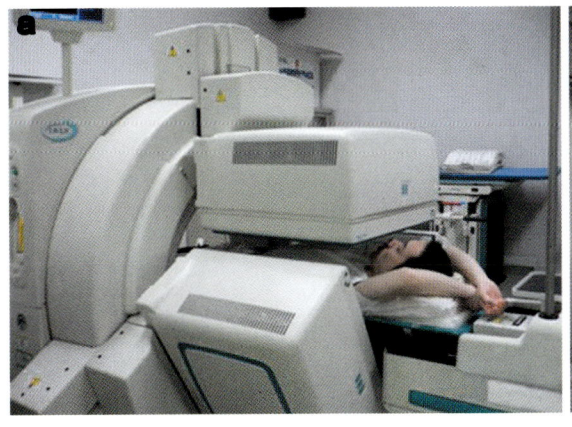

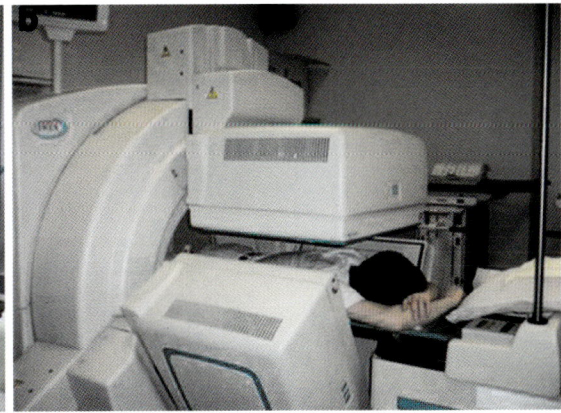

図2 背臥位撮像, 腹臥位撮像の体位
a：背臥位撮像, b：腹臥位撮像

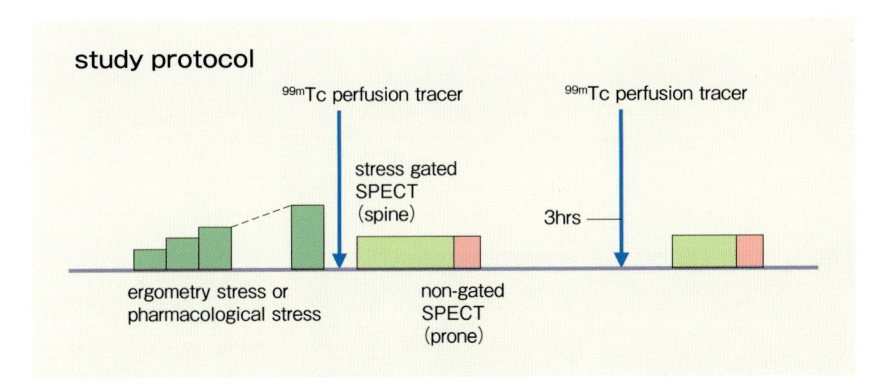

図3 筆者の施設における撮像手順

いう考えから, 吸収補正を行わなくても診断能をより向上させるため[3,4], 筆者の施設では従来の背臥位撮像に腹臥位撮像を追加することを2004年度から開始した.

図2にその撮像体位を示す. 図3にそのプロトコールを示すが, スループットを向上させるため, 背臥位像は心拍同期で行い, 腹臥位像は非同期で撮影している.

腹臥位撮像の診断能の評価

導入前の背臥位像のみ撮像した狭心症例連続100例 (S群) と腹臥位像導入後の狭心症例連続100例 (P群) を対象とし, 診断精度を向上させうるかどうかを検討し, 腹臥位撮像の臨床的価値を評価した. 心筋梗塞既往例, 血行再建既往例, 心臓弁膜症症例は除外した.

読影手順は以下のとおりである.

①projection dataをシネ像にて表示し, attenuationや体動などのアーチファクトを判別
②SPECT像 (背臥位) で欠損像およびfill-inの判定
③SPECT像 (腹臥位) で後下壁の判定 (腹臥位撮像導入後のみ)
④QGS断層像の動画像で壁運動の解析
⑤QGS-3D像での壁運動解析

> 腹臥位撮像を追加することで, 有意に回旋枝, 右冠動脈の感度が大きく改善した.

両群の冠動脈病変診断の結果を図4に示す. この結果から, 各冠動脈枝病変の診断精度を検討すると, 腹臥位撮像を追加することにより, 有意に回旋枝, 右冠動脈において感度が大きく改善していることが示された (図5～7).

一方, 腹臥位像における問題点も存在する. 一つは腹臥位像を撮像することにより, 検査時間

1. 虚血性心疾患

a

```
            S群 total n=100
          ┌──────┴──────┐
     有所見例 n=69      正常例 n=31
          │
     CAG非施行 n=3
   ┌──────┼──────┐
 SVD susp.  DVD susp.  TVD/LMT susp.
                              n=3
```

LAD: n=24
CAG significance: 22/24
LCX: n=6
CAG significance: 5/6
RCA: n=25
CAG significance: 14/25

LAD+RCA: n=7
LAD only: 4
LAD+RCA: 3
LAD+LCX: n=1
LAD+LCX: 1

b

```
            P群 total n=100
          ┌──────┴──────┐
     有所見例 n=52      正常例 n=48
          │
     CAG非施行 n=1
   ┌──────┼──────┐
 SVD susp.  DVD susp.  TVD/LMT susp.
                              n=1
```

LAD: n=22
CAG significance: 21/22
LCX: n=6
CAG significance: 5/6
RCA: n=20

LAD+RCA: n=2
LAD+RCA: 2

図4　腹臥位撮像導入前後100例の診断結果
a：腹臥位撮像導入前100例の診断結果
b：腹臥位撮像導入後100例の診断結果

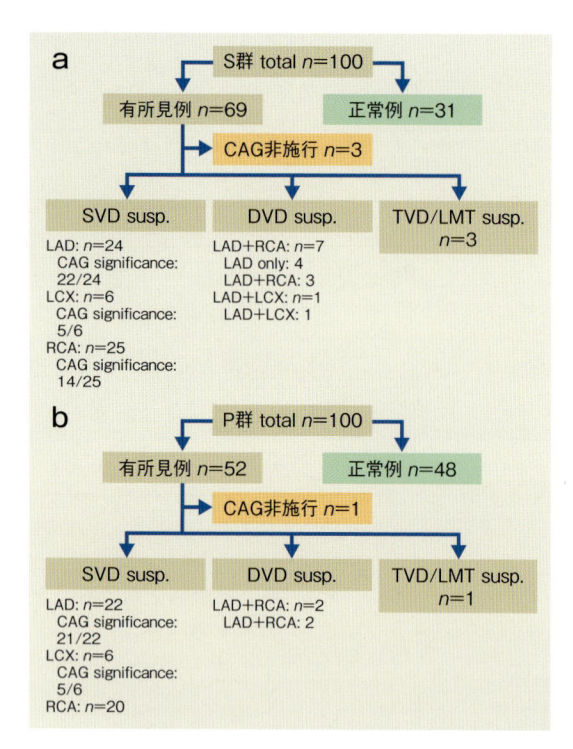

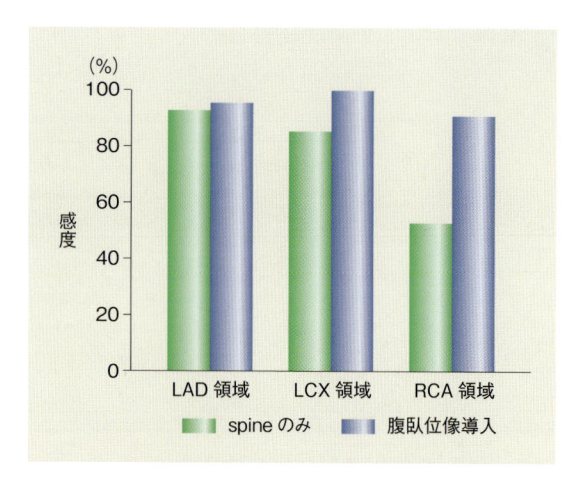

図5　腹臥位撮像導入による診断感度の変化

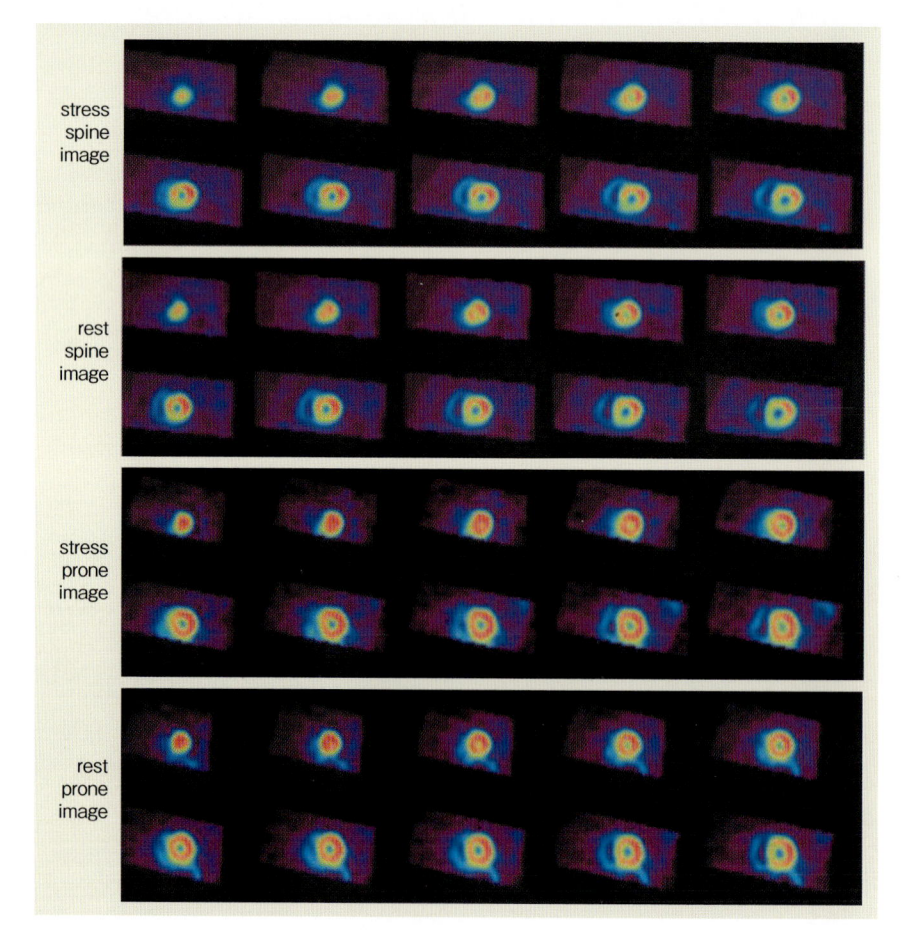

（LAD領域・LCX領域・RCA領域の感度棒グラフ：spineのみ／腹臥位像導入）

図6　背臥位と腹臥位のSPECT像（正常冠動脈）

56歳，男性．背臥位像では下壁に負荷像で虚血を認めfill-in陽性と判断したが，腹臥位像では虚血なしと診断された症例．冠動脈造影では正常冠動脈であった．

stress spine image
rest spine image
stress prone image
rest prone image

1．虚血性心疾患

stress spine image

rest spine image

stress prone image

rest prone image

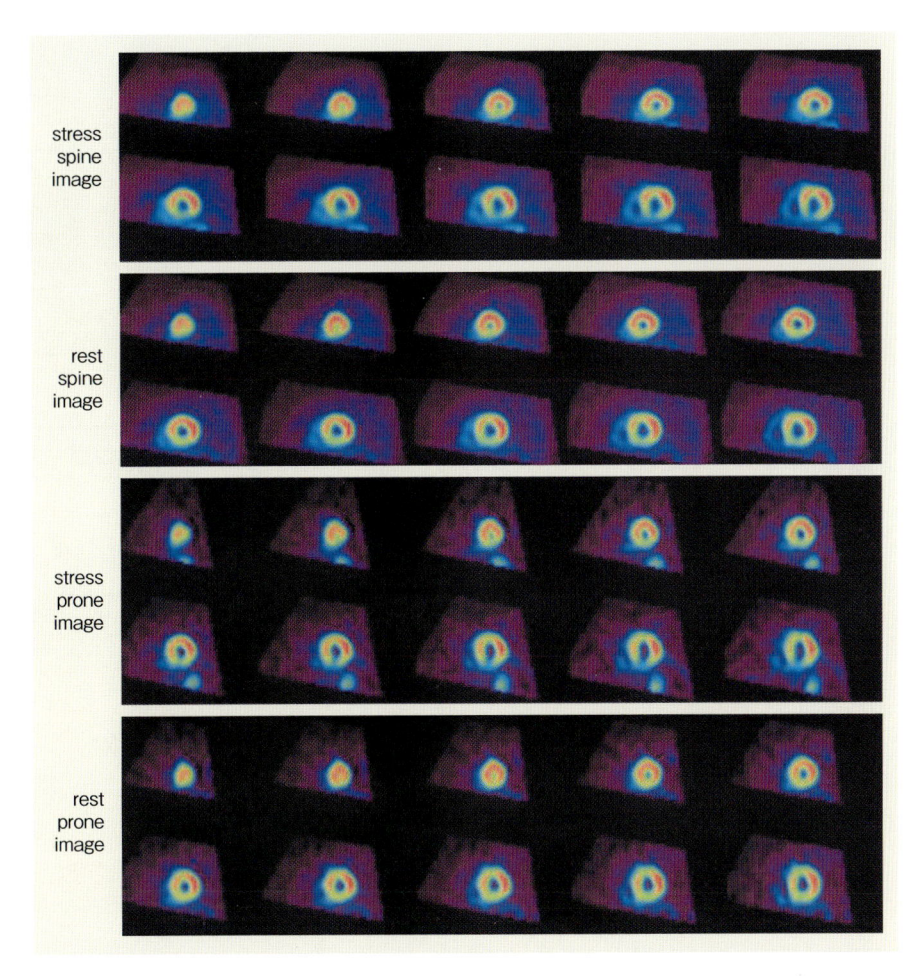

**図7
背臥位と腹臥位の
SPECT像（狭窄症例）**

68歳，男性．背臥位像では下後壁に血流欠損を認め，安静像にてもfill-in不十分と判断された．腹臥位撮像を加えると明らかにfill-inが認められ，虚血陽性と診断された．冠動脈造影では右冠動脈Seg3に99％の狭窄が認められた．

が長くなり，検査のスループットが悪くなる可能性である．しかし，非同期撮像で1症例10分ほどの延長ですみ，画像処理に与える手間は少なく，医師と技師の協力で十分補えると考える．

　また，腹臥位における患者の苦痛があり，体動によるアーチファクトが生じやすい．日本人では背臥位は日常習慣で慣れているが，腹臥位を長い時間とることは受け入れがたいと思われる．現在，タオル枕を入れるなどの患者の楽な体勢で検査を受けられるように工夫をしているが，さらに他の体位なども考案していくことも必要であろう．

　従来の撮像法に腹臥位像を付加することにより，横隔膜による心筋下後壁の減弱アーチファクトが改善された．腹臥位像を撮像することで，心筋虚血の診断能が有意に向上し，臨床的にも比較的容易に導入でき，有用な方法であることが示唆された．

■引用文献

1. 日本エム・イー学会編：吸収補正・散乱補正．核医学イメージング，第1版，コロナ社，2001; p.82-89.
2. Robert C, et al: The value and practice of attenuation correction for myocardial perfusion SPECT imaging: a joint position statement from the American Society of Nuclear Cardiology and the Society of Nuclear Medicine. J Null Med 2002; 43: 273-280.
3. Malkerneker D, et al: CT-based attenuation correction versus prone imaging to decrease equivocal interpretations of rest/stress Tc-99m tetrofosmin SPECT MPI. J Null Cardiol 2007; 14: 314-323.
4. Stowers SA, Umfrid R: Supine-prone SPECT myocardial perfusion imaging: the poor man's attenuation compensation. J Null Cardiol 2003; 10: 338.

1. 虚血性心疾患

脂肪酸代謝イメージング：
安静時には異常が検出されない患者や，負荷試験ができない患者の虚血検査

玉木長良，吉永恵一郎
北海道大学大学院医学研究科・病態情報学講座・核医学

核医学検査と心筋エネルギー代謝

> PET検査により，in vivoで心筋のエネルギー代謝が解析できるようになった．

　最近の画像診断法の進歩は目覚ましく，非侵襲的に冠動脈狭窄病変を描出できるようになった．なかでも微量の放射性同位元素（RI）で標識された放射性医薬品を体内に投与し，その体内挙動をガンマカメラで撮像する核医学検査法は，簡便に心筋血流評価や負荷時血流分布を映像化できる手法として，虚血性心疾患の診断評価に不可欠である．また，核医学検査は血流や機能を超えた分子・細胞機能を映像化できる方法としても注目されている[1,2]．ここでは心筋脂肪酸代謝イメージングについて紹介する．

　心筋のエネルギー代謝の研究は古く，臨床では冠動静脈の採血により解析が進められてきた．心筋エネルギー代謝の解析をin vivoで可能にしたのがPETである．心筋では血液中の遊離脂肪酸とブドウ糖をおもなエネルギー源とするが，おのおのの代謝を[11]C標識パルミチン酸と[18]F標識FDGの心筋内挙動から解析することが可能である．

脂肪酸代謝イメージングとBMIPP

> 脂肪酸代謝は虚血心筋や虚血回復後の心筋でも抑制されるため，虚血の診断だけでなく，虚血の既往も判定できる．

　虚血心筋では脂肪酸代謝が抑制され，ブドウ糖代謝がおもなエネルギー源となる．また虚血の回復後も脂肪酸代謝が抑制された状態がしばらく継続するとされる[3]．これを利用して，脂肪酸代謝イメージング（fatty acid metabolic imaging）は虚血の診断や虚血の既往を判定する際に利用される．

　脂肪酸代謝を映像化する方法として[11]C標識パルミチン酸を用いたPET検査が用いられてきたが，脂肪酸は[123]I標識脂肪酸でも脂肪酸代謝解析が可能であるため以前から研究が進んでいる．なかでも[123]I-β methyl iodophenyl pentadecanoic acid（BMIPP）は心筋集積・保持性が高く，その集積から脂肪酸の取り込みと代謝を反映できる製剤として，日本で臨床応用が開始されたSPECT用製剤である[4,5]（図1）．

　BMIPPの臨床的検討では，虚血性心疾患や心筋症などでタリウムの血流分布よりも低下する解離所見を高頻度に認めている[4,5]．これは，心筋障害の際に脂肪酸代謝はその早期から障害を受けるためと考えられ，この点で障害心筋を早期に検出できる可能性がある．

　とくに急性心筋梗塞例でBMIPPと血流の解離

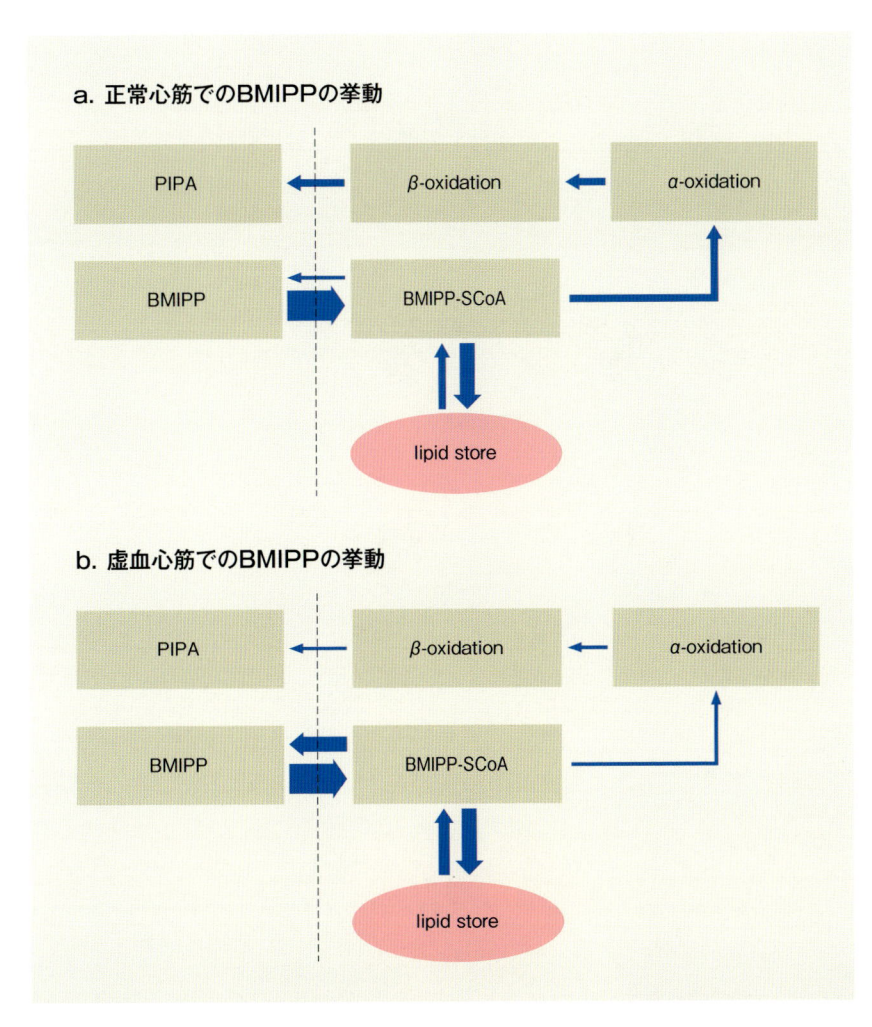

図1 正常心筋および虚血心筋でのBMIPPの心筋内の挙動

a. 正常心筋でのBMIPPの挙動

b. 虚血心筋でのBMIPPの挙動

正常心筋（a）に比べて虚血心筋（b）では血液に戻る逆拡散（back diffusion）が増加し，心筋への集積が低下する．

を示す領域は，その後，機能回復することも示されており，可逆的虚血心筋を反映していると考えられる[4,5]．これは，虚血再灌流後の心筋では血流が改善しても代謝異常が遷延する現象を応用したものである．

同様の原理で，心筋梗塞の既往がなくても，高度の虚血安静時にBMIPPの集積低下がみられることも示されている．このような領域は，不安定狭心症で高率にみられ，壁運動低下を示し，冠動脈に高度狭窄を伴う頻度も高い[4,5]（⇒Point!）．

安静時の虚血診断

とくに注目されるのは，前述したように過去の虚血の既往をとらえるischemic memory imagingの応用であろう（図2）．筆者らは，胸痛で来院し

Point! 負荷試験ができない患者の虚血診断や，虚血後の重症度判定ができる

BMIPPの集積低下は，梗塞例ではリスク領域を同定でき，虚血後の症例では虚血の既往（ischemic memory imaging）をとらえる可能性を示している．また，安静時の検査では，高度虚血領域を代謝異常としてとらえることが可能なため，今後は虚血性心疾患の診断とともに重症度の判定にも役立つことが期待できる．

急性心筋梗塞を除外できた症例に，安静時心筋血流イメージングとBMIPPイメージングの両者を行ったところ，虚血性心疾患を有する症例の約70%をBMIPPの集積異常としてとらえることができた（図3）[6]．この成績は，負荷心筋血流イメージングほど高い成績ではなかったが，安静時血流

1. 虚血性心疾患

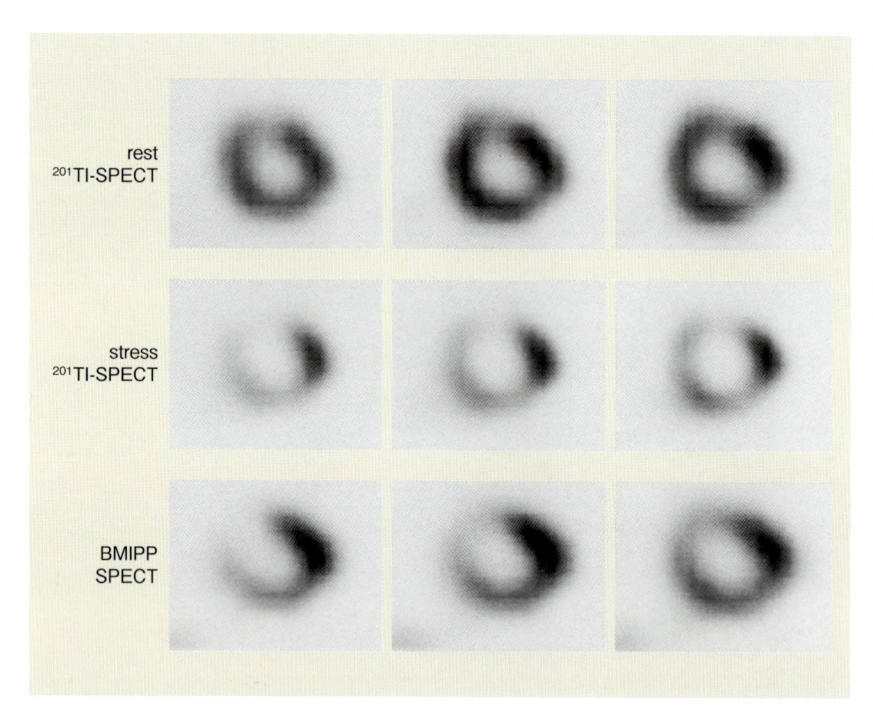

図2 不安定狭心症に施行した安静時および運動負荷タリウムSPECT短軸像および安静時BMIPP-SPECT短軸像

タリウム負荷時にみられる前壁，中隔領域の一過性虚血病変が安静時BMIPPでも同定できる．

イメージングよりは優れた成績であった[7]．

> 不安定狭心症や冠攣縮性狭心症などでも，BMIPP検査は代謝異常としてとらえることができる．

BMIPP検査は安静時において虚血領域を代謝の異常領域として同定でき，とくに負荷のかけにくい不安定狭心症や高齢者などへの応用に期待がかかる．また冠攣縮性狭心症では，運動などの通常の負荷では必ずしも冠攣縮を誘発することができず，多くの場合には異常を検出することができない．むしろ虚血の既往を代謝異常としてとらえることのできるBMIPP検査法はこのような病変を同定するうえで役立つ[4,5]．

最近では，負荷のかけにくい症例や，負荷では虚血を証明しにくい症例などでBMIPP検査が好んで用いられる傾向にある．

また，腎透析症例に合併しやすい虚血性心疾患の同定にも，安静時の検査で安全に施行可能なことから，BMIPPが虚血性心疾患の合併の有無の検索に利用され始めている．とりわけ腎透析を受けている症例では高頻度にBMIPPの異常を呈しており，その多くは冠動脈狭窄を伴っていること

が示されている[8]．さらには，腎透析症例のうちBMIPP検査で大きな異常を呈する例では，その後，心臓死など重篤な合併症を生じることが多く，積極的な治療が必要であることも報告されている[9]．

> 重症度が判定できるため，正確な治療方針や治療効果の確認が可能になる．

最近では症例も多く蓄積され，BMIPP所見と虚血性心疾患におけるその後の予後との関係も報告されるようになっている[10,11]．

BMIPPはアメリカで開発され，日本で臨床応用されるようになった薬剤である．日本での優れた臨床成績に刺激され，アメリカでも臨床応用が開始されており，今後の成果に期待がかかる[12]．

とくに心筋虚血病変を代謝異常としてとらえることができるのは，トレーサを安全に細胞内に取り込ませてその画像を評価することができる核医学独特の特徴といえるかもしれない．これらの画像情報が単なる疾患の診断だけでなく，重症度，治療方針の決定，治療効果などに正確かつ適切な情報を提供することが期待される．

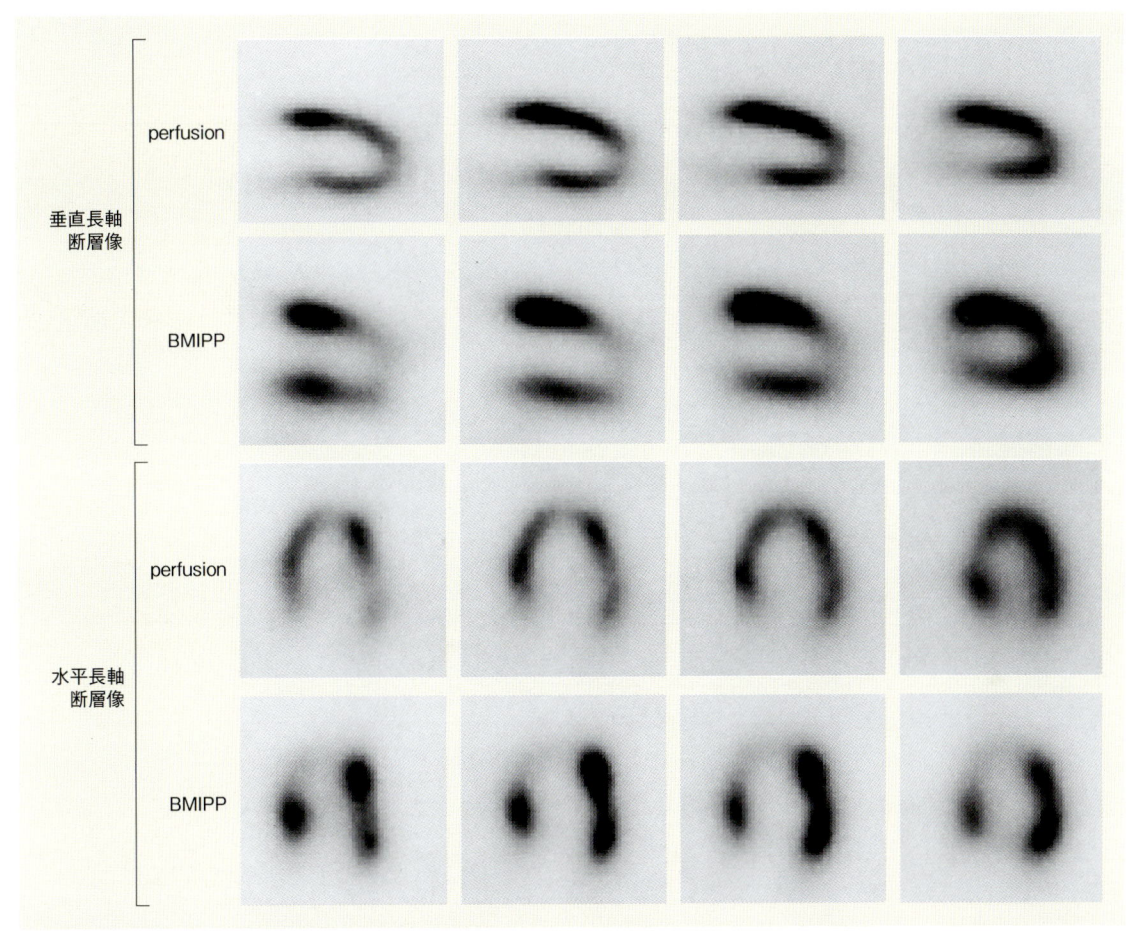

図3 胸痛で来院した不安定狭心症患者の来院時の安静時心筋血流SPECTと翌日に施行したBMIPP SPECT

明瞭な血流低下がみられないが，BMIPPでは前壁に集積低下が認められる．冠動脈造影ではLADの有意な狭窄病変がみられた．

(Kawai Y, et al. 2001[6]) を改変)

■引用文献

1. 玉木長良編著：心臓核医学の基礎と臨床，改訂版，メジカルセンス，2003．
2. 玉木長良，森田浩一：Positron emission tomography (PET). 冠動脈の臨床（上）．日本臨床 2003; 61（増刊4）: 377-386.
3. Schwaiger M, et al: Sustained regional abnormarities in cardiac metabolism after transient ischemia in the chronic dog model. J Am Coll Cardiol 1985; 6: 336-347.
4. Tamaki N, et al: The role of fatty acids in cardiac imaging. J Nucl Med 2000; 41: 1525-1534.
5. Tamaki N, et al: The Japanese experience with metabolic imaging in the clinical setting. J Nucl Cardiol 2007; 14: S145-152.
6. Kawai Y, et al: Significance of reduced uptake of iodinated fatty acid analogue for the evaluation of patients with acute chest pain. J Am Coll Cardiol 2001; 38: 1888-1894.
7. Kawai Y, et al: Diagnostic value of ^{123}I-betamethyl-p-iodophenyl-pentadecanoic acid (BMIPP) single photon emission computed tomography (SPECT) in patients with chest pain. Circulation J 2004; 68: 547-552.
8. Nishimura M, et al: Myocardial scintigraphy using fatty acid analogue detects coronary artery disease in dialysis patients. Kidney Int 2004; 66: 811-819.
9. Nishimura M, et al: Prediction of cardiac death in hemodialysis patient by myocardial fatty acid imaging. J Am Coll Cardiol 2008; 51: 139-145.
10. Matsuki T, et al: Prognostic value of fatty acid imaging in patients with angina pectoris without prior myocardial infarction. Eur J Nucl Med 2004; 31: 1585-1591.
11. Chikamori T, et al: Diagnostic and prognostic value of BMIPP imaging. J Nucl Cardiol 2007; 14: 111-125.
12. Dilsizian V, et al: Metabolic imaging with beta-methyl-p-[123I]-iodophenyl-pentadecanoic acid identifies ischemic memory after demand ischemia. Circulation 2005; 112: 2169-2174.

1. 虚血性心疾患

負荷心エコー法で予後の評価はどこまで可能か

津田有輝，竹内正明，尾辻 豊
産業医科大学第2内科学

負荷心エコー法の現状

負荷心電図よりも正診率が高く，負荷心筋シンチよりも簡便で安価である．

負荷心エコー法は，冠動脈疾患患者個々の症例の重症度に応じた治療方針を決定するためのリスク層別化や，退院後の生活指導や社会復帰のための予後推定を決定するうえで重要なモダリティである．ACC/AHA 2003年のガイドラインでも，負荷心エコー法による予後評価はclass I（有効であることが証明されている）とされている．負荷心エコー法の適応を**表1**にまとめた．

負荷心エコー法は，負荷心電図に比べて心筋虚血の部位を同定し，その重症度を正確に評価することが可能であり，また負荷心筋シンチグラフィに比べて簡便で，放射線被曝の問題もなく繰り返し施行可能で，低価格に実施できる長所がある．

負荷心エコー法は，運動負荷法，薬物負荷法，ペーシング負荷法の3つの方法に大別できる（**表2**）．日本では，運動負荷法および薬物負荷法が広く用いられている．運動負荷法は，薬物負荷法に比べて負荷が容易で生理的であるが，トレッドミル負荷法では最大負荷時に画像を収集することはきわめて困難であり，負荷直後の短い時間（60～90秒）以内に画像を記録しなければならない．一方，エルゴメーター負荷法は負荷中や最大負荷時にも画像収集が可能であるが，心拍数を上昇させる点ではトレッドミル負荷法のほうが優っている．

表1　負荷心エコー法の適応

1) 冠動脈疾患の評価
   ① 心筋虚血の診断
   ② 心筋 viability の診断
   ③ 予後評価
2) 非冠動脈疾患患者における心筋 viability 診断による予後評価
3) 弁膜症疾患の評価
   ① 心機能の低下した大動脈弁狭窄症患者の狭窄の重症度診断
   ② 僧帽弁狭窄症患者の機能評価
   ③ 僧帽弁閉鎖不全症患者の心予備能評価
4) 非心臓手術前の術前リスク評価

表2　負荷心エコー法の種類

1) 運動負荷法
   ① 動的負荷：エルゴメーター，トレッドミル
   ② 静的負荷：ハンドグリップ
2) 薬物負荷法
   ① カテコラミン：ドブタミン，イソプロテレノール
   ② 血管拡張薬：ジピリダモール，アデノシン，アデノシン三リン酸（ATP）
   ③ エルゴノビン
3) ペーシング負荷法：経食道ペーシング，右室ペーシング

薬物負荷法は，運動が十分にできない症例にも実施可能であり，運動負荷法に比べて呼吸や体動の影響を受けず，比較的良好な画像を得やすい．負荷で生じた一過性の局所壁運動異常を精度よく検出する点では，運動負荷法およびドブタミン負荷法が優れている．アデノシン負荷法やジピリダモール負荷法は，壁運動異常検出の点ではやや精度が劣るため，冠血流予備能測定などに用いられることが多い．

運動負荷法はドブタミン負荷法に比べ，左室腔の拡大や左室全体の収縮低下，心電図異常がより高頻度に認められるなど，反応に違いがあることが報告されている．そのため各負荷法の特性を十分理解して検査に臨む必要がある（⇒**Point!**）．

1. 虚血性心疾患

> **Point!**
> 正診率は
> 負荷心筋シンチと同等
>
> 運動負荷法，ドブタミン負荷法の冠動脈疾患検出における正診率は，冠動脈造影をゴールドスタンダードとすると，トレッドミル負荷法，エルゴメーター負荷法，ドブタミン負荷法など，各種負荷方法の違いに関わらず，いずれの検査法でも80〜90％と高い値を示しており，これは負荷心筋シンチグラフィとほぼ同等の診断能といえる．

予後推定のための負荷心エコー法

> 負荷心エコー法は，全イベントの予測には有用であるが，重症心血管イベントの予後予測は困難な場合もある．

運動負荷心エコー法による予後評価

Mayo Clinicにおける1,325名の運動負荷法正常群では，その後3年間の心臓イベント発症率が3％未満であり，1人あたりのイベント／年発症率は0.9％以下であった[1]．また，冠動脈疾患の可能性が高い症例群でも，運動負荷法正常群は異常群に比べて1年後のイベント発生率が2％：17％，3年後のイベント発生率が4％：25％と，有意に予後良好であった．**表3**は，冠動脈疾患もしくは疑い症例の，運動負荷法を含む各種負荷心エコー法を用いた予後評価である[2]．

薬物負荷心エコー法による虚血性心疾患患者の予後評価

Pingitoreらは，冠動脈疾患が判明または疑われる460例にジピリダモール負荷法とドブタミン負荷法の両方を施行，平均38か月間観察し，両検査の予後推定能力を評価した[3]．それによると，観察期間中に80件の心イベントが発生し，ドブタミン負荷法とジピリダモール負荷法の陰性的中率は83％，84％，陽性的中率は17％，19％であり，両者は同等の予後推定能力であった．

18件の心臓死のみについての単変量解析では，ジピリダモール負荷ピーク時の壁運動スコア指数（WMSI）が最も強い予後規定因子となり，次いでドブタミン負荷ピーク時のWMSIが予後規定因子に選ばれた．ステップワイズ法による多変量解析でもジピリダモール負荷ピーク時のWMSIが心臓死の最も強力な予後規定因子となり，ドブタミン負荷ピーク時のWMSIは心臓死と心筋梗塞および血行再建術3つを合わせたイベントの最も強力な予後規定因子であった．

しかし一方，心臓死18件を詳細にみると，ジピリダモール負荷陽性群：陰性群では12件：6件（5.7％：2.3％，$p=NS$），ドブタミン負荷陽性群：陰性群では10件：8件（4.5％：3.3％，$p=NS$）の割合で心臓死が発生しており，心臓死発生件数に関してはジピリダモール，ドブタミン負荷ともに陽性群と陰性群の2群間に有意差がなかった．同様に非致死的心筋梗塞発症件数に関してもジピリダモール負荷陽性群：陰性群では13件：9件（5.1％：4.3％，$p=NS$），ドブタミン負荷陽性群：陰性群では13件：9件（5.3％対4.1％，$p=NS$）

表3 冠動脈疾患もしくは疑い症例の負荷心エコー法の予後評価

	負荷法	患者数	観察期間（月）	イベント発生率（％）		イベント（％）	
				負荷陽性	負荷陰性	感度	特異度
Krivokapich, et al（1993）	トレッドミル	360	12	34	9	45	91
Mazeika, et al（1993）	ドブタミン	51	24±4	68	23	74	71
Afridi, et al（1994）	ドブタミン	77	10	50	13		
Poldermans, et al（1994）	ドブタミン	430	17±5	26	13		
Picano, et al（1989）	ジピリダモール	539	36	26 hd / 41 ld	6		
Amanullah, et al（1993）	エルゴメーター	36	30±6	81	33	77	71

hd：高容量ジピリダモール，ld：低容量ジピリダモール
運動負荷および薬物負荷法とも負荷陽性群で高いイベント発生率を示し，その特異度は70％程度である． （Marwick T, et al, 1996[2]より）

1. 虚血性心疾患

表4　大血管手術患者の周術期リスク評価における負荷心エコー法の有用性

	負荷法	患者数	陽性的中率（%）	陰性的中率（%）	心イベント
Tischler, et al（1991）	ジピリダモール	109	78	99	CD, MI, UAP, HF
Williams, et al（1995）	ジピリダモール	130	38	97	MI, UAP
Lane, et al（1991）	ドブタミン	57	21	100	CD, MI, UAP
Poldermans, et al（1995）	ドブタミン	300	38	100	CD, MI, UAP, HF
Lalka, et al（1992）	ドブタミン	60	29	95	CD, MI, UAP
Davila-Roman, et al（1993）	ドブタミン	93	83	100	CD, MI, UAP, HF
Eichelberger, et al（1992）	ドブタミン	70	19	100	MI, UAP
Langan, et al（1993）	ドブタミン	74	17	100	MI

CD：心臓死，MI：心筋梗塞，UAP：不安定狭心症，HF：うっ血性心不全．
ジピリダモール負荷およびドブタミン負荷法とも，95%以上の高い陰性的中率を有していた．
（Marwick T, et al, 1996[5]）より）

であり，ジピリダモール，ドブタミン負荷ともに負荷陽性群と陰性群の2群間に有意差がなかった．

これらのことから，ジピリダモールおよびドブタミン負荷心エコー法は，ともに心イベントの予後を予測するうえで有用であるものの，一方で心臓死や非致死性心筋梗塞といった重症心イベントに関しては，陰性例からの発症も少なからず存在し，予測困難症例があることも留意しておく必要があると考えられる．

急性心筋梗塞後のリスク評価および予後推定

急性心筋梗塞直後には，多くは運動負荷が困難であるため薬物負荷法，とくにドブタミン負荷法が用いられることが多い．

Sicariらが1,681名の急性心筋梗塞後患者を対象に多施設前向き調査で行ったジピリダモールまたはドブタミン負荷心エコー法の平均16か月の予後調査[4]によると，負荷陽性群では71件/884例，負荷陰性群では40件/797例のハードイベント（総死亡＋非致死性心筋梗塞）が発生（8%：5%，$p=0.014$）し，負荷陽性群が有意に発生率が高かった．不安定狭心症による入院は負荷陽性群では112件，陰性群では52件が発生し（12.6%：6.5%，$p=0.001$），有意に負荷陽性群での発生率が高かった．また，総死亡の独立した予後規定因子として年齢，狭心症の既往に加え，負荷ピーク時のWMSIと虚血誘発時の薬物負荷量が選ばれており，ジピリダモールまたはドブタミン負荷法が予後推定に有用な役割を果たすことが理解できる．

しかしこの報告では，総死亡49件はすべての原因による死亡を意味しており，そのうち心臓死は22件のみであり，詳細は不明である．心臓死のみの予後推定の記載はなく，この多施設前向き試験からも心臓死といったハードイベントを負荷心エコー法を用いて正確に判定することは困難であると思われる．

大血管手術患者のリスク評価

大血管手術の周術期には，術前に心筋梗塞などの心イベント発生を正確に予測することがきわめて重要である．薬物負荷心エコー法を用いた心イベント発生の陰性的中率は，ドブタミンもジピリダモール負荷法も同等の95%以上であり（**表4**）[5]，臨床的な危険因子が1つ以上ある症例にドブタミン負荷法を施行した場合，陰性群では周術期のイベント発生率は1%であった．

Kertaiらは，種々の負荷検査により8,119症例で周術期のイベント発生について検討した結果，総合的にみるとドブタミン負荷法が血管手術のリスク評価において最も好ましい方法であると結論づけている[6]．またPoldermansらは，ドブタミン負荷陽性群のうち壁運動異常が年齢予測心拍数の70%以上で誘発された群では周術期イベント発生率が16%であるのに対し，70%以下で誘発された群では67%で，かつ死亡率も16.7%と高率であることを報告している[5]．さらに，ドブタミン負荷陰性群の大血管手術患者は，周術期のみならず2年後の長期イベント回避率も95%と良好な予後

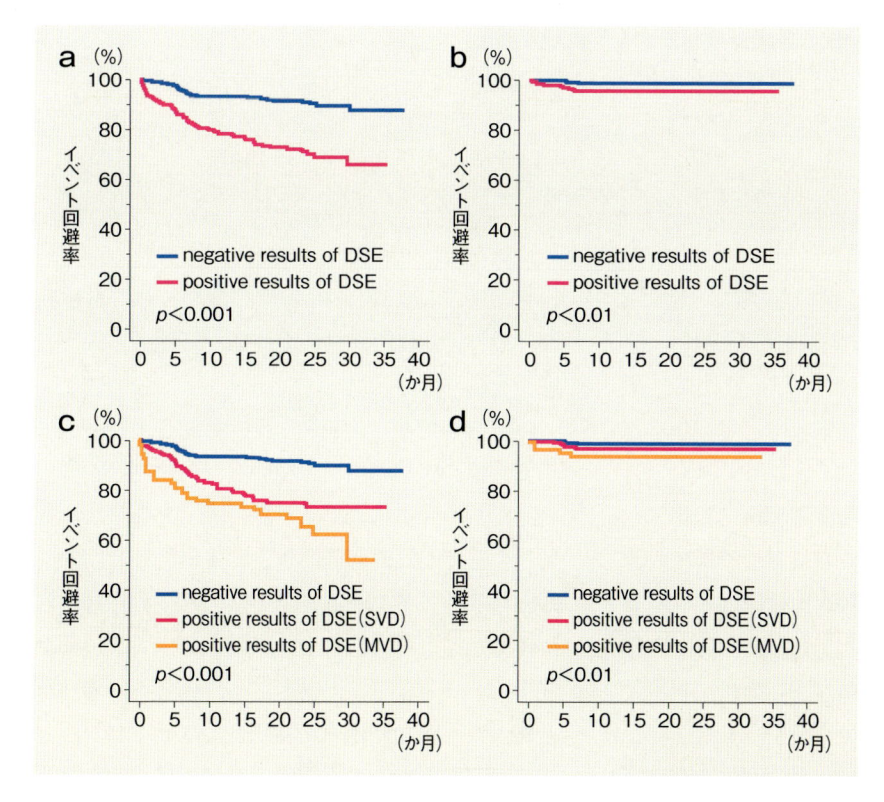

図 ドブタミン負荷心エコー法によるイベント回避率の評価

イベントはハードイベント（＝心臓死，非致死性心筋梗塞），不安定狭心症，心不全による入院，および晩期血行再建術（ドブタミン負荷心エコー法の施行から3か月以降）施行と定義した．aおよびbはドブタミン負荷陽性群と陰性群の2群に分類し，aは総イベントおよびbはハードイベントでのイベント回避率を検討した．またcおよびdはドブタミン負荷陽性群をさらに冠動脈一枝病変領域に陽性所見が出現した群と多枝病変領域に陽性所見が出現した群に分類し，cは総イベントおよびdはハードイベントでのイベント回避率を示した．

であり，多変量解析でもドブタミン負荷法での新たな壁運動異常出現は重要な予後規定因子であった．

これらのことから，ドブタミン負荷法は，大血管手術患者のリスク層別化と予後推定に有用であることが理解できる．しかし，大血管手術患者を糖尿病あるいは心筋梗塞既往の2つの臨床的危険因子の有無で2群に分けてドブタミン負荷心エコーを施行した場合，臨床的危険因子（＋）群ではドブタミン負荷陰性群のイベント発生率は7％，陽性群では40％（$p<0.01$）であった．一方，危険因子（－）群ではドブタミン負荷陰性群4％，陽性群5％（NS）であった．つまり，低リスク群の大血管手術症例では，ドブタミン負荷心エコー法の結果が陽性でも，周術期イベント発生率および長期予後が必ずしも悪いわけではないことがわかる．

負荷心エコー法の予後推定は日本人でも可能か

> ドブタミン負荷により，施行後半年以内のハードイベントは高率に予測可能だが，1年以上経過すると予測が困難になる．

日本では，大規模な負荷心エコー法の予後評価を行った報告が少ない．筆者らがドブタミン負荷法を施行した890例，平均15か月の予後調査[7]では，128件の総イベント（ハードイベント21＋不安定狭心症40，心不全による入院29，負荷心エコーから3か月以上経過した晩期血行再建術38）が発生し，うちハードイベントは心臓死17，非致死性心筋梗塞3，心室細動1の計21件であった．

Kaplan-Meier法による3年総イベント回避率（図のa）はドブタミン負荷陰性群では87％であったが，陽性群では66％と有意（$p<0.001$）に予後不良であり，またドブタミン負荷陽性群を冠動脈一枝病変領域陽性所見群と多枝病変領域陽性所見

表5 ドブタミン負荷心エコー法の多変量解析による予後規定因子

予後規定因子	総イベント			ハードイベント		
	ハザード比	95%信頼区間	p	ハザード比	95%信頼区間	p
ドブタミン陽性	2.5	1.7-3.67	<0.001	6.75	2.79-16.35	<0.001
ピークWMSI>1.5	2.44	1.6-3.72	<0.001			
年齢>70歳				3.31	1.31-8.34	<0.01

群に分けて負荷陰性群との3群で比較すると，3年総イベント回避率は一枝病変群では73％，多枝病変群では52％（$p<0.001$）であり検査結果が同じ陽性群でも虚血範囲が広いほど予後が不良であった（図のc）．

ドブタミン負荷陽性は，多変量解析にて総イベントおよびハードイベント両方における最大の予後規定因子（表5）であり，心血管系のイベント発生率が欧米人に比べ低率であるとされている日本人でも，負荷心エコー図法が予後評価に有用であることが判明した．

しかし，Kaplan-Meier法による3年間のハードイベントの回避率をみてみると，ドブタミン負荷陰性群では98％であったが陽性群では96％であり有意差（$p<0.01$）はあるもののその違いはわずかであった（図のb）．同様に冠動脈病変領域の広がりにて3群に分類したハードイベント回避率では，一枝病変群では96％，多枝病変群では94％でありこちらも有意差（$p<0.01$）はあるもののその差は軽度であった（図のd）．さらに観察期間を延ばした検討ではハードイベントは4件ふえ総計25件となり，ドブタミン負荷陽性群：陰性群は14：11（2.7％：2.9％，$p=NS$）件で，発生件数に関しては2群間では有意差がなかった．これらを個々に詳細に検討したのが表6および表7である．

ハードイベントが発生したドブタミン負荷陽性群と負荷陰性群とを比較すると，負荷陽性群で平均の年齢74歳（陰性群70歳）および安静時WMSI 1.61（陰性群1.18）が高く，逆にダブルプロダクト（DP＝年齢予測心拍数×収縮期血圧）18062.4（陰性群20840.2）と観察期間日数206.8日（陰性群540.3日）は有意に低かった．β遮断薬の投与や血行再建術の既往などには両群間で有意差を認めなかった．

以上の結果から，ドブタミン負荷心エコー法は不安定狭心症や心不全，晩期血行再建術といった心イベント発生は高率に予測可能であるが，心臓死および非致死的心筋梗塞といった急性冠症候群が関与するイベントに関してはその予測はかなり困難であると考えられる．またドブタミン負荷陰性群でハードイベントをきたした場合は，陽性群と比べて明らかに観察期間が長くなっており，ドブタミン負荷後の半年以内のハードイベントは高率に予測可能であるが，1年以上経過すると予測困難になると考えられた．ドブタミン負荷陽性群14件中4件に冠動脈造影検査が施行され，4件とも75～100％の狭窄病変を有していた．一方，ドブタミン負荷陰性群では11件中3件に冠動脈造影検査が施行されたが，いずれも冠動脈三枝ともに有意狭窄はなく，このことからも急激な冠動脈病変の変化による血流の突然の阻止や減少により心筋虚血が惹起された結果生じる急性冠症候群がドブタミン負荷陰性群のハードイベント発生に強く関与したと考えられる．

また筆者らは，糖尿病患者を対象とした予後評価も行った[8]が，ドブタミン負荷陰性群でも検査施行2年後から心イベントが出現してくることがわかっており，糖尿病症例では負荷陰性であっても2年後には新規病変の検出，予後を予測するうえで，再度検査を施行すべきであると考えられた．さらに筆者らは，性差に関する予後も検討した[9]ところ，男女ともに総イベントではドブタミン負荷陽性が予後規定因子となったが，ハードイベン

1. 虚血性心疾患

表6 ドブタミン負荷陽性にてハードイベントをきたした14例の詳細

歳・性	イベント	r-WMSI	中止基準	β遮断薬	DP	観察期間（日）	PCI歴	冠動脈造影
70M	CD	1.19	その他	＋	22,890	32	なし	未施行
82M	CD	2.38	THR	−	10,810	18	なし	未施行
58M	CD	1.38	THR	−	27,984	187	なし	未施行
88F	CD	1.88	40γ＋A	＋	19,320	27	PCI	#3：100％, #7：100％, #11：75％
64M	CD	1.00	new WMA	−	15,120	1,586	なし	#1：100％
85M	CD	1.06	40γ＋A	−	18,190	201	なし	未施行
82M	CD	2.00	THR	−	12,240	65	なし	未施行
70M	CD	1.09	THR	−	23,328	140	なし	#3：75％, #5：75％, #13：75％
59M	CD	2.28	THR	−	11,200	106	なし	未施行
71F	CD	1.00	THR	−	33,250	161	なし	未施行
74M	CD	2.09	THR	−	16,640	3	CABG	未施行
80M	CD	1.00	THR	−	13,680	32	なし	#2：75％, #5：75％, #6：50％, #13：75％
72M	CD	2.25	THR	−	13,974	199	なし	未施行
81M	NF-MI	1.94	THR	−	14,248	138	なし	未施行

CD：心臓死，NF-MI：非致死的心筋梗塞，r-WMSI：安静時WMSI，THR：年齢予測心拍数，40γ＋A：40γドブタミン＋アトロピン投与，new WMA：新たな壁運動異常出現，DP：THR×収縮期血圧，PCI：冠動脈インターベンション，CABG：冠動脈バイパス術．

表7 ドブタミン負荷陰性にてハードイベントをきたした11例の詳細

歳・性	イベント	r-WMSI	中止基準	β遮断薬	DP	観察期間（日）	PCI歴	冠動脈造影
66M	CD	1.00	THR	−	16,758	153	なし	未施行
73M	CD	1.34	40γ＋A	−	16,562	208	なし	未施行
66M	CD	1.00	40γ＋A	−	26,250	1,148	なし	未施行
77F	CD	1.00	THR	−	15,006	160	なし	未施行
73M	CD	1.00	THR	＋	26,208	991	なし	未施行
67M	Vf	1.13	THR	＋	31,200	1,212	PCI	未施行
50M	CD	1.00	頸部痛	−	17,820	51	なし	#1：25％, #2：25％, #6：50％
73M	CD	1.47	40γ＋A	＋	11,780	1,186	CABG	未施行
72M	CD	2.03	THR	−	27,200	517	なし	#1：50％, #4AV：50％, #7：50％
82F	NF-MI	1.00	THR	−	26,928	154	なし	未施行
72M	NF-MI	1.06	40γ＋A	＋	13,530	163	PCI	#6：50％, HL：50％

CD：心臓死，Vf：心室細動，NF-MI：非致死的心筋梗塞，r-WMSI：安静時WMSI，THR：年齢予測心拍数，40γ＋A：40γドブタミン＋アトロピン投与，DP：THR×収縮期血圧，PCI：冠動脈インターベンション，CABG：冠動脈バイパス術．

トではピーク負荷時の左室駆出率50％未満が男性においてのみ唯一の独立した予後規定因子となり，ドブタミン負荷陽性は男女ともに予後規定因子に選ばれなかった．女性では心血管イベント発生率が男性よりも低率であることがわかっているが，これを踏まえても負荷心エコー法にてハードイベント発生を正確に予測するのは，男女ともに難しいことが理解できる．

負荷心エコー法の有用性と限界

> 何の目的でどのような対象に検査をするかをはっきりさせたうえで負荷法を選択し，検査を施行する必要がある．

負荷心エコー法は心筋虚血の診断だけでなく，虚血性心疾患の予後推定においても有用であるこ

1. 虚血性心疾患

とが明らかとなり，冠動脈造影による形態画像の解剖学的狭窄度よりも，各種負荷法による機能画像である新たな壁運動異常の出現やviabilityの有無が予後推定により重要であり，かつ実際的であることが示唆された．

ただし，負荷心エコー法の予後評価を日常臨床においてより有用なものとするためには，負荷心エコー法の判定をただ単に黒や白，陽性や陰性と二極化して決めつけるのではなく，評価の目的と，背景，対象をはっきりさせたうえでそれぞれの負荷法を選択し，対応していく必要がある．大血管手術などの周術期リスク評価や，心筋梗塞発症後早期の心イベント評価においては，負荷心エコー法による有用性には異論はないと考えられる．しかし，狭心症患者で負荷心エコー法が陰性であった場合，検査施行後半年以内ではイベントリスクが低く，逆に検査施行後1年以上経過した症例では負荷心エコー法が陰性であってもイベントリスクが高くなることが報告[10]されていて，筆者らの検討とも一致している．また心臓死や非致死的心筋梗塞といった不安定プラーク破綻によるとされる急性冠症候群が関与するイベントに関しては，その予後推定能力には限界があると考えられる．それゆえにこれらの点に注意しながら負荷心エコー法の予後評価を判断し，利用していく必要があると考えられる．

■引用文献

1. Libby P, et al: Braunwald's heart disease. A Textbook of Cardiovascular Medicine, 8th ed., vol 1, Saunders Elsevier, Philadelphia, 2008; p.261.
2. Marwick T, et al: Implication of stress-induced LV dysfunction on risk stratification. Cardiac Stress Testing & Imaging, 1st ed., Churchill Livingstone, New York, 1996; p.510.
3. Pingitore A, et al: Prognostic value of pharmacological stress echocardiography in patients with known or suspected coronary artery disease. A prospective, large-scale, multicenter, head-to-head comparison between dipyridamole and dobutamine test. J Am Coll Cardiol 1999; 34: 1769-1777.
4. Sicari R, et al: Pharmacologic stress echocardiography predicts total mortality early after acute myocardial infarction. J Am Soc Echocardiogr 2004; 17: 114-120.
5. Marwick T, et al: Pharmacologic stress echocardiography for risk stratification prior to vascular surgery. Cardiac Stress Testing & Imaging, 1st ed., Churchill Livingstone, New York, 1996; p.597-611.
6. Kertai MD, et al: A meta-analysis comparing the prognostic accuracy of six diagnostic tests for predicting perioperative cardiac risk in patients undergoing major vascular surgery. Heart 2003; 89: 1327-1334.
7. Wake R, et al: Role of contrast-enhanced dobutamine stress echocardiography in predicting outcome in patients with known or suspected coronary artery disease. Echocardiography 2006; 23: 642-649.
8. Wake R, et al: Quantitative assessment of left ventricular function during contrast-enhanced dobutamine stress echocardiography predicts future cardiac events in diabetic paients. Circ J 2006; 70: 868-874.
9. Wake R, et al: Effects of gender on prognosis of patients with known or suspected coronary artery disease undergoing contrast-enhanced dobutamine stress echocardiography. Circ J 2007; 71: 1060-1066.
10. Picano E, et al: Risk stratification by stress echocardiography: a whiter shade of pale? Eur J Echocardiography 2004; 5: 162-164.

心筋内虚血メモリーを心エコー法で検出する

石井克尚
関西電力病院循環器内科

心筋虚血と左室壁運動異常

> 虚血発作後，収縮機能が改善したあとも心筋内に遷延する拡張機能障害（心筋内虚血メモリー）が注目されている．

冠血流が低下し心筋に虚血が生じた場合，最初に心筋の代謝障害に始まり，続いて拡張機能障害，収縮機能障害，心電図変化，そして最後に胸痛という一連の現象が起こる．これが，いわゆるischemic cascadeで知られる現象である．逆に，冠血流が回復し虚血が改善した場合に生じる現象をreverse ischemic cascadeとよぶが，近年この虚血発作後のreverse ischemic cascadeを心エコー法で観察する過程で，収縮機能が改善したあとも心筋内に遷延する拡張機能障害，すなわちpost-ischemic diastolic stunningが報告され，心筋内虚血メモリーという新しい概念が注目されている[1]．

冠動脈を閉塞して急性心筋虚血を作製すると，その冠動脈支配域の心筋壁運動がただちに低下し，収縮期にむしろ伸展することを1935年にTennantとWiggersらが報告し，臨床的には冠動脈をPTCAバルーンで閉塞すると心電図変化や狭心痛に先行して左室壁運動異常が出現することが報告されている．このように，一過性の局所心筋機能低下は，心筋虚血に対する鋭敏な指標として用いられている．さらに心筋虚血による左室機能障害には拡張不全と収縮不全が存在し，一般的には拡張不全が収縮不全に先行して生じる．しかし，虚血による心筋障害では拡張機能障害のあと，すみやかに収縮機能障害が生じるため，臨床の現場では急性の心筋虚血が進行中のとき，拡張不全のみを検出することは困難である．

一過性の虚血によるsystolic stunningは，フリーラジカルとカルシウム負荷によって起こることが動物実験などで報告されているが，diastolic stunningに関しての報告はまだあまりなく，現在のところ，虚血後に持続する心筋脂肪酸代謝異常により，心筋細胞質内のフリーなカルシウムの小胞体内への取り込みが障害され，早期の拡張運動が遅延すると考えられている．

近年，Dilsizianらは心筋脂肪酸代謝トレーサであるBMIPP心筋シンチ検査を用い，運動負荷後に左室虚血部位の脂肪酸代謝異常が30時間以上にわたり持続していることを報告し[2]，筆者らはcolor kinesisを用い，狭心症患者において，トレッドミル運動負荷後に収縮異常が回復後も拡張運動遅延が遷延することを報告している[3]（図1）．また，Pislaruらはストレインレートを用い，急性心筋虚血において左室局所のasynchronyが観察できることを報告している[4]．

心筋虚血おける収縮期ストレイン，ストレインレートの変化

> 断層心エコー法による診断は，定量性や客観性に問題がある．

これまでの心筋虚血診断は，主として断層心エ

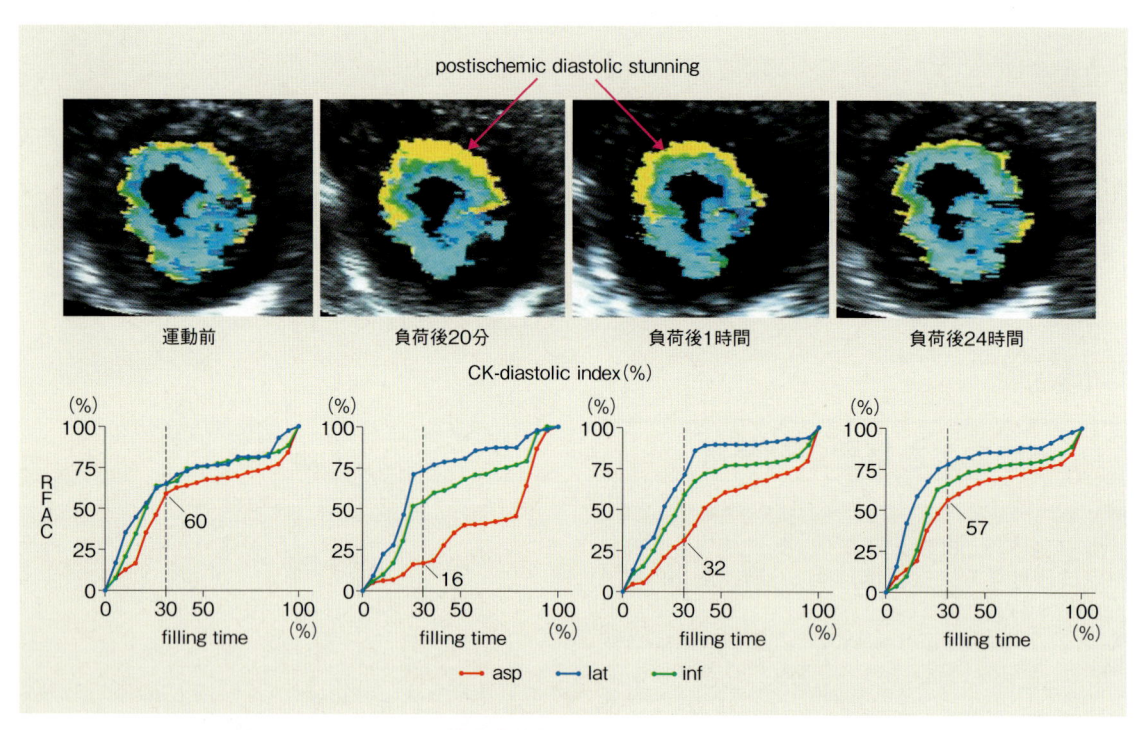

図1 color kinesisを用いたトレッドミル運動負荷前後の
postischemic diastolic stunningの検出（左前下行枝seg 6：72%狭窄）

負荷前では左室全体に拡張は良好であり，拡張早期に急速に拡張しているためcolor kinesisはほとんどの領域が青色から緑色で示されている．運動負荷20分後，中隔，前壁中隔および前壁領域にかけて拡張運動遅延（幅広い黄色帯）が認められる．運動負荷1時間後でも，左前下行枝領域で拡張運動遅延が持続しているのがわかる．負荷24時間後にはcolor kinesisは正常化している．局所拡張運動曲線の解析では前壁中隔領域で，負荷1時間にわたり拡張早期の能動的拡張運動の障害が認められる（赤色曲線）．

コーにより肉眼的に虚血部位の心内膜運動および壁厚増加の異常を検出することによりなされてきた．しかし，診断における定量性や客観性に問題があり，また肉眼診断ではその時間分解能の限界により急性虚血の重要な所見であるpostsystolic shortening（PSS）やtardokinesisが検出されにくいことが課題であった．ストレイン，ストレインレートは局所左室壁厚変化・変化率を定量的にとらえることができ，冠動脈支配に従って生じる心筋虚血の診断に適している．

これまでのストレイン法による心筋虚血の評価に関し，陳旧性心筋梗塞部位でのストレイン値の低下はほぼ定説となっており，また急性虚血では直後から収縮期の最大心筋組織速度やストレインが著明に低下ないし反転することが報告されている．

Edvardsenら[5]は，左前下行枝の狭窄部位に対しバルーンを用いて開大中，心尖部と前壁中部でストレイン値の低下を認め，他の部位では変化しなかったと報告している．またSkulstadら[6]は，冠動脈バイパス術中に左前下行枝血流を遮断する前後で，経食道エコーを用いて長軸方向のストレインの変化を観察し，同様の結果を得ている．

postsystolic shortening（PSS）

駆出終了後の収縮は，心筋虚血に対する鋭敏な指標の一つである．

虚血など，なんらかの原因により局所の収縮性が低下すると，その部分はその他の正常部の収縮による心内圧の上昇に打ち勝って収縮することができず，収縮期が終了し左室内圧の低下する収縮末期から拡張早期に遅れて収縮様運動が認められることが報告されている．この現象はpostsystolic shortening（PSS）とよばれており[7]，この駆

出終了後の収縮は虚血の鋭敏な指標の一つと考えられている．主として isovolumic relaxation time に認められる．

Pislaruら[8]は動物実験で，PSSがストレイン，ストレインレートを用いて観察でき，虚血の診断に有用であることを報告している．またVoigtら[9]は冠動脈疾患患者で，心筋シンチグラムとドブタミン負荷心エコーの両者で比較し，虚血部位では収縮末期ストレイン値の低下とPSSの出現を認め，さらに血行再建による虚血の改善とともにPSSが消失することを報告している．Kukulskiら[10]は，PCI治療においてバルーンでの冠動脈閉塞中にpostsystolic strainが増加し，再灌流にて回復することを報告している．

2D speckle tracking imageを用いた拡張期負荷心エコー法

> 労作性狭心症に対する冠動脈狭窄の診断精度は，感度97％，特異度93％であり，従来の負荷心エコー法よりも優れていた．

運動負荷により誘発された虚血性収縮運動異常が回復したあとのdiastolic stunningを，2D speckle tracking imageを用いて検出し，冠動脈狭窄を診断する新しい拡張期負荷心エコー法が検討されている．

speckle trackingは，パターンマッチング技術を超音波画像に応用したものである．trackingの開始フレームで1点を設定し，それが次のフレームでどこに移動したかを探索する．このtrackingを画像の関心領域のすべてにわたって実施すると，2つのフレーム間での心筋の動きを追従することができ，さらにこれを連続するフレーム間で繰り返していけば，時間とともに変化する局所の組織の動きを追従することが可能である[11]．

以上のspeckle trackingは，B-mode画像をデータ画像として使用し，ドプラ情報を用いないため，従来の組織ドプラ（TDI）法と異なり角度依存性のないことが大きな特徴である．ストレインを計算する方向に2点のペアが設定され，このペアが連続する画像中でどのように動いたかをtrackingし，この2点間の距離の変化から心筋のストレインを求めることができる（⇒Point!）．

筆者らは，この2D speckle tracking imagingによるストレインを拡張期負荷エコー法に応用し，労作性狭心症患者において75％以上の冠動脈狭窄の診断を検討した．**図2，3**に示したように，運動負荷前および5分後の拡張早期1/3時間における拡張期ストレイン値の比を測定し，0.74をcut-off値とした．その結果，診断精度は感度97％，特異度93％であり，従来の収縮運動異常を検出する負荷心エコー法より優れていた[12]．

Point! パラメトリックイメージングとグラフで表示

speckle tracking法により，短軸画像では内膜に垂直な壁厚方向のストレイン，円周方向のストレインを求めることができる．一方，心尖アプローチ画像では，内膜に垂直な壁厚方向のストレイン，長軸方向のストレインを求めることができる．このようにして得られた局所心筋のストレイン値は，カラーコード化されたパラメトリックイメージングで表示され，これとグラフ表示の両者から，より簡便な壁運動異常部位の認識と，虚血部位の評価や診断への応用が期待される．

2D speckle tracking imageを用いた不安定狭心症の診断

> 虚血発作後に遷延するpostischemic diastolic stunningを検出することで，冠動脈疾患の診断ができる．

心筋梗塞患者の50％以上では，発作早期の心電図変化は非特異的である．血液マーカであるCK-MBは胸痛発作後6時間以内の感度は優れているが，発作4時間以内では感度が低下する．現在，心筋壊死に対する最も感度の高い血液マーカはトロポニンTとトロポニンIであるが，腎機能障害などの影響を受ける．

1. 虚血性心疾患

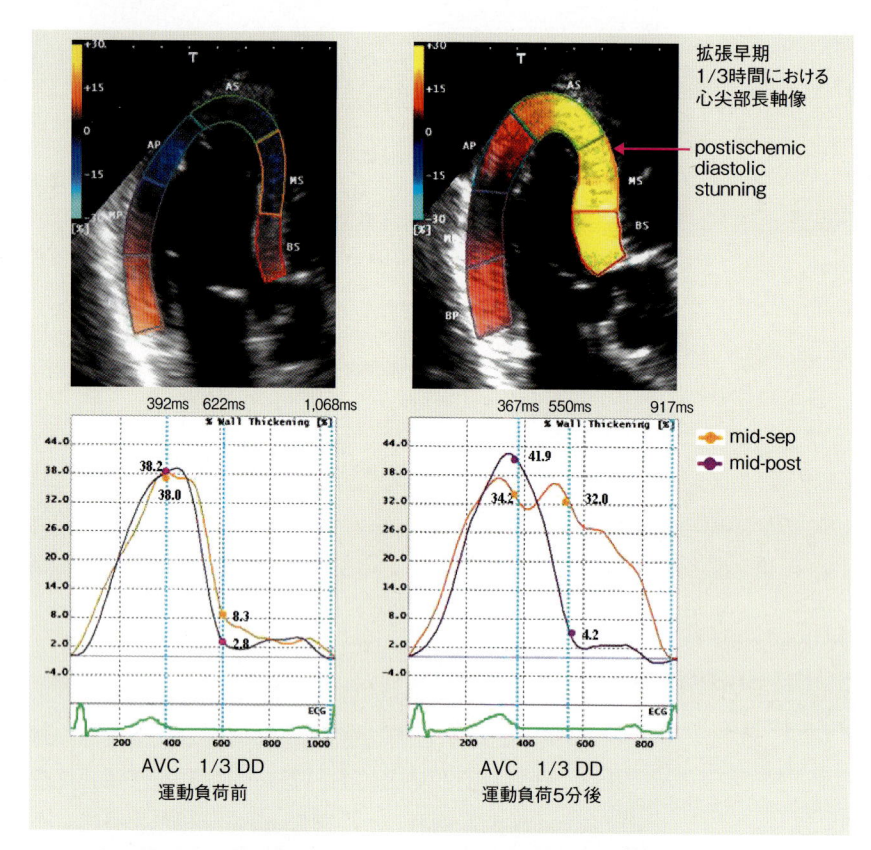

図2
トレッドミル運動負荷前，負荷5分後における2D speckle tracking image（心尖部長軸断面，拡張早期1/3時間における静止画像）とtransverse strain曲線
（左前下行枝seg 6：90％狭窄症例）

拡張早期1/3時間における2D speckle画像で，中隔基部から心尖部（虚血部）に拡張期ストレインの高値が持続している（黄色のmapping領域）．前壁中隔と後壁のtransverse strain曲線の解析では，運動負荷5分後で両領域ともストレイン値はほぼ回復しているが，前壁中隔（虚血部）ではpostsystolic shorteningと拡張期ストレインの遅延が認められる．

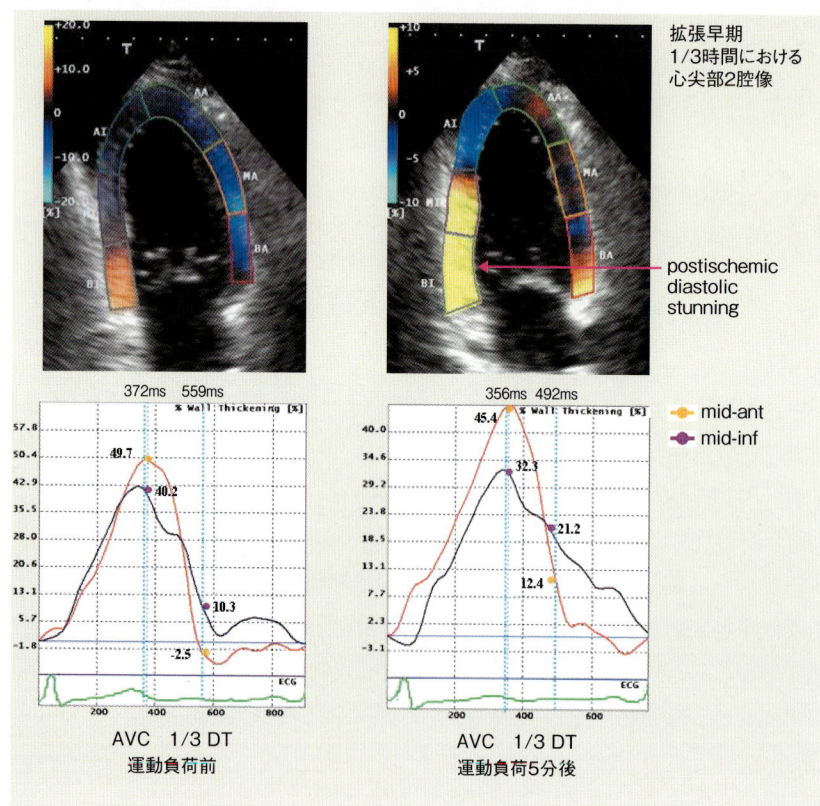

図3
トレッドミル運動負荷前，負荷5分後における2D speckle tracking image（心尖部2腔断面，拡張早期1/3時間における静止画像）とtransverse strain曲線
（右冠動脈seg 2：75％狭窄症例）

拡張早期1/3時間における2D speckle画像で，下壁基部から中部（虚血部）に拡張期ストレインの高値が持続している（黄色のmapping領域）．前壁領域のtransverse strain曲線の解析では，運動負荷5分後で両領域ともストレイン値はほぼ回復しているが，下壁領域（虚血部）では拡張期ストレインの遅延が認められる．

1. 虚血性心疾患

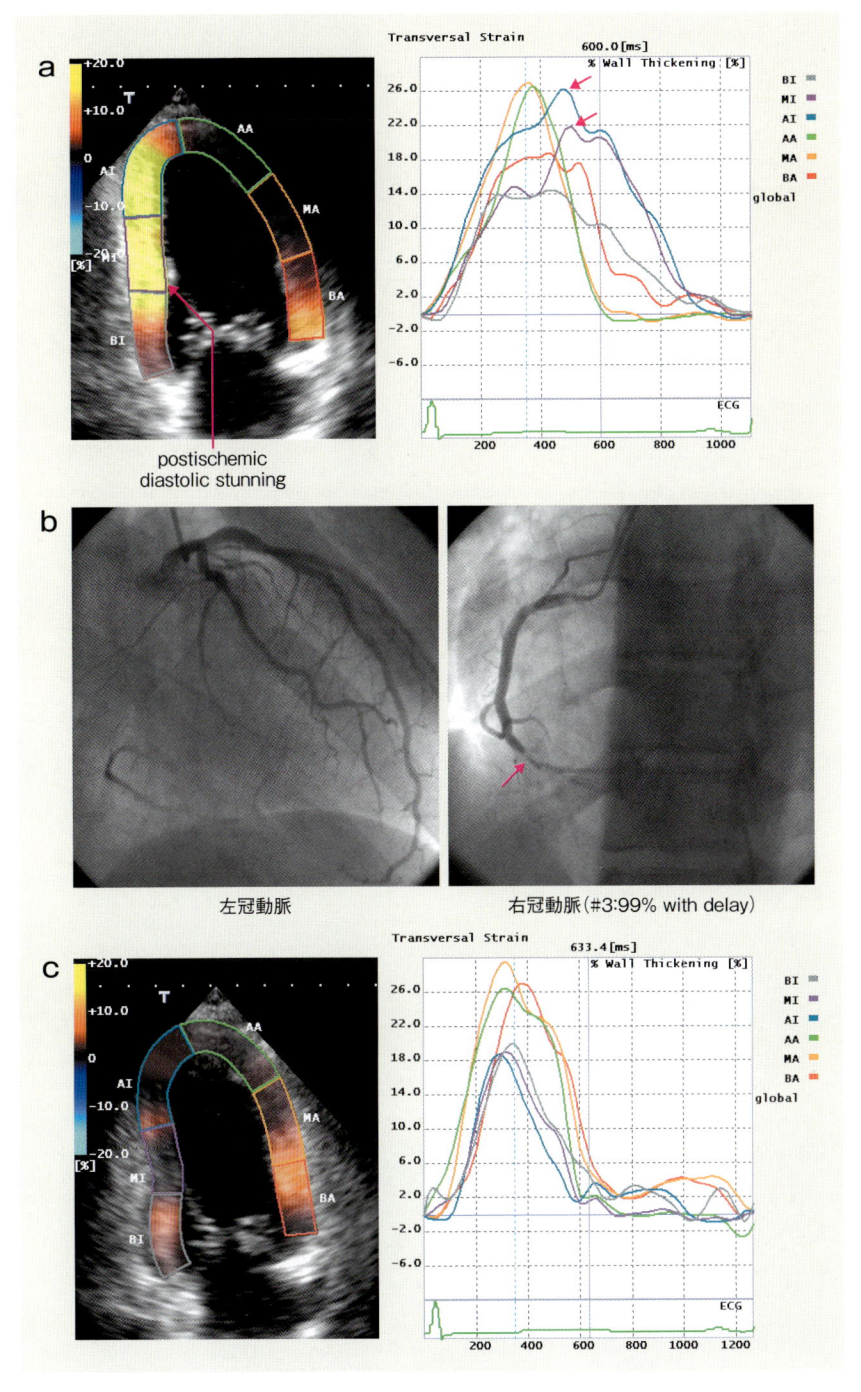

**図4
不安定狭心症症例
（54歳，男性）**

a：胸痛発作6時間後の2D speckle tracking image（心尖部2腔断面，拡張早期1/3時間）とtransverse strain曲線．収縮末期において各セグメントのストレイン値は上昇しているが（図左），拡張早期に下壁領域でdiastolic stunning（黄色にmappingされている領域）が観察され，transverse strain曲線では同領域においてpostsystolic shorteningが認められる（→；図右）．
b：冠動脈造影では右冠動脈（seg 3）にプラーク破裂が認められる．
c：PCI後の2D speckle tracking image（心尖部2腔断面，拡張早期1/3時間）とtransverse strain曲線．下壁領域でのdiastolic stunningは消失し（図左），同領域のtransverse strain曲線は正常パターンに改善している（図右）．
a, c：Aplio（SSA-770A, Toshiba Japan）

　心エコー検査は，胸痛患者の診療を救急室で施行でき，しかもその場で診断できる利点がある．心エコー検査により胸痛患者の，①左室収縮機能，②左室拡張機能，そして最近では，③心筋灌流の状態，までが救急室で評価可能であり，診断とトリアージに役立っている．また心筋虚血以外の胸痛疾患の鑑別にも非常に有益である．

　近年，心筋虚血が解除されたあとのreverse ischemic cascade現象を応用し，虚血発作後に遷延するpostischemic diastolic stunningを検出することで，冠動脈疾患の診断が可能であると報告されている．心筋虚血によって生ずる拡張機能障害に

1. 虚血性心疾患

はpostsystolic shorteningや拡張早期運動遅延があげられ，color kinesis，組織ドプラ法やストレイン法を用い，これらの現象を観察できる．

Wangら[13]は，組織ドプラ法を用いた動物実験において，心筋灌流低下領域で安静時の心内膜拡張運動異常が観察されることを報告し，臨床ではOnishiら[14]が，虚血心筋において等容拡張期にpositive myocardial velocityが観察され，これを応用したパラメトリックイメージ（DADI）が胸痛患者の鑑別に有用であることを報告している．またLiangら[15]は2D speckle tracking imageを用い，冠動脈に70％以上の高度狭窄を有する領域では，安静時でも拡張早期のlongitudinal strain rateが低下していることを報告している．これらの方法を用いることにより，2Dエコーで収縮異常を認めない症例でも心筋虚血を診断可能であり，胸痛患者の診断では非常に有用な方法と考えられる．

来院時に明らかな心電図異常，血液マーカの陽性所見および2Dエコーにて左室壁運動異常を認めなかったが，2D speckle tracking imageによって責任冠動脈領域のpostischemic diastolic stunningを確認しえた不安定狭心症例を次に提示する．

症例は54歳，男性．2週間前から労作性胸痛を自覚し，症状が増悪したため来院．2D speckle tracking imageで下壁領域にpostischemic diastolic stunnig（黄色にmappingされている領域）を認め，下壁基部から心尖部領域のtransverse strain曲線での解析では同領域にpostsystolic shorteningが観察されている（図4a）．冠動脈造影では右冠動脈に不安定プラークを認めている（図4b）．血行再建術後の2D speckle tracking imageでは下壁領域のdiastolic stunningは消失し，transverse strain曲線も正常化しているのがわかる（図4c）．

■引用文献

1. Ishii K, et al: Prolonged postischemic regional left ventricular delayed relaxation or diastolic asynchrony detected by color kinesis following coronary vasospasm. Am J Cardiol 2003; 91: 1366-1369.
2. Dilsizian V, et al: Metabolic imaging with β-methyl-p-[^{123}I]-iodophenyl-pentadecanoic acid identifies ischemic memory after demand ischemia. Circulation 2005; 112: 2169-2174.
3. Ishii K, et al: Detection of postischemic regional left ventricular delayed outward wall motion or diastolic stunning after exercise-induced ischemia in patients with stable effort angina by using color kinesis. J Am Soc Echocardiogr 2008; 21: 309-314.
4. Pislaru C, et al: Regional asynchrony during acute myocardial ischemia quantification by ultrasound strain imaging. J Am Coll Cardiol 2001; 37: 1141-1148.
5. Edvardsen T, et al: Regional myocardial systolic function during acute myocardial ischemia assessed by strain Doppler echocardiography. J Am Coll Cardiol 2001; 37: 726-730.
6. Skulstad H, et al: Grading of myocardial dysfunction by tissue Doppler echocardiography: a comparison between velocity, displacement, and strain imaging in acute ischemia. J Am Coll Cardiol 2006; 47: 1672-1682.
7. Skulstad H, et al: Postsystolic shortening in ischemic myocardium: active contraction or passive recoil? Circulation 2002; 106: 718-724.
8. Pislaru C, et al: Higher myocardial strain rates during isovolumic relaxation phase than during ejection characterize acutely ischemic myocardium. J Am Coll Cardiol 2002; 40: 1487-1494.
9. Voigt JU, et al: Strain-rate imaging during dobutamine stress echocardiography provides objective evidence of inducible ischemia. Circulation 2003; 107: 2120-2126.
10. Kukulski T, et al. Identification of acutely ischemic myocardium using ultrasonic strain measurements: a clinical study in patients undergoing coronary angioplasty. J Am Coll Cardiol 2003; 41: 810-819.
11. Ogawa K, et al: Usefulness of automated quantitation of regional left ventricular wall motion by a novel method of two-dimensional echocardiographic tracking. Am J Cardiol 2006; 98: 1531-1537.
12. Ishii K, et al: Exercise-induced post-ischemic left ventricular delayed relaxation or diastolic stunning: is it a reliable marker in detecting coronary artery disease? J Am Coll Cardiol 2009; 53: 698-705.
13. Wang J, et al: Delayed onset of subendocardial diastolic thinning at rest identifies hypoperfused myocardium. Circulation 2005; 111: 2943-2950.
14. Onishi T, et al: Positive isovolumic relaxation velocity detected by a spectral tissue Doppler mapping technique as an indicator of coronary artery disease: a prospective study. J Am Soc Echocardiogr 2007; 20: 158-164.
15. Liang HY, et al: Usefulness of two-dimensional speckle strain for evaluation of left ventricular diastolic deformation in patients with coronary artery disease. Am J Cardiol 2006; 98: 1581-1586.

MDCTはすべての狭心症を診断できるわけではない：冠攣縮性狭心症の存在を忘れないように

吉村道博
東京慈恵会医科大学循環器内科

狭心症の定義と分類：冠攣縮の位置づけ

> 狭心症は，臨床症状や徴候で分類する方法とは別に原因別に分類することもできる．

　胸痛を訴える患者に対して「multi-detector-row CT（MDCT）で冠動脈に狭窄がないので，その症状は狭心症によるものではないですよ」ということはできない．そもそも狭心症とはどのような病態であるのか，基本に戻ることが大事である．

　狭心症とは，冠血流の絶対的あるいは相対的低下により心筋が一過性に虚血に陥ることにより生じる特有な胸部不快感（狭心痛）を主症状とする臨床症候群である．つまり，狭心症とは有症候性であるものをさす（虚血性心疾患のすべてが症候性のように思えるが，実際には無症候性の心筋虚血がかなり多いことに注意が必要である．とくに糖尿病や腎不全が合併していると無症候性になりやすい）．

　狭心症の分類法はいくつかが存在する．たとえば"安定狭心症と不安定狭心症""労作性狭心症と安静狭心症"という分け方がある．また，不安定狭心症，急性心筋梗塞，それに伴う突然死の病態が，いずれも冠動脈のプラークの破綻・血栓形成による内腔閉塞が基本的な病態であることから，これら一連の疾患をまとめて急性冠症候群（acute coronary syndrome：ACS）とよばれるようになった．

　以上のように，臨床症状や徴候を主体に分類する方法以外にも，狭心症を原因別に分けることもできる．それは，①器質性狭心症（図1），②冠攣縮性狭心症（図2）[1-3]，③冠血栓性狭心症，④微小血管性狭心症という分類である．

狭心症の症状と危険因子

> 病歴を仔細に聴取し，狭心症を疑ったら危険因子を把握する．

　狭心症の診断に最も重要なことは詳細な病歴の聴取である．その重要性はいかに診断技術が上がっても変わることはない．

　狭心症は一般に"胸痛"として表現されることが多いが，実際は"肩が重くなる""背中が痛い""歯が痛い"など，その症状は多彩である．とくに"顎が締めつけられる"という表現には要注意である．胸痛の後に"冷や汗が出る"ということになれば重度の発作である可能性が高い．

　また，上記の症状の出現時間と持続時間を詳細に聴く必要がある．さらにどのような状態や環境で発作が起こったのかを聴取する．たとえば，どの程度の階段を荷物は何を持って何段登ったときか，安静臥床中なら何時ごろか，等々である．

　狭心症を疑った場合，危険因子を把握する必要がある．糖尿病，高血圧，肥満，喫煙，家族歴，アルコール歴などである．さらに，発作前の身体的および精神的ストレスの有無を可能なら尋ねてみる．そして，冠攣縮（⇒**Point!**）に限っていえば，

1．虚血性心疾患

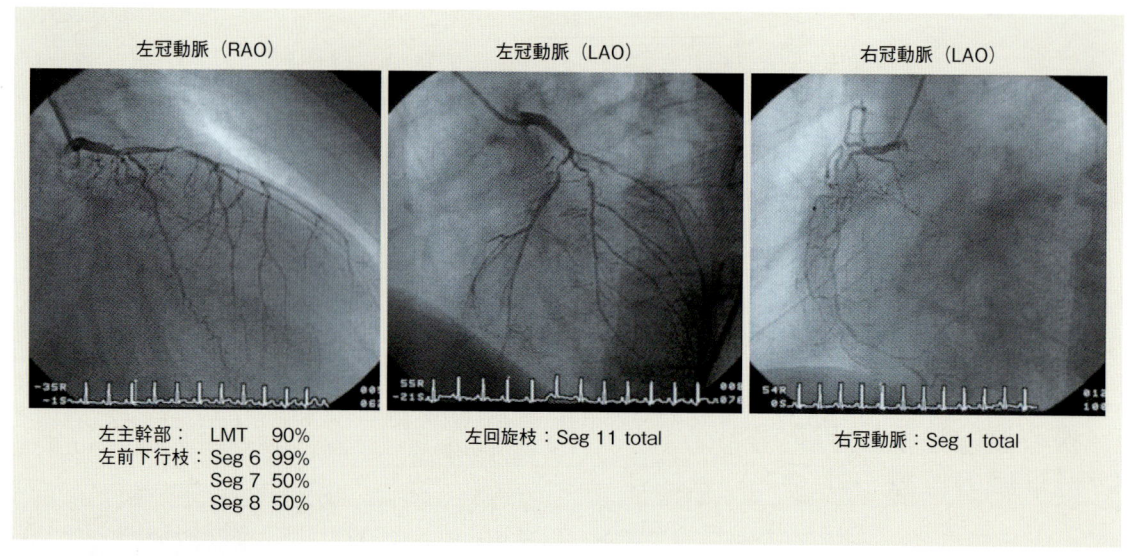

図1　器質的冠動脈硬化

左冠動脈（RAO）　　左冠動脈（LAO）　　右冠動脈（LAO）

左主幹部： LMT　　90%
左前下行枝：Seg 6　99%
　　　　　　Seg 7　50%
　　　　　　Seg 8　50%

左回旋枝：Seg 11 total

右冠動脈：Seg 1 total

冠動脈の狭窄が3所見ともきわめて高度である．

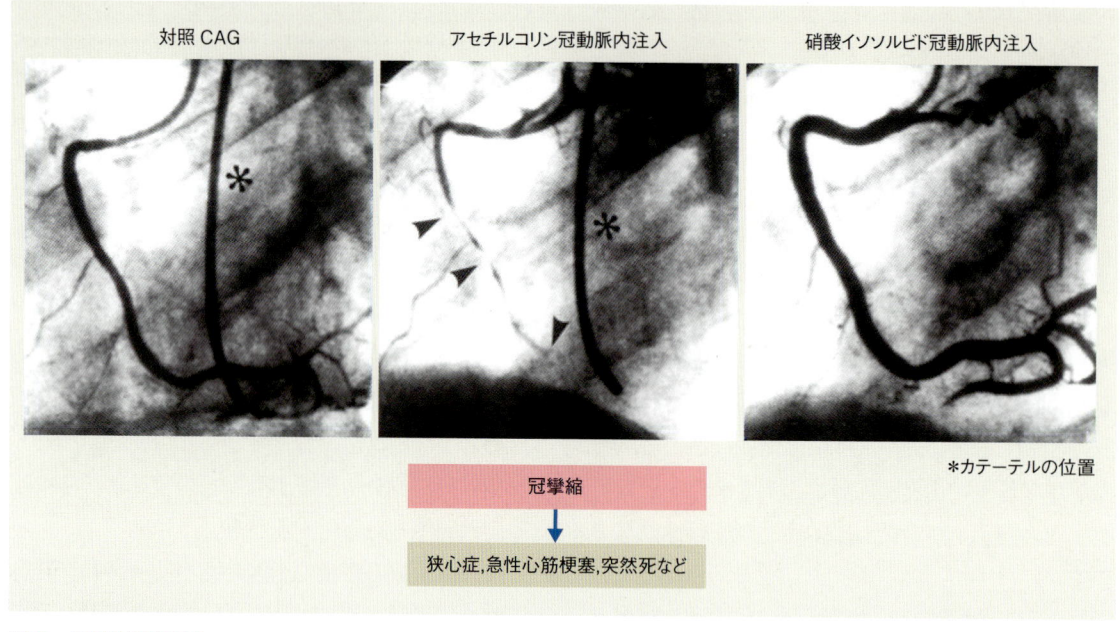

図2　冠（動脈）攣縮

対照CAG　　アセチルコリン冠動脈内注入　　硝酸イソソルビド冠動脈内注入

冠攣縮
↓
狭心症,急性心筋梗塞,突然死など

＊カテーテルの位置

アセチルコリンは正常な血管は拡張させるが，冠攣縮の患者では冠攣縮を誘発させることができる．この方法で診断が可能となる．

　その発症にかかわる重要な危険要因として喫煙が突出していることを強調したい[4]．冠攣縮は血管内皮機能の低下と深く関与した病態であると考えられている[5]．さらに，冠攣縮の発症には民族差があることからなんらかの遺伝的要因が存在する可能性が示唆されていたが[6]，近年，血管内皮型一酸化窒素合成酵素（eNOS）遺伝子上に多型が存在し，それが冠攣縮と関係していることが示されている[7,8]．

　冠攣縮は単一遺伝子疾患ではなく複数の遺伝的および環境要因が重なり合って起きるわけであるが，家族のなかで同様の症状を訴えている人は意

> **Point!**
> **冠攣縮を見落とすな**
>
> 冠攣縮は狭心症のみならず心筋梗塞,突然死など広い範囲の虚血性心疾患に深くかかわっている[1-3].また,冠攣縮の多さは日本人の狭心症の一つの特徴となっている[4].冠攣縮の存在は"all or none"の病態ではなく,大なり小なり多くの日本人の虚血性心疾患の発症に関与していると考えるべきである.

外に多いようである.

MDCTによる冠動脈検査

> MDCTにより形態学的な冠動脈の情報が高精度に可能になってきた.

心疾患の検査は,心電図,心エコー,トレッドミル,心筋シンチグラフィ,心臓カテーテル検査など非侵襲的検査から侵襲的検査まで幅広い.

そのなかでも最も情報量が多いのは心臓カテーテル検査であるが,血管にカテーテルを挿入しないと検査はできない.カテーテルによる治療,つまり経皮的冠動脈形成術まで施行できるメリットは大きいが,高齢者や複数の全身疾患を合併している人には,その侵襲は少なくない場合もある.現在は,カテーテルや造影剤が以前より格段に改良されてはいるが,可能であれば診断の段階では,できるだけ非侵襲的に検査を行いたいと望まれるであろう.

虚血性心疾患の診療においては,冠動脈の形態学的情報収集が必要である.その狭窄度やプラークの状態把握は,その後の治療戦略を練るうえで大いに役に立つ.CTは侵襲が少ないが,従来のものでは冠動脈の詳細な情報を得ることは難しかった.しかしながら,最近の急激な技術進歩によりそれが可能になりつつある.

数年前,MDCTの開発により,検出器の多列化とガントリー回転スピードの高速化,画像再構成法の工夫がなされ,時間分解能が短縮された.また,同時にスライス厚1mmまで空間分解能も向上された.その結果,従来型CTでは不可能であった分野への応用が進められ,従来の冠動脈造影では評価困難な冠動脈壁石灰化や,冠動脈バイパス移植術(coronary artery bypass graft:CABG)後のグラフト開存も,非侵襲的に評価可能となった.さらに心筋梗塞の原因となる冠動脈内プラークの評価も徐々に研究が進められてきた.MDCTにより非侵襲的な心臓冠動脈評価が高精度に可能になってきたのである(図3).

このように,数年前からMDCTの出現によって循環器診療は大きく変化を見せつつある.多くの病院で,冠動脈の形態をMDCTで見て,狭窄があれば心臓カテーテル検査(治療)に回すというやり方であり,診断のためのカテーテル検査が減少し,冠動脈形成術が大幅に増えている.

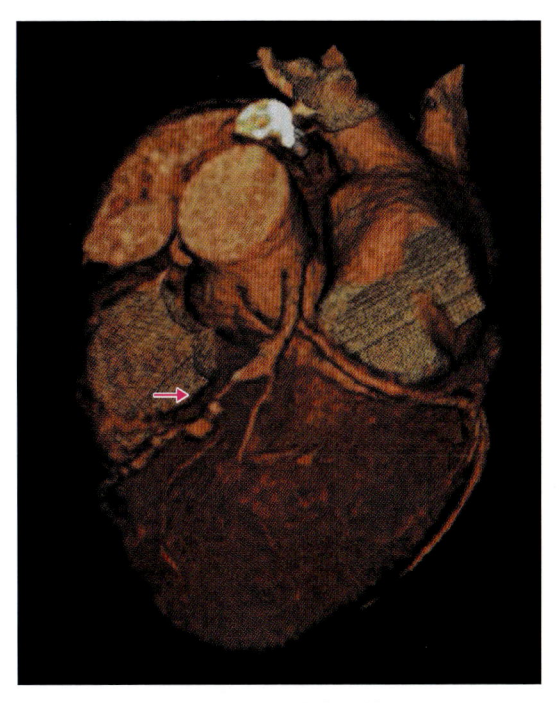

図3 MDCTによる冠動脈狭窄の検出
左冠動脈前下行枝に高度狭窄病変が存在することがわかる.

> 冠攣縮の診断にはMDCTは無力であるため,MDCTで器質的狭窄が否定されても狭心症を否定することはできない.

もちろんこのような考え方は間違いではなく,

1. 虚血性心疾患

筆者自身もこれと同様に検査を進める症例が増えている．しかしながら，狭心症は形態学的なものだけでは片づけられないことに注意を払うべきである．

器質的狭窄が冠動脈に存在しても実際にどれほどの虚血が生じるかは，運動負荷試験や負荷心筋シンチグラフィにて調べるしかない．そして，狭心症には器質的狭心症のほかにも上述のように冠攣縮によるものが多い．

冠攣縮の診断においていえば，MDCTは無力であり，心臓カテーテル検査による冠攣縮誘発試験が最も信頼のおける検査となる．このように，最新鋭のMDCTの出現によって冠動脈の多くの貴重な形態に関する情報が入手できるが，MDCTですぐに狭心症と診断されるわけではない．

しかしながら，MDCTの発展は虚血性心疾患を有する多くの患者にとって朗報であることには間違いない．MDCTがあまりにも急速に普及しているために，狭心症の診断におけるMDCTの位置づけや使い方に関して国内で統一性にやや欠けている感があり，早々に議論を深めていく必要があろう．

■引用文献

1. Hillis LD, et al: Coronary-artery spasm. N Engl J Med 1978; 299: 695-702.
2. Yasue H, et al: Coronary arterial spasm in ischemic heart disease and its pathogenesis. A review. Circ Res 1983; 52 (Suppl I): 147-152.
3. Maseri A, et al: Coronary artery spasm and vasoconstriction. The case for a distinction. Circulation 1990; 81: 1983-1991.
4. Takaoka K, et al: Comparison of the risk factors for coronary artery spasm with those for organic stenosis in a Japanese population: role of cigarette smoking. Int J Cardiol 2000; 72: 121-126.
5. Kugiyama K, et al: Nitric oxide activity is deficient in spasm arteries of patients with coronary spastic angina. Circulation 1996; 94: 266-271.
6. Pristipino C, et al: Major racial differences in coronary constrictor response between japanese and caucasians with recent myocardial infarction. Circulation 2000; 101: 1102-1108.
7. Yoshimura M, et al: A missense Glu298Asp variant in the endothelial nitric oxide synthase gene is associated with coronary spasm in the Japanese. Hum Genet 1998; 103: 65-69.
8. Nakayama M, et al: T-786-->C mutation in the 5'-flanking region of the endothelial nitric oxide synthase gene is associated with coronary spasm. Circulation 1999; 99: 2864-2870.

冠攣縮性狭心症を正しく評価するには：薬剤を用いた冠攣縮誘発負荷試験の実際と限界

河野浩明，末田章三
愛媛県立新居浜病院循環器科

冠攣縮の診断方法

> 診断陽性率は観血的負荷試験のほうが高いが，薬剤投与方法や陽性基準は，施設間較差が著明である．

日本人の冠攣縮の発生頻度は，欧米人の3倍というデータがある．したがって，虚血性心疾患の診療においては，つねに冠攣縮を視野に入れておく必要がある．

冠攣縮性狭心症の診断方法には，非観血的負荷試験と観血的負荷試験の2通りがある．

非観血的負荷試験としては，過換気負荷試験，寒冷昇圧負荷試験，運動負荷試験，メンタルストレステストなどがあげられる．過換気負荷試験は，冠攣縮性狭心症例の約60％に陽性所見を得る最も診断精度の高い検査である[1]．その他の負荷試験の冠攣縮診断陽性率は低い．活動性の高い症例では，過換気負荷試験でも診断陽性率は高いが，活動性が低下した症例では，自ずと限界がある．観血的負荷試験としては，アセチルコリン負荷試験とエルゴノビン負荷試験が臨床で使用されているが，現在のわが国の臨床現場では，施設間較差が著明である．

積極的に冠攣縮を診断するという姿勢でカテラボ内で対応している施設から，まったく負荷試験などは念頭になく，すべての症例に硝酸薬投与後の冠動脈造影検査をルーチンとしている施設まで種々さまざまである．

わが国の現状

> アンケート調査では，冠攣縮誘発負荷試験はほとんど行われておらず，冠攣縮に対する意識は極めて低かった．

筆者らは，全国の日本循環器学会教育施設と教育関連施設の総計1,177施設に冠攣縮に関するアンケート調査を2006年に行った．全国の1,177施設に独自に作成した冠攣縮に関するアンケートを送付し，208施設（17.7％）から回答を得た．残念ながら，80％以上の施設は，2度の調査協力依頼をしたが，回答を得られなかった．

このアンケート調査は，学会主導で行うほうが高い回答率が得られると思われるが，ガイドライン作成前のわが国の現況を把握するうえで，たいへん貴重な資料と思われた．この結果，多くの施設で，冠攣縮誘発負荷試験はほとんど行われておらず，冠攣縮に対する意識の低さを露呈した結果であった[2,3]．

わが国の数施設が，積極的にアセチルコリン，エルゴノビンなどの負荷試験を行っているが，半数以上の施設は，年間の負荷試験が10例未満であった．また，負荷試験の未施行施設も26％に認めた．回答を得られていない残った80％の施設の多くが未施行と仮定すると，負荷試験を施行している施設がマイナーな施設となる．また，非観血的負荷試験に関しては，ほとんどの施設で未施行で，施行している施設は回答を得た施設の

表 狭心症例における誘発冠攣縮頻度

	Bertrandら[4]	野坂ら[5]	末田ら[6]	末田ら[7]
対象	フランス人	日本人	日本人	日本人
投与方法	経静脈	経静脈	冠動脈内	冠動脈内
薬剤	エルゴノビン	エルゴノビン	エルゴノビン	アセチルコリン
症例数	1,089	3,000	596	685
冠攣縮陽性基準	75%以上	75%以上	90%以上	90%以上
安静時胸痛例	38%	21%	55.5%	66.9%
労作時胸痛例	4.3%	18.3%	27.7%	33.8%
安静兼労作時胸痛例	13.8%	28.6%	46.3%	49%

10%未満であった．臨床現場では，冠攣縮関与を考え，過換気負荷試験や寒冷昇圧負荷試験などを施行することのほうがまれという結果であった．

安静時胸痛例の誘発冠攣縮頻度

> 安静時胸痛全例に，冠攣縮が誘発されるわけではなく，誘発薬剤の限界も考慮する必要がある．

典型的な安静時胸痛例に対する冠攣縮の誘発頻度を，過去の成績と自験例の成績で**表**に示した．

経静脈投与エルゴノビン負荷試験にて冠攣縮陽性基準を75%以上とした場合の誘発冠攣縮陽性率は，Bertrandら[4]は38%，野坂ら[5]は21%と報告している．しかし，筆者らが報告した冠動脈内投与エルゴノビンとアセチルコリン負荷試験では，陽性基準を90%以上としても，それぞれ55.5%と66.9%と高値を示した[6,7]．

この差異は，選択的冠動脈内投与法と経静脈投与法の投与方法の違いが主因と思われるが，時代背景の差異も否定できない．また，負荷試験前のカルシウム拮抗薬や硝酸薬などの服薬中止期間，心臓カテーテル検査施行時間，各症例の活動度の変化などによって，冠攣縮誘発頻度は変わってくるものと思われる．しかし，臨床現場では，安静時胸痛全例に100%冠攣縮が誘発されるわけではなく，誘発薬剤の限界なのか，安静時胸痛という診断そのものにも問題があったのかもしれない．

"誘発冠攣縮陰性"と"冠攣縮陰性"

> 活動性の低下した冠攣縮性狭心症例では，アセチルコリン，エルゴノビン単独誘発負荷試験で冠攣縮が誘発困難な症例もあるが，エルゴノビン投与後にアセチルコリンを追加投与することで診断可能な症例もある．

アセチルコリン，エルゴノビンなどの薬剤誘発負荷試験は，元来，活動性が非常に亢進した異型狭心症をゴールデンスタンダードにして，その診断精度が報告され，臨床使用されている．異型狭心症を対象にした場合，少なくとも90%以上の診断精度が得られたと報告されている．しかし，われわれが日常臨床現場で診断に苦慮している冠攣縮性狭心症例は，その多くは活動性がやや低下した状態である．これらの症例に，アセチルコリン単独，エルゴノビン単独の負荷試験を施行し，誘発冠攣縮が陰性であったとしても"冠攣縮陰性"と診断できるだろうか．"誘発冠攣縮陰性"とは診断可能であるが，"冠攣縮陰性"と診断することは不可能である．

実際の臨床現場では，アセチルコリン，エルゴノビンを用いた負荷試験は陰性であるが，エルゴノビン負荷試験後にアセチルコリンを追加投与することで診断可能である冠攣縮性狭心症を経験することが多々ある．筆者らが以前に報告した，アセチルコリン負荷試験，エルゴノビン負荷試験，エルゴノビン負荷試験後にアセチルコリン追加投与負荷試験を一連で施行しえた安静時胸痛例と非

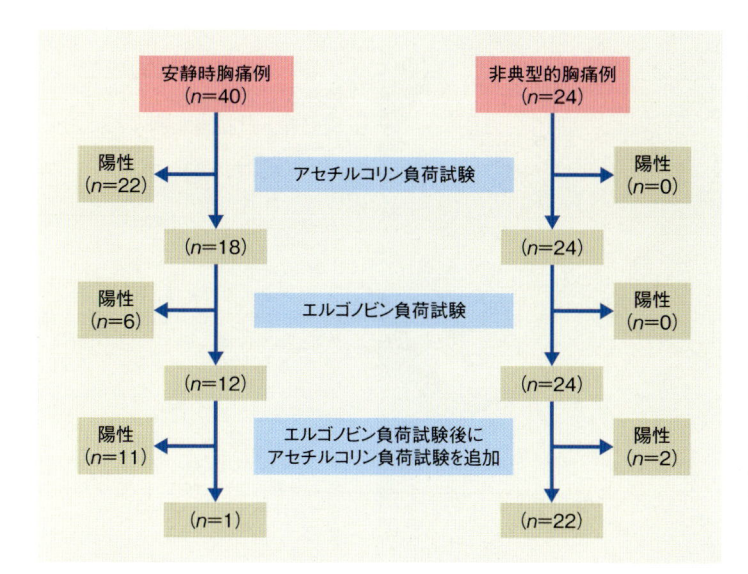

図1 安静時胸痛例と非典型的胸痛例に対する冠攣縮誘発負荷試験の成績

安静時胸痛例40例は、アセチルコリン、エルゴノビン負荷試験にて28例が誘発攣縮陽性所見を得、非典型的胸痛例は1例も陽性所見が得られなかった。エルゴノビン負荷試験後にアセチルコリンを追加投与することで、安静時胸痛例は11例に、非典型的胸痛例では2例に誘発攣縮陽性所見を得た。エルゴノビン負荷試験後にアセチルコリン負荷試験を追加投与する方法は、診断感度・特異度ともに92%であった。ほとんど全症例で、びまん性冠攣縮が誘発され、検査前の発作回数も有意に低かった。アセチルコリンで冠攣縮が誘発された症例は、検査前の発作回数が月平均7.0±2.3回、エルゴノビンで陽性所見を示した症例は3.5±2.3回、エルゴノビンにアセチルコリンを追加投与にて陽性所見を示した症例は0.8±0.8回であった。
(Sueda S, et al, 2000[8]) より改変)

典型的胸痛例の成績を図1に示すが、診断感度、特異度ともに92%であった[8]。活動性の低下した症例では、既存の薬剤誘発負荷試験単独では限界がある場合がある。この点をよく理解しておくことが必要と思われる。

実際の臨床現場では、安静時胸痛例に、アセチルコリン負荷試験を施行し、典型的な冠攣縮が誘発されなければ、患者に「大丈夫ですよ、冠動脈の痙攣もありませんよ」と説明している光景をよく目にする。負荷試験が陽性なら冠攣縮関与が濃厚と考えられるが、冠攣縮陰性の場合には、冠攣縮関与を完全に否定することはできない。臨床症状やその他の検査所見から強く冠攣縮性狭心症が疑われる場合には、治療を開始すべきと思われる。

図2、3に、単独負荷試験で冠攣縮が誘発されず、エルゴノビン負荷試験後にアセチルコリン負荷試験を追加投与することで診断可能となった典型例を提示した。

冠動脈CTの功罪

> 冠動脈CTでは、器質的冠動脈狭窄の有無は判明するが、冠攣縮性狭心症の重症度判定や最終診断は困難である。

最近、多くの施設にMDCTが導入されるようになってきた。冠動脈造影検査を施行せずに、冠動脈の情報が得られ、臨床的には非常に有用と思われる。安静時胸痛で来院した患者に、MDCTを施行し、器質的冠動脈狭窄を認めない場合に冠攣縮性狭心症と診断し、治療を開始する施設が増えてくるものと思われる（⇒Point!）。

MDCT検査で狭窄が認められず、薬剤誘発負荷試験をしないで治療を開始するのであれば、患者に服薬の必要性と医師の指示なく服薬を中止した場合は、突然死、致死的不整脈、失神、急性冠症候群もきたす可能性のある疾患であることを十分説明しておく必要性がある。安易に、冠攣縮が関与しているかもしれないとの診断でカルシウム拮抗薬を処方すると、症状改善を認めた場合、患者は"治った"と思い、内服を中止し、来院しなくなる可能性がある。やはり、症状から発作時の状態が重篤だと感じられる場合には、薬剤誘発負荷試験を含めた心臓カテーテル検査を勧めるべきと

MDCTの限界 Point!

MDCTでは、有意狭窄所見は認められなかったという点に関しては診断可能であるが、1枝攣縮か多枝攣縮か、近位部誘発冠攣縮か遠位部誘発冠攣縮かに関しては、まったく不明である。冠攣縮性狭心症疑いとの診断は可能であるが、疾患の重症度に関しての情報はまったく得られない。

1. 虚血性心疾患

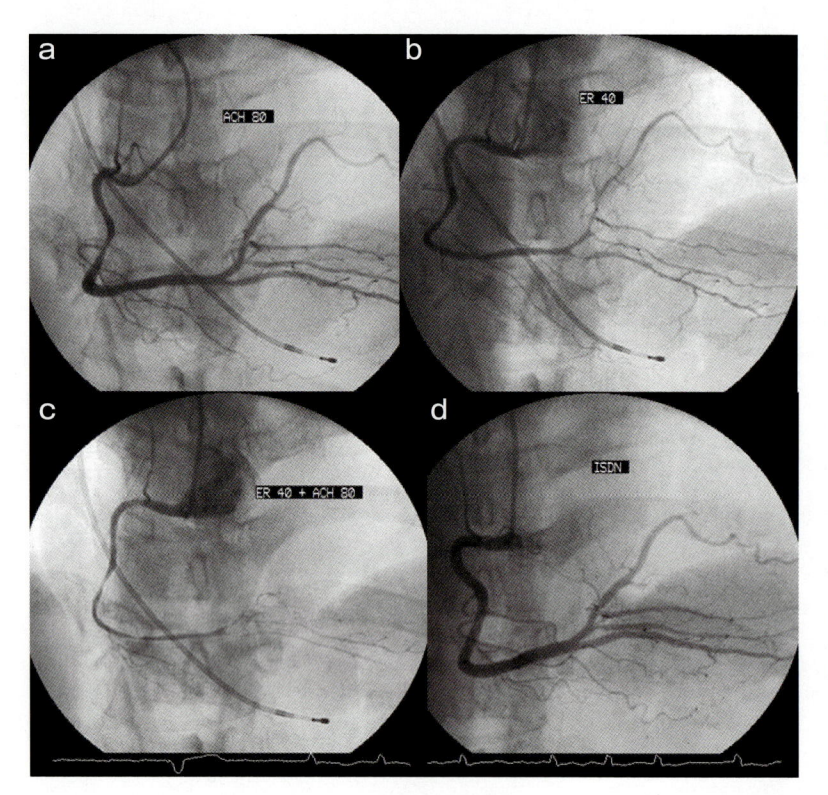

図2 アセチルコリンの追加投与で診断可能となった陳旧性下壁梗塞症例

a：アセチルコリン80μg投与後
b：エルゴノビン40μg投与後
c：エルゴノビン40μg投与後にアセチルコリン80μg追加投与後
d：硝酸薬投与後

症例は60歳代の女性．数か月前に，喉の焼けるような違和感と嘔吐を認めているが放置していた．定期健診にて，前年まで認められなかった心電図上のⅢ，aVF誘導に異常Q波を認め，心精査目的で紹介入院した．アセチルコリン80μg投与後（a），エルゴノビン40μg投与後（b）には，胸痛も心電図変化も認めず，冠攣縮も誘発されなかった．エルゴノビン40μg投与後に，アセチルコリン80μgを追加投与後（c）に，以前と同じ喉の焼けるような違和感とともに胸痛発作と心電図上のⅡ，Ⅲ，aVF誘導のST上昇を認め，右冠動脈末梢（#4）に亜完全閉塞所見を認めた．硝酸薬投与後には有意狭窄所見を認めなかった（d）．冠攣縮が下壁梗塞の原因と考えられた症例である．

考える．この判断は，臨床現場の医師の裁量に委ねられるが，MDCT施行後に治療を開始する際には，十分な注意が必要である．

若い循環器科医への冠攣縮啓発

> 次世代を担う若い循環器科医が，インターベンション技術習得と同じように，冠攣縮誘発負荷試験技術も習得する必要性がある．

わが国の循環器領域は，インターベンション全盛期である．診断カテーテル検査が一人前にできなくても，インターベンション技術の習得には熱心である．"冠攣縮にはカルシウム拮抗薬でも処方しておけばよい"との考えを持つ若い循環器科医が急増していないだろうか．ST上昇発作を呈する急性冠症候群との診断で救急紹介された症例に緊急冠動脈造影を施行し，有意狭窄を認めない場合に，翌日退院としている施設が多くなっていないだろうか．こういう施設でトレーニングを受けた若い循環器科医は，冠攣縮の診断方法も学ばず，冠攣縮の怖さも学ばず，ひたすらインターベンション技術習得に時間を費やすのであろう．

冠攣縮は，突然死，致死的不整脈，失神，急性冠症候群もきたす．インターベンション技術習得と同じように，冠攣縮誘発負荷試験施行技術も習得する必要性がある．学会主導で，バランスのとれた循環器科医の育成に取り組む必要性があるのではないか．日本人の虚血性心疾患の診断治療の際には，つねに"冠攣縮"を考慮すべきと思われる．最後に先達の言葉を引用しておきたい．「冠攣縮誘発負荷試験はめんどくさい，インターベンションが忙しい等で，冠攣縮を疎かにしていると，将来，わが国でも冠攣縮に精通している循環器科医がいなくなるであろう」（泰江弘文先生）[9]．

1. 虚血性心疾患

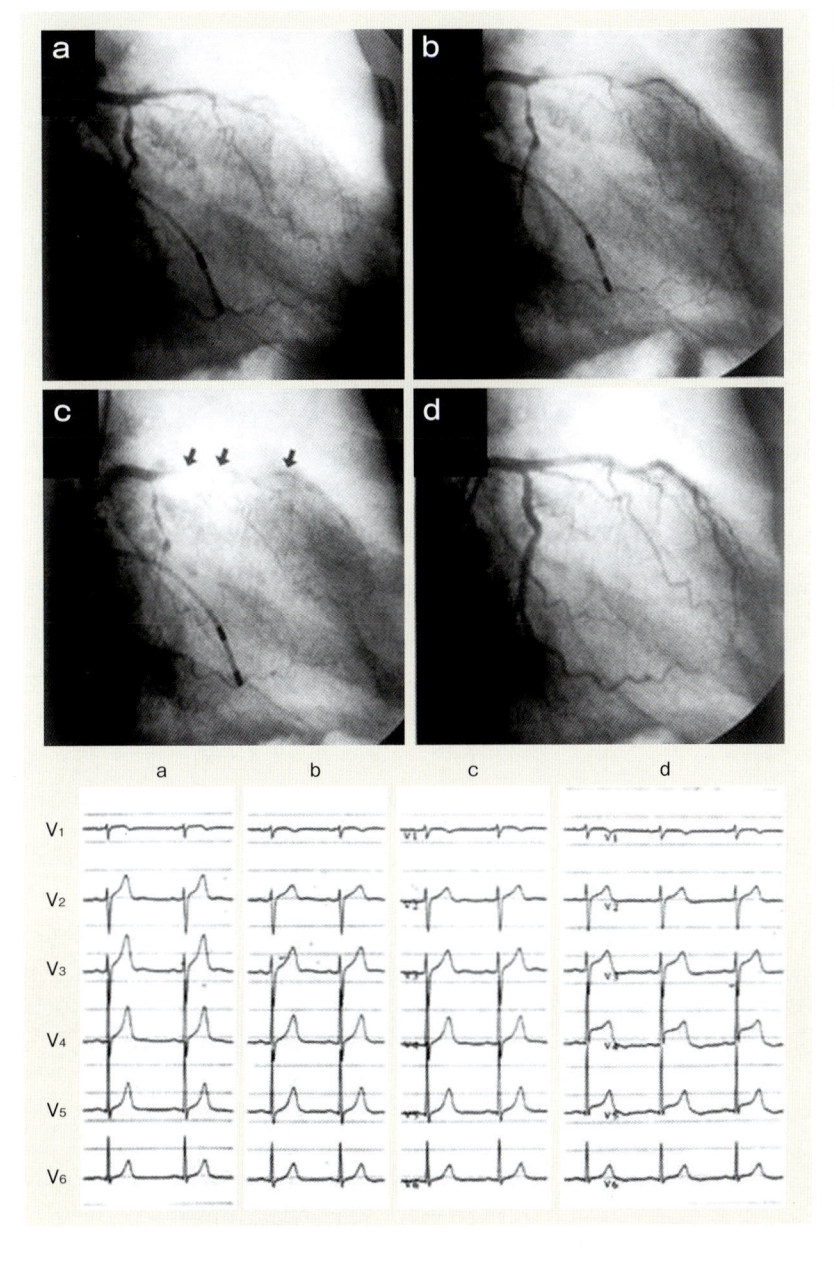

図3
アセチルコリンの追加投与で診断可能となった安静時胸痛例

a：アセチルコリン 100μg 投与後
b：エルゴノビン 64μg 投与後
c：硝酸薬投与後
d：エルゴノビン 64μg 投与後にアセチルコリン 100μg を追加投与後

症例は 70 歳代の男性．主訴は早朝朝方の冷や汗を伴う胸痛発作である．発作は，数か月に 1 度の割合で出現する．すでに冠攣縮性狭心症疑いと診断され，眠前にカルシウム拮抗薬を服用していた．しかし，同様の朝方の胸痛発作を認め，意識消失も伴ったために，心精査目的で紹介入院した．カルシウム拮抗薬は検査前 3 日間は中止したうえで，冠動脈造影検査を施行した．器質的冠動脈狭窄は認められず（c），アセチルコリン負荷試験，エルゴノビン負荷試験単独では冠攣縮は誘発されなかった（a, b）．しかし，エルゴノビン 64μg 投与後にアセチルコリン 100μg を左冠動脈内に投与すると，いつもと同様の早朝朝方の胸痛発作と V_{3-5} 誘導にて ST 上昇を認め，左冠動脈近位部（#6）に亜完全閉塞所見を認めた（d）．

■引用文献

1. Nakao K, et al: Hyperventilation as a specific test for diagnosis of coronary artery spasm. Am J Cardiol 1997; 80: 545-549.
2. 末田章三，ほか：ガイドライン作成前のわが国の冠攣縮の現況―全国冠攣縮アンケート調査結果から．J Cardiol 2006; 48: 333-334.
3. 末田章三，ほか：冠攣縮の認識不足がもたらす将来へのリスク．J Cardiol 2007; 49: 83-90.
4. Bertrand ME, et al: Frequency of provoked coronary arterial spasm in 1089 consecutive patients undergoing coronary arteriography. Circulation 1982; 65: 1299-1306.
5. 野坂秀行，ほか：諸種心疾患における冠動脈攣縮と自覚症状との関係―Ergonovine maleate 負荷試験連続 3000 例の検討．J Cardiol [Suppl XII] 1987; 17: 35-47.
6. Sueda S, et al: Frequency of provoked coronary spasms in patients undergoing coronary arteriography using a spasm provocation test via intracoronary administration of ergonovine. Angiology 2004; 55: 403-411.
7. Sueda S, et al: Frequency of provoked coronary vasospasm in patients undergoing coronary arteriography with spasm provocation test of acetylcholine. Am J Cardiol 1999; 83: 1186-1190.
8. Sueda S, et al: New combined spasm provocation test in patients with rest angina: intracoronary injection of acetylcholine after intracoronary administration of ergonovine. Jpn Circ J 2000; 64: 559-565.
9. Yasue H, et al: Coronary artery spasm―clinical features, diagnosis, pathogenesis, and treatment. J Cardiol 2008; 51: 2-17.

1. 虚血性心疾患

アセチルコリン冠攣縮誘発試験はトリッキー

中尾浩一
済生会熊本病院心臓血管センター循環器内科

冠攣縮性狭心症は心臓の表面を走行する比較的大きな冠動脈が異常に収縮（攣縮）し，心筋の虚血をきたすことによって生じる"臨床症候群"である[1-3]．安静時にST上昇型の心電図変化を呈する異型狭心症は典型的な冠攣縮の表現型であるが，自然発作時の心電図変化をとらえることは，通常，困難である．したがって，その具体的な証明は，冠動脈造影時に施行する薬物負荷冠攣縮誘発試験に依存している．

わが国ではアセチルコリンやエルゴノビンによる冠攣縮誘発試験が行われてきたが，その判断基準は施設により相当にばらついている．最近，日本循環器学会から「冠攣縮性狭心症の診断と治療に関するガイドライン」[4]が発表され，その統一が促されているが，依然として冠攣縮治療に対するスタンスには施設間に温度差があるようだ．

ここでは，わが国で多く用いられているアセチルコリン負荷試験とその判断に潜む問題点を踏まえて，臨床的意義について考えてみたい．

冠攣縮の成因とアセチルコリン

負荷試験が陽性であっても，自然発作のメカニズムとは直接的には関係がない．

冠攣縮の成因は現在2者に大別されており，攣縮部位における血管内皮機能の低下と平滑筋の収縮性亢進が基礎にあるとされる．しかし，そのトリガーはさまざまである．発作は深夜から早朝にかけて出現することが多く，喫煙，寒冷，運動，過換気，精神的ストレスなどが，生理的な誘因となりうる[5]．一方で内皮型一酸化窒素合成酵素の遺伝子多型などが関与するとする報告もなされている．

冠攣縮性狭心症患者では，アセチルコリンの冠動脈内注入で発作を誘発できること[6]，さらに夜間に発作が生じるケースが多いことから，副交感神経系の刺激がその誘因であることが想定された．しかし，心拍変動の解析からは，むしろ交感神経活動の亢進と発作の関連が報告されており，副交感神経系の興奮をトリガーメカニズムとする証拠は得られていない．また，きわめて当然ながら，神経終末から分泌されるアセチルコリンが，負荷試験時のような高濃度に冠動脈内腔に存在することは生理学的にはありえないことである．つまり，アセチルコリン負荷試験で陽性反応が出たとしても，自然発作のメカニズムとの直接的な関係はないのである．

アセチルコリンの二面性

血管内皮が正常なら血管を拡張しうるが，内皮に障害があると平滑筋に作用して血管を収縮させる．

冠攣縮の基礎に，攣縮部位における血管内皮機能の低下と平滑筋の収縮性亢進があることは前述したが，アセチルコリンは血管内皮と平滑筋において逆方向に作用することが知られている．すなわち，アセチルコリンは血管内皮が正常であれば血管を拡張しうるが，内皮の剥離や傷害があれば，

1. 虚血性心疾患

直接，平滑筋に作用して血管を収縮させる．

図1はアセチルコリンによる血管内皮での一酸化窒素（NO）の産生過程と，血管平滑筋に対する作用を示したものである．アセチルコリンは血管内皮においてムスカリン受容体の刺激によりNOを分泌し，平滑筋のグアニル酸シクラーゼを活性化させ，ミオシン軽鎖キナーゼのリン酸化を抑制することでこれを弛緩させる．ところが，内皮の傷害があるとこのメカニズムが働かず，加えて内皮の物理的バリアの欠落のために平滑筋のムスカリン受容体を直接刺激し，これを収縮させる．

一般に冠動脈造影検査を施行する必要のある患者には，多かれ少なかれ血管内皮の傷害があると考えるべきであるから，こうしたアセチルコリンの二面性は冠攣縮誘発試験の際には十分に考慮されるべきである（⇒ Point!）．

アセチルコリン冠攣縮誘発試験の注意点

> 冠攣縮は負荷試験陽性のための必要条件で，重要なのは胸痛が出現するか否かである．

アセチルコリン冠攣縮誘発試験の感度，特異度

Point! あくまでも作り出された冠攣縮

アセチルコリンによる冠攣縮誘発の目的は，自然発作時と類似の冠動脈の収縮を生理的にはありえない方法で作り出すことにある．この際，アセチルコリンの血管内皮，平滑筋に対する作用の二面性を考慮すれば，血管収縮＝冠攣縮性狭心症といった単純な公式は成り立たない．われわれは，こうした誘発試験の限界を踏まえたうえで，冠攣縮の関与が疑われる（否定できない）患者に対峙する必要がある．

は，ともに80～90%と高いとされるが[6, 7]，その施行と解釈にあたっては，以下の諸点を考慮する必要がある．

試験前の抗狭心症薬の休止

狭心症治療薬の効果が持続していると，冠攣縮の誘発が困難になることが多く，硝酸薬，カルシウム拮抗薬およびニコランジルは少なくとも検査の24時間前から休薬する．カルシウム拮抗薬は理想的には72時間前から中止すべきである．なお，検査前の抗不安薬の投与は原則として避ける．

休薬により発作が出現する場合はニトログリセリンの舌下投与で対応する．抗狭心症薬の中止で不安定化する可能性のあるdisease activityの高い患者は前日から薬剤の静脈投与ラインを確保する

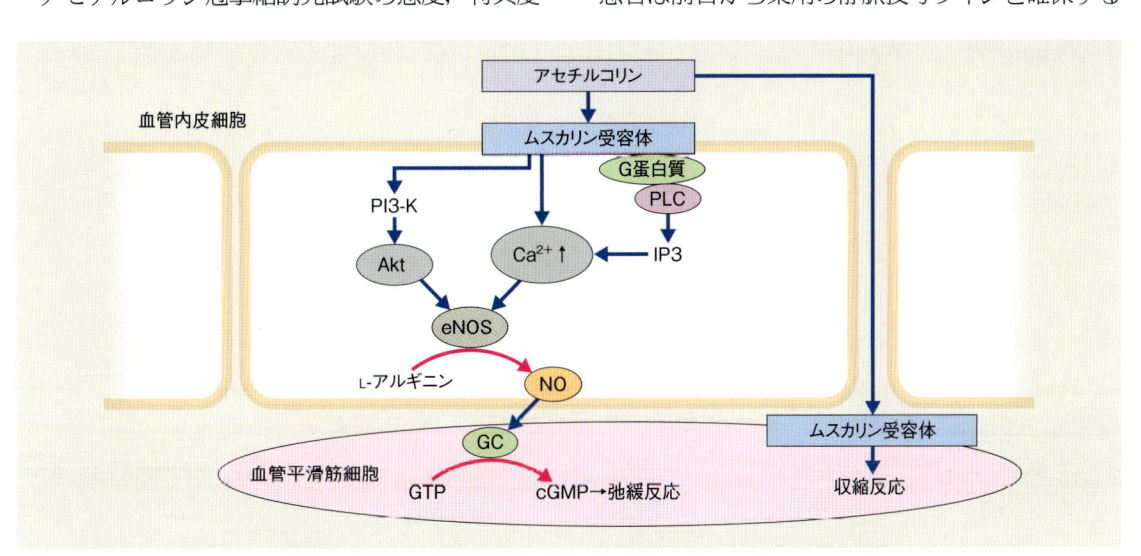

図1　アセチルコリンによる血管内皮での一酸化窒素（NO）の産生と血管平滑筋に対する作用

PLC：phospholipase C, PI3-K：phosphoinositide 3-kinase, IP3：inositol triphosphate, NO：nitric oxide, eNOS：endothelial nitric oxide synthase, GC：guanylate cyclase, GTP：guanosine triphosphate, cGMP：cyclic guanosine monophosphate

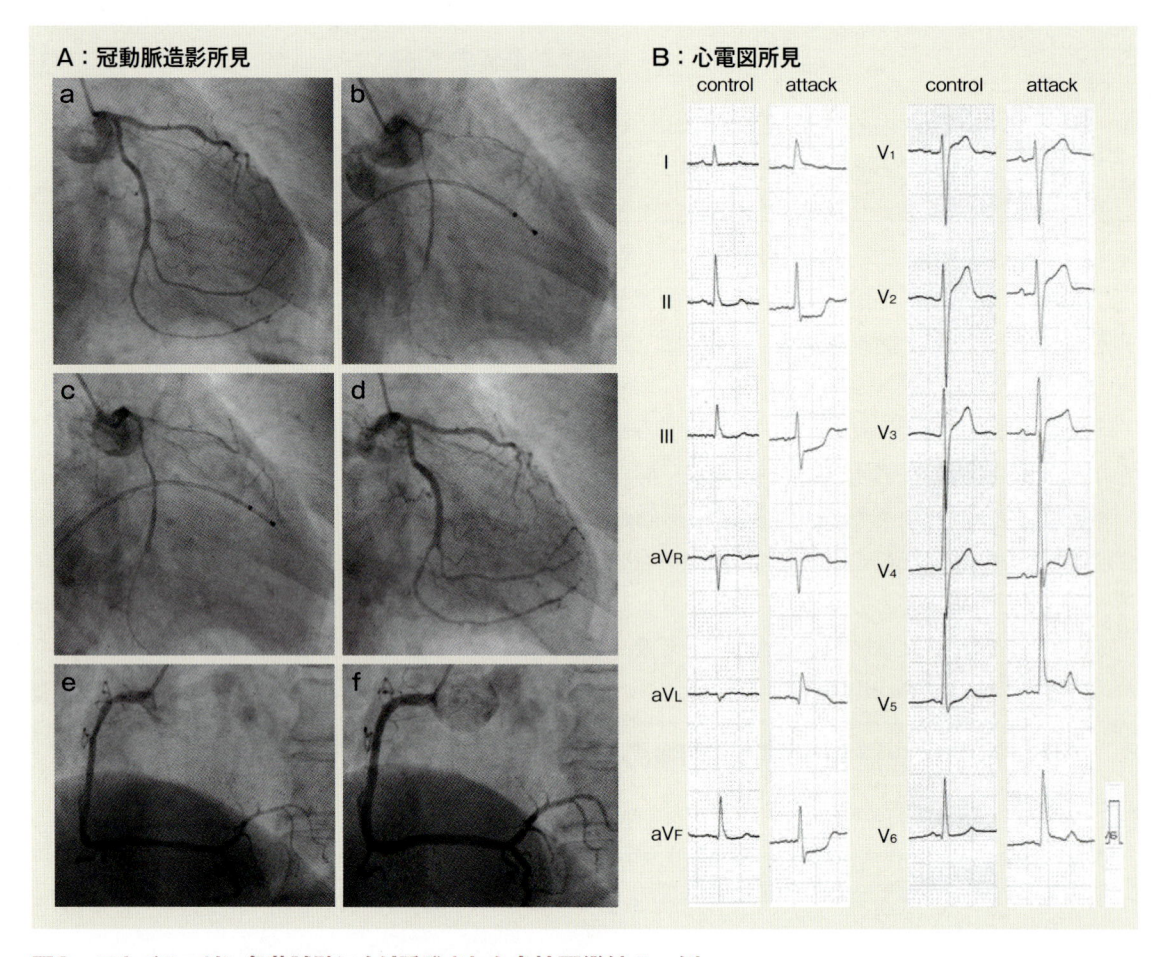

図2 アセチルコリン負荷試験により誘発された多枝冠攣縮の一例

71歳, 男性. 3日間の薬剤休止の後, 午前9時から冠動脈造影施行 (A). コントロール造影にて左冠動脈 (a), 右冠動脈 (e) ともに収縮傾向にある. 左冠動脈にアセチルコリン50μgを投与したところで, "いつもの"安静時胸痛を生じ, 心電図にてI, aVL, V_2-V_6のSTレベルの上昇, II, III, aVFでの低下が認められた (B). 冠動脈造影では左前下行枝, 回旋枝ともに強い冠攣縮を認めた (b). 攣縮は遷延し (c), その寛解に合計0.5mgのニトログリセリンの投与を必要とした (d). この後, 右冠動脈を造影すると顕著な拡張を示しており (f), コントロールの状態では強い生理的収縮状態にあったことがわかる. 本症例は多枝冠攣縮と診断され, カルシウム拮抗薬と硝酸薬の併用がなされた.

などして, 注意深い観察が必要である.

カテーテル手技

カテーテル検査は, 原則として午前中の早い時間帯にスケジュールする. 冠攣縮誘発試験は心臓カテーテル室で12誘導心電図および血行動態の連続監視下に行う. カテーテルの挿入は大腿動脈, 上腕動脈, 橈骨動脈のいずれでもよいが, 穿刺の際の痛みと過度の精神的緊張は, 十分な造影検査態勢に入る前に強い発作を引き起こすことがあるので, 患者の緊張状態を観察しながら, ていねいな局所麻酔を行う.

多枝冠攣縮への対応の迅速性や, 発作時の対側冠動脈造影の点からは, 左右冠動脈共用型のカテーテルが有用である. アセチルコリンの冠動脈注入により, 一過性の洞停止や高度徐脈が生じる. このため一時的ペーシング電極を右室に挿入し, 毎分50程度 (基礎心拍数より低い頻度) でペーシングできるように準備する必要がある.

アセチルコリン投与法

アセチルコリンを37℃に温めた生理食塩水に溶解し, 5mLに20, 50, 100μgを含む試験液をつくる. アセチルコリンは血液中のコリンエステラーゼによってすみやかに分解されるため, 試験液の作製は負荷直前とし, 投与前の血液の混入は防ぐ必要がある.

1. 虚血性心疾患

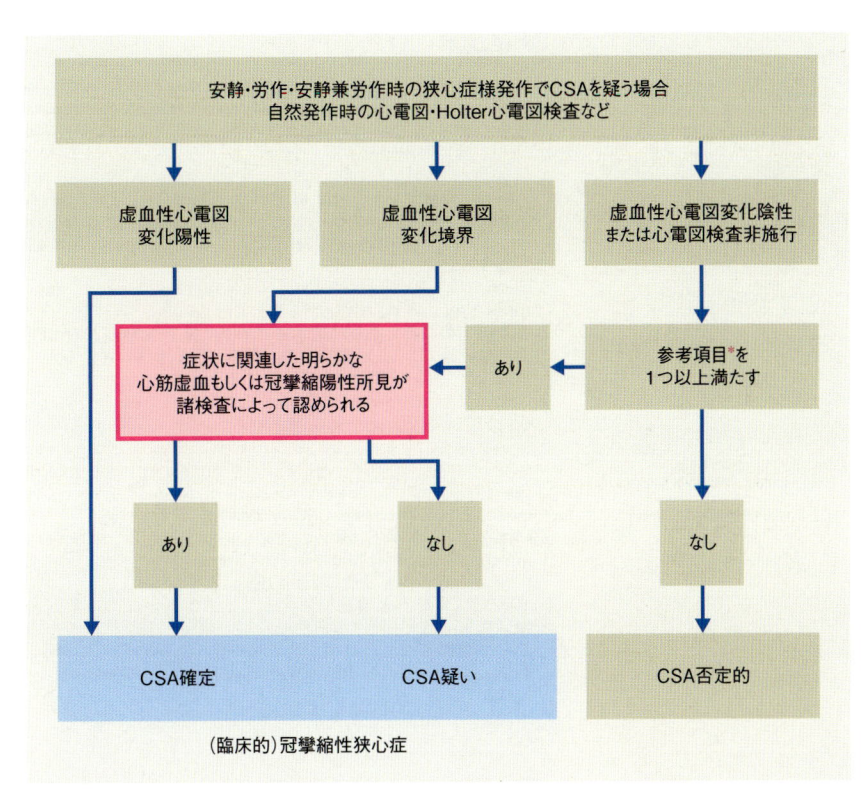

図3
冠攣縮性狭心症(CSA)の診断フローチャート

＊参考項目：①発作が夜間から早朝にかけて安静時に出現する，②運動耐容能の著明な日内変動がある，③過換気によって誘発される，④カルシウム拮抗薬により発作が抑制されるがβ遮断薬では抑制されない．
（冠攣縮性狭心症の診断と治療に関するガイドライン，2008[4]）より）

一時的ペーシングが確実に作動することを確認したら，左冠動脈では20→50→100μg，右冠動脈では20→50μgの段階的冠動脈内投与を5分の間隔で行う．それぞれの投与は20秒で行い，カテーテル内の試験液は，ほぼ同じ注入スピードで造影剤に置換しておく．投与開始から1分の段階で冠動脈造影を行い，攣縮の有無を確認する．

アセチルコリンの二面性を考えれば，薬液の調整と投与スピードは試験結果におおいに影響を及ぼす要素である．アセチルコリンが高濃度になれば，冠動脈はあまねく収縮に転じる．

冠攣縮の判定基準

誘発試験においては冠動脈造影上の一過性の完全閉塞あるいは造影遅延を伴う亜完全閉塞が得られた際に，自然発作と同様な胸部症状あるいは虚血性心電図変化（ST-T変化，陰性U波）をみた場合には陽性と判断するのが一般的である．

しかし，アセチルコリン濃度を冠動脈内で急激に上昇させる本誘発法は，あくまで疑似体験の手段である．造影上，冠攣縮として観察できるのは各冠動脈の最も近位である1か所に限られ，それより末梢部位にいかなる反応が生じているかは判定しがたく，観察された収縮部位が自然発作のそれと同じである保証はどこにもない．換言すれば，冠収縮（冠攣縮）は薬剤負荷試験陽性とする必要条件であるが，その程度やパターンは誘発法，造影のタイミングによりさまざまに修飾される．より重要なのは冠収縮をみた際に，検査のきっかけとなった"あの胸痛"が出現するか否かである（図2）．

新ガイドラインにおけるアセチルコリン冠攣縮誘発試験の位置づけ

> ガイドラインでは「診断確定」も「診断疑い」も，臨床的には「冠攣縮性狭心症」として治療の対象にしている．

図3は「冠攣縮性狭心症の診断と治療に関するガイドライン」における冠攣縮性狭心症の診断フローチャートである．アセチルコリン冠攣縮誘発試験の施行は太線で囲んだボックスに位置づけられ

1. 虚血性心疾患

ている．つまり，アセチルコリン冠攣縮誘発試験は"冠攣縮の疑いがある場合"に施行され，陽性なら"診断確定"，陰性なら"診断疑い"となる．したがって，アセチルコリン冠攣縮誘発試験は"除外診断"には用いられないことになる．本ガイドラインでは"診断確定"症例と"診断疑い"症例を臨床的にはいずれも"冠攣縮性狭心症"とすると明記し，治療の対象としているので，冠攣縮誘発試験結果が患者管理の方針に及ぼす影響は限定的となる．

一方，実際の臨床現場では冠攣縮性狭心症を完全には否定しえない非定型的胸痛患者にしばしば遭遇する．2005年に同じく日本循環器学会から示された「慢性虚血性心疾患の診断と病態把握のための検査法の選択基準に関するガイドライン」[8]では，冠攣縮誘発試験を除外診断目的で行うことの臨床的意義を認めている．

■引用文献

1. Yasue H, et al: Prinzmetal's variant form of angina as a manifestation of alpha-adrenergic recepter mediated coronary artery spasm: Documentation by coronary angiography. Am Heart J 1976; 91: 148-155.
2. Maseri A, et al: "Variant" angina: One aspect of a continuous spectrum of vasospastic myocardial ischemia. Pathogenic mechanisms, estimated incidence and clinical and coronary angiographic findings in 138 patients. Am J Cardiol 1978; 42: 1019-1035.
3. Conti, CR: Large vessel coronary vasospasm: Diagnosis, natural history and treatment. Am J Cardiol 1985; 55: 41B-49B.
4. 循環器病の診断と治療に関するガイドライン（2006-2007年度合同研究班報告）．冠攣縮性狭心症の診断と治療に関するガイドライン．Circ J 2008; 72 (Suppl IV): 1195-1238.
5. Nakao K, et al: Hyperventilation as a specific test for diagnosis of coronary artery spasm. Am J Cardiol 1997; 80: 545-549.
6. Yasue H, et al: Induction of coronary artery spasm by acetylcholine in patients with variant angina: Possible role of the parasympathetic nerve system in the pathogenesis of coronary artery spasm. Circulation 1986; 74: 955-963.
7. Okumura K, et al: Sensitivity and specificity of intracoronary injection of acetylcholine for the induction of coronary artery spasm. J Am Coll Cardiol 1988; 12: 883-888.
8. 循環器病の診断と治療に関するガイドライン（2004年度合同研究班報告）．慢性虚血性心疾患の診断と病態把握のための検査法の選択基準に関するガイドライン（2005年改訂版）http://www.j-circ.or.jp/guideline/pdf/JCS2005_yokoyama_h.pdf

急性冠症候群に対する早期侵襲的治療：リスクの層別化が患者の予後を左右する

上妻 謙
帝京大学医学部附属病院循環器内科

急性冠症候群の早期侵襲的治療

> 不安定狭心症や非ST上昇型心筋梗塞については，以前からPCI治療をすぐに行うべきでないというデータがあったが，抗血栓療法やデバイスの進歩により，早期のPCI治療が正当化されてきている．

急性冠症候群は急性心筋梗塞，不安定狭心症あるいは虚血性心臓突然死からなり，プラークのびらんまたは破綻と血栓形成によって生じる冠動脈病変の急激な変化が心筋虚血を惹起し，致死率が高い．近年では，非ST上昇型心筋梗塞（non-ST segment elevation myocardial infarction：NSTEMI）という概念も確立し，ST上昇型心筋梗塞とは異なるハイリスクの病態として注目されている．

ST上昇型心筋梗塞に対する冠動脈インターベンション（percutaneous coronary intervention：PCI）は，早期再灌流達成のために確立された治療法である一方で，非ST上昇型心筋梗塞（不安定狭心症や非Q波梗塞）に対するPCIの施行時期や方法については数々の報告があり，1990年代には早期にPCIを行うと，保存的に治療するよりもむしろ死亡や心筋梗塞などの重大なイベントが多いとの報告も多かった．

1990年代中盤〜後半に報告されたのがTIMI ⅢB[1]，VANQWISH[2]であった（図1）．

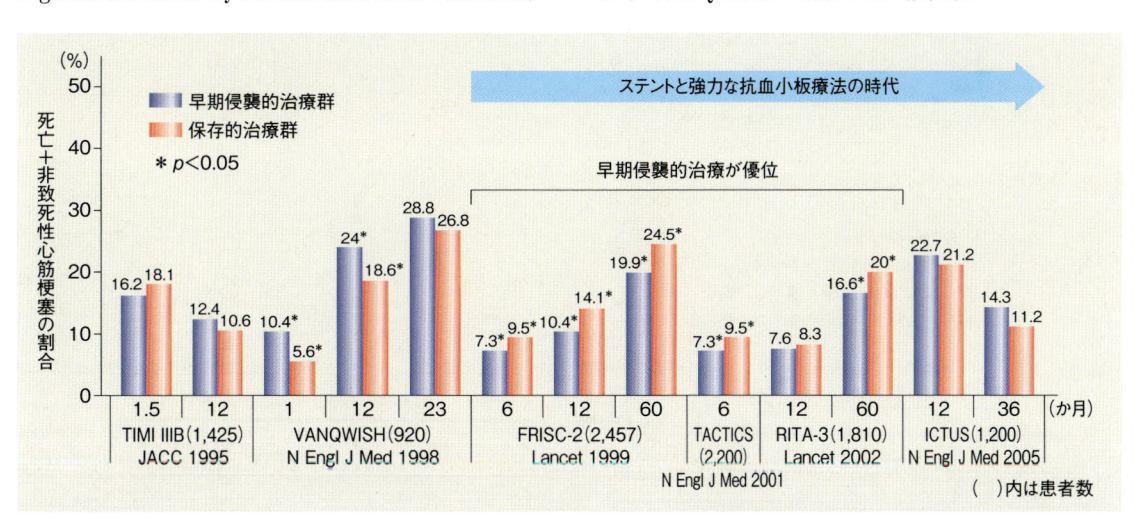

図1　不安定狭心症，非ST上昇型心筋梗塞に対する各トライアルの結果（死亡＋非致死性心筋梗塞発症の割合）

TIMI ⅢBでは，1,425例の患者において1年後の死亡，心筋梗塞の発生には差異を認めず（侵襲的治療10.8% vs 保存的治療12.2%，$p = 0.42$），VANQWISHでは，920例の患者において1か月後と1年後の死亡・心筋梗塞の発生率は早期侵襲的治療群においてはむしろ高い傾向を示した（1か月後 10.4% vs 5.6%，$p = 0.004$．1年後 24.0% vs 18.6%，$p = 0.05$）が，23か月後の長期予後では両群間に差を認めなかった（28.8% vs 26.8%，$p = 0.42$）．1990年代後半〜2000年代前半に報告されたFRISC-2[3]，TACTICS-TIMI18[4]，RITA3[5]などでは，早期血行再建治療の有効性が示された．

> **Point!**
> ### リスク評価あってのPCI
> ガイドラインに則した治療という点では，十分な血栓に対する対策と急性冠症候群のリスク層別化をつねに意識する姿勢が重要となる．これは初診時の医師の判断に委ねられることになるが，実際の現場では世界中なかなかそういったリスク評価がなされていないのが現状であり，本当にカテーテル治療が必要な患者が適切に治療されず，本当は不要な患者が過剰にPCIを行われている可能性がある．

これらの試験では，どちらの治療法も優位性を示すことができず，最終的に不安定狭心症に対しては虚血性の症状が生じたときに冠動脈造影を施行し，血行再建術を施行する保存的治療法が安全で効果的であるという結果になった．一方で，1990年代後半〜2000年代前半に報告されたFRISC-2[3]，TACTICS-TIMI18[4]，RITA3[5]などでは，早期血行再建治療の有効性が示された（図1）．

これらの臨床試験の結果を受けて2005年ACC/AHA/SCAIのPCIに関するガイドライン[6]では，トロポニンT陽性例や新規のST低下例などを従来の早期侵襲的治療優先例に追加した形で，より積極的早期侵襲的治療を推奨している（表1）．しかし早期侵襲的治療の有効性を示したのは，リスク層別化を行ったうえでの中・高リスクの症例であり，さらにグリコプロテインⅡb/Ⅲa受容体拮抗薬をはじめとした強力な抗血栓療法と冠動脈ステントの普及が前提となっていた（⇒**Point!**）．

急性冠症候群のリスク層別化

> 急性冠症候群にPCI治療を行うか，あるいはPCI可能施設への搬送の必要性を評価するためには，リスクの層別化が重要となっている．層別化ではGRACE Risk Scoreが一般的になってきている．

非ST上昇型心筋梗塞や不安定狭心症の治療戦略はリスクにより異なり，可能な限り入院させ経時的に連続したリスク評価が必要となる．

2000年，ACC/AHAのガイドライン（2002年にアップデート）におけるリスク評価を表2に示す．Braunwald分類に基づいた症状や血行動態などの危険性，心電図変化，心筋逸脱酵素の上昇などが重視されているのがわかる．

表1 ACC/AHA/SCAI ガイドライン（2005年）における不安定狭心症，非ST上昇型心筋梗塞に対するリスクに基づいた早期侵襲的治療指針（一部抜粋）

Class Ⅰ	重篤な合併症がなく，PCIに適した病変を有した不安定狭心症，非ST上昇型心筋梗塞に対し，早期侵襲的治療が適応となる．以下の高リスク患者では早期侵襲的治療を選択する． ①十分な薬物療法下でも安静時で虚血・胸痛発作を繰り返す患者 ②トロポニン値の上昇を認める患者 ③新規のST低下を認める患者 ④心不全徴候あるいは僧帽弁逆流の新規発症・増悪を認める患者 ⑤低左心機能の患者 ⑥血行動態の不安定な患者 ⑦持続的心室頻拍を有する患者 ⑧6か月以内にPCIを施行した患者 ⑨冠動脈バイパス術の既往のある患者
Class Ⅱa	①冠動脈バイパス術後で静脈グラフトが原因の薬物抵抗性の不安定狭心症，非ST上昇型心筋梗塞で再手術が困難と考えられる患者に対するPCI ②高リスクではないが，PCIに適した病変を有する患者に対するPCI ③左主幹部病変に伴う不安定狭心症，非ST上昇型心筋梗塞で冠動脈バイパス術の適応外の患者に対するPCI
Class Ⅲ	高リスクではなく，十分な薬物療法が施行されていない冠動脈疾患を有する患者に対するPCI，あるいは以下のなかに1つ以上が該当する患者に対するPCI ①灌流領域の小さい病変に対するリスクの伴ったPCI ②成功の見込みが低いPCI ③手技に伴う死亡の可能性が高いPCI ④50％以下の病変に対するPCI ⑤冠動脈バイパス手術の適応である左主幹部病変に対するPCI

1. 虚血性心疾患

表2　ACC/AHA不安定狭心症と非ST上昇型心筋梗塞のガイドライン（2000年）による短期的にみた死亡, 非致死性心筋梗塞発症の危険度分類

	高リスク	中リスク	低リスク
	以下の1つ以上に該当	高リスクに該当せず, 以下の1つ以上に該当	中〜高リスクに該当せず, 以下のどれかが該当してよい
病歴	48時間以内に虚血症状増悪	心筋梗塞既往, 末梢あるいは脳血管障害の既往, CABG後, あるいはアスピリン服用前	
胸痛	20分以上超える安静時胸痛を現在も訴えている	20分以上超える安静時胸痛があったが現在消失 20分以内の安静時胸痛（安静またはニトログリセリン舌下にて消失）	新規発症のCCSクラスIIIまたはIV度の狭心症が2週間以内にあり, 冠動脈疾患の危険性が中等度以上に高いもの
臨床所見	心筋虚血によると思われる肺うっ血 僧帽弁逆流雑音の出現 S3聴取または肺ラ音の出現/増強 低血圧, 徐脈, 頻脈 76歳以上の高齢	76歳以上の高齢	
心電図所見	安静時胸痛に伴う0.05mVを超える一過性ST低下 新規に発生したと思われる脚ブロック 持続性心室頻拍	0.2mVを超えるT波逆転 異常Q波	発作時心電図正常〜不変
心筋逸脱酵素	著明上昇 （トロポニンT/トロポニンI>0.1ng/mL）	軽度上昇 （トロポニンT>0.01,<0.1g/mL）	正常

表3　GRACE Risk Score

年齢	<40	0	血清クレアチニン (mg/dL)	0〜0.39	2
	40〜49	18		0.4〜0.79	5
	50〜59	36		0.8〜1.19	8
	60〜69	55		1.2〜1.59	11
	70〜79	73		1.6〜1.99	14
	≧80	91		2.0〜3.99	23
				>4.0	31
心拍数 (bpm)	<70	0	Killip分類	I	0
	70〜89	7		II	21
	90〜109	13		III	43
	110〜149	23		IV	64
	150〜199	36	到着時 心肺停止		43
	>200	46			
収縮期血圧 (mmHg)	<80	63	心筋逸脱 酵素上昇		15
	80〜99	58			
	100〜119	47	ST変化		30
	120〜139	37			
	140〜159	26	合計133点以上がハイリスク		
	160〜199	11			
	>200	0			

また, 代表的な急性冠症候群のリスク分類としてはTIMI Risk ScoreとGRACE Risk Score（**表3**）があげられる. とくにGRACE Risk Scoreはヨーロッパを中心に普及しており[7], 多くの臨床試験がこのスコアを基準にリスクを判定するようになってきている.

最近のリスクスコアの項目として一般的になったのが, 心筋逸脱酵素上昇, 安静時胸痛の発症時期, 心電図変化, 血行動態の異常などで, 冠動脈内の血栓の存在と虚血領域およびその影響を意識したものとなっている.

高リスク, 中等度リスクに分類される症例に対する治療は, 前述のように入院早期の冠動脈造影検査と血行再建術の施行を念頭に薬物療法を行っていく必要があるとされるようになった. 急性冠症候群を診療する医師もこれらを意識して, 患者の診療に当たる必要がある.

早期侵襲的治療の際の注意点

> 緊急PCIの際には, 血栓性合併症予防のためのアスピリンやクロピドグレルの前投与, 末梢塞栓予防のための血栓吸引, 末梢保護装置の使用, またslow flow/no-reflow対策としてニコランジル, ニトロプルシドなどの薬剤投与を念頭におく.

急性冠症候群に対しPCIを行うことになった場合, 注意しなければならないのは, **図2**のような末梢に塞栓しやすい血栓とプラークであろう.

末梢塞栓によるno-reflowやステント血栓症などが発症すると, 治療前よりもむしろ病状が悪化することも考えられ, これらを最大限予防することが求められている. この原因の一つとして, 急

1. 虚血性心疾患

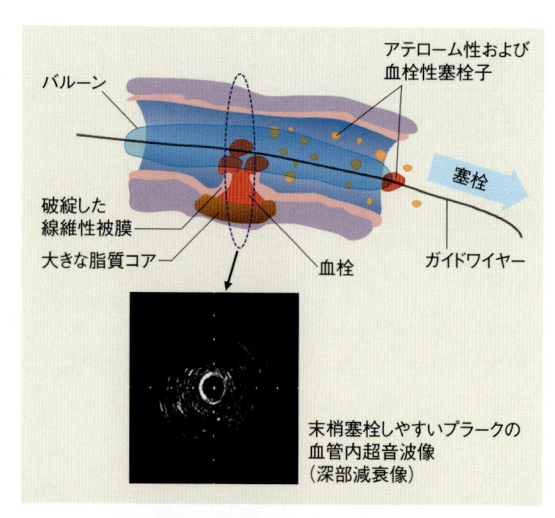

図2　PCIを施行して発生する塞栓の機序

表4　末梢保護が不要と考えられる病変，末梢保護が不適と考えられる病変

末梢保護が不要と考えられる病変
1. IVUSで血栓像やruptured plaqueが存在しない
2. lipid poolが認められない
3. attenuated plaque（プラークの減衰像）が認められない
4. 病変が石灰化している
5. プラークの性状がfibrousである（硬いプラークである）
末梢保護が不適と考えられる病変
1. 高度石灰化が認められる血管
2. 高度屈曲が認められる血管
3. 責任病変より末梢（デバイスを留置する部分）の血管径が小さいもの

性冠症候群を生じる病変の血栓と軟らかい破綻したプラークの冠動脈内における血栓・塞栓が末梢に塞栓することがあげられる．

　急性冠症候群に対するPCI治療で最も大切なことは大きく分けて2つである．一つは，血栓性合併症予防のためになるべく早期にアスピリンやクロピドグレルの効果を発現させることである．もう一つは，末梢に血栓やプラークが塞栓しそうな病変であると判明したときには，血栓吸引カテーテルや末梢保護フィルターなどによる塞栓予防を念頭においてPCIを行うことである．

　末梢保護が必要ないであろうと考えられる病変および末梢保護装置が不適と考えられる病変を**表4**にあげる．

　血管内超音波を行うことによってプラークラプチャー像や深部減衰像を確認することで，こういった末梢塞栓の予測ができる可能性も指摘されている．今後，血管内視鏡やOCT（optical coherence tomography）などの診断装置の発展により，こういった血栓やプラークで難渋する症例の予測と対策が立てられるようになれば，よりリスクを低減できることも期待できる．

　ひとたびslow flow/no-reflowが起こったら，ニコランジルやニトロプルシドを冠動脈内に注入することや，IABP（intra-aortic balloon pump）を使用することなどの対策が立てられるようにしておく必要もある．

　slow flow/no-reflow発生時はガイディングカテーテルから薬剤を注入しても末梢まで到達しないので，マイクロカテーテルや専用の冠動脈内注射用カテーテルを用いて冠動脈内から注入すると有効である．

■引用文献

1. Anderson HV, et al: One-year results of the Thrombolysis in Myocardial Infarction (TIMI) IIIB clinical trial. A randomized comparison of tissue-type plasminogen activator versus placebo and early invasive versus early conservative strategies in unstable angina and non-Q wave myocardial infarction. J Am Coll Cardiol 1995; 26: 1643-1650.
2. Boden WE, et al: Outcomes in patients with acute non-Q-wave myocardial infarction randomly assigned to an invasive as compared with a conservative management strategy. Veterans Affairs Non-Q-Wave Infarction Strategies in Hospital (VANQWISH) Trial Investigators. N Engl J Med 1998; 338: 1785-1792.
3. Invasive compared with non-invasive treatment in unstable coronary-artery disease: FRISC II prospective randomised multicentre study. FRagmin and Fast Revascularisation during InStability in Coronary artery disease Investigators. Lancet 1999; 354: 708-1715.
4. Cannon CP, et al: Comparison of early invasive and conservative strategies in patients with unstable coronary syndromes treated with the glycoprotein IIb/IIIa inhibitor tirofiban. N Engl J Med 2001; 344: 1879-1887.
5. Fox KA, et al: Interventional versus conservative treatment for patients with unstable angina or non-ST-elevation myocardial infarction: the British Heart Foundation RITA 3 randomised trial. Randomized Intervention Trial of unstable Angina. Lancet 2002; 360: 743-751.
6. Smith SC, Jr, et al: ACC/AHA/SCAI 2005 guideline update for percutaneous coronary intervention: a report of the American College of Cardiology/American Heart Association Task Force on Practice Guidelines (ACC/AHA/SCAI Writing Committee to Update 2001 Guidelines for Percutaneous Coronary Intervention). Circulation 2006; 113: e166-286.
7. Granger CB, et al: Predictors of hospital mortality in the global registry of acute coronary events. Arch Intern Med 2003; 163: 2345-2353.

PCIかCABGか：
この患者にとってどちらが望ましいのか

藤本 肇
虎の門病院循環器センター内科

冠動脈造影の落とし穴

> 冠動脈造影は虚血性心疾患確定診断のゴールデンスタンダードであるが，冠動脈造影所見のみからでは病変の性状が十分わからないケースがある．

近年，経皮的冠動脈形成術（PCI）の手技の進歩により，PCIの適応範囲が拡大され，左主幹部病変，3枝病変，慢性完全閉塞病変に対しても積極的にPCIが施行されるようになってきた．それに伴い，これらの病変に対してPCIか冠動脈バイパス術（CABG）のいずれを選択するか，が問題となることが少なくない．

PCI，CABGのいずれを施行するかは，冠動脈造影所見，左室収縮能，年齢，その他，全身状態を勘案して決定されるが，患者の全身状態がPCI，CABGいずれも許容しうる場合，いずれの治療法を選択すべきであろうか．この際，冠動脈造影所見を漫然と見ていずれの治療を行うかを決定すると，その後，思わぬ結果をもたらすことがある．

本項ではPCIを施行した結果，その後の治療に難渋した症例，CABGを施行した結果，グラフト不全となった症例で，術前の冠動脈造影の読みに落とし穴があったと思われる症例を提示する．

適切なモダリティの選択

> 冠動脈造影のみでは分岐部病変のプラーク分布・石灰化分布の評価は困難なことがある．

左前下行枝入口部病変に対しPCIを施行し，その後，難渋した症例

狭心症を発症し，冠動脈造影を施行したところ，左前下行枝入口部に90％狭窄病変を認めた．患者と協議のうえ，左主幹部から前下行枝にかけてCypherステントを留置した．

8か月後，左回旋枝入口部に90％狭窄の進行病変を認めたため，同部位に対してPCIを施行したが石灰化が強く十分な拡張が得られなかった．そこで，ベアメタルステントを留置したが再狭窄となり，さらにロータブレータを施行してCypherステントを留置したが，再々狭窄してしまった．やむなく，POBA，Taxusステントの留置など，回旋枝に対して計7回のPCIを施行することとなった．本患者では左主幹部-前下行枝にステントを留置し，その結果stent jailとなった回旋枝分岐部に狭窄病変を生じ，たび重なる血行再建が必要となった（図1）．

本症例は，最初の冠動脈造影所見で前下行枝分岐部の回旋枝側にもプラークが存在したと考えられ，左主幹部-前下行枝にステントを留置すると回旋枝入口部に慢性期に病変を生じる可能性が高いこと，本症例の血管形状から回旋枝に対するPCIは非常に難渋することが予想されることを考

1. 虚血性心疾患

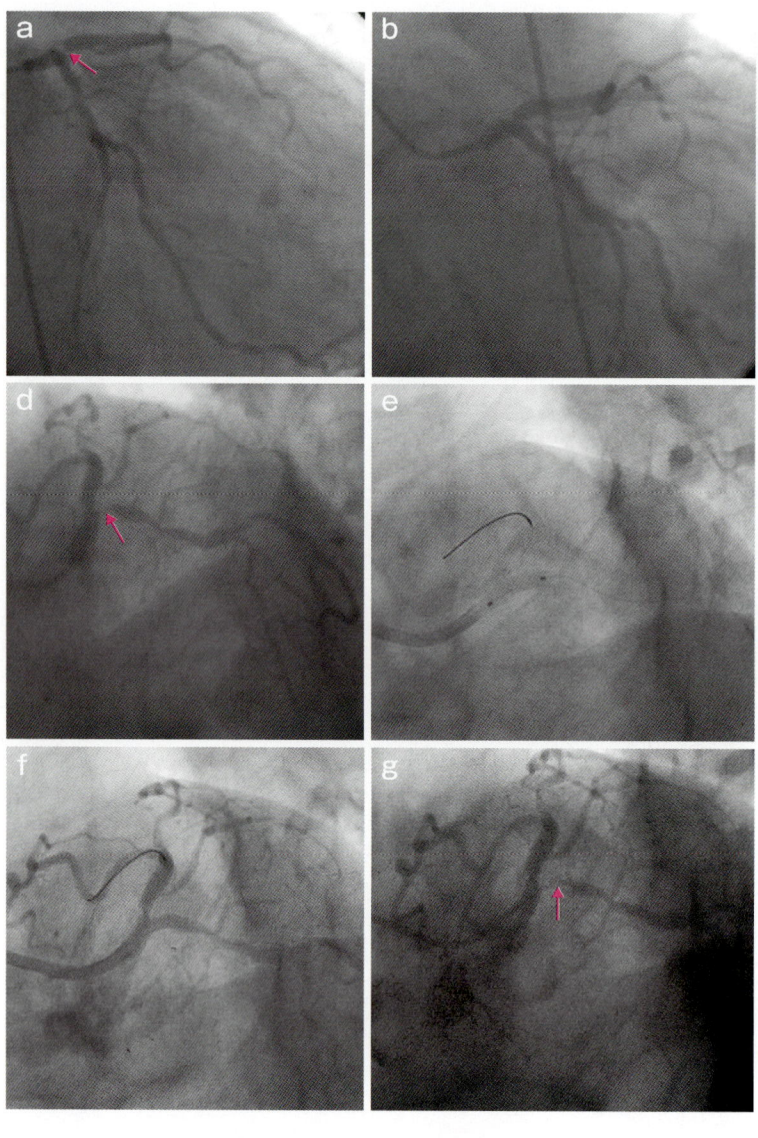

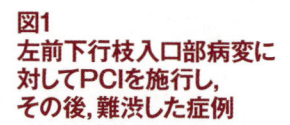

図1
左前下行枝入口部病変に対してPCIを施行し，その後，難渋した症例

a：左前下行枝分岐部に90％狭窄を認めた（→）．造影所見からは前下行枝分岐部の回旋枝側にもプラークが存在したと考えられる．b：左主幹部から前下行枝にかけてCypherステントを留置．c：PCI後の造影では良好な形状で終了しているように見えるが，造影所見のみでは分岐部の形状の詳細な評価は困難である．d：8か月後に不安定狭心症となり，造影したところ回旋枝分岐部に90％狭窄を認めた（→）．e：#11に対しベアメタルステントを留置したが石灰化が強く拡張不良であった．f：再血行再建終了時の造影所見．g：その2か月後に再び不安定狭心症を発症し，冠動脈造影を施行したところ，#11ステント内に再狭窄を認めた（→）．#11は石灰化も強く，以後#11に治療・再狭窄を繰り返し，これに対し計7回のPCIを施行している．最初の左主幹部－前下行枝に対する血行再建時にプラーク・石灰化の分布を吟味し，将来，回旋枝に難治性狭窄をきたすことを予測しCABGを施行したほうが，よい遠隔期成績が得られた可能性がある．

> **Point!**
> **左前下行枝・回旋枝分岐部病変ではCTやIVUSも**
> 左前下行枝・回旋枝分岐部病変は，冠動脈造影所見のみではプラークの分布がわかりづらいことがある．冠動脈造影所見をていねいに吟味し，さらにCTやIVUSを用いてプラーク・石灰化分布まで調べ，PCIを施行した場合の他方の枝への影響の可能性，その後の血行再建がきちんとできる病変か否かを検討しておくことが重要である．

えて，最初の血行再建時にCABGも検討すべきであったと考えられる．

本症例では，もちろん初回の治療時に患者がPCIを希望したという経緯はあるが，治療を行う医師側も血管の性状をていねいに検討して，患者に最も適切な治療法を勧めることが大切と考えられる（⇒**Point!**）．

CABG施行後のバイパスがnative coronaryの血流に負けて狭小化した症例

> 冠動脈造影では中等度狭窄病変の程度を評価するのは困難である．

冠動脈造影上，有意狭窄病変に見える箇所があっても，必ずしも冠血流が悪くない症例を**図2**に示す．多枝病変の狭心症患者で，負荷心電図や負荷タリウムシンチグラフィは狭窄度評価に役立

1. 虚血性心疾患

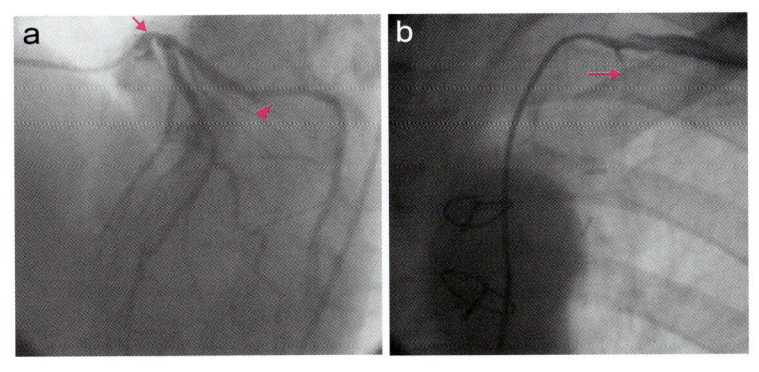

図2　CABG施行後のバイパスがnative coronaryの血流に負けて狭小化してしまった症例

a：狭心症のため冠動脈造影を施行したところ，左回旋枝#13で閉塞（▶），左主幹部に50%狭窄を認めた．左主幹部病変であったことからCABG（左内胸動脈-左前下行枝，大伏在静脈-回旋枝）施行．b：しかし，術後の確認造影で内胸動脈バイパスはnative coronaryの血流に負けて閉塞していた（→）．左主幹部は造影上狭窄度50%以上の病変が有意狭窄となるが，実際には血管内腔が十分保たれている場合がある．中等度狭窄病変の評価にはIVUS, CT, プレッシャーワイヤーなどを用いて，本当に血行再建が必要な病変かどうかを評価すべきである．

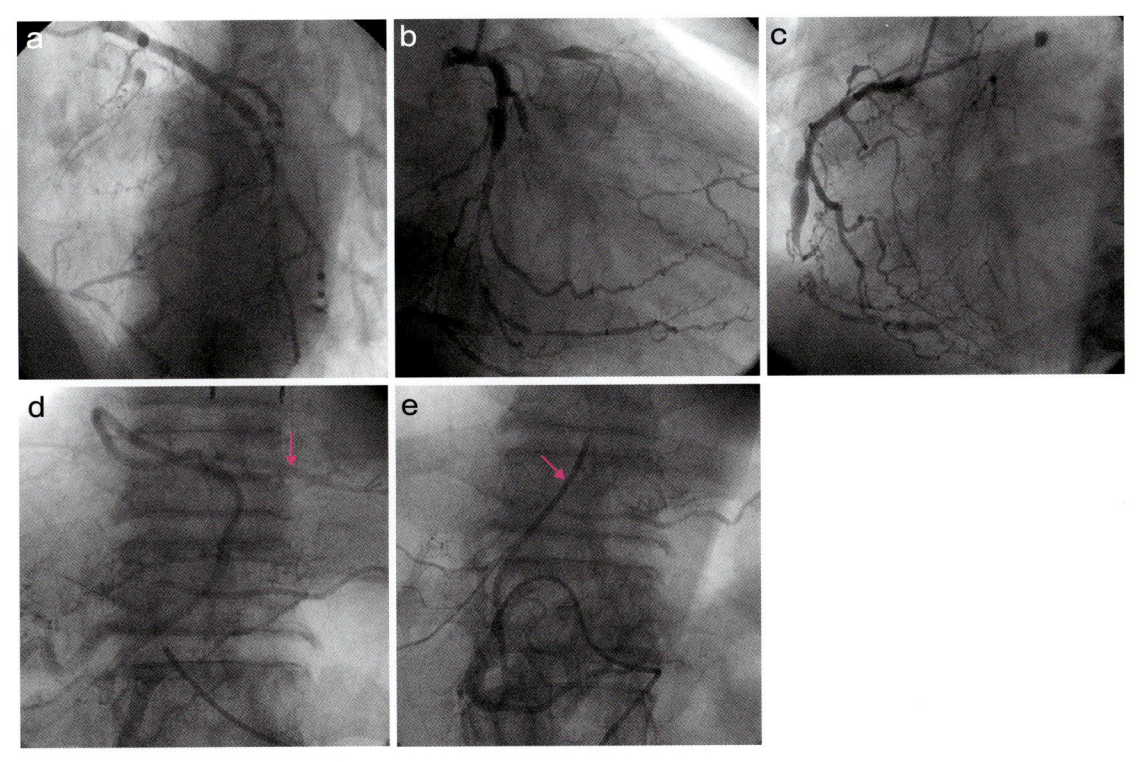

図3　3枝病変に対してCABGを施行したが，側副血行路からの血流に負けてバイパスが早期に狭窄した症例

a〜c：狭心症を発症し，冠動脈造影を施行したところ，左前下行枝#6 100%, 回旋枝 #12 100%, #14 90%, 右冠動脈#2 100%の3枝病変であり，右冠動脈には回旋枝心房枝から側副血行路が発達していた．これに対しCABG（左内胸動脈-左前下行枝，大伏在静脈-#12, 大伏在静脈#14, 胃大網動脈-#4PD）を施行．d：術後の確認造影で胃大網動脈の吻合は問題なかったが，e：8か月後に狭心症が再発し，冠動脈造影を施行したところ，胃大網動脈全体が狭小化していた．右冠動脈は閉塞していたものの，回旋枝からの側副血行路からの血流に負けて胃大網動脈が狭小化したものと考えられた．

たない．この場合，当該狭窄病変が血行再建を要する病変か否かを判定するにはプレッシャーワイヤーを用いた病変部前後の圧較差評価や血管内超音波を用いた内腔径評価が役に立つ．とくに左主幹部病変は患者にとって致命的となる危険性がある一方で，血管径が大きいため50%程度の狭窄度では心筋虚血をきたさないことがある．また造影剤のバックフローや主幹部が屈曲していると狭窄度の評価が困難となることが少なくない．

IVUS，CT，プレッシャーワイヤーなどを用いて，本当に血行再建が必要な病変かを評価すべきである．

> 狭窄病変に対する血行再建適応の有無は，当該病変の狭窄度のみならず側副血行路の程度も勘案して決めるべきである．

3枝病変に対してCABGを施行したが，側副血行路からの血流に負けてバイパスが早期に狭窄した症例を図3に示す．

冠動脈造影を施行したところ，左前下行枝#6 100%，回旋枝#12 100%，#14 90%，右冠動脈#3 100%，側副血行路の3枝病変を認めた．これに対してCABGを施行（左内胸動脈-左前下行枝，大伏在静脈-#14，胃大網動脈-#4PD）．術後の確認造影では，いずれのバイパスグラフトも開存良好であった．

しかし術後8か月後に労作性狭心症を再発し，冠動脈造影を施行したところ，胃大網動脈グラフトが全体的に狭小化していた（図3）．回旋枝心房枝からの側副血行路の血流に負けて胃大網動脈がやせ細ったと考えられた．

CABGを施行する際には，冠動脈の狭窄度のみならず，他の血管からの側副血行路の程度によってもバイパスの開存率は影響されるため，冠動脈造影所見をていねいに全体的に評価すべきである．

左主幹部病変や前下行枝・回旋枝の分岐部病変に対するPCIを施行する前には，CT，IVUSなどのモダリティを用いて前下行枝，回旋枝入口部のプラーク・石灰化の分布を調べ，PCIを施行できるか，遠隔期に良好な開存が期待できるか，を考える．

中等度狭窄病変では，そもそも血行再建が必要な病変か否かを冠動脈造影のみではなくIVUS，CT，シンチグラフィ（多枝病変であればプレッシャーワイヤー）を用いて狭窄度を評価する．

バイパス吻合に際しては，病変の狭窄度のみならず側副血行路からの血流の程度にも留意する必要がある．

心筋Viabilityの考え方と評価

宮崎俊一
近畿大学医学部循環器内科

心筋Viabilityの概念

> PCIやCABGの適応決定において，心筋Viabilityの有無は極めて重要な要素である．

心筋梗塞巣では，当然ながら壁運動は低下するが，すべての心筋細胞が死滅しているわけではなく，細胞としての構造と機能を保っている領域も残存している．このような領域にはviableな心筋が存在しており，冠血行再建術により冠血流量を増加させると，壁運動が改善する．

すなわち，梗塞巣内の部分的に存在する生存可能な心筋をviableな心筋とよび，そのような心筋の有無を心筋Viabilityと定義することが一般的な概念であろう（狭義の心筋Viabilityと名づける）．この概念は，基本的に一つ一つの心筋細胞についての概念であり，一方，臨床的に用いている"心筋viability"とは，通常は上記の概念を細胞塊に当てはめて，当該細胞塊全体としてviabilityがあるかどうかが検討されている．

狭義の心筋Viabilityを考える際の問題としては，①心筋血流量が低下して虚血状態となっているにもかかわらず，梗塞に移行しないような心筋酸素需要と供給量の関係が存在する，②そのような微妙な需要と供給量の関係は遷延するか，が考えられる．

図1に，一過性の冠動脈閉塞によって生じる心筋虚血時の細胞内変化を示す．酸素供給が停止することで嫌気性代謝が亢進し，一連の病的な細胞内変化が生じる．しかし，いったいどの時点で細胞構造が壊れるようになるのか，またたとえば嫌気性代謝が亢進してもATP産生が保たれるような状態はありうるか，などは不明である．つまり，一つの細胞に関して心筋虚血の重症度という考え方が成り立つかどうかがよくわからない．

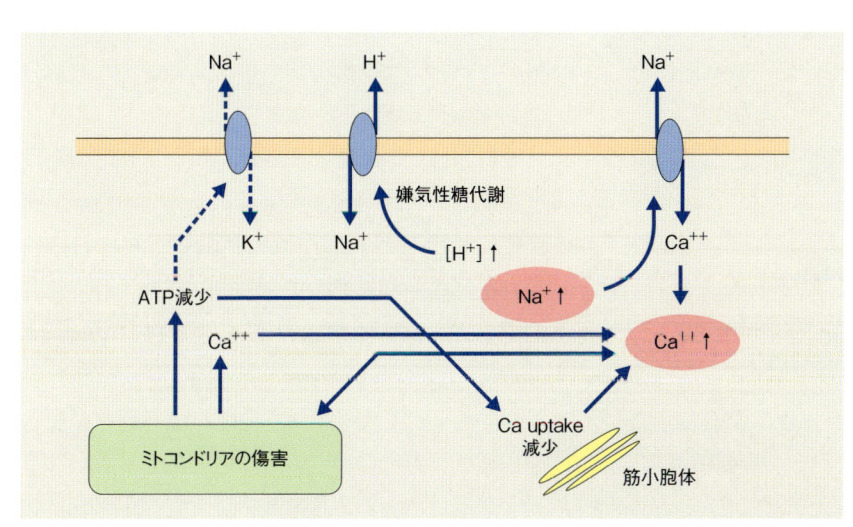

図1 心筋虚血時の細胞内における一連の変化

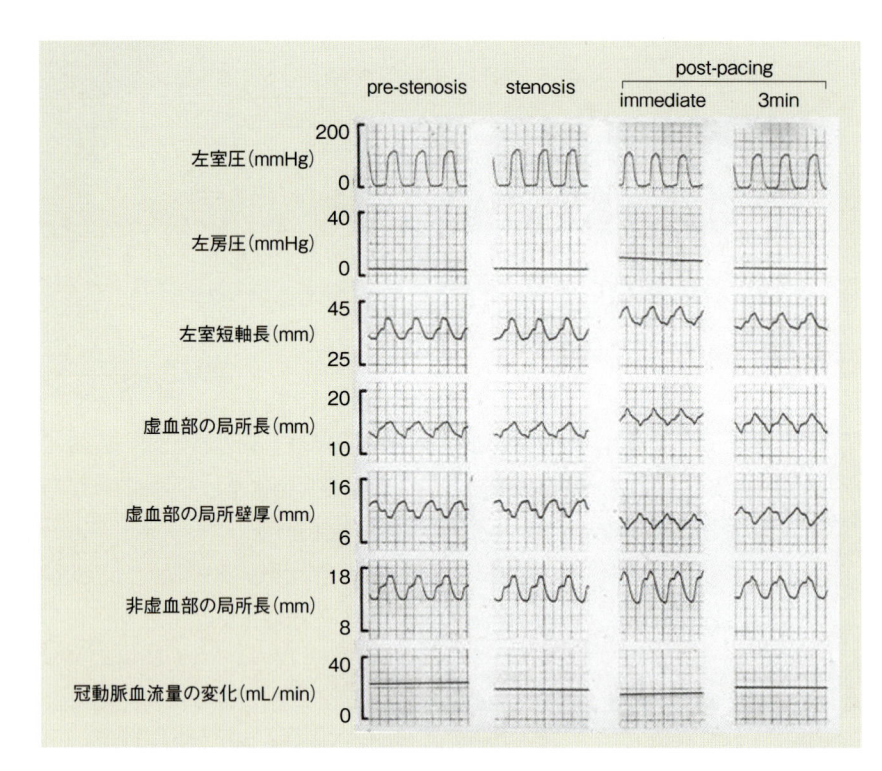

図2 心筋虚血時の局所壁運動

イヌの心筋に超音波ディメンジョンゲージを植え込んで心筋の局所長および局所壁厚を測定した実験．冠動脈狭窄に加えてペーシング負荷を行って心筋虚血とした．

原則的に心筋虚血は一過性の現象なので，いったん虚血に陥って壁運動が低下した心筋細胞は，数分程度の短時間に需要と供給の関係が正常に復すれば，やがて正常機能の細胞に戻るように思われる．もし数時間に及ぶ虚血状態が継続すれば，細胞は短時間で壊れて梗塞心筋へと移行するのではないだろうか．ただし，ミトコンドリアなどの細胞内小器官の機能低下が遷延するような病態があり，細胞は壊れないがATP再生は低下することがあるかもしれないので，上記は推測にすぎない．ただし，一つの細胞について，梗塞に移行しない酸素需要と供給の不均一という微妙なバランスがずっと継続することは考えにくいように思われる．

気絶心筋と冬眠心筋

気絶心筋と冬眠心筋の概念は心筋Viabilityの理解に便利である．

一過性の心筋虚血であっても，壁運動異常はしばらく遷延するという概念を気絶心筋（stunned myocardium）とよぶ[1]．

図2にイヌを用いた実験結果を示す．超音波ディメンジョンゲージを心筋に植え込んで冠動脈に狭窄を作製し，かつ高頻度ペーシングを行ってdemand ischemiaを生じさせた．ペーシング終了直後には，いまだ虚血領域の壁運動は低下しているが，3分後に復している．つまり，すでに心筋酸素需要と供給の不均一（＝心筋虚血）はなくなっているにもかかわらず，壁運動低下は遷延する．ただし，図2でもわかるように，遷延する時間は長いとはいえず，数分間の虚血時間であれば数分間の壁運動低下時間となる．

それでは，短時間虚血が繰り返し生じた場合は壁運動低下時間の蓄積効果はあるのだろうか．実験的には繰り返す虚血は壁運動低下をさらに延長させることが知られている[2]．また，短時間虚血でもATP減少は遷延するという報告[3]がある．しかし，繰り返す虚血ではATP減少は抑制されるという研究もある[4]．さらに，繰り返す虚血は虚血耐性[5]を生じるということもあって解釈は複雑となる．つまり，梗塞巣内に存在するViableな

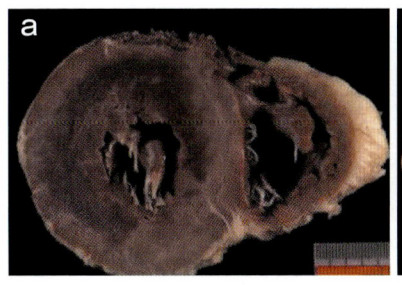

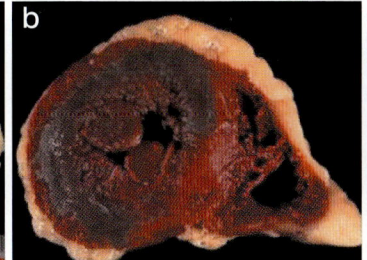

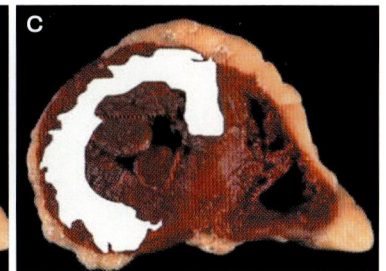

図3 広汎前壁梗塞例TTC染色
a：広汎前壁梗塞例のマクロ病理像，b：同一例のTTC染色像．c：b図のTTC非染色部を白色で示した．TTC染色では赤色に染まった領域はviableな心筋が存在すると判定される．

心筋細胞がstunnedな状態を繰り返していることで壁運動低下が遷延するという考え方については否定も肯定もできない．

一方，冬眠心筋（hibernating myocardium）の考えはまさしく心筋Viabilityの概念と共通するものである[6,7]．ただし，遷延する心筋虚血が壁運動低下を生じるという単純な考えは前述したように無理があり，冬眠心筋では機能低下に見合うような代謝の低下が発生しており，そのために心筋虚血が遷延しても梗塞には至らないと説明されている．

心筋Viabilityの臨床的考え方

> 心筋Viabilityがあるかどうかではなく，どの程度の量の心筋にViabilityがあるかが重要である．

これまでは一つの心筋細胞について狭義のViabilityを考えてきたが，臨床的には左室梗塞巣における一定の領域について心筋Viabilityを検討することになる．つまり，どの程度の心筋量がviableなのかを測定することが本質的に重要なのである．

図3に，広汎前壁梗塞例のTTC（triphenyl tetrazolium chloride）染色を示す．TTC染色は酵素特異的染色法の一種であり，本法で染色されない部位は梗塞とみなされる．つまり，染色された部位はviableである．本例は典型的な広汎前壁ST上昇型心筋梗塞であったが，図3cに示すように，非染色部の形は周辺部を中心としてきわめて複雑

Point! 定量的な評価は可能か？

> 狭義の意味でいう心筋Viabilityの評価に際しては，そもそも左室壁における血流分布が不均一であるので，viableな心筋の詳細な定量的評価は困難である．

な形状をしている．また，心外膜側の心筋は相当量が梗塞になっていない．これらのことは心筋血流の分布は不均一であることを示しており，梗塞巣内における残存心筋の分布も不均一になることが考えられる．

冠動脈が心外膜側から内膜側へ穿通することと，左室内圧が高いことから壁応力は内膜側で高くなるために，心外膜側に多く血流分布することは教科書的にも知られている．また，ST非上昇型心筋梗塞では，図3で示す範囲以上に残存心筋の分布は複雑な形状となることが予想されるが，かつて心内膜下梗塞とよばれた剖検心では，パッチ状の梗塞巣の分布がみられることが特徴であったことと一致する（⇒Point!）

心筋Viabilityの臨床的評価法

> さまざまな検査で心筋Viabilityがあると判断しても，実際に冠血行再建で壁運動が改善しなければ臨床的心筋Viabilityはない．

現時点で心筋Viabilityの評価法として用いられている検査法を表に示した．

これらの検査方法の長所と欠点をみていくと

1. 虚血性心疾患

表 心筋Viabilityの臨床的評価方法

検査法	長所	欠点
SPECT	壁運動改善に対するsensitivityが高い EFも同時に測定できる	PETよりも特異性が低い
PET	組織灌流と同時に代謝を測定できる 感受性が高く，特異性も高い 心筋血流量の絶対値が測定できる	ドブタミン負荷心エコーよりも特異性が低い
ドブタミン負荷心エコー法	核医学的方法よりも特異性が高い	核医学的方法よりも感受性が低い
造影MRI	瘢痕組織の検出に優れる 解像度がエコーや核医学的方法よりも良い 心内膜下梗塞の検出に優れる	時相に関する情報が得られない

気づくように，心筋Viabilityのgolden standardは壁運動が改善するかどうかによっている．このため，ドブタミン負荷心エコー検査による心筋Viabilityの評価はきわめて特異性が高い．つまり，ドブタミンを投与して壁運動が改善すれば動きうる心筋が多いことを示しているわけなので，心筋Viabilityがあると思われる．

一方，核医学的方法と比較すると感受性が低くなるが，これは心エコーによる壁運動評価が検者の視覚的判断によるためで，心エコーでは微細な画像上の変化を識別できないことなどによる．逆に，核医学的方法では画像の構成に関与する因子として血流などが心筋細胞のViability以外にも関与するので，核医学的方法で心筋Viabilityがないと判断した症例でも，冠血行再建により壁運動異常が改善することもある．また，MRIに関しては壁運動改善との対比により心筋Viabilityに対して高い特異度と感受性があるという報告があり，有望な検査方法と考えられている[8]．

以上のように，検査方法にはさまざまな長所と欠点があり，実際の臨床においては**表**にあるような心筋Viabilityに関する検査だけではなく，心電図におけるQSパターンの存在，過去に生じた心筋梗塞に関してCPK最高値が高値であったかどうか，心エコーで壁厚が薄くなっていないか，冠動脈造影検査で狭窄以下が不釣り合いに小さくないか，また中等度狭窄なのに造影遅延はないか，などの梗塞心筋領域が多く線維化を生じた場合にみられる臨床的な指標を総合して判断することが大切である．

心筋Viabilityに関する筆者の考え方を述べた．現時点で心筋Viabilityを正確に予測する単一の検査方法はないと思う．さらに臨床的立場からは冠血行再建によって壁運動の能動的収縮が改善せず，壁厚が保たれるだけの効果であっても有用ではないかと考えている（左室リモデリング抑制）．このような考え方から当該領域の大部分の心筋が瘢痕組織に置き換わっている症例では心筋Viabilityはありえないが，一定量の心筋が存在する場合（すなわち壁厚が保たれている場合）には，臨床的に心筋Viabilityが存在するとみなしてよいのではないかと思われる．

■引用文献

1. Braunwald E, Kloner RA: The stunned myocardium: prolonged post-ischemic ventricular dysfunction. Circulation 1982; 66: 1146-1149.
2. Gall SA Jr, et al: Recovery of myocardial function after repetitive episodes of reversible ischemia. Am J Physiol 1993; 264: H1130-H1138.
3. Reimer KA, et al: Pathobiology of acute myocardial ischemia: metabolic, functional and ultrastructural studies. Am J Cardiol 1983; 52: 72A-81A.
4. Reimer KA, et al: Four brief periods of myocardial ischemia cause no cumulative ATP loss or necrosis. Am J Physiol 1986; 251: H1306-H1315.
5. Reimer KA, et al: Cardiac adaptation to ischemia. Ischemic preconditioning increases myocardial tolerance to subsequent ischemic episodes. Circulation 1990; 82: 2266-2268.
6. Rahimtoola SH: A perspective on the three large multicenter randomized clinical trials of coronary bypass surgery for chronic stable angina. Circulation 1985; 72: V-123.
7. Braunwald E, Rutherford JD: Reversible ischemic left ventricular dysfunction: evidence for the "hibernating myocardium". J Am Coll Cardiol 1986; 8: 1467-1470.
8. Gerber BL, et al: Accuracy of contrast-enhanced magnetic resonance imaging in predicting improvement of regional myocardial function in patients after acute myocardial infarction. Circulation 2002; 106: 1083-1089.

血行再建後の心筋サルベージ評価はどこまで可能か?

野﨑みほ, 白井徹郎
東京警察病院循環器科

心筋サルベージの評価の必要性

急性心筋梗塞発症後, いかに早期にかつ確実に冠血流を再開できるかが予後決定の主要因子であることから, わが国ではカテーテルを用いた早期冠血行再建術 (PCI) が飛躍的に普及してきた.

しかし, 一方では冠血流再開イコール満足な心筋サルベージ獲得には必ずしもつながらないというジレンマがつねに内在することから, 冠血流再開によりどの程度まで虚血心筋をサルベージできたかを正確に評価できる方法の確立が待ち望まれている. また, PCI後の薬物療法の有効性を評価するうえでも, 本法の確立は重要な意義を持つと考えられる.

従来の評価法

> 心臓MRIは, 心内膜側から心外膜側への定量的評価が可能.

従来の評価法 (**表1**) を振り返ってみると, その目的は大きく2つに分けられていると考えられる. 一つは, 心筋への有効な再灌流が得られたかどうかをみるもので, 心電図上のST resolutionを始めとして, さまざまなものが提唱されている. もう一つは, 本項で述べる生存心筋に関する評価である.

PCI後の心筋サルベージを評価する方法の条件としては, 非侵襲的方法であること, 経時的変化をみる目的で繰り返しの検査が可能であること, 可視化可能で定量性を有すること, などがあげられる.

これらの条件を満たす評価方法としては心筋SPECTが第一にあげられ, 実際に多くの臨床報告がすでに行われている. しかし, 心筋SPECTでは心内膜側から心外膜側に向かっての虚血心筋の定量的評価は不可能である. この点を克服できる可能性のある評価法が心臓MRIである.

心臓MRIの概要

> 内膜下梗塞の評価は, 遅延造影MRIのほうがSPECTよりも有用.

心臓MRIは, 約45分の検査時間で心機能, 形態, 心筋血流, またバイアビリティの評価が可能な, 非常に情報量の多い検査法であり, その内容により大きく3つに分類される (**表2**).

この機能のなかで, 遅延造影MRIは梗塞巣や線維化などの心筋組織性状の評価に適していることから, 当初, 心筋サルベージの評価に用いられていた[1,2].

表1　心筋サルベージの評価法

心筋再灌流に関する評価	1. ST segment resolution (ST resolution) 2. TIMI flow grade 3. Blushing grade 4. TIMI grade myocardial perfusion grade (TPG) 5. ドプラーガイドワイヤー 6. 心筋コントラストエコー
生存心筋に関する評価	1. 負荷心エコー 2. 組織ドプラーイメージング (TDI) 3. 心筋 SPECT 4. 心筋 PET

1．虚血性心疾患

表2　心臓MRIの内容による分類

1. シネMRI	左室機能，形態，局所壁運動評価
2. 遅延造影MRI	内膜下梗塞を含む梗塞巣，心筋組織性状の評価
3. パーフュージョンMRI	心筋灌流の評価

> **Point!**
> **空間分解能が高いから細部まで可視化できる**
> MRIは，梗塞領域を単に平面的な広がりとして捉えるのみではなく，心内膜側から心外膜側にかけての広がり（transmural extent）も表現可能である．

　ガドリニウム造影剤投与後10分以降に遅延造影MRIを撮像すると，梗塞心筋は高信号領域として描出され，梗塞領域が可視化される．ここでMRIの特徴である高い空間分解能の威力が発揮され，内膜下梗塞の評価についてはSPECTよりも有用とされる[3]．

遅延造影MRIによる心筋サルベージ評価

　図1は69歳男性，急性前壁梗塞症例の心臓MRIである．左前下行枝#6 99％ TIMI1の冠血流に対し血行再建を行い，発症約6時間後に再灌流を得た．第4病日に心臓MRIを行ったところ，遅延造影では前壁中隔から前壁に心内膜下に限局した高信号領域を認め，心筋パーフュージョンにおいて同領域に造影欠損を，またシネMRIでは壁運動低下を認めている（⇒**Point!**）．

　図2は56歳男性，急性後壁梗塞症例である．左回旋枝#13 99％狭窄，TIMI2の冠血流に対し血行再建を行い，発症3時間で再灌流が得られ，第5病日に心臓MRIを施行した．遅延造影では後壁に高信号領域を認め，3か月後のフォローアップではその退縮が視覚的に捉えられている．

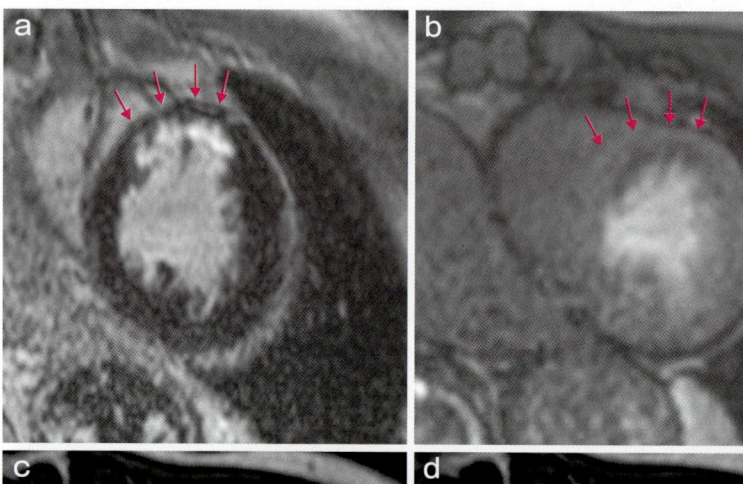

図1　急性前壁梗塞（69歳，男性）
a：急性期に施行した遅延造影，乳頭筋レベル，短軸像．前壁中隔から前壁にかけての心内膜下梗塞の所見．
b：心筋パーフュージョン．遅延造影で認める高信号領域に造影欠損を認める．
c, d：シネMRI（c：拡張末期，d：収縮末期）．壁運動低下を認める．

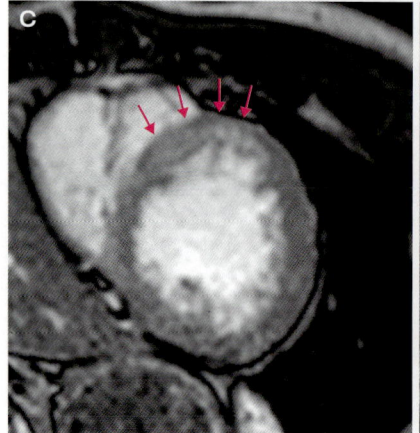

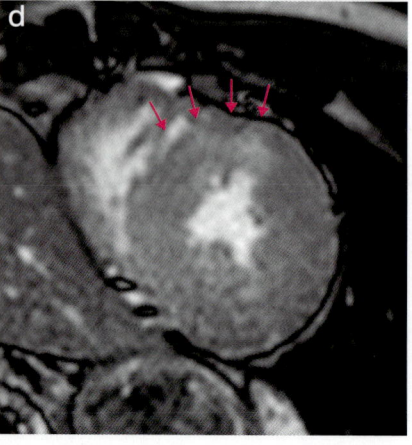

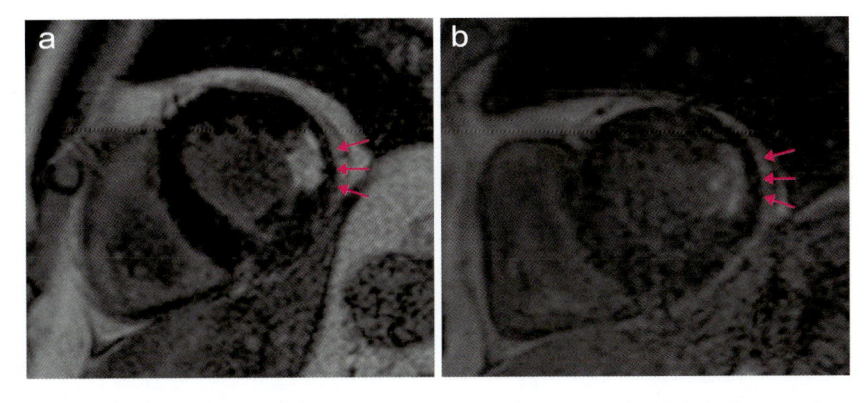

図2 急性後壁梗塞（56歳,男性）

a：急性期に施行した遅延造影,乳頭筋レベル,短軸像.後壁に高信号領域を認める.
b：慢性期には高信号領域が縮小している.

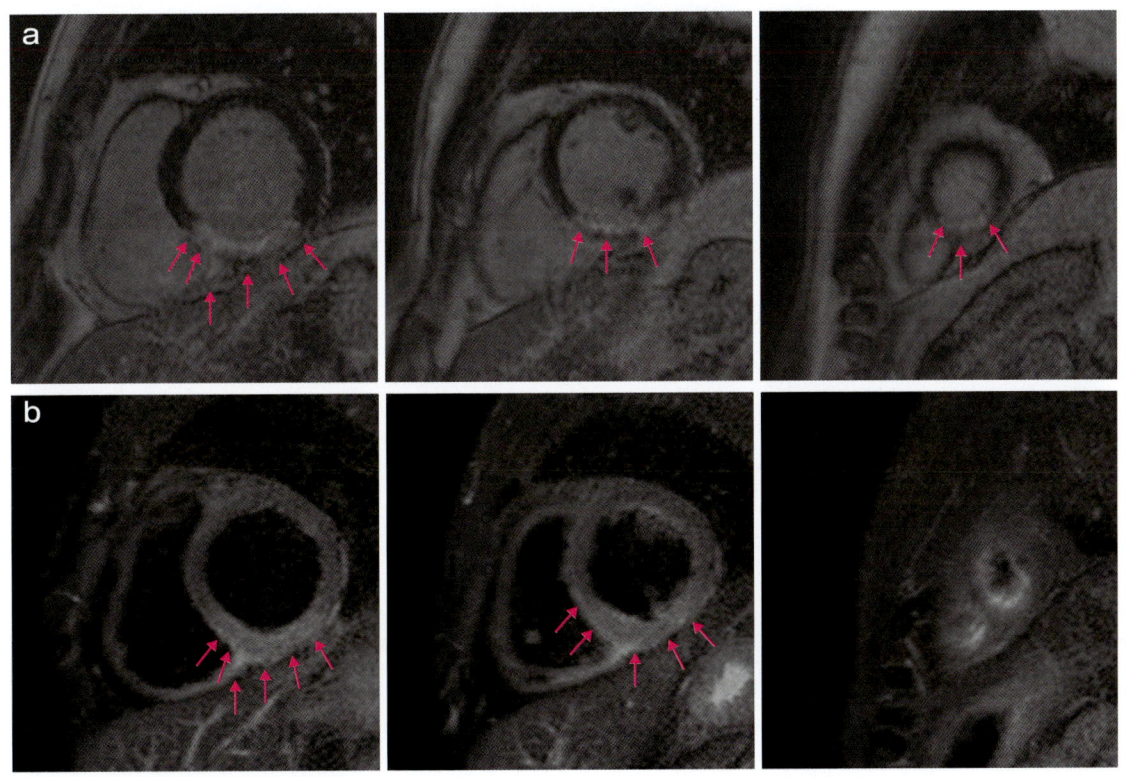

図3 急性下壁梗塞（41歳,男性）

a：急性期の遅延造影.左から心基部,乳頭筋,心尖部レベルの短軸像.中隔,下壁,一部右室に高信号領域を認める.
b：T_2強調画像.遅延造影では心外膜側の一部に健常心筋が残存しているが,T_2強調画像ではより広範囲に高信号領域を認める.しかし,心尖部は評価が困難である.

> 急性期と慢性期の遅延造影領域の差は,心筋サルベージ量を表してはいなかった.

当初は,この急性期から慢性期にかけての遅延造影高信号領域の退縮が心筋サルベージ効果を表しているとも考えられた.しかし,現在では遅延造影における高信号領域は急性期,慢性期ともに梗塞心筋自体を反映し,慢性期には壊死心筋が線維組織に置換され,瘢痕化するため,その容量は約30％減少するものと考えられている[2,4].

したがって,急性期と慢性期とにおける遅延造影領域の差は心筋サルベージ量を表すものではないとの結論から,急性期のリスクエリアを表現する方法としてT_2強調画像に注目が集まっている.

1. 虚血性心疾患

T₂強調画像を用いた心筋サルベージ評価

> 遅延造影とT₂強調画像の併用が，正確な定量的評価法として期待されている．

　T₂強調画像は，細胞浮腫や炎症により増加した組織水分量を高信号領域として描出することが可能なことから，急性期に虚血にさらされた結果生じる心筋浮腫を反映することができると考えられている[5]．

　遅延造影は梗塞領域を反映し，T₂強調画像は梗塞領域を含んだリスクエリアを反映していると考えられることから，T₂強調画像および遅延造影の両者を用いてPCI後の心筋評価を行うと，サルベージ可能な心筋量をある程度正確に把握することが可能と考えられている[6,7]．

　図3は41歳男性，急性下壁梗塞症例である．右冠動脈#4 100%狭窄に対し血行再建を行い，発症4時間で再灌流を得た．第4病日に行った心臓MRIでは，遅延造影で中隔から下壁にかけて高信号領域を認めている．

　同時に施行したT₂強調画像でも高信号領域を認めているが，その範囲は遅延造影で高信号領域として表されるものより広く，その差分がリスクエリアと推定される．なお，遅延造影とは異なり，T₂強調画像における高信号領域は慢性期には消失することが知られている．

　この評価方法は今後，PCI後の心筋サルベージがどの程度まで可能であったかを定量的に表現できる方法として期待される．しかし，T₂強調画像には，遅延造影と比較して画像のコントラストが不良であること，また心尖部など血流がうっ滞している領域では偽陽性となることなどの問題があげられる．

　このように，PCI後の心筋サルベージの評価という点で，心臓MRIはその高い空間分解能で，心臓の機能，組織性状および血流を一度に評価できることから，今後おおいに期待される検査方法と考えられる．しかし，現状ではまだいくつかの制約があり，それらを熟知したうえでの評価が肝要である．

■引用文献

1. Choi KM, et al: Transmural extent of acute myocardial infarction predicts long-term improvement in contractile function. Circulation 2001; 104: 1101-1107.
2. Ichikawa Y, et al: Late gadolinium-enhanced magnetic resonance imaging in acute and chronic myocardial infarction: Improved prediction of regional myocardial contraction in the chronic state by measuring thickness of nonenhanced myocardium. JACC 2005; 45: 901-909.
3. Katherine C, et al: Noninvasive imaging of myocardial viability: Current techniques and future developments. Circ Res 2003; 93: 1146-1158.
4. Ingkanisorn WP, et al: Gadolinium delayed enhancement cardiovascular magnetic resonance correlates with clinical measures of myocardial infarction. JACC 2004; 43: 2253-2259.
5. Cury RC, et al: Cardiac magnetic resonance with T2-weighted imaging improves detection of patients with acute coronary syndrome in the emergency department. Circulation 2008; 118: 837-844.
6. Ibanez B, et al: Early metoprolol administration before coronary reperfusion results in increased myocardial salvage: Analysis of ischemic myocardium at risk using cardiac magnetic resonance. Circulation 2007; 115: 2909-2916.
7. Aletras AH, et al: Retrospective determination of the area at risk for reperfused acute myocardial infarction with T2-weighted cardiac magnetic resonance imaging: Histological and displacement encoding with stimulated echoes (DENCE) functional validations. Circulation 2006; 113: 1865-1870.

冠動脈疾患と睡眠時無呼吸症候群

横井宏佳
小倉記念病院循環器科

睡眠時無呼吸症候群（sleep apnea syndrome：SAS）に対する社会的認識度が高まり、いびき患者に睡眠呼吸検査が積極的に行われるようになりつつある。循環器領域におけるSASは、2004年慢性心不全に伴う中枢型睡眠時無呼吸症候群に対して夜間在宅酸素療法が保険適用となり、診療の機会が増えている。

近年、SASの病態生理として、無呼吸時に交感神経緊張が高まり、血管内皮機能障害、高血圧、インスリン抵抗性増大などを通じて、糖代謝、心臓血管系に負荷が生じることにより、心筋梗塞、狭心症、脳梗塞を発症することが判明し、新しい心血管イベントの危険因子として注目されている。

閉塞型睡眠時無呼吸症候群

> 日本人は肥満がなくてもSASを否定できず、OSAS患者の30%がBMI 25未満であった。

睡眠呼吸障害の存在は200年前から報告されているが、診断、治療法が確立したのはこの20年以内である。1999年、アメリカ睡眠学会は睡眠呼吸障害を閉塞型睡眠無呼吸症候群（obstructive sleep apnea syndrome：OSAS）、中枢型睡眠時無呼吸症候群（central-SAS：CSAS）、Cheyne-Stokes呼吸症候群、上気道抵抗症候群、睡眠時低換気症候群に分類したが、頻度が最も多く、心血管イベントとの関連が報告されているのはOSASである。

OSASは睡眠中に上気道が閉塞して気流が停止する。無呼吸のあいだでも胸壁と腹壁の呼吸運動が認められるが、動きは互いに逆になるという奇異運動を示す。そのため、20〜40secの無呼吸に続いて、激しいいびきとともに呼吸が再開し、頻回呼吸となり覚醒する周期を終夜くり返すことになる（図1）。これにより通常の睡眠であればみられるstage Ⅲ、Ⅳの深い睡眠はみられず、stage Ⅰ、Ⅱ、REMの浅い睡眠しかとれず、昼間の傾眠傾向が出現する。また、そのため夜間は迷走神経の緊張が高まる時間帯であるが昼間と同様に交感神経の緊張が続くことになる。

臨床症状としては他動性睡眠、習慣性いびき、昼間の傾眠傾向、不眠のほかに、性格の変化、知的能力の低下なども知られている。

OSASの危険因子としては肥満、男性、高齢、顎顔面形態があげられており、アメリカでは男性4%、女性2%の発症頻度、日本では男性3.3%、女性0.6%と報告されている。アメリカではOSASの2/3以上がBMI 30以上の肥満であるが、日本ではOSAS患者の30%がBMI 25未満と肥満を認めていない。アジア系人種は顎が小さく、歯列が悪く、肥満がなくともOSASになりやすいといわれており、日本人では肥満がなくてもSASの存在は否定できない。

最終診断は睡眠呼吸脳波検査（polysomnography：PSG）にて1時間あたり何回無呼吸／低呼吸が発生するかを調べ、10sec以上続く換気停止が睡眠1時間あたり5回以上おこり、前述の臨床症状が加わっていればSASと診断ができ、胸壁と

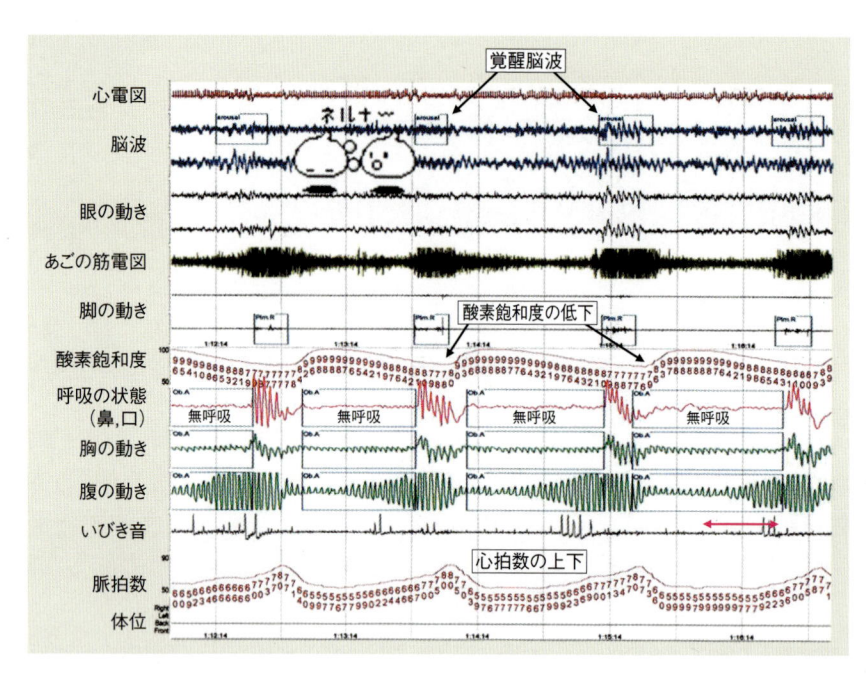

図1
閉塞型睡眠時無呼吸症候群の検査

腹壁の運動を同時に確認してOSASと確定できる．無呼吸低呼吸指数（apnea-hypopnea index：AHI）5〜15回/hrが軽症，15〜30回/hrが中等症，30回以上が重症と分類される．

治療としては，軽症であれば生活習慣改善（減量，禁煙，禁酒，睡眠薬の減量など）で対処するが，20回/hr以上の中等症〜重症では経鼻的持続陽圧呼吸（nasal continuous positive airway pressure：CPAP）が第一選択となる．CPAPに適応できないときはマウスピース，外科的処置を行うこともある．

OSASと循環器疾患

> OSAS患者は，夜間に浅い睡眠と覚醒を繰り返すため，交感神経の緊張が高まって冠動脈疾患を発症しやすい．

高血圧症

アメリカのウィスコンシン州公務員709名にPSG検査を行い4年間追跡した結果，補正後の高血圧発症の相対危険率はAHI 0群に対してAHI 15以上群は2.89倍と有意に高率であった[1]．OSAS患者では夜間頻回覚醒に伴い血圧が上昇するため，心血管イベントの発生と関連が深いといわれているnon-dipper型の高血圧を発症しやすい．また，OSASによる高血圧は薬剤治療抵抗性であることも知られている．

血栓症

肺塞栓症や深部静脈血栓症を発症する患者では，高率にOSASが合併することが報告されている．OSAS患者で血小板凝集を示すPAI-I，フィブリノゲンが増加し，CPAP治療後に低下することが報告されている[2]．

メタボリックシンドローム（インスリン抵抗性）

OSAS患者は，メタボリックシンドロームの診断基準に含まれる中心性肥満，高血圧，インスリン抵抗性を有している．65歳以下のOSAS患者では，AHIとBMI，腹囲，高血圧，糖尿病，低HDL，高TGが相関し，とくにインスリン抵抗性は肥満を補正しても独立してAHIと相関を示すことが知られている[3]．

2型糖尿病を有するOSAS患者にCPAP治療を行ったところ，インスリン抵抗性は改善したが，体重，血糖降下治療には変化はみられなかったことから，OSASによるインスリン抵抗性は交感神経の緊張から導かれるものかもしれない．高イン

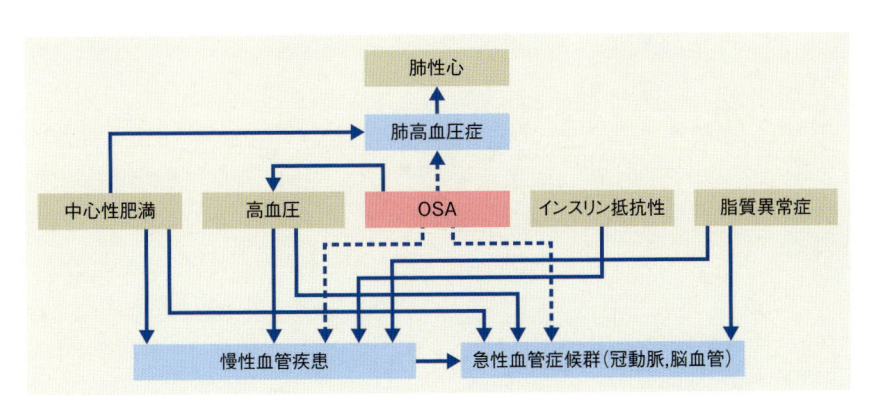

図2 OSASと冠動脈疾患発症との関連

表1 睡眠呼吸障害の程度と心筋梗塞, 脳卒中の発生頻度の相関(Sleep Heart Health Study)

		quartile				
		I	II	III	IV	p value
coronary heart disease	full model	1.0	1.01 (0.77〜1.32)	1.20 (0.92〜1.57)	1.22 (0.93〜1.59)	0.08
	parsimonious model	1.0	0.92 (0.71〜1.20)	1.20 (0.93〜1.54)	1.27 (0.99〜1.62)	0.004
heart failure	full model	1.0	1.19 (0.56〜2.53)	1.96 (0.99〜3.90)	2.20 (1.11〜4.37)	0.008
	parsimonious model	1.0	1.13 (0.54〜2.39)	1.95 (0.99〜3.83)	2.38 (1.22〜4.62)	0.002
stroke	full model	1.0	1.24 (0.76〜2.01)	1.38 (0.86〜2.83)	1.55 (0.96〜2.50)	0.06
	parsimonious model	1.0	1.15 (0.72〜1.83)	1.42 (0.91〜2.21)	1.58 (1.02〜2.46)	0.03

(Shahar E, et al. 2001[4])

スリン血症は交感神経系や内皮からのNO産生に影響を及ぼすため,短期および長期的に血管のトーヌスや循環血液量,血圧に影響を及ぼす.また睡眠障害はインスリンのみならず,コルチゾール,成長ホルモンやレプチンの分泌にも影響を及ぼす.

冠動脈疾患

狭心症や急性冠症候群は,睡眠から覚醒する明け方に発症しやすい.OSAS患者は,夜間に浅い睡眠と覚醒を繰り返すため,心拍数や血圧変動,交感神経緊張は健常人よりも大きくなり,冠動脈疾患が発症しやすくなることが予想される.

OSASが動脈硬化に影響を及ぼし,冠動脈イベントを発症する直接的なエビデンスは確立されていないが,合併する肥満,高血圧,インスリン抵抗性,脂質異常症,交感神経活性,凝固系亢進,酸化ストレス,炎症は,それぞれがプラークの進展,破裂に関与していることが知られており,OSASが冠動脈疾患の発症に関与する独立した因子であることは容易に想像できる(図2).

過去の観察研究では,男性で習慣性いびきと心筋梗塞の発症の関連が報告されている.SHHS(Sleep Heart Health Study)では,睡眠呼吸障害の程度と心筋梗塞,脳卒中の発生頻度に強い相関がみられた(表1)[4].看護師を対象とした研究でも,いびきは冠動脈疾患発生の予知因子であった.急性冠症候群患者では,OSASの存在は独立した危険因子で,冠動脈疾患を有する無治療のOSAS患者の生命予後は不良であった.

CCU入院患者に対する睡眠呼吸検査

2003年,循環器疾患患者にどの程度の頻度でSASが合併しているかを調査するために,当院CCU入院患者連続40例を対象に酸素飽和度連続モニターのデータを解析した.疾患の内訳は急性心筋梗塞症,狭心症,高血圧性心不全,不整脈,心筋症,弁膜症であった.酸素飽和度は4%以上の低下を示した患者を12例(30%)に認めた.このうちEF 32%と低左心機能を有する心不全患

者の1例は睡眠呼吸検査にてAHI 63回/hrの重度のCSASと診断され，HOT治療を導入した．このことから，予想以上に循環器疾患とSASが高率に合併することが判明した．

循環器科患者における睡眠呼吸検査

> 問診からSASが疑われた患者444例に睡眠呼吸検査を行った結果，75%がSASの診断基準を満たしていた．

当院では耳鼻科，呼吸器科にSAS外来を施行しておらず，2004年から循環器外来にてSAS専門外来を開設した．循環器外来にて肥満，高血圧，心不全，狭心症，心筋梗塞などで来院した患者で，臨床症状からSASが疑われる患者を対象に，睡眠呼吸検査を施行した．

検査はまず，Pulsleepを用いて睡眠呼吸検査を施行した．この検査でAHIが40回/hr以上の重症SAS患者はそのままCPAPを導入したが，20〜40回/hrの患者は入院としてPSG検査を施行し，20回/hr以上であればCPAPを導入した．CPAP導入適応のない患者には生活習慣改善指導を行った．患者の抽出にはESS（Epworth sleepiness scale）試験が有用であった（表2）．また，いびきの有無のみならず，顎の輪郭，歯列の悪さ，眠い眼，夜間頻尿，夜間の胸部症状は，SASを疑う重要な要素であった．

問診からSASが疑われた444例に対して睡眠呼吸検査を施行した．症例の内訳は平均年齢62±14歳，BMI 26±5，ESS試験7.7±4.5点で，内訳は狭心症，高血圧症，糖尿病，不整脈，心筋梗塞，慢性心不全（低左心機能）で全例循環器疾患を有していた．AHI＞5とSASの診断基準を満たす患者は75%に存在した．重症度で分類すると軽症（AHI 5〜15）47%，中等症（AHI 15〜30）33%，重症（AHI＞30）20%であった．また，SASと診断された患者の36%がBMIは標準以下であった．以上から外来通院する循環器疾患患者に肥満とは関係なく多数SASが存在することが判明した．以下に代表的な症例を紹介する．

SASの診断治療が有効であった反復性PCI症例

48歳，男性．1992年に急性心筋梗塞を発症しPCIを施行．その後1993年，1999年，2001年，2003年の，計4回PCIを施行していた．危険因子は高脂血症，喫煙，肥満であった．32歳で心筋梗塞を発症後，生活習慣改善を試みたが継続できなかった．2004年，夜間睡眠中の胸部症状を主訴に来院し，緊急冠動脈造影を施行したが治療部位に再狭窄はなく新規病変の出現も認めなかった．入院後，同室者からいびきがうるさいとの指摘があり，睡眠呼吸検査を施行したところAHI 46で，重度のOSASが判明した．CPAP導入後AHIは著明に改善し，患者はこれまでは10時間以上睡眠しても翌日疲れが残り，運動などをする気力もなかったが，CPAP導入後は6時間以下の睡眠でも翌日は爽快で，積極的に生活習慣改善に取り組むことが可能となり，昼間眠くて覚醒のためにしていた喫煙も中止することができた．この後，狭心症発作は認めていない．

PCI後，二次予防にSASの診断治療が有効であった症例

58歳，男性．2004年から労作性狭心症にて当科受診．冠動脈造影にて3枝病変を認めPCIを施

表2　Epworth sleepiness scale（ESS）

覚醒時の眠気を評価するもの
1. 座って読書中．
2. テレビを見ているとき．
3. 会議，劇場などで，黙って座っているとき．
4. 乗客として1時間続けて車に乗っているとき．
5. 午後にじっと横になっているとき．
6. 座って人と話をしているとき．
7. お昼ごはんの後に，静かに座っているとき．
8. 自動車を運転中に信号や交通渋滞などで数分間止まったとき．

まったく眠らない　（0点）
ときに眠る　　　　（1点）
しばしば眠る　　　（2点）
いつも眠る　　　　（3点）

正常は9点以下，11点以上はSASの疑いあり．

行．危険因子は肥満，糖尿病，高血圧症，高脂血症，高インスリン血症を有するメタボリックシンドロームの状態であった．病歴からいびきを認めたため睡眠呼吸検査を施行したところAHI 35で，重度のOSASであった．PCI後CPAPを導入し睡眠の質の向上が得られ，生活習慣改善に積極的に取り組んだ結果，再狭窄，新病変の出現は認めていない．

SASの診断治療が有効であった薬剤抵抗性冠攣縮性狭心症の症例

63歳，女性．2003年，安静時狭心症にて冠動脈造影検査を施行．冠動脈に有意狭窄はないがエルゴノビン負荷試験にて冠スパスムを認めた．その後，硝酸薬とカルシウム拮抗薬の投与で安定していたが，2004年から投薬にも関わらず夜間胸部症状が出現した．肥満はないが夜間いびきを認めるとのことで睡眠呼吸検査を施行し，AHI 27と中等度のOSASであることが判明した．CPAPを導入後は内服薬の増量もなく，夜間狭心症は認めていない．

SASの診断治療が有効であった意識消失発作症例

58歳，男性．頻回に意識消失発作を認め，循環器専門病院にて心臓カテーテル検査，電気生理学的検査などを行ったが異常所見を認めず，当科紹介．初診時の視診から，顎の形態（図3），眠そうな眼からSASを疑い睡眠呼吸検査を施行し，AHI 56の重症OSASと判明し，CPAPを導入した．その後，意識消失発作は認めていない．

急性冠症候群発症に及ぼすOSASの影響

> プラーク破裂にOSASが関与している可能性が強く示唆された．

急性冠症候群とOSASとの関連を明らかにするために，2005年から急性心筋梗塞にて入院し，PCIを急性期に施行した連続100例を対象に睡眠呼吸検査を施行し，AHIを計測した．症例の内訳は平均年齢64±12歳，男性72％，BMI 24±4．AHI＞5と，SASの診断基準を満たす患者は48％に存在した．重症度で分類すると軽症（AHI 5～15）59％，中等症（AHI 15～30）37％，重症（AHI＞30）4％であった．急性冠症候群の発症の時間帯とSASの関連をみると，夜間（0～8時）発症はSAS患者が有意に多く，昼間（8～17時）発症はSAS患者が有意に少なかった（図4）．以上から，夜間睡眠中のプラーク破裂にOSASが関与している可能性が強く示唆された．

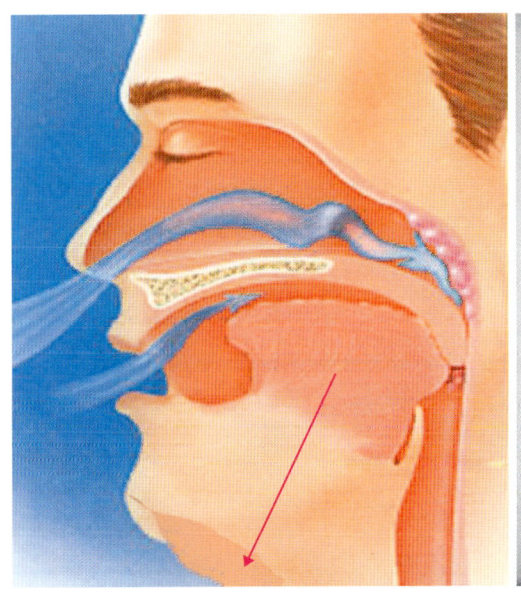

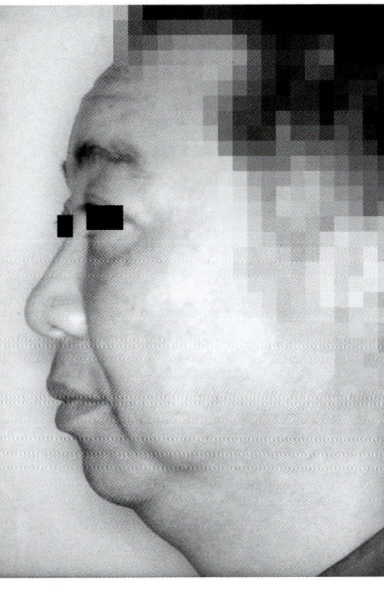

図3
OSASを疑わせる顎の形態

1．虚血性心疾患

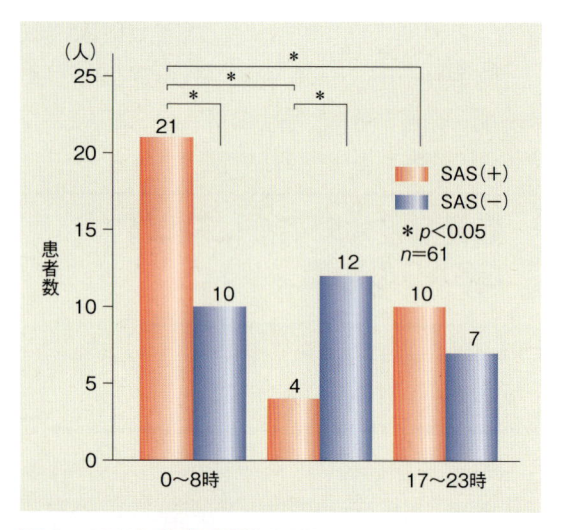

図4　AMIの発症時間とSAS

（Kokura Memorial Hospital, 2006. 4）

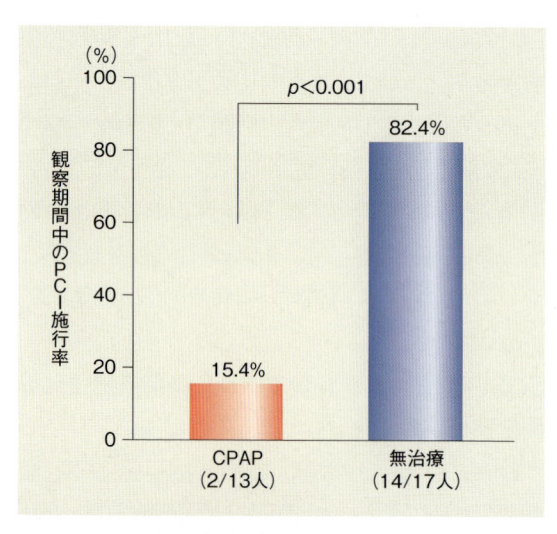

図5　CPAP群と無治療群の比較

PCI後の予後に及ぼすOSASの影響

> OSAS患者のPCI再施行率は，CPAP治療群15%，無治療群82%であった．

PCI後の予後に及ぼすOSASの影響を明らかにするために，2004～2005年に施行された睡眠呼吸検査333例のうち，AHI＞10回のOSASでかつ過去に2回以上の待機的PCIを施行している患者30例を対象に，CPAPを6か月以上継続できたCPAP群13例と，CPAP導入なしまたは1か月未満でCPAPを断念した無治療群17例で2年間のPCI再施行率を比較検討した．PCI再施行率はCPAP群15%，無治療群82%と有意にCPAP群で低率であった（図5）．以上から，PCIを繰り返している患者には睡眠呼吸検査を施行してOSASの有無を確認し，OSASであれば積極的にCPAPを導入し，継続することがPCI再発予防に効果的であることが示唆された（⇒Point!）．

Point! OSASは循環器科の課題

PCIの再狭窄はDESの登場によってほぼ克服されたが，再狭窄の克服のみではPCI患者の長期予後改善が得られないことも明らかになっている．PCI長期予後改善のためには生活習慣改善は最も重要なテーマであり，これに深く関与するOSASの診断，治療は，今後の循環器領域の課題といってもいい．したがって，耳鼻科や呼吸器科専門病院だけでなく，循環器専門病院でもOSASの診断治療体系を確立することが急務である．1日の1/3を占める睡眠の質の改善も重要な因子であることを，われわれ循環器医は認知しなければならない．

■引用文献

1. Hla KM, et al: Sleep apnea and hypertension: a population-based study. Ann Intern Med 1994; 120: 382-388.
2. von Kanel R, et al: Association between polysomnographic measures of disrupted sleep and prothrombotic factors. Chest 2007; 131: 733-739.
3. Ip MS, et al: Obstructive sleep apnea is independently associated with insulin resistance. Am J Respir Crit Care Med 2002; 165: 670-676.
4. Shahar E, et al: Sleep-disordered breathing and cardiovascular disease: cross-sectional results of the Sleep Heart Health Study. Am J Respir Crit Care Med 2001; 163: 19-25.

2.
心不全

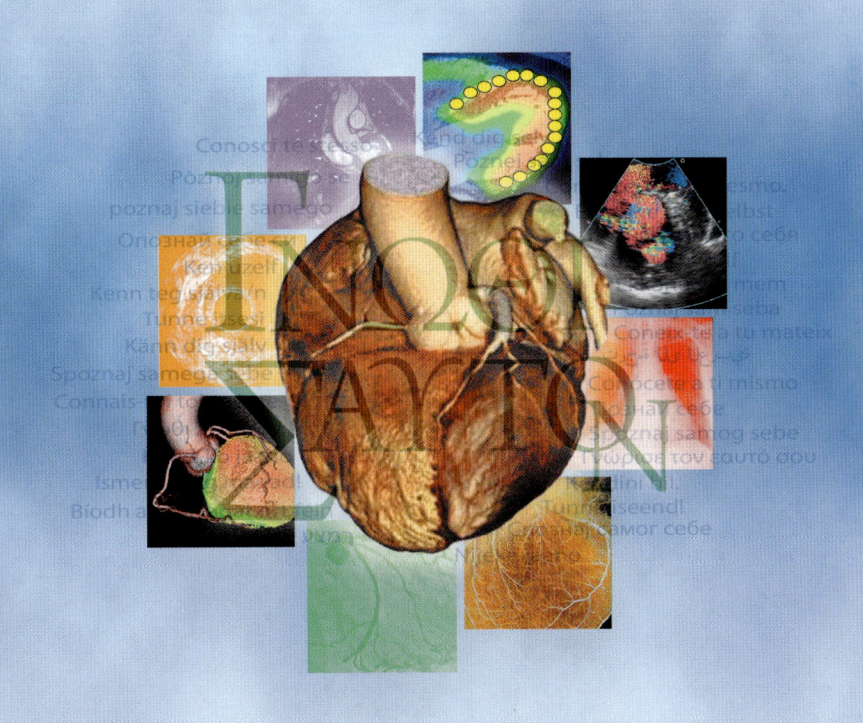

心不全患者のNYHAクラスIIとクラスIIIとを区別する

木原康樹
広島大学大学院医歯薬学総合研究科循環器内科学

NYHA心機能分類

> NYHA心機能分類は，40年の歴史のなかで心不全患者の運動耐容能の臨床評価法として高く評価されている．

ニューヨーク心臓協会（New York Heart Association：NYHA）が1965年に提起した心機能分類は，その名のとおりNYHA分類として40年を経た現在も循環器医が最も頻用する心不全患者の評価法である[1]．

慢性心不全患者の予後を規定する独立因子には，①左室収縮能，②運動耐容能，③神経体液性因子活性，④心電図QRS幅，⑤心室性不整脈などが知られているが，NYHA分類は患者の日常活動を指標としてその運動耐容能を半定量化する手法を提供してくれている．

NYHA分類が患者の予後推定指標であることはさまざまな大規模試験によって確認されており，その簡易さと相まって，今後も使い続けられる分類であることに疑いはない．定義に従って記述すると，**表1**のように4つのクラスに分類される[1]．

NYHA心機能分類に従って慢性心不全患者を評価する場合，実地において循環器内科医はどのように決定しているのであろうか．NYHAクラスIは何をしても自覚に至らない状態であるので（十分な身体活動を維持している対象については）容易である．NYHAクラスIVはじっと安静にしていても苦しい状態であり，これも判断に迷う場合は少ない．一方，クラスIIとクラスIIIとの的確な判定と聞かれると，ためらわれる場合が往々にして経験される．大概のことが可能なクラスIIと，それがそうではないクラスIIIとのあいだに，明瞭な線引きを行うにはどうすればよいのであろうか．

NYHAクラスIIとクラスIIIの曖昧性

> "通常の身体活動"の定義は曖昧であるが，クラスIIとクラスIIIの区別は臨床上，重要である．

NYHA分類のクラスIIとクラスIIIは，その定義からして曖昧である．連続して変化していく患者の容態にあって，確たる変局点を示すことはできない．しかしながら，クラスIIに分類されるのかあるいはクラスIIIなのかは，患者の長期予後を考えるうえで重大な帰結を示す．

図1は，外来患者を対象に調べられたNYHA分

表1　NYHA心機能分類

I度	心疾患があるが身体活動の制限に至らない患者．通常の身体活動でさほどの疲労，動悸，呼吸困難，または狭心痛を引き起こさない
II度	身体活動の軽度の制限を伴う疾患の患者．安静時には苦痛がない．通常の身体活動が疲労，動悸，呼吸困難，または狭心痛を引き起こす
III度	身体活動の著しい制限をきたす心疾患の患者．安静時には苦痛がない．通常以下の身体活動が，疲労，動悸，呼吸困難，または狭心痛を引き起こす
IV度	苦痛なしにはいかなる身体活動も行うことのできない心疾患の患者．安静時にも心不全あるいは狭心症状を示す可能性がある．少しでも身体活動を行うと苦痛が増加する

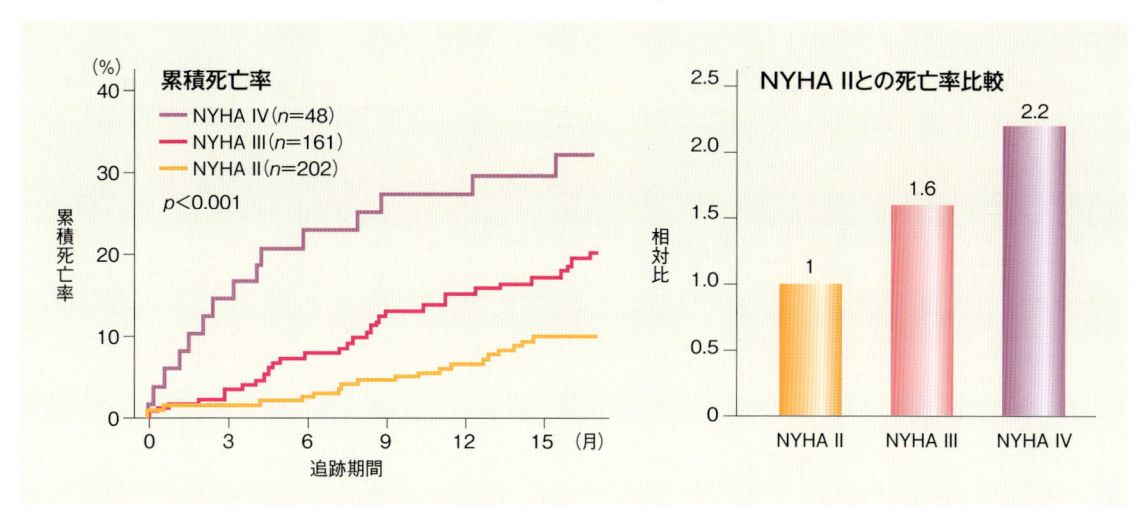

図1 外来慢性心不全患者の予後とNYHA分類

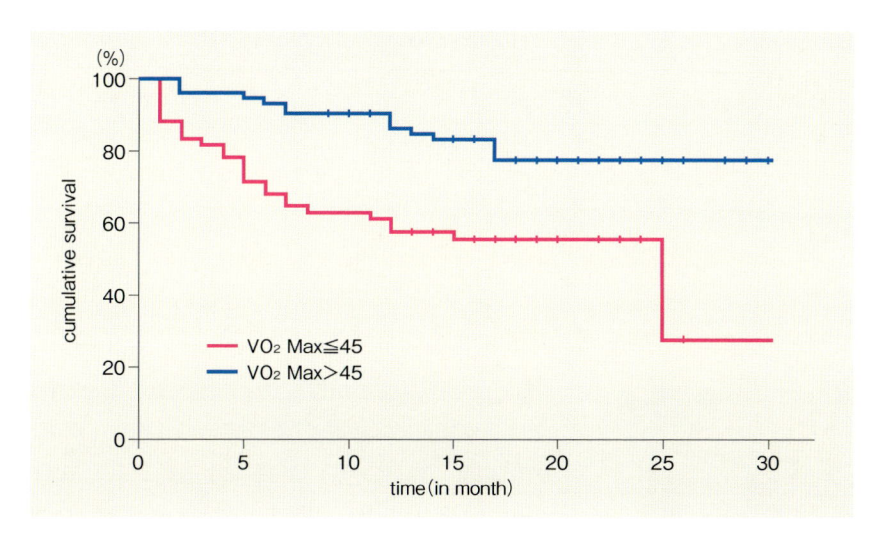

図2 最大酸素摂取量と心不全患者の長期予後

平均予測値の45%, すなわちpeakVO₂にして約4 METs（14.5 mL O₂ consumption/kg/min）が予後の分岐として示される.

類ごとの1年生存率であるが, クラスⅡ群とクラスⅢ群とのあいだには約2倍の差異が認められる[2]. 他の多くの研究によっても同様な結果が示されており, 曖昧ながらにもクラスⅡなのかⅢなのかには, 予後という重大な観点からは歴然とした区別が存在する.

V-HeFT研究において, 定量的心肺機能測定法による運動耐容能の測定を行い, 患者の予後を観察した結果によれば, そのような分岐を示すのがpeakVO₂にして約4METs（14.5mL O₂ consumption/kg/min）であることが知られている[3]. 最近の運動負荷試験による患者予後推定を試みた研究でも14.5mL O₂ consumption/kg/minが分岐として追認されている（図2）[4]. そうすれば, 4METsの亜最大運動耐容能が見込めるかどうかでクラスⅡとクラスⅢとの臨床判断を補足できるかもしれない.

では, 4METsとはどの程度の活動能力に相当するのであろうか.

クラスⅡとクラスⅢとの分岐指標

> 4METsの亜最大運動耐容能の有無が, おおよそクラスⅡとクラスⅢを区別する指標となる.

表2に, 麻野井らが日本人の日常活動とその際の酸素消費量の実測定をもとに作成した身体活動能力質問表（Specific Activity Scale）を示す[5]. こ

2. 心不全

表2
日本人の日常活動からの実測値をもとに作成された身体活動能力質問表（Specific Activity Scale）

（木原康樹, ほか, 1994[5] より）

```
身体活動能力質問表
(Specific Activity Scale)

● 氏　名 _____          ● 年　齢 _____
● 記入日　平成　年　月　日

● この1週間をふり返ってあなたの症状は主にどれですか. (丸をつけてください.)
  息苦しさ, 疲労感, 動悸, その他 (具体的に            )
● あなたの症状について下記の質問に答えて下さい. (少しつらい, とてもつらいは, どちらも「つらい」に
  丸をして下さい. わからないものは「？」に丸をしてください.)

                                                       はい  つらい  ？
 1. 夜, 楽に眠れますか(1 MET 以下)                      はい  つらい  ？
 2. 横になっていると楽ですか(1 MET 以下)                はい  つらい  ？ (～1 MET)
 3. 一人で食事や洗面ができますか(1.4 MET)               はい  つらい  ？
 4. トイレは一人でできますか(2 MET)                     はい  つらい  ？
 5. 着替えが一人でできますか(2～2.3 MET)                はい  つらい  ？
 6. 炊事やホウキで掃除ができますか(2～3 MET)            はい  つらい  ？
 7. 自分でフトンが敷けますか(2～3 MET)                  はい  つらい  ？
 8. ぞうきんがけができますか(3～4 MET)                  はい  つらい  ？
 9. シャワーをあびても平気ですか(3～4 MET)              はい  つらい  ？
10. ラジオ体操をしても平気ですか(3～4 MET)              はい  つらい  ？ (2～4 MET)
11. 健康な人と同じ速度(時速4km)で平地を100～200m歩いて
    も平気ですか(3～4 MET)                             はい  つらい  ？
12. 庭いじり(軽い草むしりなど)をしても平気ですか(4～5 MET) はい  つらい  ？
13. 一人で風呂に入れますか(4～5 MET)                   はい  つらい  ？
14. 健康な人と同じ速度で2階まで昇っても平気ですか(5～6 MET) はい  つらい  ？
15. 軽い農作業(庭掘りなど)はできますか(5～7 MET)       はい  つらい  ？ (5～6 MET)
16. 平地を急いで200m歩いても平気ですか(6～7 MET)       はい  つらい  ？
17. 雪かきはできますか(6～7 MET)                       はい  つらい  ？
18. テニス(または卓球)をしても平気ですか(6～7 MET)     はい  つらい  ？
19. ジョギング(時速8km程度)を300～400mしても平気ですか
    (7～8 MET)                                         はい  つらい  ？
20. 水泳をしても平気ですか(7～8 MET)                   はい  つらい  ？ (7～MET)
21. なわとびをしても平気ですか(8 MET以上)              はい  つらい  ？

該当医記入欄                              コメント
症状が出現する最小運動量：判断設問項目番号 _____
                                        _____ MET

担当医
```

"通常の身体活動"とは？ **Point!**

4METsをNYHA分類のいうところの"通常の身体活動（ordinal activity）"とすると，具体的な例でいえば"健康な人と同じ速さで2階まで昇ること""平地200mを急いで歩くこと""掃除や庭いじりを休まず行うこと"あるいは"軽いスポーツをすること"などのレベルを示していると考えられる．

の表では患者への多角的な質問から臨床診断を導くわけであるが，11番目の"健康な人と同じ速度（時速4km）で平地を100～200m歩いても平気ですか"が4METsの判断を行うとき，とりわけ有用な質問事項であると考える．

　時速4kmの歩行は，われわれの日常歩行よりもややスピードがあり，忙しい研修医たちが院内廊下を闊歩する際のそれである．そうすると，"通勤ラッシュの際に他の人々に添って歩くことができますか"といった修飾した質問にもなるであろ

うし，実際に担当研修医と廊下を歩かせることによって確認することも可能であろう．庭いじりや雑巾がけ，あるいは，"坂道をゆっくりした速度であれば休まず上がって行ける"なども，おおよそ4METsの亜最大運動耐容能を示唆する項目である（⇒**Point!**）．

■引用文献

1. New York Heart Association: Disease of the Heart and Blood Vessels, Nomenclature and Criteria for Diagnosis, 6th ed., Little Brown, Boston, 1964; p.114.
2. Muntwyler J, et al: One-year mortality among unselected outpatients with heart failure. Eur Heart J 2002; 23: 1861-1866.
3. Cohn J, et al: Ejection fraction, peak exercise oxygen consumption, cardiothoratic ratio, ventricular arrhythmias, and plasma norepinephrine as determinants of prognosis in heart failure. Circulation 1993; 87 (Suppl VI): VI5-VI16.
4. Kleber TX, et al: Impairment of ventilatory efficiency in heart failure: prognostic impact. Circulation 2000; 101: 2803-2809.
5. 木原康樹, 篠山重威：心不全治療の基本．Medicina 1994; 31: 1350-1355.

2. 心不全

心機能検査だけで心不全の重症度を判定できるか？

安達 仁
群馬県立心臓血管センター循環器内科

心不全の理解

> 心不全はさまざまな異常が複雑に絡み合った病態であり，心不全＝心機能不全ではない．

定義

急性心不全の定義は，Guytonが述べたように，"原疾患とは関係なく心拍出量の低下，左房圧の上昇と肺うっ血，および右房圧の上昇と体うっ血を呈する状態"である[1]．一方，慢性心不全は，必ずしも血行動態の程度は関係なくなり，Cohnは"心機能障害が運動耐容能の低下，心室性不整脈および生存率の低下を誘発する状態"と定義している[2]．本項では慢性心不全について記述する．

心不全と心機能不全

慢性心不全を考える場合，最も陥りやすい罠が"心不全"＝"心機能不全"という考えである．図1に示すように，心機能障害から心不全に至る過程には数多くの要素が介在している．

不整脈や突然死に関連して心不全の予後・重症度を規定しているのは自律神経活性であり，易疲労感や息切れ感に関与するのは骨格筋や血管内皮細胞である．これら多要素の異常が複雑に絡み合って心不全の病態を形成する．したがって，心機能のみにとらわれて重症度を評価したり治療方針を考えると，患者の予後改善に役立たないばかりか，予後不良な結果を導くことすらある．

心不全重症度に関与する因子

> 運動耐容能こそが，心不全に関与する機能異常を全人的に評価したものといえる．

心機能（収縮能，拡張能）

左室駆出率（EF）は左室収縮能のよい指標

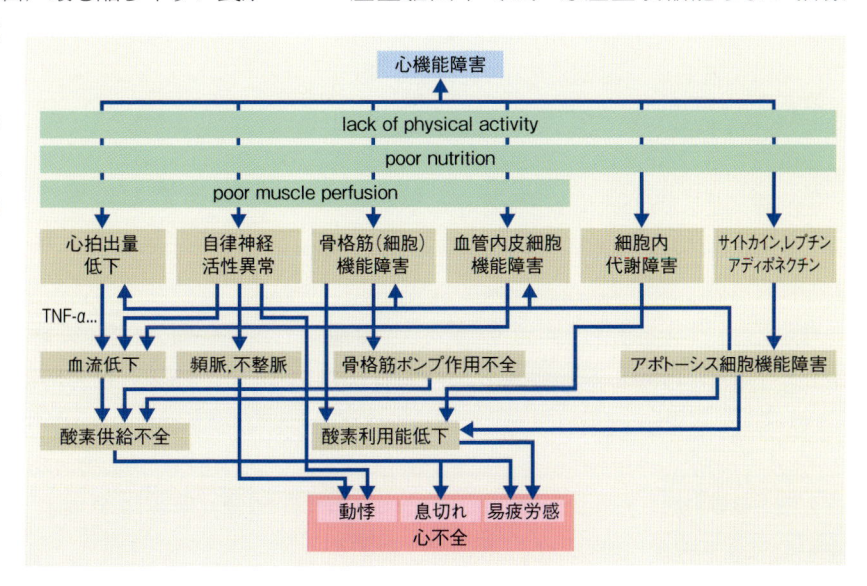

図1 心機能障害から心不全への流れ

心不全は骨格筋，血管内皮細胞，自律神経異常など多様な臓器異常が関与する．

137

2. 心不全

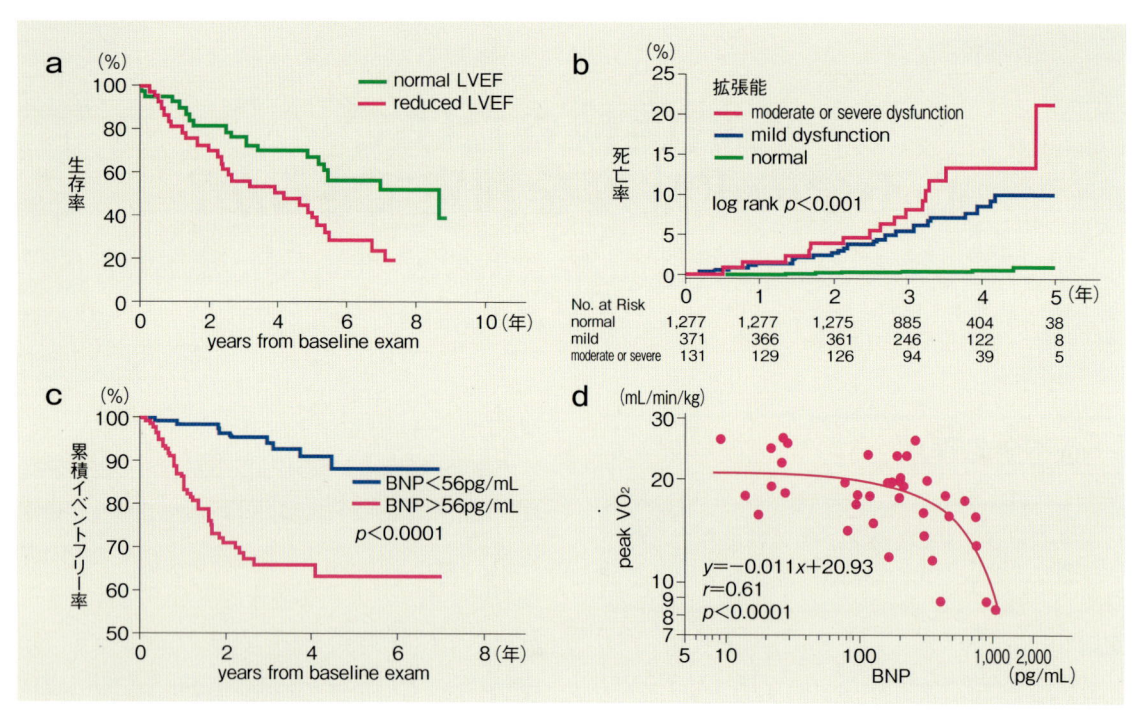

図2　心機能と心不全の予後

EF（a），心拡張能（b）が低く，BNP（c）が高いほど予後は不良である．代償期心不全のBNP濃度はpeak $\dot{V}O_2$ と良好な相関を示す（d）．a: normal LVEF = EF > 50%, reduced LVEF = EF < 50%

であり，心不全の予後推定因子であることはFramingham studyにおけるサブ解析の時代から知られている（**図2a**)[3]．しかし一方で，EFは運動耐容能と強くは相関しない（**図3**）ことも知られており[4]，EFを用いるときには，前負荷・後負荷や僧帽弁閉鎖不全，心拡大の程度を考慮に入れる必要がある．そのほか，心機能評価法には心エコーでは心拡張能（**図2b**)[5]やTei index，侵襲的手法としてはPAWPや左室圧曲線などが用いられ，予後予測に関しても数多くの報告がなされている．論文としてはpositive dataのほうが採用されやすいため，ほとんどすべての論文は，これらの指標が予後と関係があるというものである．

確かに，拡張型心筋症のエンドステージや劇症型心筋症など，極端に心機能が低下した症例では予後が悪い．しかし，図1に示したように，心機能不全は心不全のきっかけになる病態であり，心不全像全体を把握したものとはいえない点には留意すべきである．BNP，NT-proBNPは心負荷を

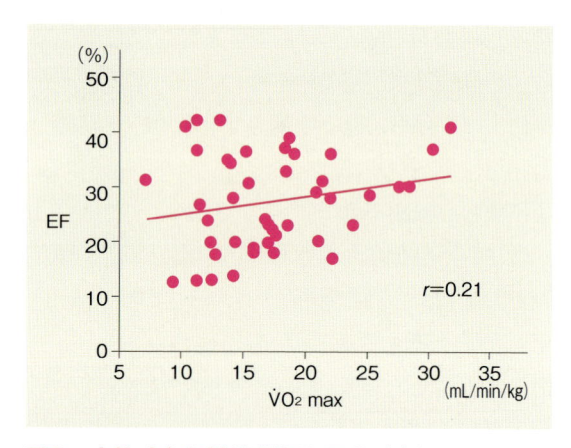

図3　安静時心収縮能指標と運動耐容能

EFとpeak $\dot{V}O_2$ とは関連が薄い．

よく反映し，心不全の予後をよく反映する因子である（**図2c**)[6]．安定した時期の心不全におけるBNPはpeak $\dot{V}O_2$ と比較的良好に相関し（**図2d**)[7]，慢性期においても心不全重症度を反映する指標であることが理解される．

骨格筋機能（骨格筋ポンプ機能，酸化機能）

心不全の定義に"運動耐容能の低下"が含まれ

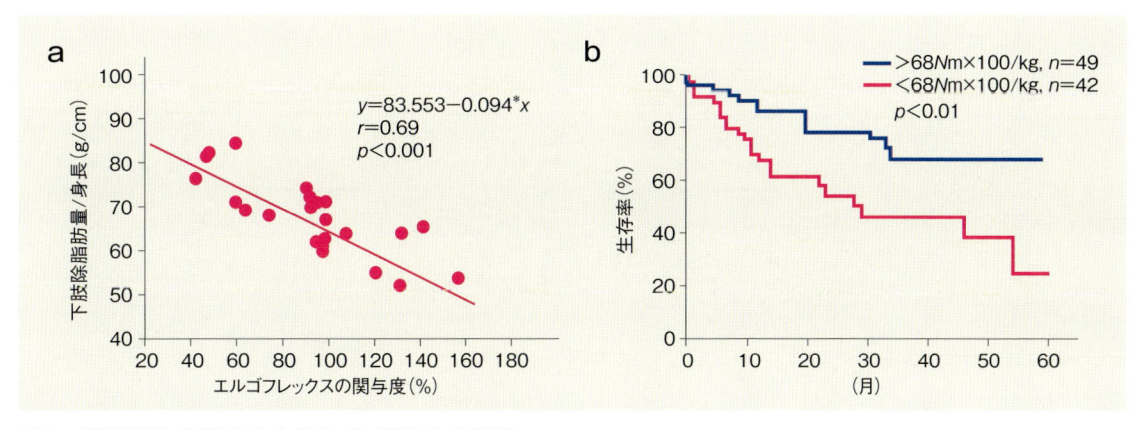

図4 骨格筋と心不全の息切れ感，予後との関連
骨格筋が少ないほど息切れ感は増悪し（a），予後も不良となる（b）．

るとすると，骨格筋は心不全重症度を決定する主要因子の一つである．

心不全時の骨格筋の異常は，骨格筋量の低下，酸化酵素活性の低下，そして筋線維組成の変化の3種類ある．これらの異常により，骨格筋力の低下と酸化能力の低下が生じて自覚症状としては"易疲労感"と"息切れ感"の増悪，検査所見としては運動耐容能の低下を生じさせる（図4a）[8]．また，骨格筋ポンプ機能も低下して心機能増悪の原因となる．同時にこれらの異常は予後も低下させる（図4b）[9]．以上のように，骨格筋の異常は心不全重症度に密接に関連している．

血管内皮細胞機能（NO, 血流再分配能）

血管内皮細胞機能は，一酸化窒素（NO）やエンドセリンなどの内皮細胞由来血管作動性物質の産生・分泌による血管トーヌスの決定とともに，血小板や白血球の接着および中膜平滑筋の遊走調節作用を有している．

血管内皮細胞機能の異常により，骨格筋や肺胞への血流分配異常が生じ，労作時の過剰換気を生じるとともに運動耐容能が低下する．血管拡張能は心血管イベントを予測する因子であるが，必ずしも独立した因子ではないとの報告もある[10]．

自律神経機能

心不全では，交感神経の過剰な緊張，副交感神経活性の消退，圧受容体感受性の減弱が生じる．

従来から血中ノルエピネフリンレベルは心不全死の強力な予後予測因子であると報告されている（図5a）[11]．また，心筋梗塞後の低心機能患者においては，圧受容体反射感受性の低下は不整脈イベントの予測因子であるとも報告されている（図5b）[12]．

このように，自律神経活性は心不全死や不整脈死，および両者の観点から心不全の予後・重症度を規定する重要な因子である．

サイトカイン（TNF-α, IL-6）

心不全末期の重症合併症として悪液質（cachexia）がある．cachexiaの状態ではTNF-αやIL-6などのサイトカインが増加するため，これらの血中濃度は重症度の指標となるが，心不全末期の指標といえる．

運動耐容能

運動耐容能は図6に示すように，心機能，血管内皮細胞機能，骨格筋機能，自律神経活性，呼吸機能の総和である．しかしここで注意すべきことは，運動耐容能はこれらの要素の機能異常の総和であることを意味するわけではないことである．すなわち，心機能が20％低下していれば運動耐容能も20％低下し，さらに骨格筋機能が10％低下していれば運動耐容能が30％低下するというわけではない．

心機能が低下しても，運動療法などの適切な治療法が施されれば，自律神経活性や骨格筋機能，

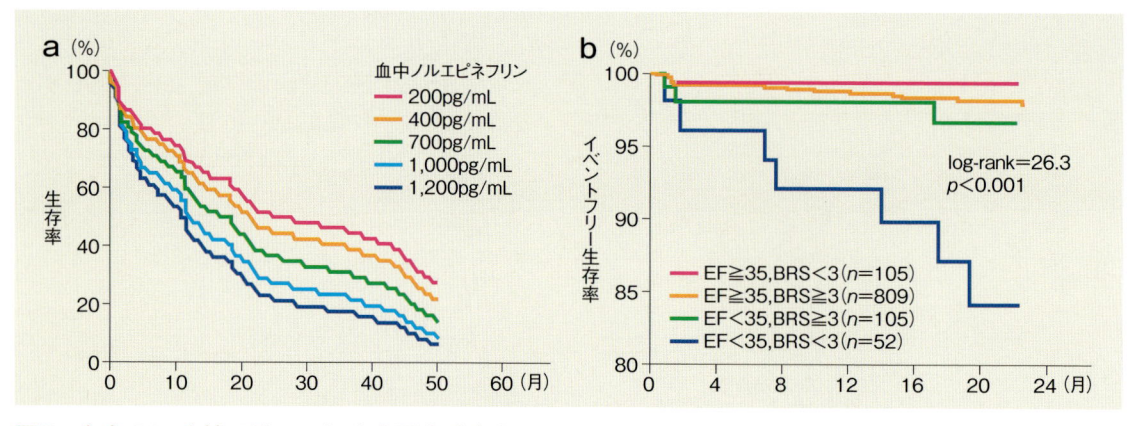

図5 血中ノルエピネフリンレベルと心不全重症度
ノルエピネフリン濃度が高いほど予後は不良であり（a），不整脈発生頻度も高い（b）．BRS：圧受容体反射感受性

内皮細胞機能が改善されて，正常な運動耐容能を示すこともある．また，観察する集団によっては，EFは予後を予測せず，最高酸素摂取量が予後を規定する因子である場合もある（図7a，b)[13]．

すなわち，運動耐容能こそが，患者を個別の組織別にばらしてみた評価ではなく，全人的に観察した場合の心不全重症度の評価そのものであるといえる（⇒Point!）．

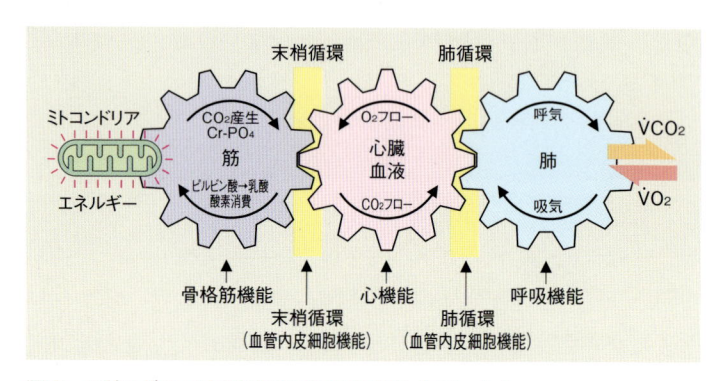

図6 呼気ガス分析指標に関与する体内ファクター
酸素摂取量には呼吸機能，心機能，骨格筋機能，血管内皮細胞機能など，多様な要素が関与することが示されている．

心肺運動負荷試験から得られる心不全の予後と重症度指標

> AT，peak $\dot{V}O_2$は心不全の状態を，VE vs $\dot{V}CO_2$ slopeは重症度を示すパラメータといえる．

AT，peak $\dot{V}O_2$（図6）

運動耐容能のゴールドスタンダードはpeak $\dot{V}O_2$（EF vs peak $\dot{V}O_2$）である．ただし，心不全の場合，最大負荷をかけたくないことがあり，このような場合には嫌気性代謝閾値（anaerobic threshold：AT）が有用となる．ともに，心不全患者の予後予測因子として秀逸であり（図7c)[14]，とくにpeak $\dot{V}O_2$はアメリカでは心移植の適応を決定する場合の最終的な判断基準として用いられている．

ATやpeak $\dot{V}O_2$を規定する因子は図6に示すように，心不全時に低下する各組織全般であり，まさにこれらの指標は心不全の状態を総合的に示すパラメータであることが理解される．

$\dot{V}E$ vs $\dot{V}CO_2$ slope

心不全の重症度を示すものとして

Point! 運動耐容能の落とし穴

心肺運動負荷試験から得られる運動耐容能は，慢性心不全の病態を総合的に評価した重症度指標として有用である．しかし，このデータを得るためには運動が必要で，重症心不全では実施しにくい．安静時の$\dot{V}E/\dot{V}CO_2$など，安静でも得られる呼気ガス分析指標もあるが，あまり認知されていない．したがって，これらの指標は，安定した時期の心不全患者の重症度を評価する最もよい指標と考えるのが適切であると思われる．

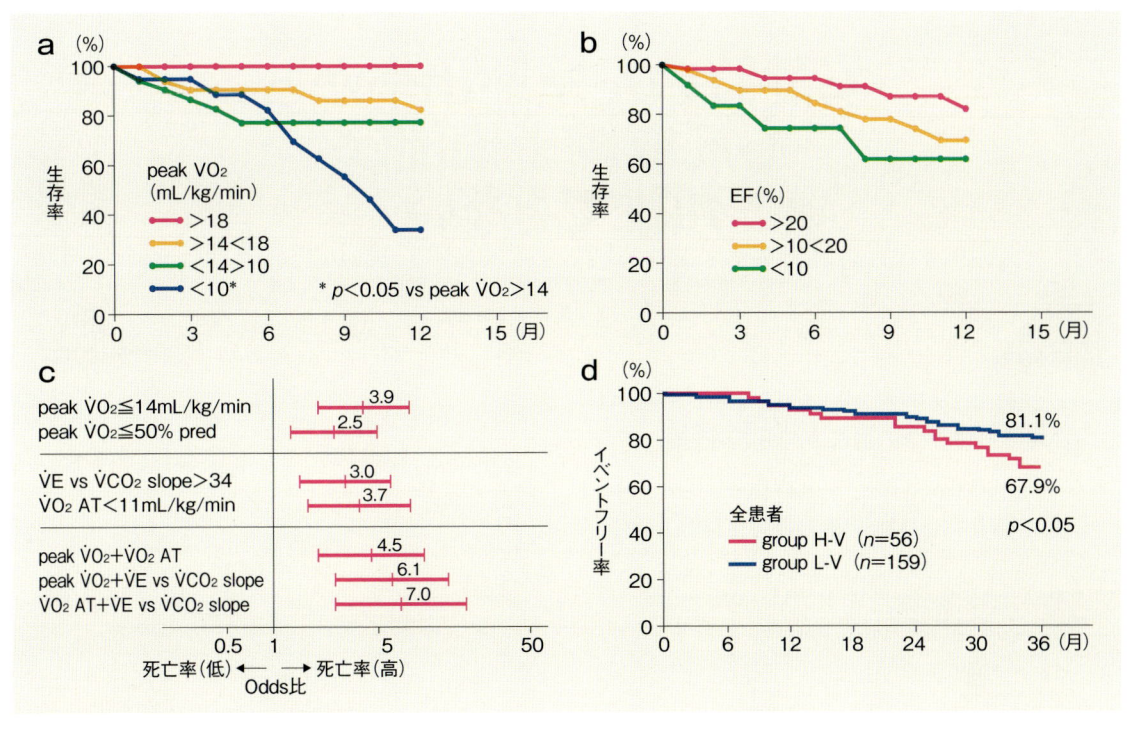

図7 運動耐容能と心不全重症度

心不全患者の予後はpeak $\dot{V}O_2$に規定される(a)一方、EFには規定されない(b)。peak $\dot{V}O_2$やATが低く(c)、$\dot{V}E$ vs $\dot{V}CO_2$ slopeが高いほど予後は悪い(c, d)。

$\dot{V}E$ vs $\dot{V}CO_2$ slopeも有用である。$\dot{V}E$ vs $\dot{V}CO_2$ slopeは換気血流不均衡分布に依存する指標であり、心不全では肺血流が主要な調節因子となる。すなわち、心拍出量と血管内皮細胞機能が関与する総合的パラメータである。$\dot{V}E$ vs $\dot{V}CO_2$ slopeが34以上では予後不良である（図7d）[15]。

■引用文献

1. Guyton AC, et al: Circulatory Physiology: Cardiac output and its regulation, 2nd ed., WB Saunders, Philadelphia, 1973; p.481.
2. Cohn JN: Current therapy of the failing heart. Circulation 1988; 78: 1099-1107.
3. Vasan RS, et al: Congestive heart failure in subjects with normal versus reduced left ventricular ejection fraction: prevalence and mortality in a population-based cohort. J Am Coll Cardiol 1999; 33: 1948-1955.
4. Carell ES, et al: maximal exercise tolerance in chronic congestive heart failure. Relationship to resting left ventricular function. Chest 1994; 106: 1746-1752.
5. Redfield MM, et al: Burden of systolic and diastolic ventricular dysfunction in the community appreciating the scope of the heart failure epidemic. JAMA 2003; 289:194-202.
6. Tsutamoto T, et al: Plasma brain natriuretic peptide level as a biochemical marker of morbidity and mortality in patients with asymptomatic or minimally symptomatic left ventricular dysfunction. Comparison with plasma angiotensin II and endothelin-1. Eur Heart J 1999; 20: 1799-1807.
7. Sakurai S, et al: Brain natriuretic peptide facilitates severity classification of stable chronic heart failure with left ventricular dysfunction. Heart 2003; 89: 661-662.
8. Piepoli MF, et al: Reduced peripheral skeletal muscle mass and abnormal reflex physiology in chronic heart failure. Circulation 2006; 114: 126-134.
9. Hulsmann M, et al: Muscle strength as a predictor of long-term survival in severe congestive heart failure. Reduced peripheral skeletal muscle mass and abnormal reflex physiology in chronic heart failure. Eur J Heart Failure 2003; 6: 101-107.
10. Fathi R, et al: The relative importance of vascular structure and function in predicting cardiovascular events. J Am Coll Cardiol 2004; 43: 616-623.
11. Cohn JN, et al: Plasma norepinephrine as a guide to prognosis in patients with chronic congestive heart failure. N Engl J Med 1994; 311: 819-823.
12. La Rovere MT, on behalf of the Autonomic Tone and Reflexes After Myocardial Infarction (ATRAMI) Investigators: Baroreflex sensitivity and heart rate variability in the identification of patients at risk for life-threatening arrhythmias: implications for clinical trials. Circulation 2001; 103: 2072-2077.
13. Mancini DM, et al: Value of peak exercise oxygen consumption for optimal timing of cardiac transplantation in ambulatory patients with heart failure. Circulation 1991; 83: 778-786.
14. Gitt AK, et al: Exercise anaerobic threshold and ventilatory efficiency identify heart failure patients for high risk of early death. Circulation 2002; 106: 3079-3084.
15. Tsurugaya H, et al: Prognostic impact of ventilatory efficiency in heart disease patients with preserved exercise tolerance. Circ J 2006; 70: 1332-1336.

安静時の左室駆出率から心筋収縮予備能は類推できない

井澤英夫，田畑智継，野村雅則
藤田保健衛生大学坂文種報徳會病院循環器内科

心筋収縮予備能と運動耐容能

> 心疾患患者の心筋収縮予備能低下は運動耐容能に影響する．

運動耐容能は日常生活活動範囲を決定するのみならず，心疾患患者の独立した予後規定因子でもある．運動耐容能は，主として末梢血管の拡張能や骨格筋の酸素利用能（末梢因子）と心ポンプ能（中枢因子）とにより決定される．

心筋収縮予備能は，心拍数増加予備能，前負荷予備能，後負荷予備能とともに，運動時の心ポンプ能増大を支援する重要な因子の一つである．心筋収縮予備能が低下している症例では，運動時の心ポンプ能増大は，とくに前負荷予備能に大きく依存することになる．しかし，不全心などで左室拡張末期容積の著明な増大や左室コンプライアンスの低下を伴っている場合，前負荷予備能は制限され運動耐容能は著しく障害されることになる[1]．

心筋収縮予備能の規定因子

> 心筋収縮力は主として，前負荷増加，頻拍，交感神経刺激，後負荷減少により増大する．

心筋収縮予備能はおもに，①Frank-Starring機序，②force-frequency関係（FFR），③交感神経刺激，④Anrep効果，によって規定されている．運動時にはこれらすべての機序を動員して心筋収縮力は増大する．運動時の静脈還流量増加は，Frank-Starring機序を介して心筋収縮力を増大させる．さらに，交感神経系の賦活化による心筋細胞β受容体を介した直接的な心筋収縮力の増大に加え，FFRに基づいた心拍数の増加による心筋収縮力増大効果が加わる[2,3]．

心筋収縮予備能は，右房ペーシングおよび仰臥位エルゴメーター運動負荷試験，またはドブタミン負荷試験中に記録した左室圧波形から計算したLV dp/dt$_{max}$と心拍数の関係に基づいて評価することが可能である（図1）．

高血圧心の心筋収縮予備能

> 左室駆出率が正常でも，心筋収縮予備能障害を有する症例が存在する．

図2aに，心エコーから求めた安静時の左室駆

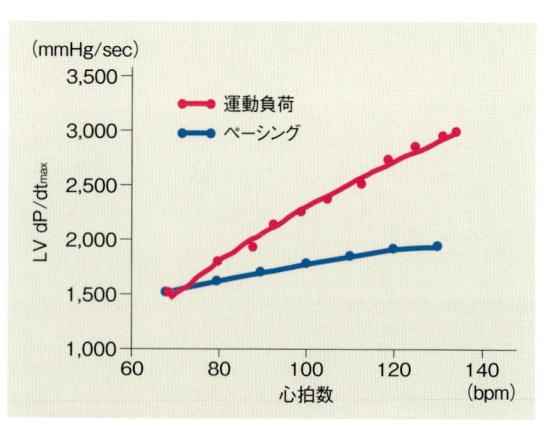

図1 健常成人の心筋収縮力

健常成人では，右房ペーシングにより心拍数が増加すると，FFRに基づいて心筋収縮（LV dp/dt$_{max}$）が増大する．運動によりFFRは増幅される．

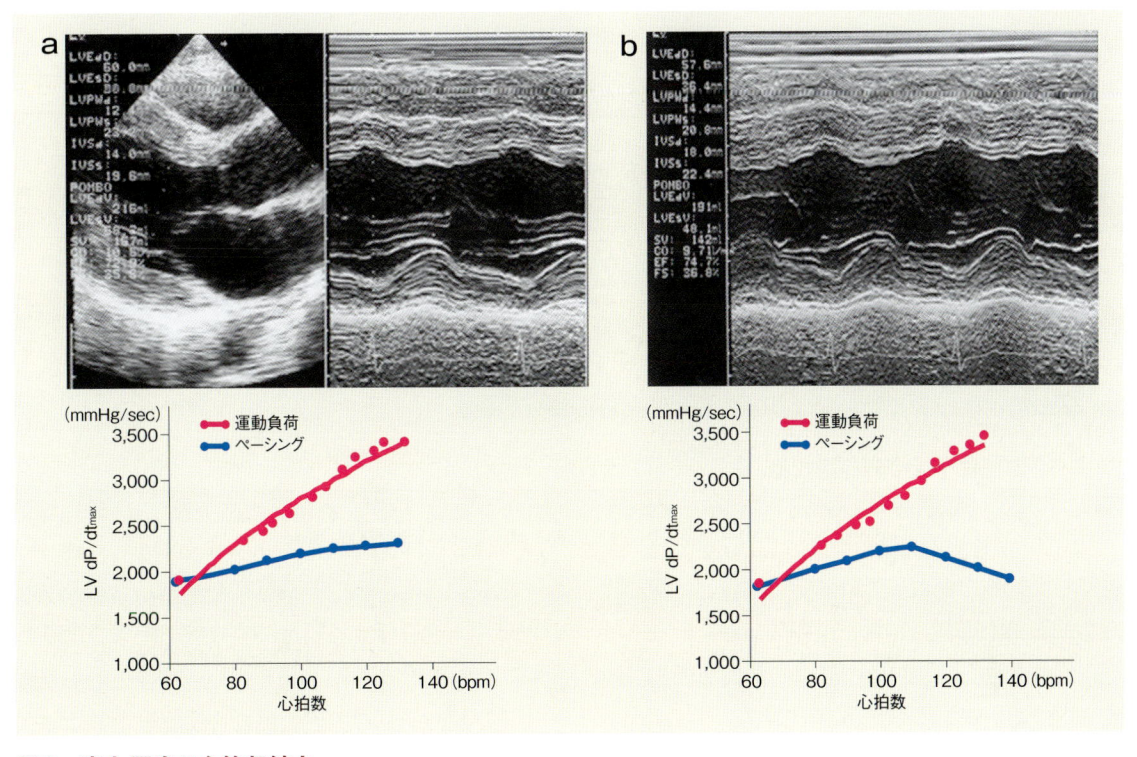

図2　高血圧症の心筋収縮力

a：心エコーから求めた安静時の左室駆出率が73%，左室後壁厚14mm，心室中隔厚13mmの症例である．心拍数の増加とともにFFRに基づいて心筋収縮力は正常に増大し，運動時にはさらに増大した．

b：心エコーから求めた安静時の左室駆出率が75%，左室後壁厚15mm，心室中隔厚18mmの症例である．心拍数が110bpmまでは心拍数の増加とともに心筋収縮力は増大したが，その後は心拍数の増加につれて心筋収縮力は減弱した．頻拍による心筋収縮予備能の障害を認めた．

Point! 潜在的な心筋収縮障害を発見するには

　左室駆出率は真の心筋収縮性を表す指標ではなく，前負荷やとくに後負荷の影響を受けることをまず念頭においておく必要がある．さらに，心筋収縮力は，前負荷，後負荷，心拍数，交感神経刺激とともに心ポンプ能を正常に維持するための主要な因子であるが，これら各因子は相互にも影響をしている．初期の心筋細胞障害が存在しても，その他の因子の代償により安静時の心筋収縮力や左室駆出率は正常に保たれる．しかし，代償可能な限界を超える頻拍や運動などの負荷が加わると，負荷に対応できず心筋収縮力障害が顕在化してしまう．

　このように，安静時の評価に加え，ペーシングや運動・薬物負荷中の心筋収縮力を測定することにより，心筋収縮予備能を評価することは，日常生活や薬剤に対する心筋応答が評価できるとともに，潜在的な心筋収縮障害を発見することにつながる．

出率が73%の高血圧症の症例で評価した心筋収縮予備能を示す．心拍数の増加とともに，FFRに基づいて心筋収縮力は正常に増大し，運動時にはさらに増大した．一方，図2bは，心エコーから求めた安静時の左室駆出率が75%の高血圧症の症例で，図2aの症例と安静時の左室駆出率は同等である．しかし，心拍数が110bpmまでは，心拍数の増加とともに心筋収縮力は増大したが，その後は心拍数の増加につれて心筋収縮力は減弱した．

　このように，安静時の左室駆出率が正常であっても，心筋収縮予備能が障害されている症例が存在する[4]．（⇒**Point!**）

不全心の心筋収縮予備能

> 不全心では心筋収縮予備能が完全に破綻している．

　図3は，心エコーから求めた安静時の左室駆出率が21%で，左室収縮障害を有する高血圧症の症例である．もはやFFRに基づいた心拍数の増加に

2. 心不全

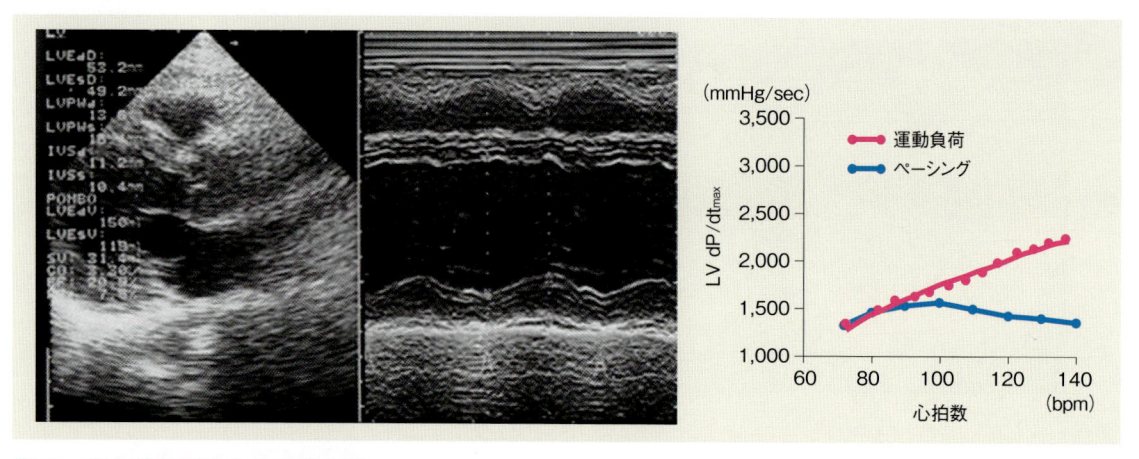

図3 高血圧性不全心の心筋収縮

心エコーから求めた安静時の左室駆出率が21%で，左室収縮障害を認め内服治療中である．左室拡張末期径は53mm，胸部X線写真でも肺うっ血像は認めない．頻拍による心筋収縮予備能の障害に加え，交感神経刺激による心筋収縮予備能障害も認めた．

よる心筋収縮力増大効果は完全に消失し，運動時も心筋収縮力の増大は著しく制限されている．このような不全心における心筋収縮予備能障害は運動耐容能の主要な低下要因の一つとなっている[5]．

心筋収縮予備能評価の臨床的意義

> 心筋収縮予備能を評価することにより，心筋細胞内情報伝達系の異常を早期から知ることが可能である．

肥大型心筋症の心筋生検標本を解析した結果から，心拍数の増加による心筋収縮力増大効果が制限されている心筋収縮予備能障害を有する症例では，心筋細胞内Ca^{2+}動態に関与する筋小胞体Ca^{2+}ポンプ（SERCA2a）の遺伝子発現レベルの低下が明らかになった[6]．さらに，不全心ではSERCA2aの異常に加え筋小胞体Ca^{2+}放出チャネル（リアノジン受容体）の遺伝子発現レベルの低下や心筋細胞膜β受容体の減少，Gタンパクの異常など，交感神経刺激に対する心筋応答性低下の機序も明らかになりつつある[7]．

このように，頻拍や交感神経刺激による心筋収縮予備能を評価することにより潜在的な心筋細胞障害の存在を知ることができる．安静時の左室駆出率が正常に保たれていても心筋収縮予備能障害を認める症例は心筋障害の進展が推察され，将来の心不全発症を予防するための厳格な治療とリスク管理が必要と考えられる．今後は，心エコーなど非侵襲的検査により負荷試験中の心収縮力を評価する方向に進んでいくと思われる．

■引用文献

1. Asanoi H, et al: Ventriculoarterial coupling during exercise in normal subjects. Int J Cardiol 1992; 36: 177-186.
2. Ross J Jr, et al: Adrenergic control of the force-frequency relation. Circulation 1995; 92: 2327-2332.
3. Izawa H, et al: Adrenergic control of the force-frequency and relaxation-frequency relations in patients with hypertrophic cardiomyopathy. Circulation 1997; 96: 2959-2968.
4. Inagaki M, et al: Impaired force-frequency relations in patients with hypertensive left ventricular hypertrophy: A possible physiological marker of the transition from physiological to pathological hypertrophy. Circulation 1999; 99: 1822-1830.
5. Asanoi H, et al: Altered inotropic and lusitropic responses to heart rate in conscious dogs with tachycardia-induced heart failure. J Am Coll Cardiol 1996; 27: 728-735.
6. Somura F, et al: Reduced myocardial sarcoplasmic reticulum Ca^{2+}-ATPase mRNA expression and biphasic force-frequency relations in patients with hypertrophic cardiomyopathy. Circulation 2001; 104: 658-663.
7. Colucci WS, et al: Impaired chronotropic responses to exercise in patients with congestive heart failure: Role of postsynaptic β-adrenergic desensitization. Circulation 1989; 80: 314-323.

左室収縮機能が保たれている場合の左室拡張機能はどのように評価するか

高橋利之
JR東京総合病院循環器内科

左室拡張機能評価の臨床的意義

> 拡張不全を診断するための，スタンダードとなりうる指標はない．

心不全患者の40〜50％は左室収縮機能（正確には駆出分画〈ejection fraction：EF〉）が保たれているとの報告があることから，左室拡張機能障害に起因する心不全（拡張不全）も多いことが想像できる．拡張不全の頻度は人口の高齢化に伴ってさらに上昇し，プライマリケアの現場で遭遇する機会も増加することが推測されている．しかし，左室拡張機能の評価においては，左室収縮機能におけるEFのようなスタンダードとなる指標がないため，拡張不全の診断と，左室EFが保たれている心不全（heart failure with preserved ejection fraction：HFPEF）の診断との間にはギャップがある．

左室拡張機能の評価が難しい理由を以下に挙げる．
①左室収縮機能が，駆出終期の時点での容積の減少率（EF）や収縮終期エラスタンス（Emax）で評価できるのに対し，左室拡張機能は，弛緩過程や拡張・充満過程の影響を除くことができないため，拡張終期の時点での指標のみでは評価できない．
②EFが，比較的，負荷条件から独立しているのに対し，拡張機能指標の多くは負荷条件の変化に鋭敏である．
③EFが，おもに能動的特性である左室収縮性を反映するのに対し，拡張機能指標の多くは左室拡張期の能動的特性（弛緩機能）と受動的特性（拡張期スティフネス）の両者に規定される．

左室拡張機能の評価方法

> 左室拡張機能評価のほとんどは，主として心エコー図法を用いて行われている．

左室拡張機能障害は，左室拡張期圧・容積関係の変化をもたらす．左室拡張期圧・容積関係の急峻化（拡張期スティフネス上昇または拡張期コンプライアンス低下）ないしは上方への偏位（拡張期伸展性の低下）により，拡張期容積の増加なしに拡張期圧が上昇しうる．そこで，左室拡張機能検査として，侵襲的な圧測定と非侵襲的な容積測定の併用が行われてきた．他方，左室弛緩機能は，左室等容弛緩期圧下降脚の時定数（τ）として算出されてきた．

しかし，これらの侵襲的解析は，専門施設においても日常的に行われることはなく，ましてやプライマリケアの現場では侵襲的検査の施行そのものが無理である．したがって，日常的に行われる左室拡張機能評価のほとんどは主として心エコー図法を用いて行われている．心エコー図指標の多くはτを予測するために考案されたものであるが，左室充満圧ないしは左房圧を予測するために考案されたものもある．非侵襲的な左室拡張機能指標を解析する際には，つねにそれに対応する血行動態の変化，とくに左室拡張期圧・容積関係の変化を推測する習慣をつけることが望まれる．

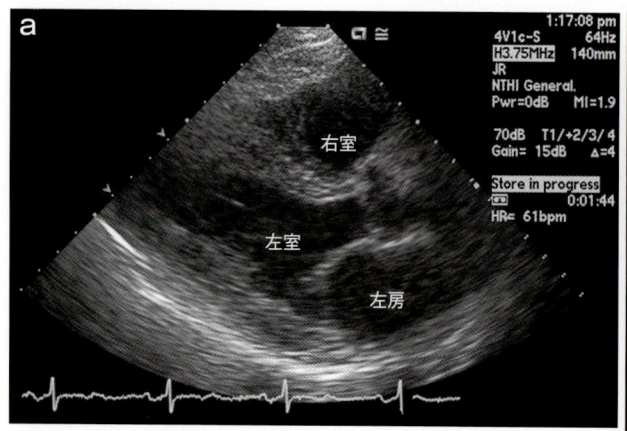

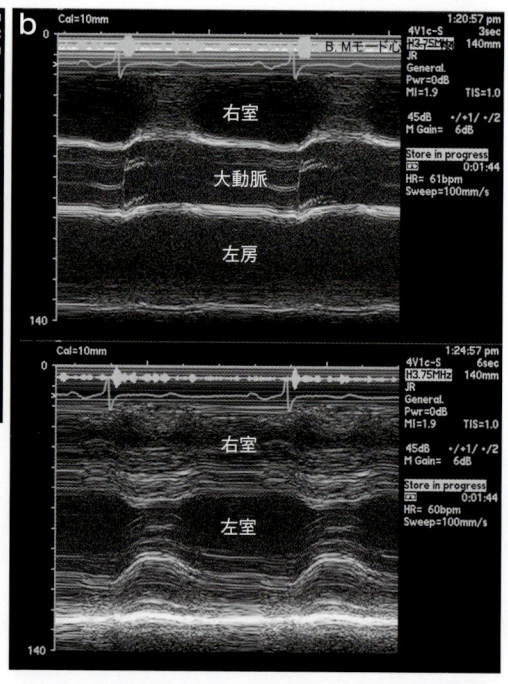

2. 心不全

図1 心アミロイドーシス症例の左室長軸断層像とMモード心エコー図

63歳，男性．心内膜心筋生検にてアミロイドの沈着が確認された．左室長軸断層像（a）では，左室径は正常範囲内であるが，左房径の拡大を認める．Mモード心エコー図（b）では，左房径の拡大（50mm）と左室壁の肥厚（心室中隔13mm，左室後壁13mm）を認め，左室後壁の後退速度は低下しているが，左室径（拡張終期径48mm，収縮終期径29mm）ならびにEF（0.70）は正常である．他方，血漿BNP濃度は603pg/mLと上昇していた．

左房径

> 左房径は測定が簡便であり，スクリーニングに適した指標である．

拡張不全患者では，左房圧上昇を反映して，通常，左房径が拡大している．それに対し，左室径は正常ないしは縮小している．したがって，左室径およびEFが正常でも，左房径が拡大している症例では，拡張不全の可能性を疑うべきである（図1）．左房径は体格の影響を受けるが，左室拡張終期径や体表面積で除することなどにより補正可能である．また，左房の拡大が形状の変化を伴う可能性があり，このような場合には左房容積を算出する方が正確である（解析には手間がかかる）．

また，左房径はHFPEFの診断および予後の判定でも有用な指標であることが報告され[1]，さらに，左房径や左房容積は，HFPEFの診断において超音波ドプラー指標よりも有用であることも報告されている[2]．

他方，BNP（brain natriuretic peptide）濃度は，BNPの合成，分泌，クリアランスに関わる多数の要因によって規定されているが，なかでも，左室拡張期圧の重要性が示唆されている．つまり，血中BNP濃度を左室拡張期圧，ひいては左房圧の指標として用いることが可能である．したがって，左房径と血中BNP濃度を組み合わせることにより，拡張不全の診断精度が上昇する可能性が示唆される．

僧帽弁血流速度パターン

> 血中BNP濃度との併用により，正常と偽正常化の鑑別が可能である．

僧帽弁血流の指標，とくにE/A（拡張早期血流速度/心房収縮期血流速度）比は，最も古くから用いられている左室拡張機能の指標の一つである．E/A比は，計測や算出が比較的簡便であり，比なので種々の計測上の問題をキャンセルできるという利点がある．しかし，この指標には，左房圧の変動に従って大きく変化するという問題点がある[3]（図2）．筆者らは，下半身陽圧・陰圧負荷法という物理的負荷法を用いてこの事実を明快に証明した[4]（図3）．左室拡張機能障害が存在していても，左房圧が上昇するとE/A比が正常に戻っ

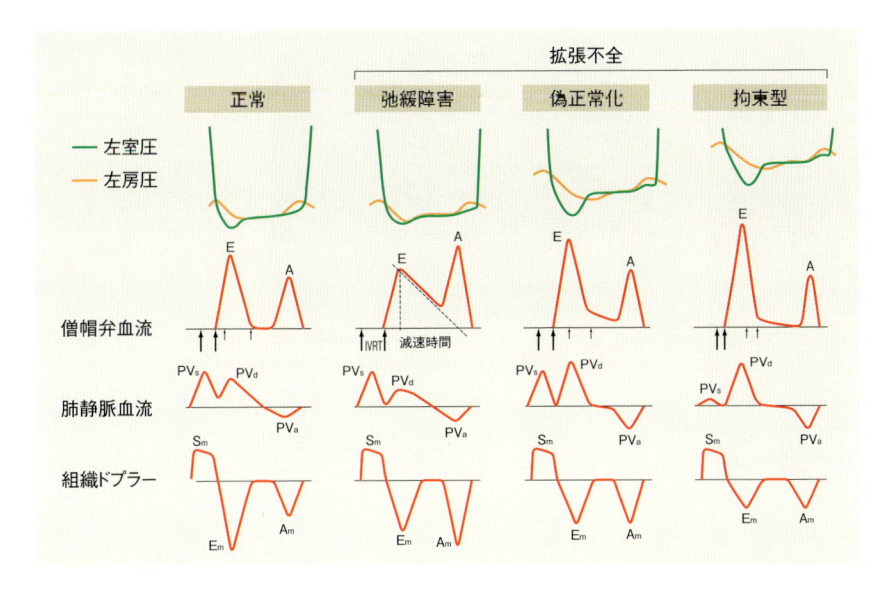

図2
左室拡張機能指標の対比

左室圧，左房圧の変化に伴う，僧帽弁血流速度パターン，等容弛緩時間（isovolumic relaxation time：IVRT），肺静脈血流速度パターン，組織ドプラー法による僧帽弁輪心筋速度パターンの変化を示す．左房圧の上昇に伴い，僧帽弁血流パターンは正常型，弛緩障害型，偽正常型，拘束型に変化する．また，IVRTは左房圧の上昇に伴い短縮する．それに対し，肺静脈血流速度パターンと僧帽弁輪心筋速度は，正常型と偽正常型の間に明らかな差異を認める．とくに，拡張早期僧帽弁輪心筋速度（E_m〈E'，E_aともいう〉）は正常型から拘束型にかけて一様に減少する．

（Zile MR, et al, 2002[3]）を改変）

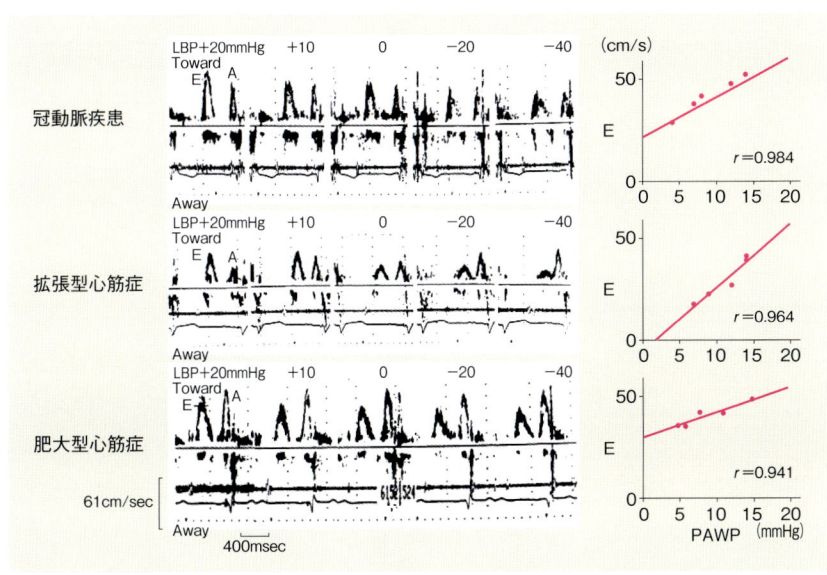

図3
下半身陽圧・陰圧負荷時の僧帽弁血流速度パターン

下半身陽圧・陰圧負荷法で静脈還流を制御し，左房圧を段階的に変化させると，僧帽弁血流速度パターンが並行して変化することを示す．右図に示すように，拡張早期僧帽弁血流速度（E）と平均肺動脈楔入圧（PAWP）との間には有意の相関関係が存在するが，相関のパターンは基礎疾患によってやや異なる．

（高橋利之，1993[4]）を改変）

てしまう偽正常化（pseudonormalization）は，この指標の限界を如実に表しており，インパクトが大きかった．その後，左房圧の影響を受けにくい肺静脈血流パターンや組織ドプラー指標（図4）が提起されたのもそのためである．

しかし，僧帽弁血流速度の測定は，肺静脈血流速度や組織ドプラー法による僧帽弁輪心筋速度の測定に比べて容易であり，数多くの施設で日常的に施行可能である．また，左房圧の変化を反映する指標と併用することにより，パターンの解釈が容易になる可能性がある．筆者らの研究の最終的目標は，僧帽弁血流パターンの限界を示すことではなく，左房圧の変動に伴う僧帽弁血流速度パターンの変化を解析することにより，新たな左室拡張機能の評価法を提起することであった[4]．

そこで，左房圧の指標として肺動脈楔入圧を用いたが，これは侵襲的指標である．その点，僧帽弁血流速度パターンと血中BNP濃度の併用は，より詳細な左室拡張機能の非侵襲的解析をもたらす可能性がある．事実，血中BNP濃度のレベルにより，正常と偽正常化の鑑別が可能であることを示唆する研究結果が報告されている[5]．

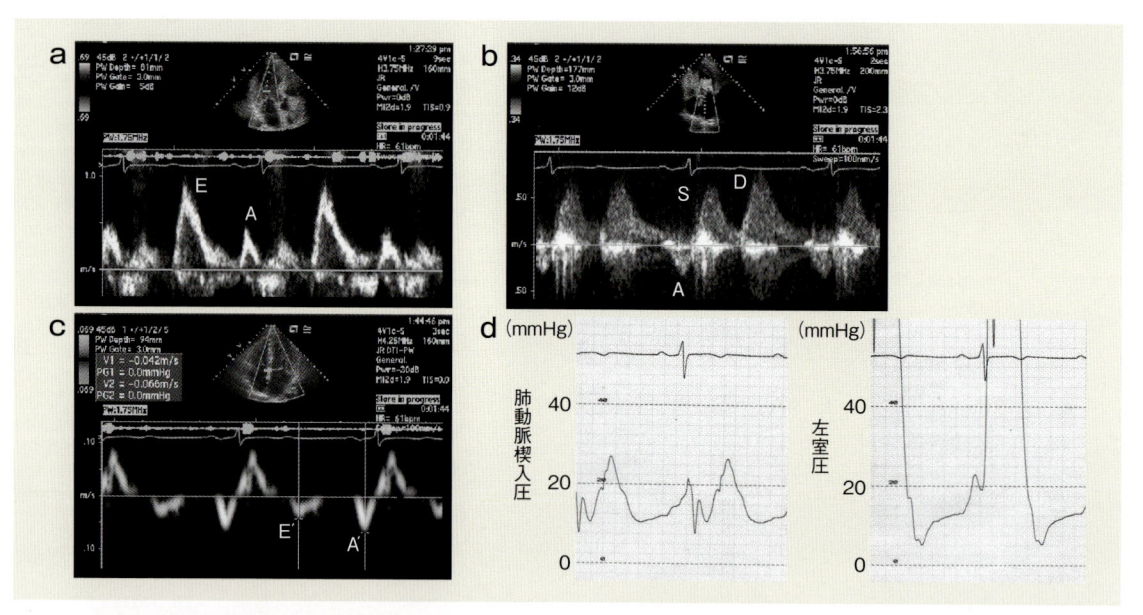

図4 心アミロイドーシス症例の僧帽弁血流速度パターン，肺静脈血流速度パターン，組織ドプラー法による僧帽弁輪心筋速度パターン，圧波形

図1と同一症例．僧帽弁血流速度パターン(a)では，E/A比は2.07と増加し，減速時間(deceleration time：Dct)は218m/secとやや短縮している．肺静脈血流速度パターン(b)では，S/D比は0.77で，図1の偽正常型時の変化に類似している．僧帽弁輪心筋速度パターン(c)では，E'が4.2cm/secと小さく，E/E'比は22と増加しており，左房圧の上昇を示唆する．また，E'/A'は1未満である．以上から，この症例の僧帽弁血流速度パターンは偽正常型であると判断される．他方，血漿BNP濃度は603pg/mLと上昇しており，圧波形(d)では，肺動脈楔入圧および左室拡張終期圧の上昇も認められた．なお，この症例のEFは左室造影上も0.63と保たれていた．

組織ドプラー指標

> やや専門的な検査であり，日常的に施行するのは技術的に難しい．

　組織ドプラー法による僧帽弁輪部心筋速度パターンは左房圧変動の影響を受けにくく(図2)，負荷条件から独立した指標として注目を集めている[6-9]．とくに，僧帽弁血流速度のEと拡張早期僧帽弁輪部心筋速度(E')に対する左房圧の影響の差を利用して，両者の比(E/E')を左房圧ないしは左室充満圧の指標とする試みが報告されている．当初は，E/E'と肺動脈楔入圧との間に良好な相関があると報告された[7]．他方，E/E'が15以上で平均左房圧は高値，8未満では正常であり，8〜15では上昇の疑いとし，ほかの方法で確認すべきである，との半定量的基準も報告されている[8]．

　図4に示した症例では，E/E'は22と増加しており，肺動脈楔入圧の平均は16mmHg，v波は27mmHg，左室拡張終期圧は19mmHgと上昇していた．組織ドプラー指標でも，E/E'と血中BNP濃度を併用することにより，左室充満圧をより正確に推定できるようになることが報告されている[9]．

　組織ドプラー法による僧帽弁輪部心筋速度の計測は，僧帽弁血流に比べて専門的であり，技術的にやや難しい．また，その計測値は心臓全体の動きに影響されるという限界がある．心筋の歪みであるストレインないしは，その時間微分であるストレインレートを求めれば，このような動きの影響を除けると報告されている[10]が，現在のところさらに専門的な検査となる．

時間間隔指標

> 等容弛緩時間は計測が簡単だが，左房圧に依存する程度も大きい．Tei indexは収縮機能，拡張機能を反映する総合的心機能指標である．

　等容弛緩時間(isovolumic relaxation time：IRTまたはIVRT)は，通常，II音または左室駆出血流の終止点から僧帽弁血流の開始点までの時間間隔として

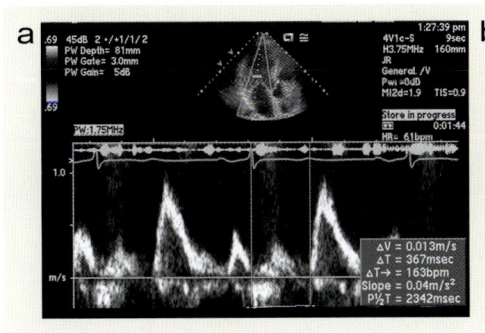

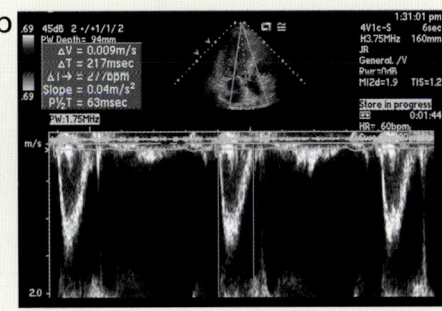

図5 Tei indexの算出

図1と同一症例．aのように僧帽弁血流の終止点から開始点までの時間間隔を計測すると，等容収縮時間（isovolumic contraction time：IVCT），駆出時間（ejection time：ET），等容弛緩時間（isovolumic relaxation time：IVRT）の和になる．bのようにETを計測し，aの時間間隔からETを減じて，それをETで除すれば，（IVCT+IVRT）/ET，すなわちTei indexを算出できる．この症例では，IVCTは48msecと正常であったが，ETは217msecと短縮し，IVRTは102msecと延長していた．計算の結果，Tei indexは0.69と高値であったが，それは主にIVRTの延長とETの短縮による．IVCT/ETは0.22と低値であった．

測定される．古来，左室弛緩速度（τ）の非侵襲的指標として用いられてきた．計測は簡便であるが，問題は左房圧のレベルに大きく影響を受けること（図2）であり，最近ではあまり用いられない．しかし，左室拡張機能障害に対するバルサルタンの効果をみたVALIDD研究[11]では，プラセボ群と比べて，IVRTのみに有意な変化（短縮）を認めた．この結果はIVRTの鋭敏さを意味する可能性もあり興味深い．

他方，総合的心機能指標とされるTei indexは，IVRTと等容収縮時間（isovolumic contraction time：IVCT）を加え，ETで除して求められ（図5），心アミロイドーシスの総合的心機能や，予後の評価に有用であることが報告されている[12]．図5の心アミロイドーシスの症例では，Tei indexは0.69と増加していたが，図1に示すようにEFは0.70と正常であり，IVCTも正常範囲内であった．すなわち，"EFかつIVCTが正常で，Tei indexが異常"という段階の心アミロイドーシスが存在することを示している．

このように，EFとTei index，さらにはIVCT，ETおよびIVRTを詳細に検討することにより，拡張不全の病態はより明らかになる可能性がある（⇒**Point!**）．

> **Point！ 拡張不全の検査指標**
>
> HFPEFや拡張不全の定義は"EFが保たれている"ことである．HFPEFや拡張不全でも，EF以外の左室収縮機能指標は異常である可能性がのがある．このような点について明らかにするためには，Tei indexや心筋ストレインの解析が有用である．

■引用文献

1. Rossi A, et al: Chronic heart failure with preserved left ventricular ejection fraction: diagnostic and prognostic value of left atrial size. Int J Cardiol 2006; 110: 386-392.
2. Yoshida C, et al: Value of assessment of left atrial volume and diameter in patients with heart failure but with normal left ventricular ejection fraction and mitral flow velocity pattern. Eur J Echocardiogr 2008 [Epub ahead of print].
3. Zile MR, et al: New concepts in diastolic dysfunction and diastolic heart failure: Part I: diagnosis, prognosis, and measurements of diastolic function. Circulation 2002; 105: 1387-1393.
4. 高橋利之：左室拡張期流入血流の規定因子に関する臨床的研究―多変量解析法並びに下半身陽圧・陰圧負荷法による検討．東京医学 1993; 100: 55-78.
5. Lubien E, et al: Utility of B-natriuretic peptide in detecting diastolic dysfunction: comparison with Doppler velocity recordings. Circulation 2002; 105: 595-601.
6. Sohn DW, et al: Assessment of mitral annulus velocity by Doppler tissue imaging in the evaluation of left ventricular diastolic function. J Am Coll Cardiol 1997; 30: 474-480.
7. Nagueh SF, et al: Doppler tissue imaging: a noninvasive technique for evaluation of left ventricular relaxation and estimation of filling pressures. J Am Coll Cardiol 1997; 30: 1527-1533.
8. Ommen SR, et al: Clinical utility of Doppler echocardiography and tissue Doppler imaging in the estimation of left ventricular filling pressures: A comparative simultaneous Doppler-catheterization study. Circulation 2000; 102: 1788-1794.
9. Mak GS, et al: Utility of B-natriuretic peptide in the evaluation of left ventricular diastolic function: comparison with tissue Doppler imaging recordings. Am Heart J 2004; 148: 895-902.
10. Koyama J, et al: Longitudinal myocardial function assessed by tissue velocity, strain, and strain rate tissue Doppler echocardiography in patients with AL (primary) cardiac amyloidosis. Circulation 2003; 107: 2446-2452.
11. Solomon SD, et al: Effect of angiotensin receptor blockade and antihypertensive drugs on diastolic function in patients with hypertension and diastolic dysfunction: a randomised trial. Lancet 2007; 369: 2079-2087.
12. Tei C, et al: Doppler index combining systolic and diastolic myocardial performance: clinical value in cardiac amyloidosis. J Am Coll Cardiol 1996; 28: 658-664.

BNPの正常値を考える：3つのポイントから

中村元行
岩手医科大学内科学講座循環器腎内分泌分野

> BNPの測定法は一つだけではなく，正常値・異常値のコンセンサスも不十分である．

BNP（B型ナトリウム利尿ペプチド）測定は，さまざまな循環器疾患診療の場で利用されている．たとえば，心不全の診断，治療状況モニタリング，あるいは予後予測などにも応用されている．また，人間ドックや検診においても心疾患スクリーニング指標として用いられることもある．このような日常診療の場においてつねに問題となるのはBNPの正常値あるいは異常値のコンセンサスが不十分なことである．しかし，そのテーマについての研究論文は多くはなく，また，BNPの測定法も複数あり若干の相違もある．

現在，BNP測定に用いられているアッセイ法は大別すると2種類に分けることができる．つまり，アメリカのBiositeが開発した迅速測定系（Triage BNP）と日本で一般的に使用されるシオノギが開発した抗体を用いた測定系（シオノリアBNP，三菱化学メディエンスのPATHFAST，東ソーのTOSOH II）である．迅速測定系（Biosite）は抗体を用いた測定系（シオノギ系）の約1.5倍の値となるとの報告もあるが，シオノギ系では抗体が同一であるので各アッセイでの測定値間には大きな差がないとされている．

本項では，日本で使用される頻度の高いシオノギ測定系に関してのデータを中心に述べる．

健常者のBNP値（その1）

> BNPの正常上限値は，年齢，性別で異なってくる．

正常値（上限値）の考え方として，健常者の測定値上位95パーセンタイルあるいは97.5パーセンタイルとすることが一般的である．図1にシオノリア法での既報の性別‐年代別の正常上限値（95パーセンタイル値）を示した．

アメリカのFraminghamからの報告では，地域住民約3,500人を対象に心エコー図検査を実施し，そのうち心エコー図上明らかな心機能異常がなく，さらに高血圧，糖尿病や肥満などのリスク因子もない者を健常者として性別‐年代別の正常上限値（95パーセンタイル値）を示している[1]．その結果からは，男性に比較して女性で高く，いずれの性別でも高年代ほど高くなることが報告されている．

われわれが岩手県地域住民の健常者（心電図正常，心エコー図正常，クレアチニン正常，肥満なし，心血管疾患既往なし，心血管作動薬使用なし，高血圧なし，糖尿病なし）を対象として，シオノリア法で血中BNP濃度を測定した結果では，図に示すように，その95パーセンタイル値（60歳以上男性で40～50pg/mL，60歳以上女性で80～90pg/mL）は，Framingham研究で報告されたものに比較して若干高かった[2]．その理由として，BNP値とbody mass index（BMI）との間には負の相関関係があることが知られているが，Framingham研究では肥満者をBMI≧30として除外しているのに対し，われわれ

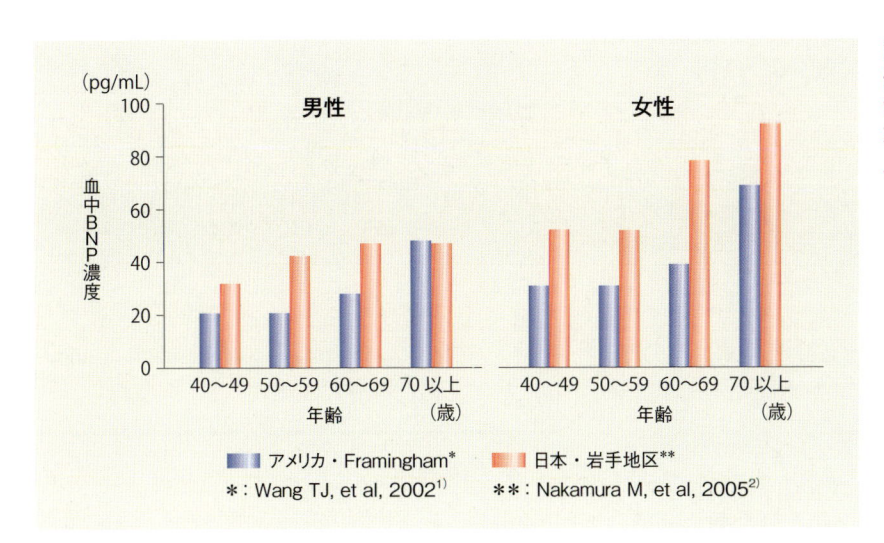

図 健常人のBNPの95パーセンタイル値から求めた男女別, 10年代別の上限値

■ アメリカ・Framingham*　　■ 日本・岩手地区**
*: Wang TJ, et al, 2002[1]　　**: Nakamura M, et al, 2005[2]

はBMI≧25以上を除外対象としており, 両者間の平均BMI値が異なるため, われわれのデータが若干高めになっているものと考えられる.

なぜ健常女性でBNP値が健常男性よりも高いかについては不明である. 小児を対象とした研究によると, BNP値は10歳未満では性差がないが, 女性では10歳以上の思春期になると上昇し, 二次性徴(Tanner stage)の進行とともにさらに増加すると報告されており, 女性でBNPが高値となる機序としてエストロゲンの関与が示唆されている[3]. また, 黒人を含む50歳未満の女性ではテストステロンの増加がBNP低値と関連することが報告されている[4].

以上のように, BNP値の性差は性ステロイドの差が一因と考えられているが, それ以外の因子(たとえば, 貧血, 拡張機能障害など)の関与も否定できない.

器質的心疾患のBNP値(その2)

> ある疾病を一般住民から効率よく(高感度, 高特異度)選別できる閾値は異常値とみなすことができる.

選別のためのBNP閾値を明らかにする場合, 測定の目的や対象を明確にしなければ議論は成立しない. たとえば, 目的は器質的心疾患(心不全あるいは脳梗塞の高リスク群)あるいは顕性心不全そのものを検出したいのか, また, 対象は地域住民, 外来受診者あるいは入院患者なのか, さらに特定の性や年代なのかで, おのおのの閾値(異常値)は異なるものと考えられる.

本項では, 目的は器質的心疾患の検出, 対象は地域住民, また, BNP測定はシオノリア法としてBNPスクリーニング閾値はどのレベルからかについて, われわれの研究結果を含めて述べる.

左室収縮不全や左室肥大をどのようにしてスクリーニングするかは, 顕性心不全発症予防のために重要である. VasanらはFramingham住民を対象にBNPによる左室収縮不全と左室肥大の検出能を検討した. その結果, 両者ともにBNP測定による検出効率は満足できるものではなかったと結論している[5].

しかし, われわれは地域住民を対象としての器質的心疾患のスクリーニング目標は左室収縮不全や左室肥大のみではないものと考え, 種々の器質的心疾患(心房細動, 左室収縮障害, 弁膜症, 高血圧性心肥大, 各種心筋症＝これらは心不全のみならず脳梗塞発症の高リスク群でもある)を一括としてBNPのスクリーニング能を調べた. その結果, 高齢者や高リスク者(高血圧や糖尿病)を対象とすれば, 男女ともにBNPは良好なスクリーニングマーカーと考えられた(男性47pg/mL, 女性85pg/mLにて受信者動作特性分析曲線下面積0.8以上)[2] (⇒**Point!**).

心血管事故発症予測としてのBNP値（その3）

> Framingham研究の結果は，BNP値と心血管疾患の関連性を示したものであり，心血管疾患の発症が予測されるBNP値を示したものではない．

重篤な心血管疾患発症を予測するためにどの程度のレベルのBNP値が問題となるのか．つまり，BNPがどの程度であれば将来，心不全や脳卒中などの心血管疾患を発症しやすいかということはBNPの正常値を考えるうえで重要である．しかし，この点についての研究報告は少なく，若干のわれわれの予備的データをも含めて記述する．

Framingham研究では，地域住民を対象に平均約5年間追跡し，発症前のBNP値と心血管疾患発症（心不全，脳卒中など）や死亡との関係を調べた．その結果，BNPの80パーセンタイル値（男性20pg/mL，女性23pg/mL）以上の群で，それ以下の群よりも心不全が約3倍，脳卒中が約2倍，死亡が約1.6倍（相対オッズ比）発症しやすかったとしている[6]．同様に，日本の一般住民でも男女ともにBNPの75パーセンタイル値以上で心不全や死亡のオッズ比が明らかに高かった[7]．しかし，これらの研究は，BNPの高値や上昇が心不全などの心血管疾患の発症と関連することを明らかにしたものであり，どの程度のBNPレベルから心血管疾患の発症と関連するかを検討したものではない．

われわれが地域コホート研究（40歳以上，平均63歳，追跡2.7年）で得ている予備的研究結果では，BNP値を男女別に10分位に分けて，おのおのの分位で心不全や脳卒中の心血管事故発症数（1,000人年）を比較すると，心血管疾患を発症しやすい60歳以上の男性で第8分位（BNP中央値≒40pg/mL）以上で発症数が増加するのに対し，女性では第10分位（BNP中央値≒80pg/mL）のみで明らかな増加がみられた．

以上から，将来，心血管疾患を発症しやすい

スクリーニング検査としてのBNPの価値 Point!

若年者や低リスク群を対象にスクリーニングした場合のBNP検査は，異常値の選別能が低いため，費用対効果の面で問題があると考えられる．そのため，BNPの測定は，高齢者や高リスク患者などに絞って実施することが効果的である．

BNPレベルは，男性40pg/mL以上，女性で80pg/mL以上と考えられた．

まとめ

BNP測定が実質的に必要と考えられる高齢地域住民を対象とした場合，

① 健常者のBNP値上限：男性40～50pg/mL，女性80～90pg/mL

② 心不全や脳卒中の原因となりやすい器質的心疾患のスクリーニング：男性40～50pg/mL，女性80～90pg/mL以上が目安と考えられた．

③ 将来，心血管疾患を発症しやすいBNP値（データは十分ではないが，予備的解析の結果）：おおよそ男性で40pg/mL以上，女性で80pg/mL以上と推定される．

以上から，BNP正常値は男性40pg/mL未満，女性80pg/mL未満と考えられる．

■引用文献

1. Wang TJ, et al: Impact of age and sex on plasma natriuretic peptide levels in healthy adults. Am J Cardiol 2002; 90: 254-258.
2. Nakamura M, et al: B-type natriuretic peptide testing for structural heart disease screening: a general population-based study. J Card Fail 2005; 11: 705-712.
3. Koch A, et al: Normal values of B type natriuretic peptide in infants, children, and adolescents. Heart 2003; 89: 875-878.
4. Chang AY, et al: Associations among androgens, estrogens, and natriuretic peptides in young women: observations from the Dallas Heart Study. J Am Coll Cardiol 2007; 49: 109-116.
5. Vasan RS, et al: Plasma natriuretic peptides for community screening for left ventricular hypertrophy and systolic dysfunction: the Framingham heart study. JAMA 2002; 288: 1252-1259.
6. Wang TJ, et al: Plasma natriuretic peptide levels and the risk of cardiovascular events and death. N Engl J Med 2004; 350: 655-663.
7. Nakamura M, et al: Gender-specific risk stratification with plasma B-type natriuretic peptide for future onset of congestive heart failure and mortality in the Japanese general population. Int J Cardiol; 2009 (in press).

BNPとNT-ProBNP：測定値解釈における落とし穴

本間　博，水野杏一
日本医科大学内科学講座（循環器・肝臓・老年・総合病態部門）

循環器領域の生化学的マーカー

> 循環器領域の生化学的マーカーには，臨床現場で測定可能でありしかも役立つものが多い．

　循環器検査のなかで，生化学的マーカーは客観的な病態生理学的評価が可能である点で重要であり，循環器疾患の診断，治療経過の評価，予後推定に有用である．そのなかでも心臓から分泌されるナトリウム利尿ペプチドファミリーである心房性（ANP），脳性（BNP）ナトリウム利尿ペプチドは血管拡張，ナトリウム利尿作用，レニン－アルドステロン分泌抑制，交感神経への作用を介して循環調節を行っているホルモンであり，また，生化学的マーカーとして日常臨床で幅広く用いられている．体内で生理活性を持つBNPと生理活性を持たないN末端プロBNP（NT-ProBNP）について，現在までに報告されている臨床上の有用性をまとめると以下のようになる．

BNPの有用性（表1）

①**高血圧**：心不全のない高血圧では心肥大（とくに左室重量係数）とBNPとは強い相関があり，なかでも求心性肥大や左室拡張機能障害例でBNPが高い[1]．また，ACE阻害薬による心肥大の退縮度とBNPの低下と相関するという報告もある．
②**心不全**：左室駆出率はBNPの分泌を規定する因子の一つであり，BNPと左室拡張末期圧と正の相関がある．呼吸困難で救急外来を受診した患者や人間ドック受診者のなかから心不全あるいは心不全を起こすリスクの高い集団を特定するのにBNPは感度，特異度も高いマーカーである．慢性心不全患者治療後のBNP濃度は心不全予後予測に最も適したマーカーである[2]．
③**不整脈**：BNPが高値である心房細動例だと電気的除細動を施行しても再発率が高い．また，血栓予測因子でもあるという報告もある．左室駆出率＜35％の症例452例中44例が突然死しており，心室頻拍が原因と考えられる症例ではBNPが高い．
④**肺血栓塞栓症**：入院時のBNPが高いと死亡率も高く，50pg/mL以下であれば経過が良好であるが診断特異度は低い．
⑤**心血管死亡，心血管イベント発症予測**：BNP, CRP, 尿中アルブミン/クレアチニン比，ホモシステイン，レニンの組み合わせが有用であるという報告がある[3]．

NT-ProBNPの有用性（表2）

①**急性心不全の診断**：呼吸困難で救急外来を受診した患者599例を対象にすると50歳未満＞450pg/mL，50歳以上＞900pg/mLで心不全と診断，300pg/mL未満は心不全を除外できる（PRIDE study）[4]．
②**左室駆出率≦40％を同定**：症状はないが左室拡張能低下のある1,869例を対象に左室駆出率≦40％を同定するのにカットオフ値をNT-proBNP＞228pg/mLとすると，感度86.5％，特異度86％であった．また，一般検診を受けた1,308例を対象にした別のstudyでは，血漿中と尿中のNT-proBNPを掛け合わせた指標で感度95.7％，特異度79％という精度であった．
③**一般住民の死亡率**：心不全，腎不全のない一般住民1,991例を5.6年追跡したところ，初診時のNT-proBNP＞109pg/mLの群は心イベントを起

2. 心不全

表1　循環器疾患領域でのBNP測定の有用性

報告者	対象患者	要旨
Nishikimi T, et al[*1]	高血圧　90例	高血圧患者の中でも心肥大があると高くなる
Yamamoto K, et al[*2]	高血圧性心不全　94例	拡張機能不全でも高値となりTauと相関する
Maisel AS, et al[*3]	呼吸困難（救急外来）　1,586例	心不全診断精度　感度85%, 特異度83%
Nakamura M, et al[*4]	人間ドック受診者　1,098例	早期心不全の診断精度　感度89%, 特異度95%
Dixen U, et al[*5]	洞調律に復帰した除細動例　158例	治療前のBNP値が高いと心房細動再発が多い
Berger R, et al[*6]	心不全（左室駆出率35%以下）　452例	左室駆出率35%以下ではBNPが突然死の予測因子
Tada H, et al[*7]	特発性心室頻拍, 非持続性心室頻拍　135例	不整脈の頻度と相関し心筋焼灼術成功の指標となる
Wang TJ, et al[*8]	Framingham Heart Study　3,209例	BNP, CRP, 尿中アルブミン／クレアチニン比, ホモシステイン, レニンは心血管イベント, 心血管死の予測因子
Kucher N, et al[*9]	急性肺塞栓症　73例	入院時のBNP値で臨床経過が良好かどうか予測可能

[*1] Hypertension 1996; 28: 22-30, [*2] Hypertension 1996; 28: 988-994, [*3] N Engl J Med 2002; 347: 161-167, [*4] Heart 2002; 87: 131-135, [*5] Cardiology 2007; 108: 35-39, [*6] Circulation 2002; 105: 2392-2397, [*7] PACE 2006; 29: 1395-1403, [*8] N Engl J Med 2006; 355: 2631-2639, [*9] Circulation 2003; 107: 2545-2547

表2　循環器領域疾患でのNT-proBNP測定の有用性

報告者	対象患者	要旨
Januzzi JL, et al[*1]	呼吸困難（救急外来）　599例	急性心不全診断精度　感度90%, 特異度85%
Troughton RW, et al[*2]	心不全治療　69例	NT-proBNPを指標として治療したほうが心事故が少ない
Costello-Boerrigter LC, et al[*3]	症状のない左室拡張能低下例　1,869例	左室駆出率＜40%診断　感度86%, 特異度86%
Ng LL, et al[*4]	住民検診　1,308例	左室駆出率＜40%診断　血漿と尿中NT-proBNPとによるスクリーニングがよい
McKie PM, et al[*5]	住民検診　1,991例	NT-proBNP＞109pg/mLで死亡率が高くなる
Ellinor PT, et al[*6]	孤立性心房細動　150例	孤立性心房細動ではNT-proBNPが軽度高値である
Fijalkowska A, et al[*7]	肺高血圧患者　55例	NT-proBNP＞1,400pg/mLだと予後が悪い

[*1] Am J Cardiol 2005; 95: 948-954, [*2] Lancet 2000; 355: 1126-1130, [*3] J Am Coll Cardiol 2006; 47: 345-353, [*4] J Am Coll Cardiol 2005; 45: 1043-1050, [*5] Hypertension 2006; 47: 874-880, [*6] J Am Coll Cardiol 2005; 45: 82-86, [*7] Chest 2006; 129: 1313-1321

こしやすく死亡率も高い[5]. Val-HeFT studyでは，NT-proBNPが罹病率，死亡率を予測するマーカーとして有用であることを示した．

④**孤立性心房細動**：NT-proBNPが軽度高値で，proANPはコントロールと有意差がない．

⑤**肺高血圧症**：NT-proBNP≧1,400 pg/mLの症例は予後が悪い．

> ## BNP, NT-proBNPは循環器疾患の最適指標か
>
> たとえば呼吸困難という症状の患者では，心臓が悪いのか肺が悪いのかをBPNあるいはNT-proBNPで鑑別できるだろうか．

BNP，NT-proBNPの値が上昇する病態とは

心拍出量の増加，血圧上昇，心筋壁ストレス，血管収縮ホルモンなどの刺激により，BNPはただちに心筋細胞で合成される．また，心不全（拡張能，収縮能あるいは両者の低下）など慢性的に心室への刺激が持続すると全身あるいは局所組織のレニン–アンジオテンシン–アルドステロン（RAA）系が活性化する．心不全が軽度でも心臓局所組織RAA系が活性化してアンジオテンシンIIが産生され，心筋細胞にBNPメッセンジャーRNAが増加する．そして，proBNPが需要に応じて心筋細胞で合成され，血中への分泌過程で生理活性のないNT-proBNPと生理活性のあるBNPに分裂して，血中にそれぞれ逸脱してくる．

BNP，NT-proBNPはそのほとんどが心臓から産生される特異的な利尿ペプチドであり，心不全が悪化するとこれらの血中濃度は高くなり，心不全の改善とともに血中濃度は低くなる．したがって，その血中濃度を測定することで心不全の診断，治

表3　BNP, NT-proBNP測定に影響を及ぼす因子

影響を及ぼす因子	報告者			データ				
年齢, 性	Redfield MM, et al[*1]	ミネソタ州住民 767例	年齢		45〜54	55〜64	65〜74	75〜83
			正常値BNP (pg/mL)	男性 Biosite	7	11	18	21
				Shionogi	17	31	28	38
				女性 Biosite	18	27	29	67
				Shionogi	28	32	45	58
	Ishii J[*2]	日本人検診 865例	年齢		60歳未満		60歳以上	
			正常値 NT-proBNP (pg/mL)	男性	<77		<153	
				女性	<117		<170	
肥満	Das SR, et al[*3]		body mass index		<25	25〜30	30〜35	>35
			BNP (pg/mL)	男性	13.0	8.8	6.6	3.4
				女性	15.4	12.9	13.3	7.4
			NT-proBNP (pg/mL)	男性	76.2	39.2	28.6	8.3
				女性	87.9	66.3	60.1	39.0
敗血症	Rudiger A, et al[*4]	敗血症あるいは敗血症性ショック 24例			median value			
			BNP (pg/mL)		572			
			NT-proBNP (pg/mL)		6,526			
腎機能	Tsutamoto T, et al[*5]	心不全患者 366例			median value			
			eGFR		>90	60〜90	40〜60	<40
			BNP (pg/mL)（大動脈基部採血）		67.9	92.2	80	223.5
	Anwaruddin S, et al[*6]	PRIDE study 599例			median value			
			eGFR		60未満		60以上	
			NT-proBNP (pg/mL)	死亡	5,565		1,423	
				生存	2,528		163	

*1 J Am Coll Cardiol 2002; 40: 976-982, *2 Rinsho Byori 2008; 56: 316-321, *3 Circulation 2005; 112: 2163-2168, *4 Crit Care Med 2006; 34: 2140-2144, *5 J Am Coll Cardiol 2006; 47: 582-586, *6 J Am Coll Cardiol 2006; 47: 91-97
eGFR：estimated glomerular filtration rate　（推定糸球体濾過量）

療効果，予後の推定が可能となる．

BNPは心室筋で77%，心房で23%分泌される．不整脈，肺塞栓症でBNP，NT-proBNP値が高くなるのは原疾患によって二次的に心臓に負荷がかかる，あるいは微小心筋傷害のためと考えると，心臓が悪いのか，肺が悪いのかはBNP，NT-proBNPだけでは鑑別できないことになる．

測定方法は正確か

血中におけるBNPの半減期は約20分で，クリアランス受容体や酵素分解系により代謝され，NT-proBNPは半減期が60〜120分で腎から排泄される．他に血中にはBNP30が存在し，proBNPを含めて4種類の分子型が存在することがわかっているが，測定時の互いの交差性に関しては不明であるという．

国内で臨床使用できるキットとして，BNP（塩野義製薬），NT-proBNP（ロシュ）が市販されているが，やはり互いの交差性については明らかでない．

BNPの測定法は，ADVIA Centaur BNP（Bayer Diagnostics, New York），Triage（Biosite Diagnostics Inc., San Diego），シオノスポットBNP（塩野義製薬，大阪）があるが，当然BNPの絶対値はそれぞれで異なる．また，NT-proBNPの生物学的変動幅（日内変動など）がどのくらいなのかが明らかでないことは，結果判定に支障をきたす可能性がある．

BNP, NT-proBNP測定値に影響を及ぼす因子（表3）

BNP，NT-proBNPは健常者であっても高齢になるほど高値であり，かつ男性より女性のほうが高値である[6]．この傾向は日本も欧米も同様である．body mass index（BMI）が高くなるほど逆にBNP，NT-proBNPは低値となる[7]．

敗血症あるいは敗血症性ショックでBNP，NT-proBNPが高値を示すという報告がある．集中治

2. 心不全

療室に入室した心不全患者と比較して中心静脈圧，肺動脈圧で有意差なく，心係数が有意に高いにもかかわらずBNP，NT-proBNPが心不全患者と同様に高値となる．血行動態のみならず炎症，endotoxin，IL-6，IL-1b，TNF-αによるBNPメッセンジャーRNAの発現が関与している可能性がある．

腎機能の影響はやや複雑である．Tsutamotoらの報告では，心不全の患者366例をNYHA I～VIに分類し，それぞれをさらに推定糸球体濾過値(eGFR)に従って4群に分けたところ，NYHA I～VIのすべての群でeGFR＜40の患者が最も高いBNP値を示した．また，eGFR≧60とeGFR＜60の2群に分けたところ，左室拡張末期圧，左室駆出率に差はなかったが，大動脈基部で採取したBNPはeGFR＜60群のほうが有意に高かった[8]．Anwaruddinらは，呼吸困難を主訴として救急外来を受診した599例をeGFRに従って4群に分類し，それぞれを心不全のある群とない群に分けたところ，心不全のある群のほうがeGFR＜30群でNT-proBNPが有意に高かった．eGFR＜60とeGFR≧60の2群に分けると，どちらの群においても死亡した患者のほうがNT-proBNPは高いが，GFR＜60群のほうが有意に高値であった[9]（⇒Point!）．

BNP, NT-proBNPの落とし穴

> BNP, NT-proBNPの結果をみて数値そのままを鵜呑みしては危険な場合がある．病気を作ってはいけないし，見逃してもいけない．

BNP，NT-proBNPは保険診療だけでなく人間ドックでもオプションで検査されている．得られた結果をどのように解釈するか，循環器専門医以外の医師も判断を迫られる．

病態を把握している症例であればBNP，NT-proBNPは循環器疾患の治療効果判定，予後予測

Point!
BNP, NT-proBNPは，肥満で低くなり，腎機能が悪いと高くなる．

体の構成を脂肪組織，非脂肪組織，骨に分けると，BMIが同じように高くても非脂肪組織が多い人のほうがBNP，NT-proBNPが低いという結果が出ている．なんらかのホルモンや物質が心筋細胞での利尿ペプチドの合成あるいは分泌を阻害していることが推測されているが，詳細なメカニズムは不明である．

腎機能障害によるクリアランス低下は確かにNT-proBNP値を高くする一因である．しかし，腎機能障害が同程度でも心不全のあるほうがNT-proBNP値は数倍高くなり，また，症例ごとにバラツキも大きくなるので一元的に説明することはできない．

をするうえで非常に有用なマーカーである．しかし，初診の場合は症状，理学的所見，胸部X線，心電図，心エコー，腎機能の結果とともに併用し，落とし穴に落ちないように総合的に判断するほうが無難である．

■引用文献

1. Yamamoto K, et al: Superiority of brain natriuretic peptide as a hormonal marker of ventricular systolic and diastolic dysfunction and ventricular hypertrophy. Hypertension 1996; 28: 988-994.
2. Masson S, et al: Direct comparison of B-type natriuretic peptide (BNP) and amino-terminal proBNP in a large population of patients with chronic and symptomatic heart failure: the Valsartan heart failure (Val-HeFT) data. Clinical Chemistry 2006; 52: 1528-1538.
3. Wang TJ, et al. Multiple biomarkers for the prediction of first major cardiovascular events and death. N Engl J Med 2006; 355: 2631-2639.
4. Januzzi JL, et al: The N-terminal pro-BNP investigation of dyspnea in the emergency department (PRIDE) study. Am J Cardiol 2005; 95: 948-954.
5. McKie PM, et al: Amino-terminal pro-B-type natriuretic peptide and B-type natriuretic peptide: biomarkers for mortality in a large community-based cohort free of heart failure. Hypertension 2006; 47: 874-880.
6. Redfield MM, et al: Plasma brain natriuretic peptide concentration: impact of age and gender. J Am Coll Cardiol 2002; 40: 976-982.
7. Das SR, et al: Impact of body mass and body composition on circulating levels of natriuretic peptides: results from the Dallas Heart Study. Circulation 2005; 112: 2163-2168.
8. Tsutamoto T, et al: Relationship between renal function and plasma brain natriuretic peptide in patients with heart failure. J Am Coll Cardiol 2006; 47: 582-586.
9. Anwaruddin S, et al: Renal function, congestive heart failure, and amino-terminal pro-brain natriuretic peptide measurement: results from the pro-BNP investigation of dyspnea in the emergency department (PRIDE) study. J Am Coll Cardiol 2006; 47: 91-97.

MIBGによる心臓交感神経機能の評価：心不全に対するβ遮断薬の効果が治療前に予測できる

山科昌平，山﨑純一
東邦大学医療センター大森病院循環器内科

MIBGの特徴と検査方法

> MIBGのSPECT像は血流評価製剤に比べると画質が劣るため，MIBGが虚血性心疾患の評価に用いられることは少ない．

　交感神経系の異常は種々の心疾患で認められる．MIBG（metaiodobenzylguanidine）はノルエピネフリンの類似構造物で，心臓交感神経機能を客観的に評価することができ，心不全を中心とした心疾患の評価に有用である．

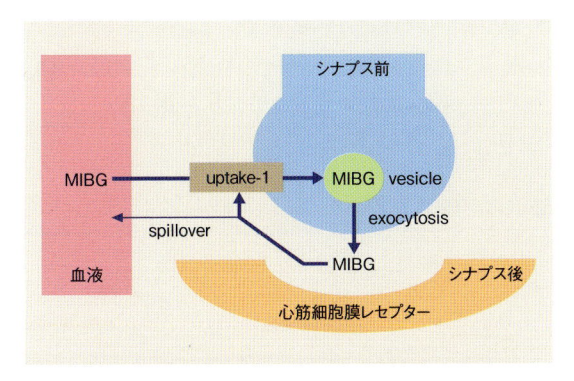

　心臓交感神経終末におけるMIBGの動態を図1に，MIBGの撮像方法を図2に示す．

　交感神経終末は心筋細胞より虚血による障害を受けやすく，虚血の解除後も交感神経機能障害は一定期間遷延する．MIBGは虚血を鋭敏に検出し，虚血イベントをメモリーできることから，不安定狭心症や冠攣縮性狭心症の診断に有用であるが，MIBGのSPECT像は血流評価製剤に比して画質が劣るため，虚血性心疾患に用いられることは少ない．

　MIBGの評価はplanar像が主体となる（図3）（⇒Point!）．初期像の心筋集積は交感神経終末の構築・機能の維持を表す．洗い出し率（washout rate）は心臓交感神経緊張度の指標で，交感神経過緊張状態ではwashout rateの亢進が観察される．後期像の心筋集積は初期像からwashoutされた結果であり，両者の情報を併せ持つ．

MIBGによる心不全症例の評価

> MIBGの所見から，治療前にβ遮断薬の効果を予測できる．

　心不全症例では，基礎疾患によらず，左室機能低下が高度になるにつれて，MIBGのwashout rate

図1　心臓交感神経終末におけるMIBGの動態

MIBGはuptake-1とよばれる機構で交感神経終末に取り込まれ，シナプス小胞に貯蔵される．神経興奮によりシナプス間隙に開口分泌されるが，心筋細胞の受容体には結合せず，酵素により分解もされないため，MIBGのほとんどがuptake-1によって再吸収され，神経終末に長時間停留する．交感神経終末がダメージを受けるとMIBGの取り込みが低下する．交感神経過緊張状態では開口分泌とspilloverが増加し，洗い出し率（washout rate）が高値となる．

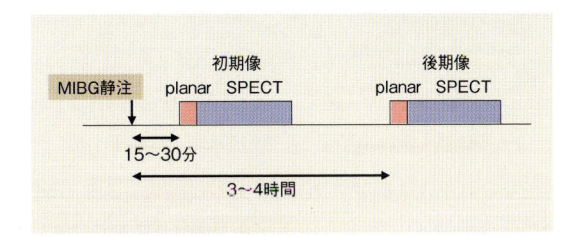

図2　MIBGの撮像方法

安静時に^{123}I-MIBG 111 MBqを静注して，15～30後から初期像，3～4時間後から後期像を撮像する．^{123}I-MIBGの評価にはplanar像が汎用されており，施設によってはSPECTを撮像しない場合もある．三環系抗うつ薬レセルピンなどはMIBGの集積に影響を与えるので，検査前に休薬する必要がある．

2. 心不全

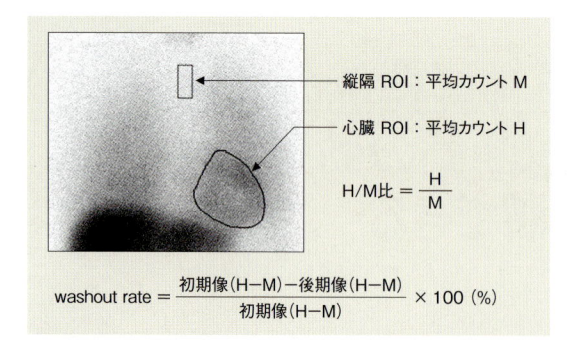

図3　planar像の解析

正面planar像で心臓と縦隔に関心領域（region of interest: ROI）を設定し、おのおのの平均カウントをH、Mとすると、心筋集積の指標であるH/M比（心臓/縦隔比）および心臓交感神経緊張度の指標である洗い出し率（washout rate）は図に示す式で求められる。

$$H/M比 = \frac{H}{M}$$

$$washout\ rate = \frac{初期像(H-M) - 後期像(H-M)}{初期像(H-M)} \times 100\ (\%)$$

> **Point!**
> **H/M比の基準値とは？**
>
> 心筋集積の指標である心臓/縦隔比（H/M比）は撮像機器（とくにコリメータ）によりその値が大きく変わるため、基準値には施設間較差が存在する。このため自施設の正常例における基準値を把握しておく必要がある。

の上昇および後期像H/M比の低下が顕著となることが報告されている[1]。各種心疾患において心機能低下とMIBG指標の異常の関連が明らかにされており、MIBGは心不全の重症度評価に有用である。

MIBGは心不全症例の予後予測においても有用性が高い。1992年Merletらは、拡張型心筋症および虚血性心筋症を対象とした研究で、MIBGの後期像H/M比が低値である症例は予後不良であり、その予後予測能は左室駆出率よりも優れていると報告した[2]。その後、同様の報告が多数なされており、後期像H/M比とwashout rateは、心不全症例において強力な心事故予測因子であると広く認知されている。後期像H/M比が保たれている症例はwashout rateに関係なく予後が良好であるが、後期像H/M比が低下している場合は総じて予後不良で、なかでも初期像からH/M比の低下が著しい症例の予後が最も悪かったとする報告[3]もある。

拡張型心筋症におけるβ遮断薬やACE阻害薬などの有効性は十分に確立されている。薬物治療

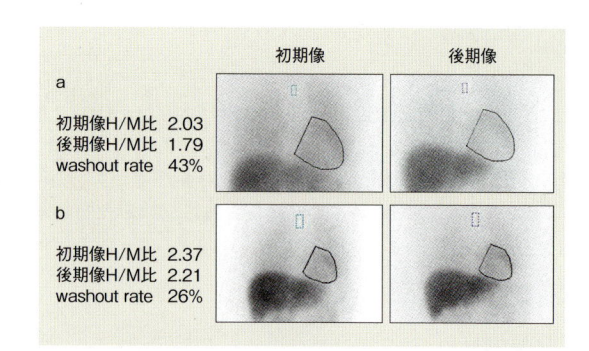

図4　β遮断薬が奏効した拡張型心筋症におけるMIBG所見

心不全で入院し拡張型心筋症と診断された症例に、内科的治療で心不全が安定し、β遮断薬を開始する前と治療後に^{123}I-MIBGを施行した。
a：β遮断薬開始前。NYHA2度でLVEFは39％であった。planar像では初期像H/M比は比較的保たれていたがwashout rateは亢進し後期像H/M比は低値を示した。
b：β遮断薬開始から6か月後。NYHA1度となり、LVEFは58％と著明に改善した。それに伴って、washout rateも26％と改善を認めた。
（筆者らの施設における健常例の平均値は、H/M比2.2、washout rate 22％）

の前後でMIBGを施行すると、心機能の改善に並行してwashout rateや後期像H/M比が改善を示し、治療効果の評価に有用である。

治療前に施行したMIBGの所見からβ遮断薬の効果を事前予測することが可能かについては、筆者らの施設では、図4に示すように、治療開始前に施行したMIBGにおいて初期像の集積が保たれ、かつwashout rateが高値である症例は、β遮断薬治療によりwashout rateの改善が示され長期予後も良好であった[4]。このような症例はMIBGの所見から、交感神経過緊張状態にあるが、心臓交感神経終末の構築は保持されていると推察され、β遮断薬治療の恩恵を最も受けうる群であると考えられる。

■引用文献

1. Imamura Y, et al: Iodine-123 metaiodobenzylguanidine images reflect intense myocardial adrenergic nervous activity in congestive heart failure independent of underlying cause. J Am Coll Cardiol 1995; 26: 1594-1599.
2. Merlet P, et al: Prognostic value of cardiac metaiodobenzylguanidine imaging in patients with heart failure. J Nucl Med 1992; 33: 471-477.
3. Nakata T, et al: Prognostic implications of an initial loss of cardiac metaiodobenzylguanidine uptake and diabetes mellitus in patients with left ventricular dysfunction. J Card Fail 2003; 9: 113-121.
4. Fujimoto S, et al: Usefulness of ^{123}I-metaiodobenzylguanidine myocardial scintigraphy for predicting the effectiveness of beta-blockers in patients with dilated cardiomyopathy from the standpoint of long-term prognosis. Eur J Nucl Med Mol Imaging 2004; 31: 1356-1361.

慢性心不全患者に合併する睡眠時無呼吸症候群の検査と治療の意義

外山卓二
群馬県立心臓血管センター

慢性心不全と睡眠時無呼吸症候群の病態

> 中枢型無呼吸症候群は，低酸素血症と覚醒反応が繰り返されて交感神経活性が亢進し，心不全を増悪させる．

慢性心不全では睡眠時呼吸障害（sleep disordered breathing：SDB）を約30〜60％合併しているといわれている．SDBは中枢型無呼吸症候群（central sleep apnea syndrome：CSA）と閉塞型無呼吸症候群（obstructive sleep apnea syndrome：OSA）に大別される．慢性心不全には，おもにCSAが多く合併するといわれているが，OSAもけっして少なくない．CSAは中枢性に過呼吸と無呼吸を繰り返すCheyne-Stokes呼吸を伴う．低酸素血症と覚醒反応が繰り返され交感神経活性が亢進し，心不全を増悪させる．ひいては生命予後を左右する．

一方，慢性心不全患者では心臓交感神経活性が亢進し，心不全の増悪因子になっている．βブロッカーが有効な理由がここにある．そして心臓交感神経機能を評価しモニターしていくことは，この観点からきわめて有用である．心臓核医学的手法の一つである[123]I-MIBG心筋シンチグラフィが心臓交感神経機能評価に優れている．これは，慢性心不全の重症度ならびに予後予測に有用とされている．

睡眠時無呼吸症候群の検査と診断

> 中枢型か閉塞型かの判定には，終夜ポリソムノグラフィで検査しなければならない．

SDBの診断にはポリソムノグラフィ（PSG）が有用である．簡易型PSGでも無呼吸の有無，程度の判断には有効であるが，睡眠の質ならびにCSAとOSAの優位性の判定には終夜PSGが必要である（⇒**point!**）．

また，1時間あたりの無呼吸低呼吸指数（AHI）に応じて重症度を分類するのが一般的である．

一方，心臓交感神経機能評価としての[123]I-MIBG心筋シンチグラフィであるが，安静時に早期像および後期像（3〜4時間）のプラナーとSPECT像を撮像する．プラナー像から心縦隔（H/M）比と洗い出し率を算出する．SPECT像を17ないし20区域に分割し，欠損スコアの総和（TDS）を求める．これらを心臓交感神経活性の重症度とする．

Point! 終夜PSGでは何を検査するのか

① 睡眠相判定のため：脳波，筋電図，眼電図．
② 換気機能をとらえるため：レスピトレースによる胸部・腹部の呼吸運動，鼻口のサーミスタによる呼吸気流，食道内圧．
③ パルスオキシメータによる酸素飽和度測定．
④ 循環動態を知るため：心電図・血圧のモニター．

2. 心不全

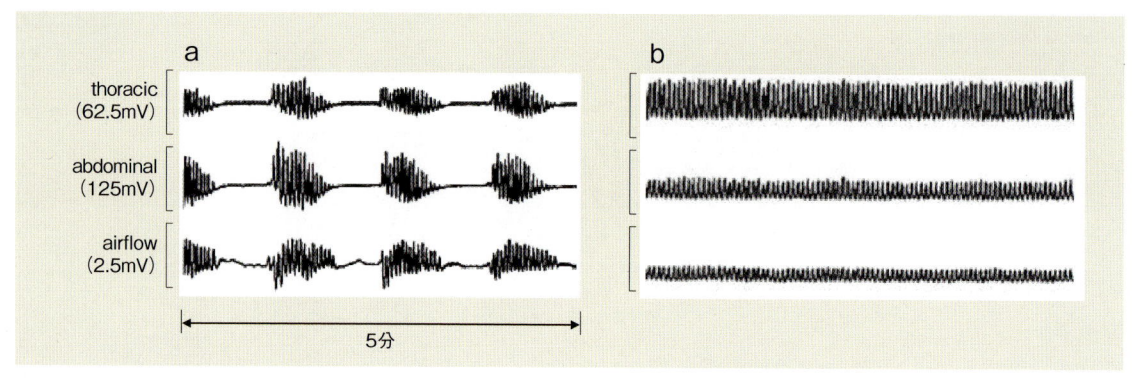

図1　CSA例のポリソムノグラフィ
ベースラインではwaxingとwaning を示す（a）．3か月のHOT後呼吸パターンは正常化した（b）．

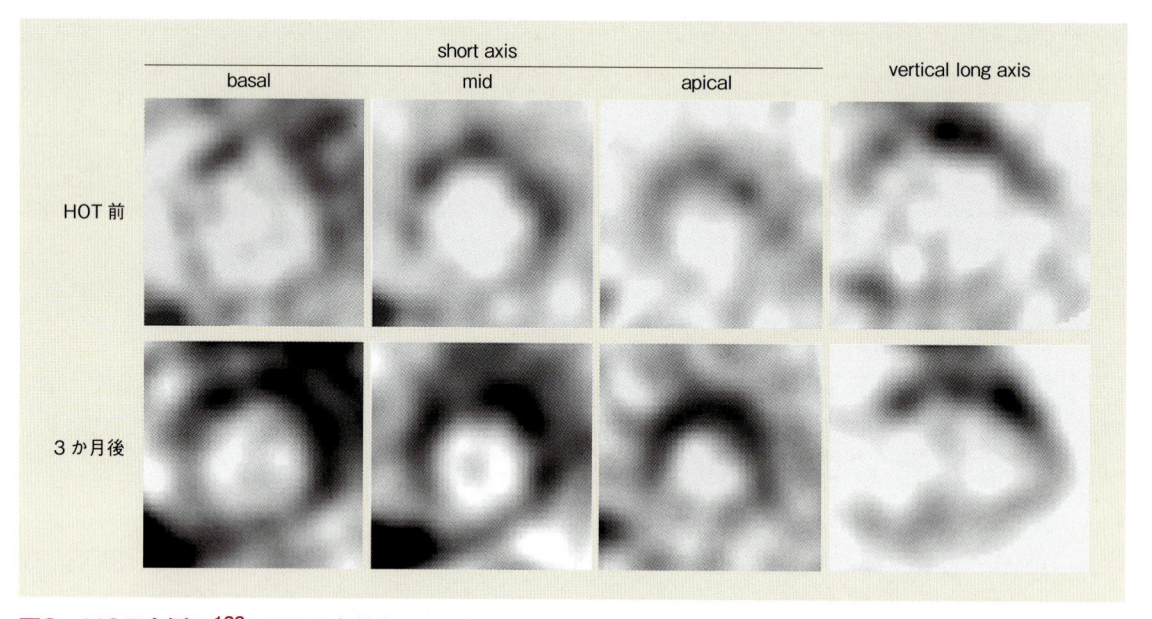

図2　HOT症例の^{123}I-MIBG心筋シンチグラフィ
HOT前では^{123}I-MIBG集積は下壁から心尖部で低下していた．3か月のHOT後，同部位の^{123}I-MIBG集積は改善してきている．

治療の効果を確認するための検査

> 夜間在宅酸素療法（HOT）の効果が^{123}I-MIBG心筋シンチグラフィで確認できた．

薬物療法

基本的には慢性心不全の治療に投与されるβブロッカー，ACE阻害薬（またはARB），利尿薬，抗アルドステロン薬などである．心不全の改善とともにSDBは改善してくる．

夜間在宅酸素療法（HOT）

CSAに対する治療としてHOTの有用性が報告されている．Cheyne-Stokes呼吸を伴うCSAにおいて，CSAの減少のみならず運動耐容能の改善，QOLの改善，左室駆出率（LVEF）の改善が得られたとの報告がある[1,2]．また，筆者らの^{123}I-MIBG心筋シンチグラフィを用いた検討では心臓交感神経活性の改善が得られた．

図1にCSAの典型例を示す．Cheyne-Stokes呼吸を伴うCSAの患者である．LVEFは16％で，NYHA心機能分類はⅢであった．

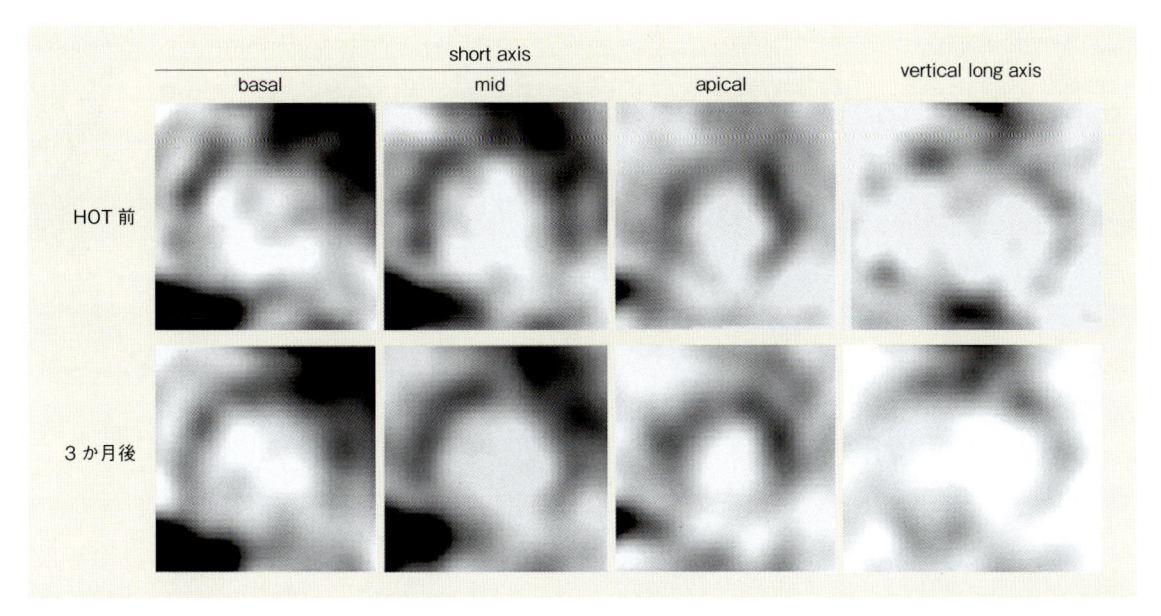

図3　非HOT症例の心筋シンチグラフィ

ベースラインでは^{123}I-MIBG集積は下壁から心尖部で低下していた．3か月後，同部位の^{123}I-MIBG集積に変化は認めなかった．

　図2はHOT症例の^{123}I-MIBG心筋シンチグラフィである．HOT後にH/M比は1.43から1.65に，洗い出し率は61％から51％に，TDSは14から7に，またLVEFは16％から29％に改善した．

　図3に非HOT症例の^{123}I-MIBG心筋シンチグラフィを示す．H/M比，洗い出し率，TDSおよびLVEFとも改善を認めなかった．

陽圧呼吸療法

　経鼻マスクを用いた持続陽圧呼吸（CPAP）の有用性が高い．OSA自体に対する効果のみならず，左室前負荷および後負荷軽減効果から心不全に有効とされている[3]．しかしCANPAP試験で，CSR合併の心不全の長期予後の改善効果がなかったとの報告がなされている[4]．

　最近では二層性陽圧換気（bi-level PAP）やadaptive servo ventilator（ASV）の報告がなされている．CPAPやbi-level PAPではCSAの重症度である中枢性AHIが残存しているにもかかわらず，ASV治療時に著明に低下しかつ深睡眠の割合が増加し，良好な睡眠が得られたと報告されている[5]．

■引用文献

1. Staniforth AD, et al: Effect of oxygen on sleep quality, cognitive function and sympathetic activity in patients with chronic heart failure and Cheyne-Stokes respiration. Eur Heart J 1998; 19: 922-928.
2. Sasayama S, et al: Effects of nocturnal oxygen therapy on outcome measures in patients with chronic heart failure and Cheyne-Stokes respiration. Circ J 2006; 70: 1-7.
3. Kaneko Y, et al: Cardiovascular effects of continuous positive airway pressure in patients with heart failure and obstructive sleep apnea. N Engl J Med 2003; 348: 1233-1241.
4. Bradley TD, et al: Continuous positive airway pressure for central sleep apnea and heart failure. N Engl J Med 2005; 353: 2025-2033.
5. Kasai T, et al: First experience of using new adaptive servo-ventilation device for Cheyne-Stokes respiration with central sleep apnea among Japanese patients with congestive heart failure: report of 4 clinical cases. Circ J 2006; 70: 1148-1154.

肺高血圧症と右心不全：
こうすれば心エコーで
右心機能が評価できる

宮崎彩記子，大門雅夫
順天堂大学循環器内科

肺高血圧症における心エコーの役割

> 肺高血圧症における心エコーの役割は，肺動脈圧推定だけではなく，肺動脈圧上昇に伴う右室機能評価が可能である．

　心エコー連続波ドプラ法による肺動脈収縮期圧推定は，簡便で，観血的な測定と良好な相関があることから，肺高血圧症における必須の検査となっている．しかし，肺高血圧に伴う右心機能の評価は，重症度や予後，治療効果の判定などに重要であるにもかかわらず，十分になされていないのが現状である．
　本項では，心エコーを用いた肺高血圧症における右心機能の評価法について述べる．

肺高血圧症の原因

> 肺高血圧症の原因は，大きく分けると，左房圧上昇から二次的に肺高血圧をきたすタイプと，肺血管系の異常から肺高血圧をきたすタイプの2つある．

　肺高血圧の原因としては，①左心不全に続発した肺静脈圧上昇，②慢性肺疾患などによる肺血管床の収縮（いわゆる肺性心），③肺血栓塞栓症による肺動脈閉塞，④心室中隔欠損，心房中隔欠損など先天性心疾患による肺血流増加，⑤特発性肺高血圧症，などがあげられる．
　①は，左心系の弁膜症や，心筋障害から左房圧，肺静脈圧が上昇し，二次的に肺高血圧をきたすもので，pre-capillary typeとよばれる．それ以外は肺血管自体の障害から肺高血圧をきたし，こちらはpost-capillary typeとよばれる．いずれの病態においても肺高血圧は右室の圧負荷を増大させ，左右シャントや，三尖弁閉鎖不全を合併すると容量負荷も生じ，右心不全を引き起こす．

肺動脈収縮期圧の推定

> 肺動脈収縮期圧の上昇は，三尖弁逆流波の最大速度から計算されるが，肺動脈弁血流速度のピークが早くなることも参考になる．

　肺動脈弁や右室流出路に狭窄がなければ，肺動脈収縮期圧は右室収縮期圧と等しいため，三尖弁逆流連続波ドプラ波形の最大速度（V）から簡易ベルヌーイ式を用いて，以下の式で求められる．

肺動脈収縮期圧＝$4×V^2$＋右房圧（mmHg）

　右房圧は通常5〜10mmHgであるが，下大静脈が拡大し，呼吸性変動が50％以下の場合10〜15mmHgに上昇する．下大静脈径からの右房圧の推定法は，テキストにより若干の差はあるが，呼吸性変動50％以下であれば右房圧は10mmHg以上とするのが一般的である[1]．また，通常の肺動脈血流パターンはピークを中央に持つドーム型であるが，肺動脈圧が上昇するとともにピークまでの時間（pulmonary acceleration time）は短縮し，収縮期前半にくることに注目する（図1）．ただし，肺動脈が拡大している場合など，測定部位により

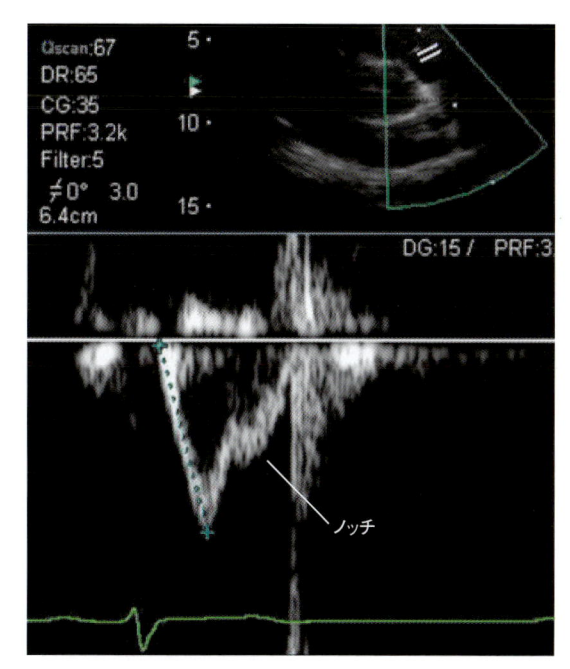

図1 肺動脈弁血流波形

パルスドプラ法で記録した肺動脈血流波形．駆出開始からピークに達するまでの時間が短縮し，ノッチがみられる．

波形が大きく異なるため，注意が必要である．

断層心エコーによる観察

> 右室圧が上昇し左室圧に近づくと，右室側に凸であった心室中隔は扁平化する．

　断層心エコーで重要なのは左室短軸像の観察である．右室圧の上昇により，もともと右室側に凸であった心室中隔が扁平化するため，左室の半月型の変形（アルファベットのDの形態に近づくことからD-shapeともよばれる）がみられる．容量負荷のみの疾患では拡張期にのみこの変形を生じるが，肺高血圧による圧負荷では収縮期にも左室は円形に戻らず，半月型のままである（図2）．

右室壁厚の評価

> 右室壁は，通常，左室壁と比較して薄いが，慢性圧負荷により肥大する．

　右室自由壁厚は2～2.5mmと非常に薄く，通常

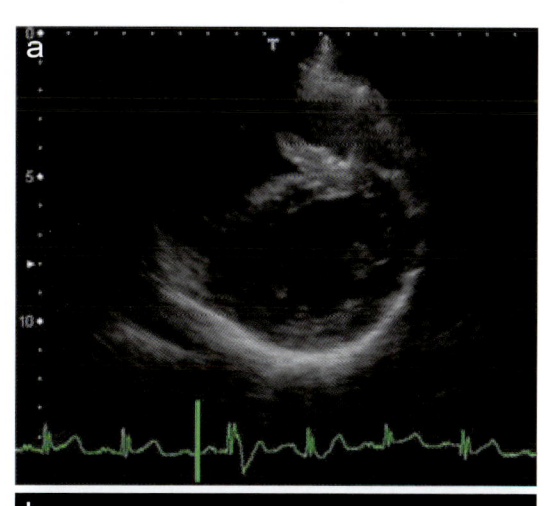

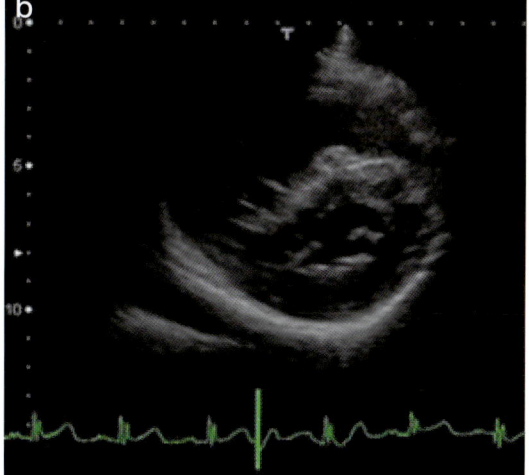

図2 急性肺血栓塞栓症における左室短軸像

a：拡張期，b：収縮期．全心周期を通じて，左室はD-shapeを呈している．

5mm以上の場合に右室肥大と判定される．ただし，右室内腔は肉柱の発達などにより，壁厚の測定が容易でない場合もある．慢性的な圧負荷で右室肥大が強くみられ，急性肺血栓塞栓症など急性の圧負荷では右室肥大はみられず，右室拡大が主体となる．

右室容積と収縮能の評価

　右室は左室と異なり複雑な形態をしているため，容積の定量評価は困難である．収縮機能の評価は拡張期と収縮期の面積変化率で行う（⇒**Point!**）（図3）．また，組織ドプラによる三尖弁輪収縮期移動速度は，右室駆出率と正の相関

2. 心不全

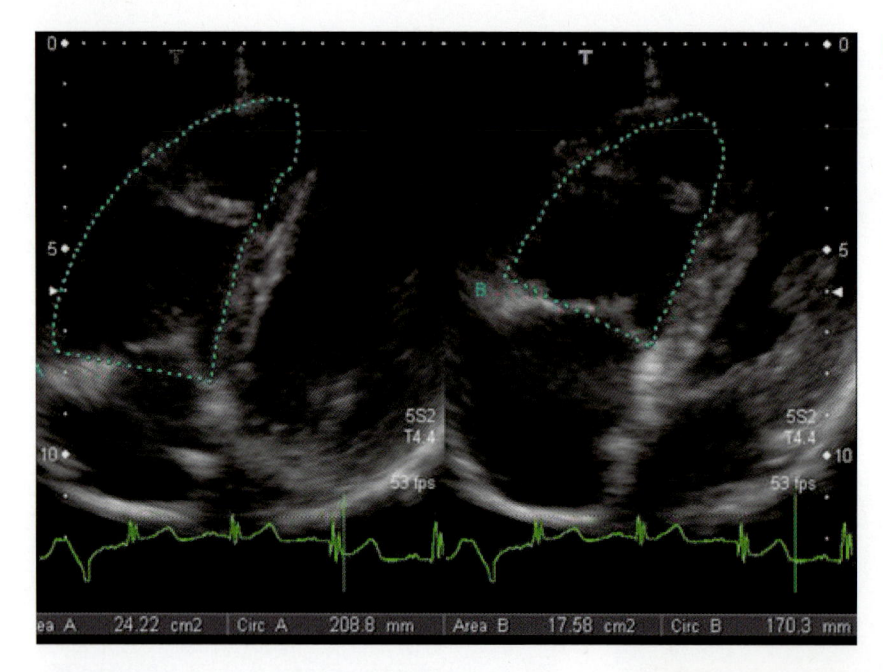

図3 右室面積変化率の測定

心尖部四腔像で右室拡張末期（左図）と収縮末期（右図）の内膜面をトレースし，面積変化率を求める．本症例は拡張末期24cm², 収縮末期17cm²のため，面積変化率は（24－17）/24×100＝29%と低下している．

性がある．

右室容積の日本人男性の正常値は，平均では，拡張末期15〜18cm², 収縮末期8〜10cm², 面積変化率41〜46%であった[2]．アメリカ心エコー図学会（ASE）のガイドラインでは，面積変化率の正常域が32〜60%，軽度低下が25〜31%，中等度低下が18〜24%で，高度低下は17%以下としている[3]．

組織ドプラ法による三尖弁弁輪移動速度は収縮期波（Sa），拡張早期波（Ea），心房収縮期波（Aa）からなり，Saは右室長軸方向の収縮能，Eaは弛緩能を反映する．カテーテルで求めた右室駆出率とSa値には，正の相関性があることが示されている[4]．

右室容積と収縮能の求め方 Point!

右室の形態は心尖部を頂点とした三角錐状でその断面は三日月型を呈し，内部には粗い肉柱が発達している．そのため左室のように単純な回転楕円体と仮定することができず，容積の定量評価が困難である．最も広く用いられている右室容積の評価法は，心尖部四腔像から右室内腔を拡張末期にトレースし，面積を求める方法である．収縮末期も同様にトレースし，面積変化率を求め，収縮能の指標とする．

右室拡張能の評価

右室の拡張能は左室と同様な手法で評価可能であるが，呼吸による変動が大きいため，呼気位で息止めをして記録する．

右室の拡張能は，左室拡張能評価において用いられる左室流入血流，肺静脈血流波形，または僧帽弁輪移動速度と同様に，右室流入血流，肝静脈血流波形，三尖弁輪移動速度を測定し評価することが可能である．しかし右心系は外部の影響を受けやすく，呼吸による変動が大きいため，通常は呼気位で息止めした状態で記録する．

パルスドプラ法により得られた右室流入血流波形は，左室と同様に拡張早期波（E波）と心房収縮波（A波）の二峰性を示す．正常ではE/A＞1であるが，拡張能の低下に伴いE波が減高しE/A比＜1となり，E波の減速時間（DT）が延長する（図4）．さらに拘束性障害を呈するとE波は再び増高し，DTは短縮する．肝静脈の血流波形は収縮期（S波）と拡張期（D波），それに続く心房収縮による小さな逆流血流（DR波）からなる．右室拡張障害ではDR波が増大する．

2. 心不全

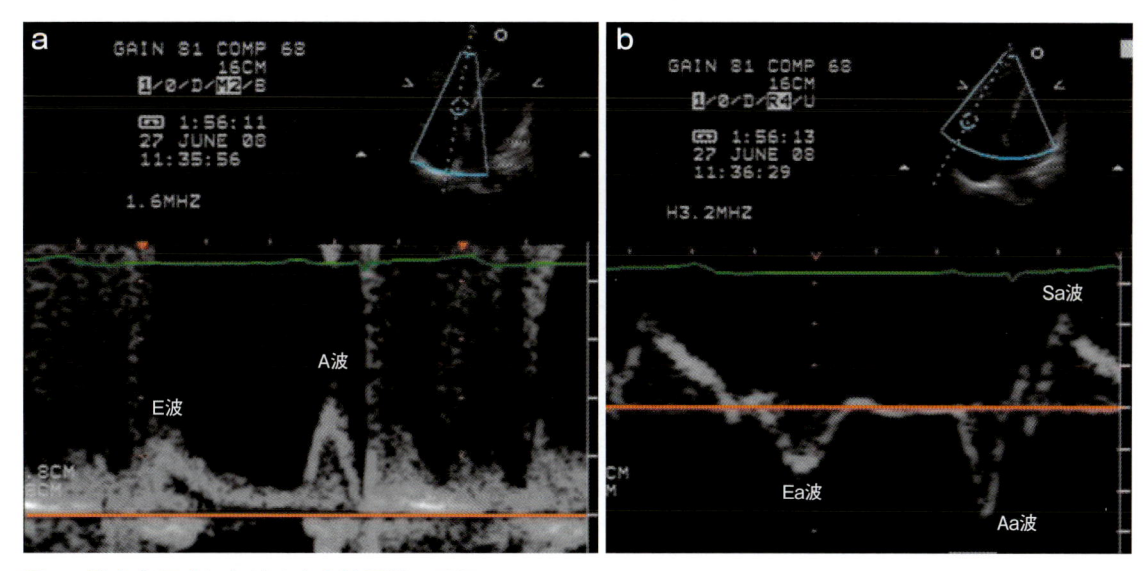

図4 肺高血圧症における右室拡張能の評価

原発性肺高血圧の症例. a：パルスドプラ法により記録された右室流入血流波形. 拡張早期流入（E波）が減高し, 心房収縮流（A波）が増高している. b：組織ドプラ法により記録された三尖弁輪速度波形で, 拡張早期波（Ea波）が減速している.

さらに, 慢性肺高血圧症患者において, 右室流入拡張早期波（E波）と三尖弁輪の組織ドプラから得られた拡張早期波（Ea波）の比（E/Ea）は, brain natriuretic peptide（BNP）値との相関性が示されている[5].

総合的な右心機能評価法

> 収縮機能＋拡張機能は左室と同様にTei indexで評価可能であり, また予後推定に有用である.

左室の収縮能と拡張能を総合した評価法として用いられているTei indexは, 右室機能の評価にも適用することが可能である[6]. 右室Tei indexの正常値は0.28±0.04で, 原発性肺高血圧症患者では0.83と上昇しており, これは独立した予後不良因子であることが示されている[7]. 右室のTei indexはパルスドプラ法による肺動脈弁流出血流波形と右室流入血流波形を用いて, 等容収縮時間（ICT）と等容拡張時間（IRT）の和を駆出時間（ET）で割った値である（図5）. 心機能が不良であるほど, この数値は増大する.

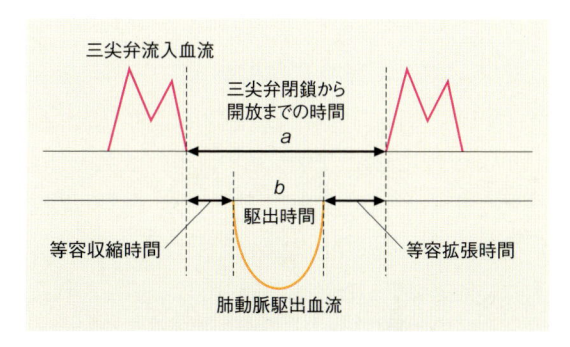

図5 Tei indexの計算

Tei index＝$(a-b)/b$で算出される. （Yeo TC, et al, 1998[7]より）

スペックルトラッキング法を用いた心筋ストレインの評価

> 心筋の伸縮の程度を表すストレインや, その時間変化率であるストレインレートは右室機能の評価にも用いられてきた. 従来, 組織ドプラ法により計測されたが, 最近は角度依存性のないスペックルトラッキング法を用いることが可能となった.

心筋ストレインは局所心筋の伸縮の程度を表す指標で, 心臓全体の動きや周囲組織からの牽引の影響を受けないため, 右室機能評価にも応用できる. ストレインは前述の組織ドプラ法を用いても

2. 心不全

求められるが，角度依存性があるため，超音波ビーム方向に平行な方向の伸縮しか評価できないという欠点がある．一方，近年発達してきた，スペックルトラッキング法で心筋ストレインを解析すれば，任意の方向の心筋の収縮弛緩を評価することが可能である．

スペックルトラッキング法は，超音波メーカーごとにその解析方法は異なるが基本的な原理は同じで，二次元断層像上に存在する心筋スペックル（粒状の構造物）をフレームごとにパターンマッチング法を用いて追跡する．スペックルの移動距離と時間から，移動速度，ストレインを解析可能である．Piratらはこのスペックルトラッキング法を用いて肺高血圧患者の右室ストレインを評価し，肺動脈圧が高くなるほど右室自由壁のストレインが低下することを示している[8]．

近年，拡張型心筋症に右心機能障害を伴うと予後が不良であるという報告[9]があり，肺高血圧症のみならず，各種心疾患において右心機能評価は軽視できないものとなってきている．右室の形態の複雑さや，周囲からの影響の受けやすさから，その評価は必ずしも簡便なものではないが，日ごろから右室機能を意識することが病態の理解に必要であると考えられる．

■引用文献

1. Kircher BJ, et al: Noninvasive estimation of right atrial pressure from the inspiratory collapse of the inferior vena cava. Am J Cardiol 1990; 66: 493-496.
2. Daimon M, et al: Normal values of echocardiographic parameters in relation to age in a healthy Japanese population: the JAMP study. Circ J 2008; 72: 1859-1866.
3. Recommendations for Chamber Quantification: A Report from the American Society of Echocardiography's Guidelines and Standards Committee and the Chamber Quantification Writing Group, Developed in Conjunction with the European Association of Echocardiography, a Branch of the European Society of Cardiology. J Am Soc Echocardiogr 2005; 18: 1440-1463.
4. Meluzin J, et al: Pulse Doppler tissue imaging of velocity of tricuspid annular systolic motion. Eur Heart J 2001; 22: 340-348.
5. Shiina Y, et al: Right atrium contractility and right ventricular diastolic function assessed by plused Tissue Doppler Imaging can predict brain natriuretic peptide in adults with acquired pulmonary hypertension. Int J Cardiol 2009; 135: 53-59 (Epub 2008, Sep 14).
6. Tei C, et al: Doppler echocardiographic index for assessment of global right ventricular function. J Am Soc Echocardiogr 1996; 9: 838-847.
7. Yeo TC, et al: Value of a Doppler-derived index combining systolic and diastolic time intervals in predicting outcome in primary pulmonary hypertension. Am J Cardiol 1998; 81: 1157-1161.
8. Pirat B, et al: Evaluation of global and regional right ventricular systolic function in patients with pulmonary hypertension using a novel speckle tracking method. Am J Cardiol 2006; 98: 699-704.
9. La Vecchia L, et al: Reduced right ventricular ejection fraction as a marker for idiopathic dilated cardiomyopathy compared with ischemic left ventricular dysfunction. Am Heart J 2001; 142: 181-189.

高齢者,超高齢者の心不全：診断と治療のポイント

原田和昌，斎藤友紀雄，武田和大
東京都健康長寿医療センター（旧東京都老人医療センター）循環器内科

診断の難しさ

> 高齢者の心不全の徴候は非典型的であることが多く，認知症にも注意が必要である．

　高齢者の心不全は日常臨床で最もよく遭遇する疾患の一つである．急性左心不全にて東京都CCUネットワークの病院に緊急入院した患者の平均年齢は74歳であった．前期高齢者と比較して，85歳以上の超高齢者の心不全は，加齢による心機能の変化が加わることと，基礎疾患の分布が異なるため（図1），その病態や治療において異なっている可能性がある．

　高齢者の心不全の問題点として，①心不全徴候が非典型的で，他疾患の症状と紛らわしい，②左室収縮機能が良好な拡張不全が多い，③多臓器に疾患を合併していることが多く，種々の増悪因子の関与が大きい，④臓器予備能が低く，薬剤の副作用が起こりやすい，⑤治療のエビデンスが乏しい，⑥認知症などのため，塩分管理や服薬管理に関して介護者などの社会的環境の整備が重要である，⑦入院により日常生活動作（ADL）の低下が起こりやすい，などがあげられる．

　高齢者では認知症などにより病歴の聴取が難しいだけでなく，心不全徴候が非典型的で，他疾患の症状と紛らわしい．Nohria分類では，うっ血の症状と組織低灌流とに分けている（図2）．

　超高齢者ではうっ血症状としては夜間頻尿，すぐ息切れがする（拡張不全），組織低灌流としては，すぐだるくなる（収縮不全），なんとなく元気がない，認知症の悪化などに注意が必要である．

基礎疾患の分布と増悪因子

> 高齢者心不全には弁膜症，虚血性心疾患，高血圧性心疾患が多く，感染，貧血，癌，低栄養，COPD，腎不全，心房細動，認知症などが増悪因子となる．

　高齢者心不全患者の基礎疾患には，大動脈弁狭窄症や僧帽弁閉鎖不全症などの弁膜症，虚血性心疾患，高血圧性心疾患が多く，心筋症，先天性心疾患，心筋炎は比較的少ない（図1）．大動脈弁狭窄症は動脈硬化性が主で，僧帽弁閉鎖不全症は虚血による乳頭筋不全やtheteringなどが多い．心筋梗塞やその後のリモデリングは虚血性心筋症を引き起こし，心筋虚血はいわゆる拡張不全を引き起こす．高血圧性心疾患はいわゆる拡張不全とほぼ重なる．

　合併疾患で多いのは，肺炎などの感染，貧血，癌，低栄養，慢性閉塞性肺疾患（COPD），腎不全，心房細動，認知症，塩分過剰，薬物過量などである．

　肺炎は低酸素血症から心不全を悪化させるが，高齢者の入院期間を決定する独立した因子は入院時のCRP値であった（投稿中）．貧血や赤血球の分布幅（RDW）は心不全の予後規定因子の一つであるが[1]，癌や骨髄異形成症候群（MDS）などによる貧血はとくに超高齢者において心不全入院の誘因となる．エリスロポエチン治療はメタ解析によると心不全による入院を減少させ[2]，鉄剤による貧血治療も心不全に有効であるという．ま

2. 心不全

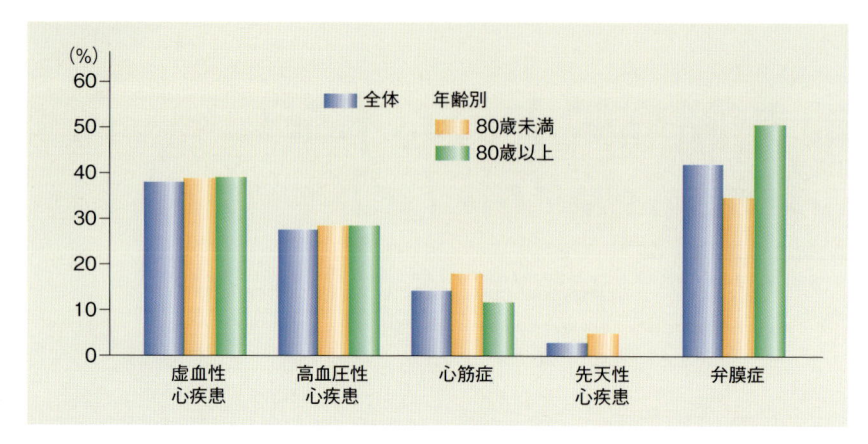

図1 高齢者心不全の基礎心疾患

高齢者心不全患者の基礎疾患には弁膜症，虚血性心疾患，高血圧性心疾患が多く，心筋症，先天性心疾患，心筋炎によるものは比較的少ない．80歳以上では弁膜症がさらに増加する（東京都老人医療センター）．

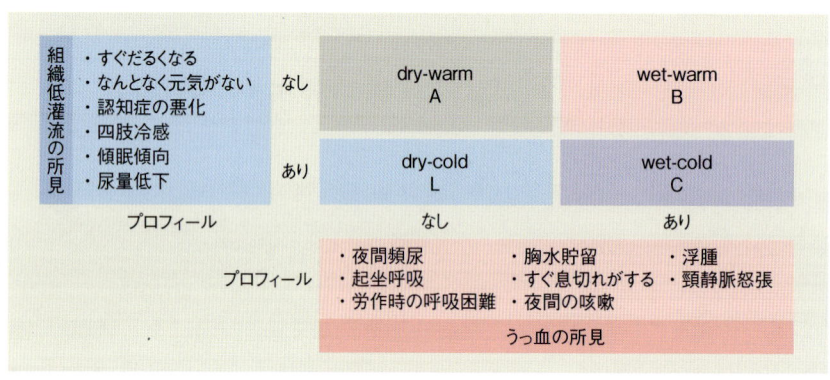

図2 Nohria分類

Forrester分類に代わって用いられるNohria分類では，超高齢者のうっ血症状としては夜間頻尿，すぐ息切れがする，組織低灌流としては，すぐだるくなる，なんとなく元気がない，認知症の悪化などがみられる．

た，感染，癌，低栄養，腎不全などによる血中アルブミン濃度の低下は，超高齢者で慢性の胸水による肺の拘束性障害を伴う心不全を引き起こし，COPDや睡眠時無呼吸は，コントロール不良の浮腫を主体とする右心不全を起こす．腎不全や認知症は容量負荷を誘発し，頻脈性心房細動は頻脈誘発性心不全を引き起こす．

拡張不全による心不全

左室弛緩能が低下した高齢者が，感染や貧血などで頻脈を誘発されると，急性心不全を引き起こす．

拡張不全患者は，高齢（⇒Point!），女性，肥満，糖尿病，高血圧に多い[3]．加齢に伴い血圧は上昇し左室肥大が進行するが，血管リモデリングも進行する．大動脈コンプライアンスの低下は反射波による中心血圧上昇を引き起こし，左室肥大が進行する．高齢者の心臓の生理的変化と病的変

> **Point!**
> **高齢者の心不全**
> 高齢者の心不全の約半数が拡張不全である．拡張不全の生命予後は収縮不全よりも若干よいものの再入院が多い．労作時のみの呼吸困難が多い．

化を完全には区別できないが，左室拡張能は加齢により徐々に低下するが収縮能は90歳程度になって初めて低下するとの報告がある（図3）[4]．

心内膜下の虚血による心筋線維化や，活動性虚血による左室拡張期伸展性の低下（いわゆるdemand ischemia）は肥大心に合併すると，拡張不全を起こす．超高齢者では，生理的加齢でも心筋線維化により左室拡張期スティフネスが上昇する．また，老人心（褐色萎縮心）にみられる左室の求心性リモデリング（相対的壁圧の増加）も左室拡張期スティフネスを上昇させる．これには細胞外マトリックスの増加が関与しており，その背景としてmatrix metalloproteinase[5]，titin（connectin）のアイソフォーム変化[6]，その他コラーゲンの質

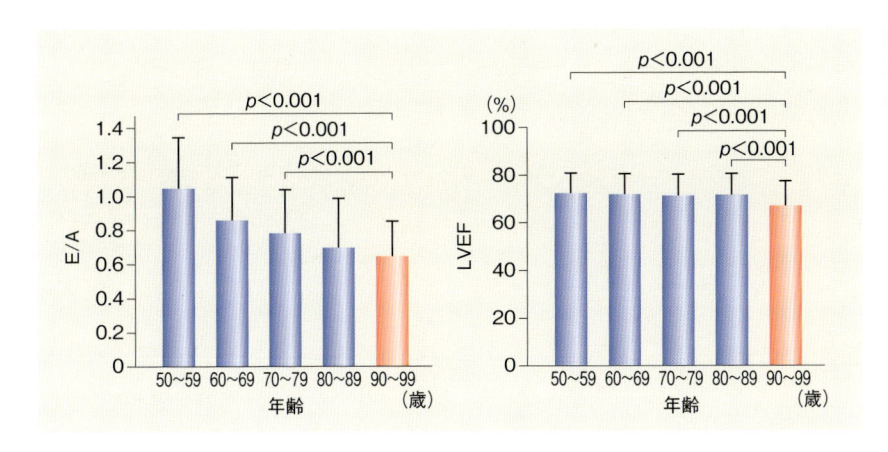

図3 年代別の左室拡張機能と収縮機能

高齢者の左室拡張機能は加齢により徐々に低下するが収縮機能は90歳程度まで保たれ，超高齢者になって初めて低下する．
(Masugata H, et al, 2007[4]より)

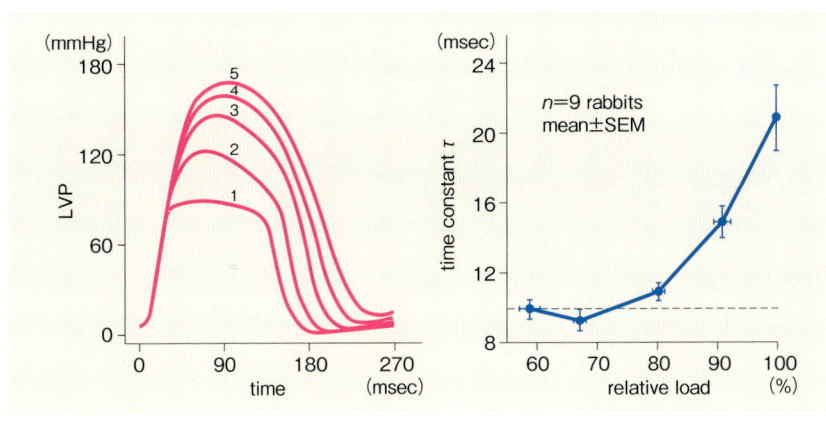

図4 後負荷上昇による左室弛緩能低下

左図：コントロール（1），等尺性（5）を100％としたときの相対的後負荷70％（2），80％（3），90％（4）．右図：左室弛緩能を示す時定数τと相対的後負荷との関係．後負荷上昇により左室弛緩は延長した．

と量や細胞骨格成分の変化が示唆されている．また，神経型および内皮型NO合成酵素のノックアウトにより，加齢に伴う求心性リモデリングが加速して左室拡張期スティフネスが上昇することが実験的に示されており[7]，また，可溶性グアニル酸シクラーゼ（sGC）の刺激で，アンジオテンシンIIにより誘発される心筋線維化が抑制される[8]．

高齢者の左室弛緩能低下を直接的に示すデータは少ないが，左室流入波形でみた左室弛緩能は加齢により低下する．これには大動脈のコンプライアンスの低下による反射波の増大も関与する．拡張不全による心臓移植患者のSERCA2a発現は等容弛緩時間（IVRT）と逆相関しており[9]，筋小胞体にCa^{2+}を取り込むSERCA2aの発現低下も左室弛緩能の低下に関与している可能性がある．左室拡張期スティフネスが上昇した高齢者では，感染や貧血，心房細動などにより誘発される頻脈が後負荷上昇による左室弛緩能低下（図4）と一緒になると[10]，多少の容量負荷で左室拡張終期圧が上昇し急性左心不全を引き起こす．

高齢者心不全の治療

> 収縮不全では若年者と同様の薬物治療を行う．
> 拡張不全では少量の利尿薬と硝酸薬を用いる．

"慢性心不全症状と心拡大あり"なら，第1に心エコーにて弁膜症，先天性心疾患を診断し治療する．第2に心筋シンチグラフィなどにて虚血性心疾患を診断し，可能なら血行再建術を考慮する．第3に拡張型心筋症などの収縮不全がある場合は，若年者と同様にβ遮断薬，ACE阻害薬（またはARB）などの薬物治療を行う．臓器の予備能が低く，薬剤の副作用が起こりやすいため，K保持性利尿薬の量とACE阻害薬（またはARB）との併用に注意し，ジゴキシンの量は少なめにする．合併症を治療する．

"上記疾患なし，心拡大なし，左室肥大あり"

2. 心不全

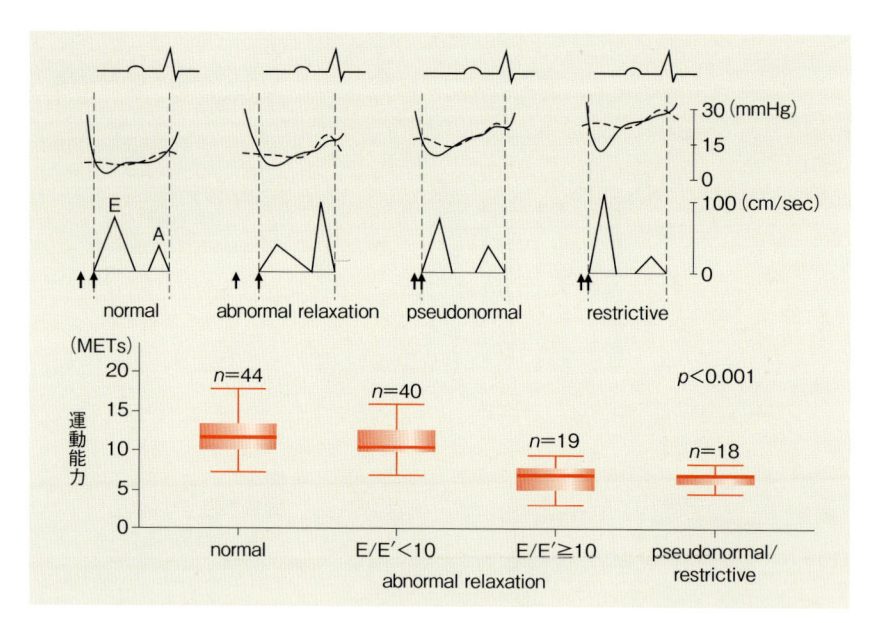

図5 左室流入速波形とE/E'からみた左室拡張機能障害

上図：左室拡張期圧（実線）と左房圧（破線）．左室流入速波形と対応させてある．
下図：左室流入速波形がabnormal relaxation型かつ組織ドプラーによるE/E'≧10で運動能力が有意に低下する．
（Skaluba SJ, et al, 2004[11]より）

なら拡張不全を疑い，心エコーにて左室拡張機能の評価を行う（図5）[11]．慢性期のBNP 50pg/mL，左房拡大（45mm以上）も参考となるが，心臓以外の疾患の鑑別が重要である．高血圧，女性，肥満，糖尿病，貧血，心房細動，夜間高血圧の合併も多い．拡張不全治療は確立しておらず，ガイドラインでは心房細動があればその洞調律維持を目指し，急性期に有効な治療を慢性期に流用するとされる．

これまで，DIG試験，SENIOR試験，PEP-CHF試験，I-PRESERVE試験，CHARM-PRESERVED試験（TOPCAT試験，J-DHF試験）などが行われてきたが，I-PRESERVE試験にてARBの拡張不全に対する上のせ効果は否定された．拡張不全では心臓の内径が小さく一回拍出量が少ないため，β遮断薬などによる心拍数減少は必ずしも症状を改善しない．したがって，少量の利尿薬による体液量のコントロールとsGCを活性化する硝酸薬，降圧薬が治療候補となる．

また，拡張不全による急性左心不全はBiPAP（bi-level-positive airway pressure）など陽圧酸素吸入と，少量の利尿薬の静注，硝酸薬やニコランジル，ジルチアゼムの点滴による血圧や脈拍の早期コントロールによりすみやかに改善し，早期退院が期待できる．入院によりADLの低下が起こりやすい高齢者では，介護者などの社会的環境を整備して塩分管理や服薬管理を徹底することにより入院を防ぐことも重要である．また，睡眠時無呼吸に対するASV（adaptive servo-ventilation）などの在宅陽圧酸素吸入も今後の検討対象と考えられる．

■引用文献

1. Tonelli M, et al: Relation between red blood cell distribution width and cardiovascular event rate in people with coronary disease. Circulation 2008; 117: 163-168.
2. Van der Meer P, et al: Erythropoietin treatment in patients with chronic heart failure: A meta-analysis. Heart 2009 [Epub ahead of print]
3. Owan TE, et al: Epidemiology of diastolic heart failure. Prog Cardiovasc Dis 2005; 47: 320-332.
4. Masugata H, et al: Cardiac function as assessed by echocardiography in the oldest old ≥ 90 years of age. Int Heart J 2007; 48: 497-504.
5. Bonnema DD, et al: Effects of age on plasma matrix metalloproteinases (MMPs) and tissue inhibitor of metalloproteinases (TIMPs). J Card Fail 2007; 13: 530-540.
6. Nagueh SF, et al: Altered titin expression, myocardial stiffness, and left ventricular function in patients with dilated cardiomyopathy. Circulation 2004; 110: 155-162.
7. Barouch LA, et al: Combined loss of neuronal and endothelial nitric oxide synthase causes premature mortality and age-related hypertrophic cardiac remodeling in mice. J Mol Cell Cardiol 2003; 35: 637-644.
8. Masuyama H, et al: Soluble guanylate cyclase stimulation on cardiovascular remodeling in angiotensin II-induced hypertensive rats. Hypertension 2006; 48: 972-978.
9. Stüdeli R, et al: Diastolic dysfunction in human cardiac allografts is related with reduced SERCA2a gene expression. Am J Transplant 2006; 6: 775-782.
10. Leite-Moreira AF, et al: Afterload induced changes in myocardial relaxation: A mechanism for diastolic dysfunction. Cardiovasc Res 1999; 43: 344-353.
11. Skaluba SJ, et al: Mechanisms of exercise intolerance: insights from tissue Doppler imaging. Circulation 2004; 109: 972-977.

3.
不整脈, 失神

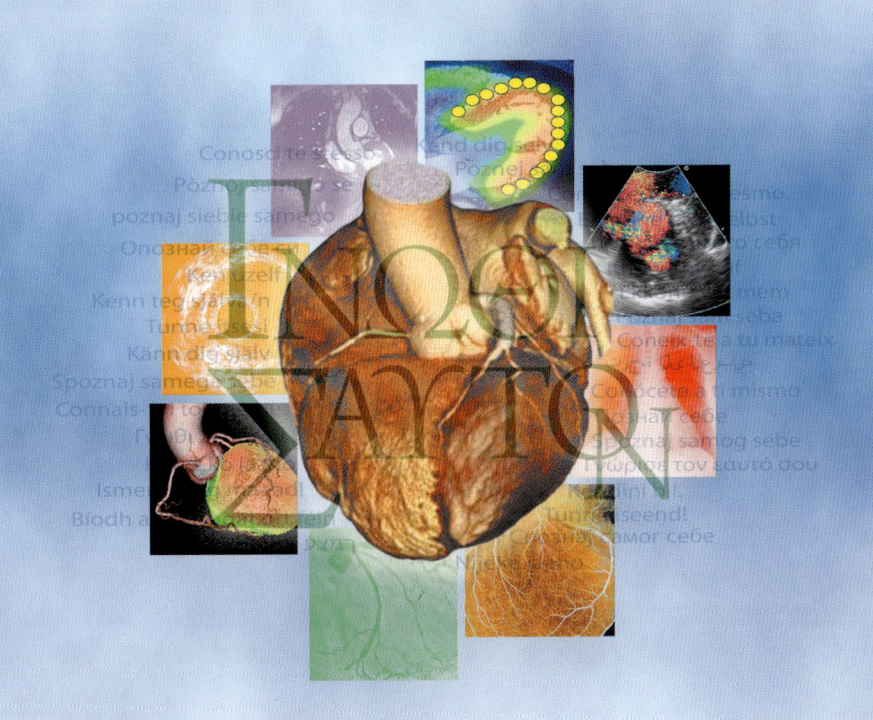

心臓突然死の予知における12誘導心電図の限界と新たな活用法

池田隆徳
杏林大学医学部第二内科

注目されている心電図指標の意義と特徴

12誘導心電図は，危険な不整脈の発現を探る最も一般的なスクリーニング検査である．しかし，通常の波形診断では心臓突然死の発現を予知するには限界がある．

最近，心電図波形を細かく計測あるいは特殊な波形に注目するなどして，心臓突然死の予知に活用する試みがなされている．危険な不整脈の検出のために有用とされる心電図指標をそれぞれカテゴリー別に表に示した[1-3]．おもな指標の意義と特徴について述べる．

QT間隔指標

QT間隔指標は再分極異常を反映する．QT時間延長，QT時間短縮，QT dispersion (QTD)などが有用である．

QT時間延長は，12誘導心電図のなかで最も長いQT時間で計測し，心拍数補正した修正QT (QTc)時間が0.44（男性）～0.46（女性）秒以上の場合をQT時間延長とする．これが0.5秒以上に延長すると多形性心室頻拍の発現の危険性が高くなる．QTc時間が0.30（女性320）秒以下の場合は，QT時間短縮と判断される．これは心室細動の発現と関連する．

QTDは，心室筋の再分極時間の空間的なバラツキを反映する指標であり，12誘導におけるQT時間の最大値と最小値の差で測定される．以前は，この値が増大（＞60 msec）すると心筋梗塞後の

表　危険な心室性不整脈の発現と関連する12誘導心電図指標

再分極異常	脱分極（伝導）異常	自律神経活動異常
QT時間延長 （＞440（女性460）msec） QT時間短縮 （＜300（女性320）msec） QT dispersion （＞70 msec） ST低下・上昇 T波陰転 T peak-end時間延長 （＞100 msec） T波変動	QRS幅延長 J波 ε波	安静時心拍数上昇 心拍変動減少

患者では心室性不整脈の発現が高くなると考えられていたが，最近ではそうでないとする考え方が主流となっている．しかし，明らかに増大（たとえば＞75msec）していれば話は別で，心室性不整脈の発現と関連する可能性は高い．

T波指標

T波異常は再分極異常を反映する．一般的なものとしては陰性T波がよく知られている．これ以外にもさまざまなものがあるが，そのなかでもT peak-end（Tp-e）時間が心室筋の再分極時間の貫壁性（心内膜から心外膜）のバラツキを反映する指標として知られている．とくに，QT延長症候群との関連で多くの報告が出されている．単一誘導（V_5など）におけるT波頂点からT波終末点の時間で測定される．この値が増大（＞100 msec）すると，torsade de pointesや多形性心室頻拍の発現が高くなる．

最近，T波の交互性変化（T wave alternans：TWA）が心室細動の発現を予知する指標として注

3. 不整脈，失神

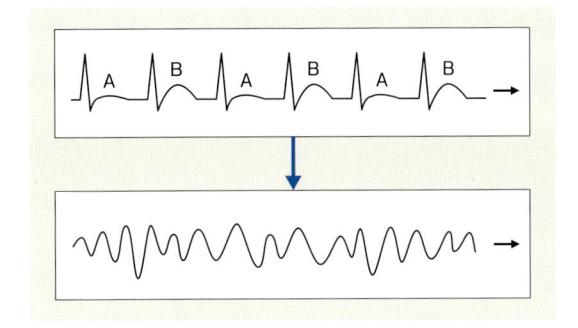

図1　T波の交互現象（T-wave alternans）

T-wave alternans が強くなると心室細動が惹起しやすい．

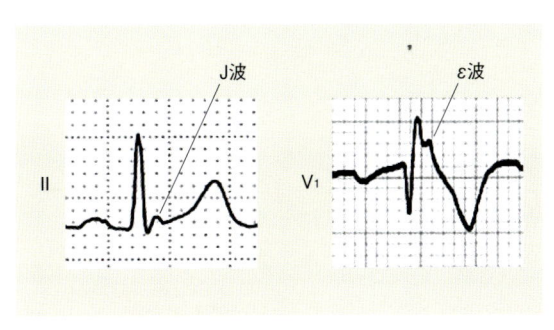

図2　心電図上のJ波とε波

J波は特発性心室細動，ε波は不整脈原性右室心筋症と関連性のある波形である．

目されている（図1）[4]．スペクトル（周波数領域）解析あるいは時間領域解析で得られるTWAがリスク評価において活用されているが，肉眼的に観察可能なTWAも当然のことながら心室細動の発現と関連する．

QRS幅増大

QRS幅増大は脱分極異常と関連する．QRS幅増大（>120msec）を示す患者はそうでない患者に比べて心臓突然死の発現が高いことが示されている．心不全死ということになれば，さらに多くのエビデンスが出されている．疾患によってその意味合いが異なり，冠動脈疾患，とくに心筋梗塞で有用性が高い．急性心筋梗塞の経過中にQRS幅増大を認めると，予後が不良であることが多くの研究で示されている．

QRS幅増大には，右脚ブロック，左脚ブロック，いずれにも属さない心室内伝導症があるが，エビデンスが最も多く出されているのは左脚ブロックである．右脚ブロックは健常者にもみられるため，一般的に問題とならない．

J波とε波

J波とε（イプシロン）波はともに脱分極（伝導）異常を反映する指標であり，QRS波の終末部で記録される（図2）．J波は特発性心室細動との関連性が指摘されているものであり，下壁誘導（II，III，aVF）あるいは側壁誘導（I，aVL，V_5，V_6）で記録される．最近，注目されている波形ではあるが，健常者においても認められることがある．そのため，J波が認められたからといって，その患者をすぐにハイリスクと判断することはできない．

ε波は不整脈原性右室心筋症で記録されるものであり，右側胸部誘導（V_1あるいはV_2）で記録される．右室領域の脂肪変性あるいは線維化によって生ずる波形であり，通常，同一誘導において陰性T波を伴う．心電図波形だけでε波と判断することは困難であり，あくまでも病態との関連で判断されるものである．

心拍変動

心拍変動（heart rate variability：HRV）は自律神経活動の全般的な評価と，短時間の迷走神経活動を評価することに適した指標である．心拍（R-R間隔）は，わずかに変動するほうが正常とされており，まったく変動しない患者では，心臓を支配する自律神経系が障害されている可能性がある．

HRVはおもに24時間Holter心電図を用いて解析される指標であるため，12誘導心電図波形を用いて解析する場合は，その時点での迷走神経活動が正常に機能していたかを知る判断に利用されるにすぎない．

3. 不整脈，失神

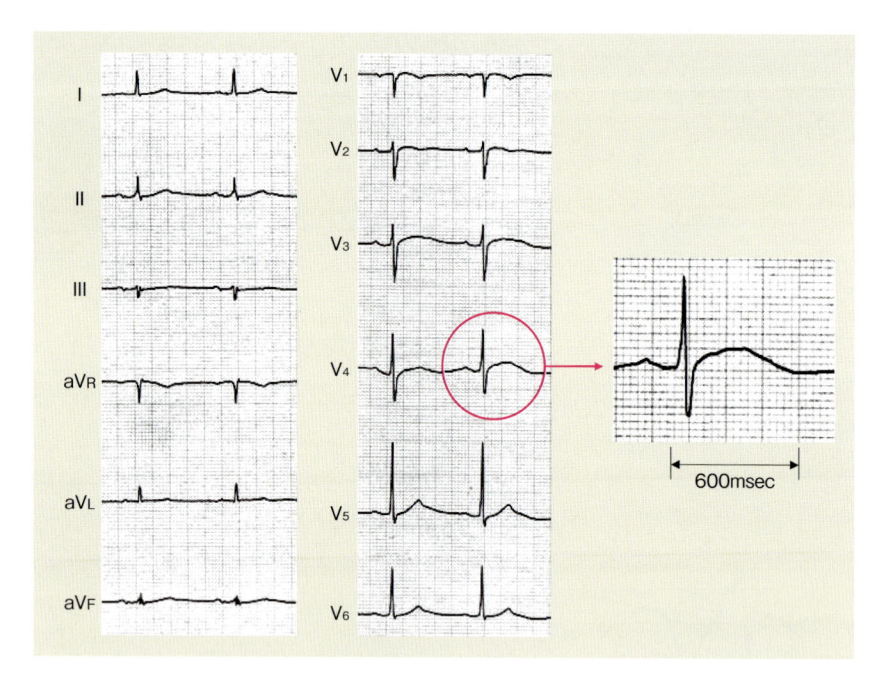

図3 QT延長症候群の12誘導心電図

全誘導においてQT時間の延長が認められる．

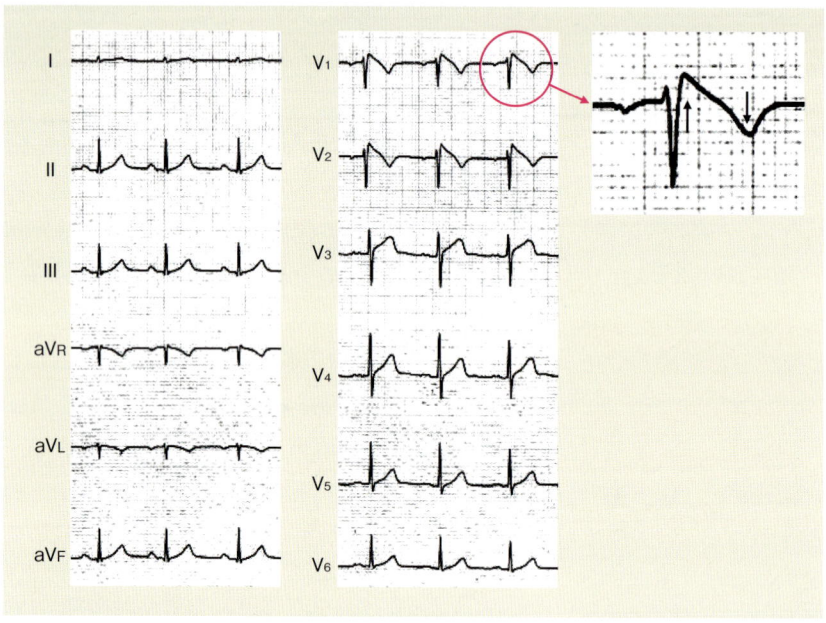

図4 Brugada症候群の12誘導心電図

右側胸部誘導（$V_1 \sim V_2$）で，coved型のST上昇とそれに続く陰性T波を認める．

健診で正常と判断されることのある12誘導心電図の異常

心臓突然死は心臓に形態的異常がない健常者においても生じることがある．健診などで心電図を診る場合，健常者の心臓突然死と関連する心電図異常を見落とさないことである．

近年，若年者の心臓突然死の原因としてQT延長症候群とBrugada症候群が注目されている．これらはともに，12誘導心電図で特徴的な所見を認め，一見，健常と思われていた患者において心臓突然死をきたす疾患である[1,2]．12誘導心電図を診る際のポイントについて記載する．

QT延長症候群の心電図の特徴

QT延長症候群は，先天性あるいは（薬剤や電解質失調などで）後天性にQT時間の延長をきた

満腹テスト Point!

まず，食事をしない状態で心電図を記録する．次に，食事を満腹になるまで炭酸水とともになるべく短時間で摂取させる．その20～30分後に心電図を再び記録し，食前の心電図と比較して判定する．この検査は，急速に胃を食物と水分で満たし，迷走神経を自然な形で亢進させることを目的としている．外来で施行する場合は昼食時に行われるが，入院で行う場合は夕食時に行ってもよい．経験的に，ハイリスク患者ほど顕著な心電図変化を呈することが多いため，陽性か陰性かの判断に迷うようなわずかな心電図変化であれば，陰性と診断する．

し（図3），torsade de pointesとよばれる特殊な多形性心室頻拍を引き起こす疾患である．心電図のQTあるいはQTc時間の延長で判断されるが，先天性の場合はQTc時間，後天性の場合はQT時間を重視する傾向にある．女性のほうが男性に比べてQT時間がやや長いが，QT（QTc）時間が0.50秒で黄色信号，0.55秒で赤信号と覚えておくとよい．これ以上にQT（QTc）時間が延長すると，torsade de pointesを惹起する危険性が高くなる．

二次性QT延長症候群は，薬剤（抗不整脈薬，向精神薬など）や電解質失調（低カリウム血症など）で生じやすいが，二次性の場合は先天性と異なり，QT延長は陰性T波を伴っていることが多い．

Brugada症候群の心電図の特徴

Brugada症候群は遺伝子異常に起因するもので，右側胸部誘導（V₁，V₂）において凸（coved）型ST上昇とそれに続く陰性T波を呈し（図4），突然に心室細動を引き起こす疾患である．

Brugada症候群では，年齢（30～40歳），性別（男性），失神の既往，突然死の家族歴，特徴的心電図の自然変動，加算平均心電図による心室late potentialsの検出，高位肋間記録での心電図変化，などの指標を用いてリスク層別化が行われている[5]．このなかで，われわれの施設では，心電図の自然変動をとくに重視している[6]．これは，Brugada症候群の心室細動の発現には迷走神経活動の亢進が強く関与していることによる．

12誘導心電図を数回記録し，Brugada症候群に

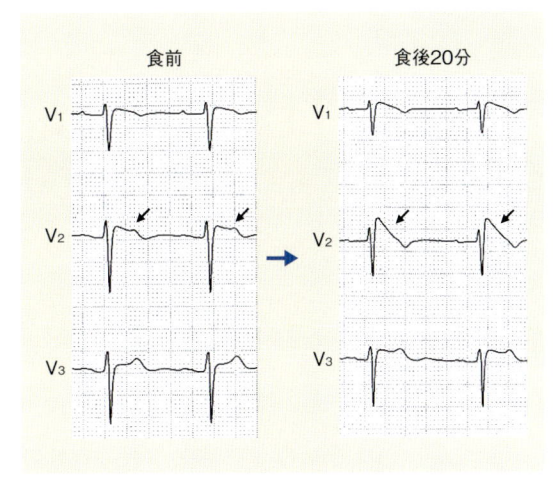

図5 満腹テスト陽性例の心電図変化の実例

非特異的であった心電図が，満腹後には典型的なBrugada型心電図へと変化している．

特徴的なcoved型心電図を呈することもあれば，正常の心電図を呈することもあるような場合は，ハイリスクと判断している．この場合のポイントは，午前と午後，空腹時と食後といったように，記録する時間帯を毎回変えることである．とくに食事は，日常生活のなかで最も迷走神経活動の亢進と関与するものであるため，われわれの施設では満腹テストとよばれる検査法（⇒Point!）をリスク評価に取り入れている（図5）[7]．

■引用文献

1. 日本循環器学会「心臓突然死の予知と予防法のガイドライン2005」2003-2004年度合同研究班報告．Circ J 2005; 69 (Suppl IV); 1209-1265.
2. ACC/AHA/ESC 2006 Guidelines for Management of Patients with Ventricular Arrhythmias and the Prevention of Sudden Cardiac Death: A Report of the American College of Cardiology/American Heart Association Task Force and the European Society of Cardiology Committee for Practice Guidelines. J Am Coll Cardiol 2006; 48 (Issue 5): e247-346.
3. 池田隆徳：これでわかる危険な不整脈の診かたと治療：心臓突然死を予防するノウハウを知る，第1版，南江堂，2008.
4. Ikeda T, et al: Risk stratification for sudden cardiac death. Circ J 2007; 71 (Suppl A): A-106-114.
5. 日本循環器学会「QT延長症候群とBrugada症候群の診療に関するガイドライン2007」2005-2007年度合同研究班報告．Circ J 2007; 71 (Suppl IV): 1205-1253.
6. Ikeda T, et al: Noninvasive risk: stratification of subjects with a Brugada-type electrocardiogram and no past history of cardiac arrest. Ann Noninvasive Electrocardiol 2005; 10: 396-403.
7. Ikeda T, et al: The full stomach test as a novel diagnostic technique for identifying patients at risk of Brugada syndrome. J Cardiovasc Electrophysiol 2006; 17: 602-670.

Brugada症候群の診断は心電図で可能か

村田広茂, 加藤貴雄
日本医科大学内科学(循環器・肝臓・老年・総合病態部門)

　Brugada症候群は，明らかな基礎心疾患がなく一見健常と思われる人が，心室細動を起こして突然死するというきわめて特殊な病態を示すことから，近年世界中で注目されている．以前から散発的な類似症例の報告はあったが，スペインの臨床医Brugada兄弟によってまとまった報告がなされ，以来"Brugada症候群"とよばれるようになった．

　器質的基礎心疾患がなく，普段はまったく健康に生活しているにもかかわらず，あるとき心室細動を起こして突然死することから，わが国で古くから"ポックリ病"といわれていたものと同一の病態であると考えられる．

　突然の失神や心室細動発作が確認されなくても，平常時の心電図で後述する特徴的な所見を呈することから，健康診断などで心電図を記録した際にBrugada症候群を疑われて精密検査を指示されることも多い．

遺伝子異常の関与

> 遺伝子異常が示唆されるが，心室細動の発生機序を含めて詳細は不明である．

　日本を含む東アジア地域の若年〜中年男性に好発することが疫学的に報告されており，突然死の家族歴を有する例も少なくない．約10〜20％の症例で心筋Naチャネルαサブユニットをコードする*SCN5A*遺伝子の異常が検出されるという．また最近になって，L型Caチャネルに関連する遺伝子異常を示す例も報告されている．

　いずれにしても，Brugada症候群における特徴的な心電図変化には，心室筋の脱分極異常あるいは再分極異常の存在が強く示唆されるが，心電図変化のすべてが遺伝子変異で説明できるわけではなく，心室細動の発生機序を含めて詳細はまだよくわかっていない．

臨床診断

> 明らかな基礎心疾患が確認されない心室細動の突発は，Brugada症候群を疑って検査すべきである．

　左心および右心機能は正常で心拡大はなく，心エコー，MRI，核医学検査など通常の循環器検査では，心機能低下や器質的心疾患の存在を示唆するような異常所見はみられない．

　臨床の現場では，明らかな基礎心疾患が確認されない症例で心室細動が突発した場合には，まずBrugada症候群を強く疑って検査・診療を進めるべきである．心室細動が短時間で自然停止したか，運よくAEDなどによって蘇生できた例で，非発作時に後述するような心電図異常（Brugada型心電図という）が確認されればBrugada症候群と診断できる．

　Brugada型心電図を呈し，失神発作があるが心室細動そのものを心電図にとらえることが困難な場合には，心臓電気生理学的検査を行って心室細動の誘発を試みる．Brugada症候群では，通常，図1に示すように，心室のプログラム刺激によって容易に心室細動が誘発される．

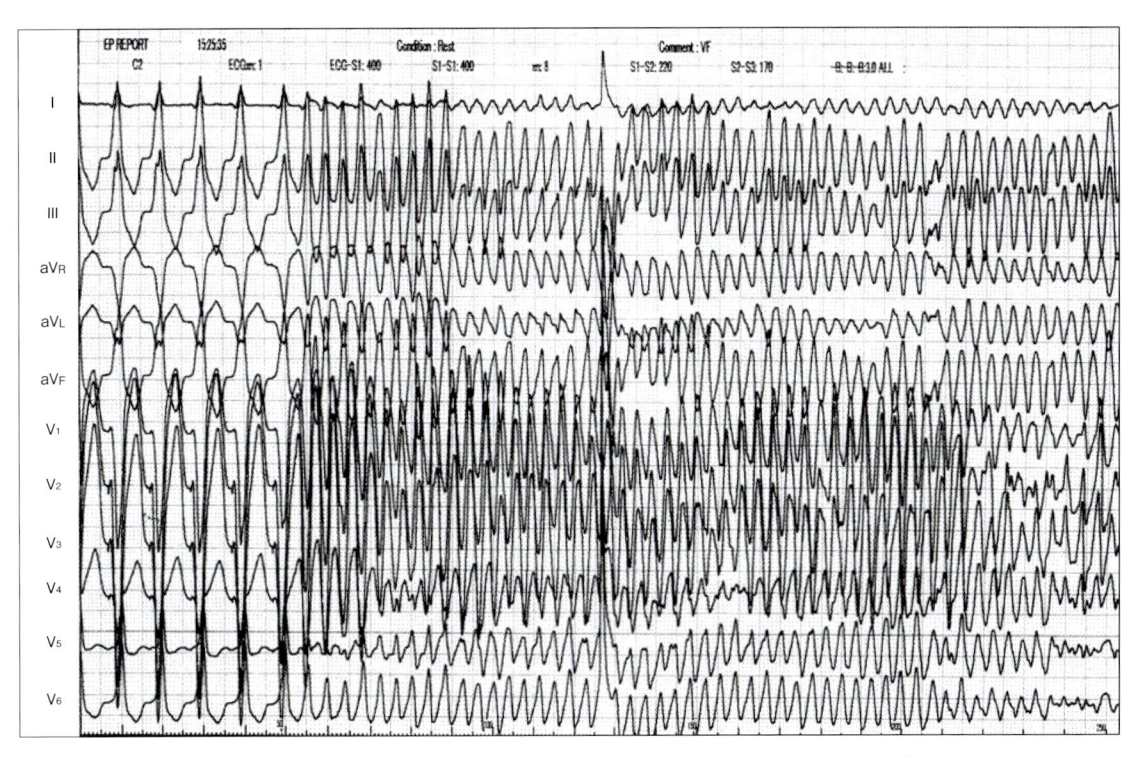

図1　Brugada症候群におけるプログラム刺激による心室細動の誘発

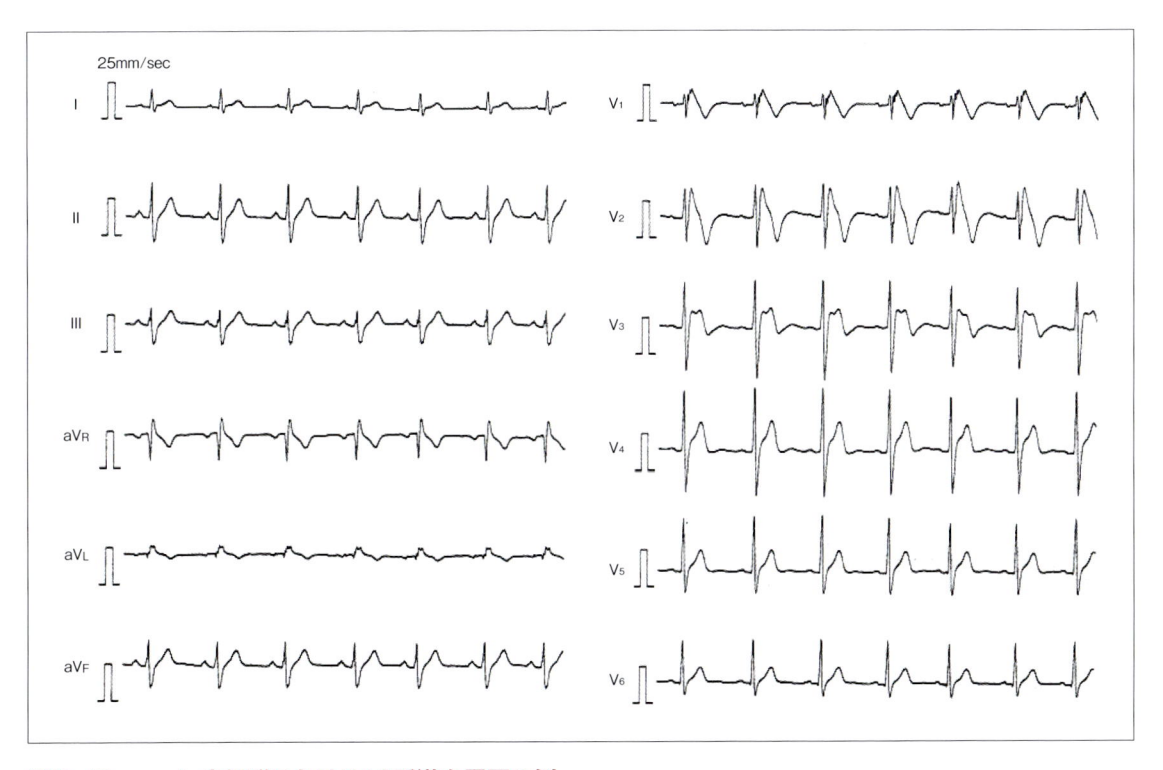

図2　Brugada症候群における12誘導心電図の例

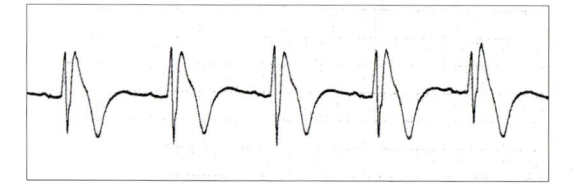

図3 coved型ST上昇

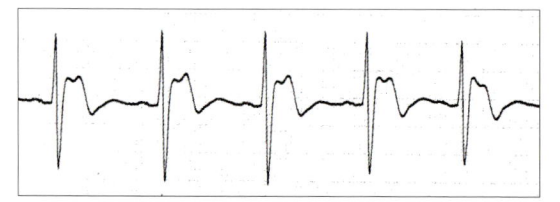

図4 saddle-back型ST上昇

心電図の特徴

> 通常の12誘導心電図で異常所見が出ないときは，電極の位置を変えたり，抗不整脈薬を投与して検査する．

平常時の12誘導心電図

Brugada症候群では，平常時の12誘導心電図において図2に示すような特徴的波形異常を示す．Brugadaの最初の報告では，胸部誘導V_1〜V_3で不完全右脚ブロックとST上昇を示すとされていたが，最近は右脚ブロック波形に関しては必ずしも定型的である必要はなく，むしろST上昇の仕方と程度が重要であるとされている．

典型的な場合は胸部誘導V_1〜V_3で図3に示すようなcoved型ST上昇（ST部分が上方凸でT波は陰性）を示す．ただし，いつでも同じ波形を認めるわけではなく，日内変動や日差変動が大きい．ときには図4のようなsaddle-back型（馬の鞍のようにST部分が上方凹でT波は陽性）を呈したり，ST上昇があまり著明でなかったりすることもある．

右脚ブロックパターンも不定で，不完全右脚ブロックとしておかしくない場合もあるが，定型的でないことも多い．これにも日内・日差変動があり，最近は右脚ブロックパターンに関しては必

> **Point!** 日内変動や日差変動を考慮して検査する
>
> 1枚の心電図だけで評価するのではなく，日にちや時間を変えて複数の心電図を記録し，Brugada症候群特有の心電図所見を確認することが重要である．

ずしも必須ではないとする考え方が主流である（⇒**Point!**）．

1肋間上の胸部誘導心電図記録

Brugada症候群でV_1〜V_3のST上昇が不明確な場合に，通常の胸部誘導記録（第4肋間で記録する）に加えて，1〜2肋間上すなわち第3肋間あるいは第2肋間に電極を置いて胸部誘導を記録する（$3V_1$，$3V_2$，$3V_3$誘導あるいは$2V_1$，$2V_2$，$2V_3$誘導という）と，典型的なcoved型ST上昇がみられることがあり，診断的価値を有する．

図5に，肋間を変えて記録した際の胸部誘導心電図を並べて示す．第3肋間記録において，V_1でcoved型，V_2ではsaddle-back型のST上昇パターンがより明確になっているのがわかる．

I群抗不整脈薬負荷試験

ST上昇パターンが不明確な場合に，Naチャネル遮断を主作用とするI群抗不整脈薬を投与すると，典型的なcoved型ST上昇が現れることがある．欧米ではプロカインアミドやジソピラミドなどのIa群抗不整脈薬がこの目的で一般的に使用されているようであるが，わが国ではより選択的にNaチャネルを強く抑制するIc群抗不整脈薬ピルジカイニドやフレカイニドがよく用いられる．

図6に，ピルジカイニド投与によって典型的なcoved型ST上昇が現れ，Brugada症候群と診断された例の心電図変化を示す．左がピルジカイニド投与前，右が投与後で，coved型ST上昇の程度が明らかに増強しているのがわかる．また図7は，ピルジカイニド投与後に第4肋間と第3肋間の記録を比較したもので，ピルジカイニド投与によってさらにST部分の上昇度が大きくなっている．

このように，I群抗不整脈薬投与と1肋間上の

3. 不整脈, 失神

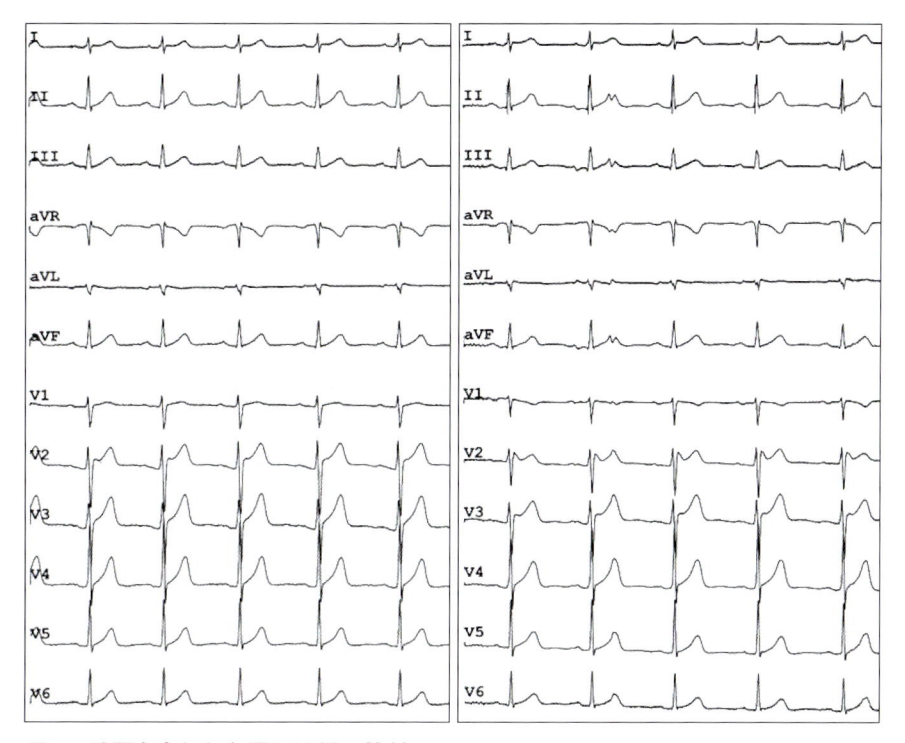

図5 肋間を変えた心電図記録の比較

左は通常の第4肋間で記録, 右は第3肋間で記録.

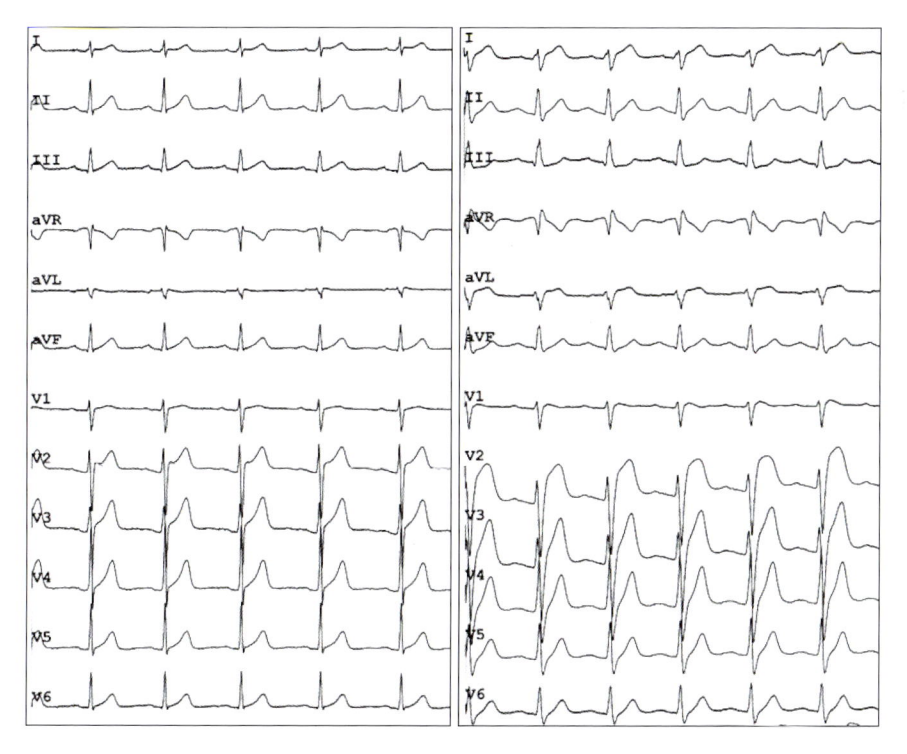

図6 ピルジカイニド投与前後の比較

左：ピルジカイニド投与前, 右：ピルジカイニド投与後.

3. 不整脈，失神

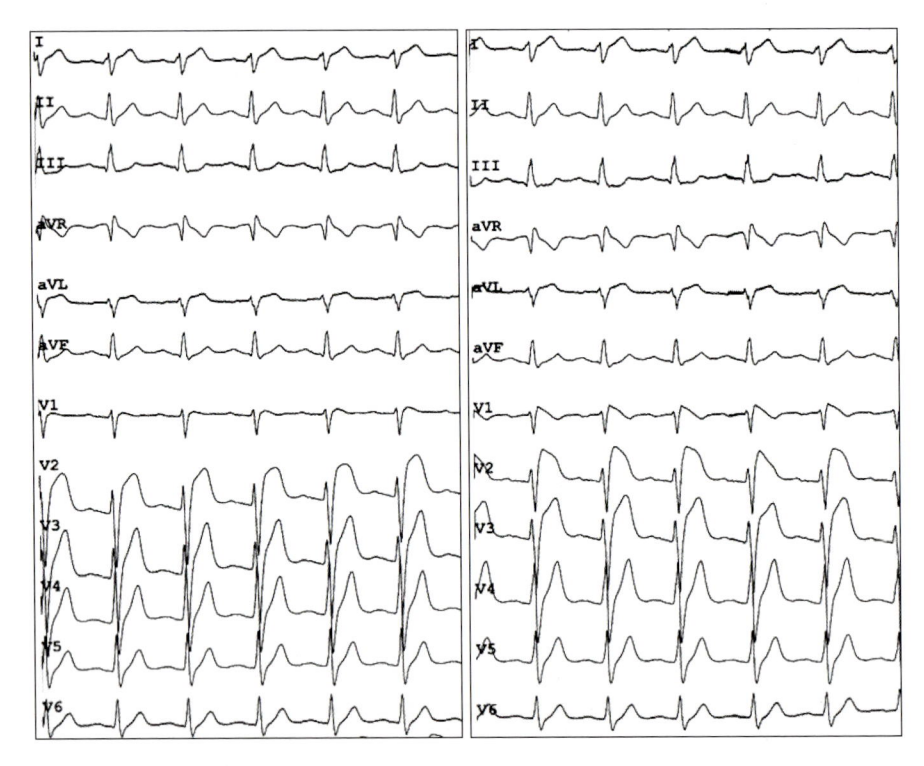

図7 ピルジカイニド投与後で肋間を変えた心電図記録の比較
左は第4肋間で記録，右は第3肋間で記録．

記録を組み合わせることによって，より特徴的な心電図変化を確認し，診断に役立てることができる．

治療

> 唯一の治療法は植込み型除細動器の植込みだが，根本治療ではない．

Brugada症候群の治療に関しては本稿では詳しくはふれないが，現在まで心電図変化を解消し，心室細動発生のリスクを低減させるような治療法は開発されていない．

薬物治療として，経験的にアミオダロンなどが用いられることがあるが，心室細動の突発を確実に予防しうるという成績は示されていない．現在唯一の治療法は植込み型除細動器治療で，心室細動による突然死からの回避を図るのみで，残念ながら根本治療ではない．遺伝子解析をはじめ，今後の基礎的検討の成果に基づいた根治療法の早期開発が期待される．

Brugada症候群と12誘導心電図：食後のST-T偏位を検出する

西崎光弘
横浜南共済病院循環器内科

Brugada症候群の心電図の特徴と診断

> coved型を示すType 1は、心室細動、突然死の発生と密接に関連しており、coved型ST上昇波形を検出することがきわめて重要である。

Brugada症候群の診断で最も重要となるのは12誘導心電図記録であり、V_1〜V_3誘導では特徴的なcoved型およびsaddleback型のST上昇波形が現れる[1,2]。心電図所見から本疾患を診断する基準として、欧米では薬剤負荷を含めたST上昇の程度や波形変化から検討することが提唱されている。

2005年のconsensus conferenceでは、$V_{1〜3}$誘導のJ点が0.2mV以上を示すST上昇を3型に分類している[3,4]。

Type 1は、ST波形がcoved型を示す場合としており、そのST波形の特徴を、徐々に下降する（gradually descending）という説明で定義している。

Type 2はsaddleback型を呈し、STの終末部が0.1mV以上を示す場合、Type 3はcoved型あるいはsaddleback型を示し、STの終末部が0.1mV未満を示す場合として分類している[4]。

Type 1を示した場合、あるいはType 2もしくはType 3がNaチャネル遮断薬負荷によりType 1に移行した場合について、以下の基準が1つ以上認められれば本疾患と診断される[3,4]。

①心室細動・多形性心室頻拍が記録されている。
②45歳以下の心臓突然死の家族歴を有する。
③coved型ST上昇の心電図を家族に認める。
④電気生理学的検査によるプログラム刺激により心室細動・多形性心室頻拍が誘発される。
⑤失神や夜間瀕死期呼吸の症状を有する。

一方、Brugada症候群の予後において、自然発生するType 1（coved型、J≧0.2mV）は臨床的に心室細動および突然死の発生に密接に関連していることが示されているため、coved型ST上昇波形を検出することは、診断ばかりでなく予後判定にもきわめて重要である[3,4]。とくに、Brugada症候群におけるST-T波形はしばしば日内変動や日差変動を示し、saddleback型からcoved型ST上昇に波形変化するため、ST-Tの変動の有無を検討することはリスク判定につながる[5,6]。

Brugada症候群の増悪因子

本疾患において、saddleback型からcoved型ST上昇への移行につながる増悪因子として、副交感神経刺激、発熱、徐脈、虚血、運動、糖負荷（インスリン）、食事摂取などがあげられ、薬物としては、Naチャネル遮断薬、β-交感神経遮断薬、α-交感神経刺激薬、ムスカリン刺激薬（アセチルコリン、エドロホニウム）、Caチャネル遮断薬、三環系抗うつ薬、四環系抗うつ薬、抗ヒスタミン薬（ジメンヒドリナート）が報告されている[3,4]（⇒**Point!**）。

3. 不整脈，失神

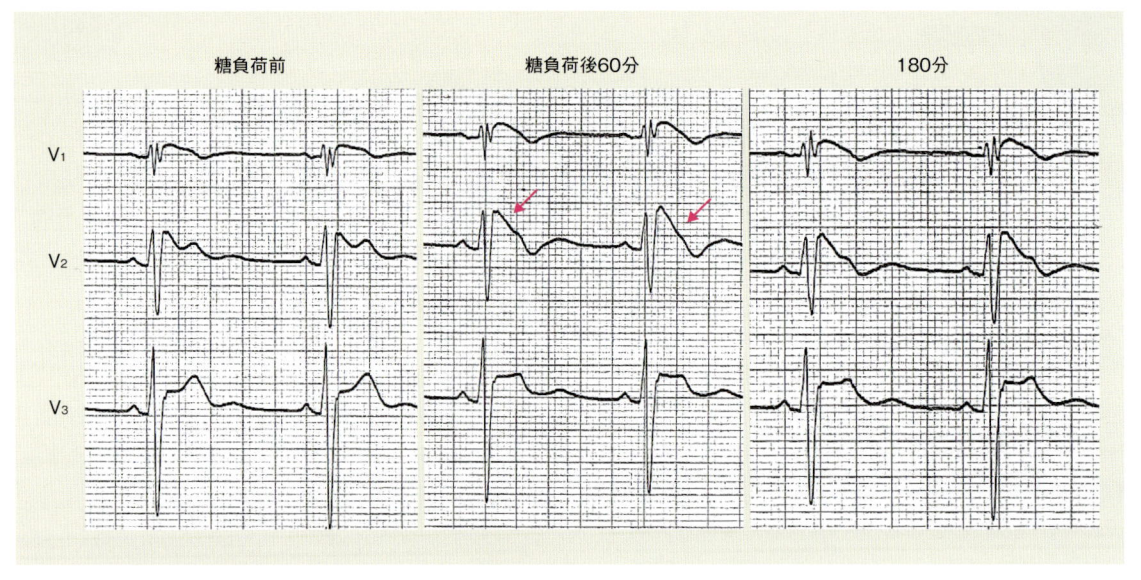

図1 Brugada症候群における75g経口ブドウ糖負荷試験

糖負荷前ではST波形はsaddleback型を示し，糖負荷後60分にてV₂誘導ではST上昇に伴いcoved型に波形変化し（→），糖負荷後180分にてST上昇の程度は軽減した．

(Nishizaki M, et al, 2003[7] より)

Point! 食事が最も影響する

Brugada症候群の増悪因子としては，とくに副交感神経刺激，徐脈，運動，糖負荷（インスリン）および食事摂取がST-T波形の日内変動に大きく関与している．なかでも，食事摂取は，最も頻繁に日常生活の体液学的変化とともにST-T波形変化に影響する．

Brugada症候群における心電図変化と食事との関係

> Brugada症候群の診断，予後判定のためには，12誘導心電図を頻回に記録し，ST-T偏位を評価することが有用である．

　Brugada症候群において糖負荷試験時の心電図変化が検討されている[7,8]．75g OGTT糖負荷試験中の各採血時間での12誘導心電図記録において，負荷後の血糖，インスリン値の上昇に伴いST上昇や波形変化の程度が著しくなり，saddlebackからcoved型にST波形が変化することが明らかにされた（図1）．したがって，本試験における心電図記録は，ST上昇の程度の増強やcoved型ST波形の顕性化に用いられている[9]．また，短時間に多くの食事を摂取させ，満腹にすることで副交感神経を亢進させ，coved型ST上昇を顕性化する試みも有用とされている[10]．

　以上から，糖負荷つまり食事負荷と心電図変化の関連性が注目され[6]，Brugada症候群におけるST-T波形の日内変動と食事との関係が検討されている．各食事前後および真夜中0時，早朝3時に血液検査（血糖値，インスリン値〈plasma immunoreactive insulin concentration：IRI〉，血清カリウム値）および12誘導心電図を施行し，心電図変化と血液データについて評価する方法が行われた．

　その結果，食後の血糖およびIRIの上昇に伴い，STの上昇程度は増強し，ST波形の増悪も認められた（図2〜4）．その関係は，血糖値よりIRIの上昇に依存し，とくに夕食後のST-T偏位の程度は著しく，coved型ST上昇が高率に認められ，逆に真夜中や早朝ではST-T変化は改善し，saddleback型ST上昇の出現頻度が高かった[6]（図4）．つまり，12誘導心電図の時間的差異が食事摂取に影響されることが明らかとされている[5,6]．

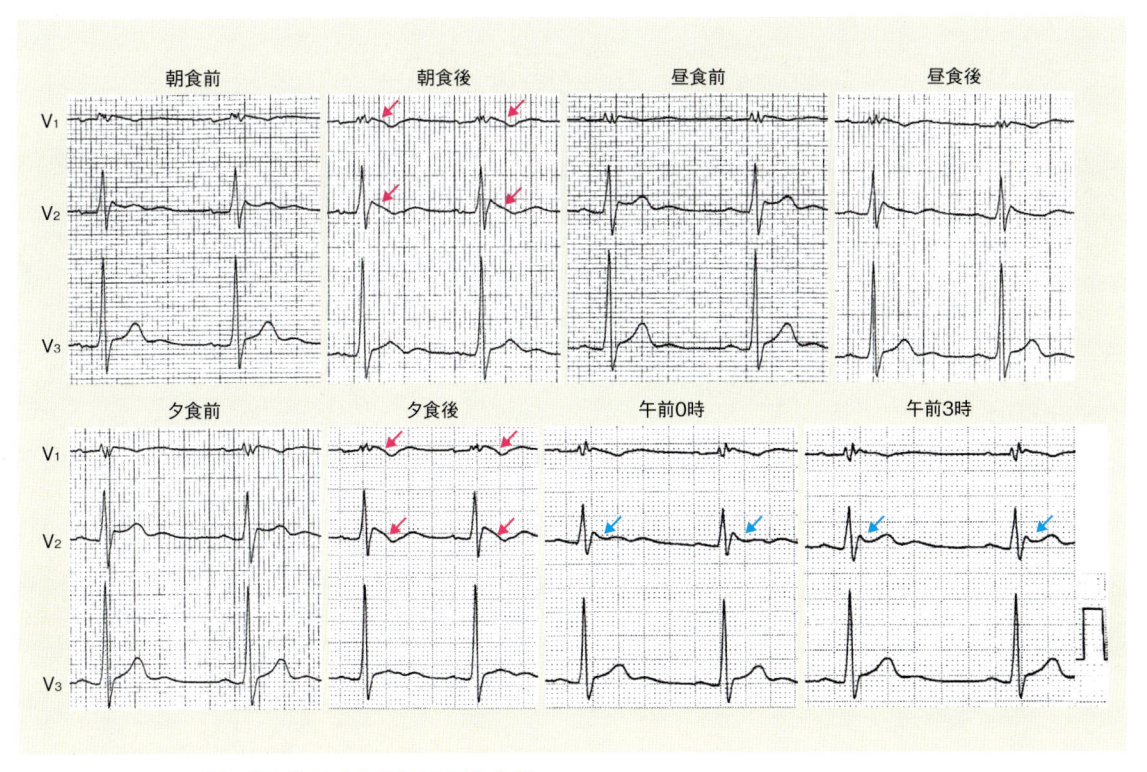

図2 Brugada症候群における心電図の日内変動

31歳, 男性. 朝食後および夕食後にV$_{1,2}$誘導で, ST上昇波形はsaddlebackからcoved型に変化した (→). 午前0時, 3時にはST波形はsaddleback型に戻り, ST上昇の程度も減弱した (→).

(Nishizaki M, et al, 2008[6]) より)

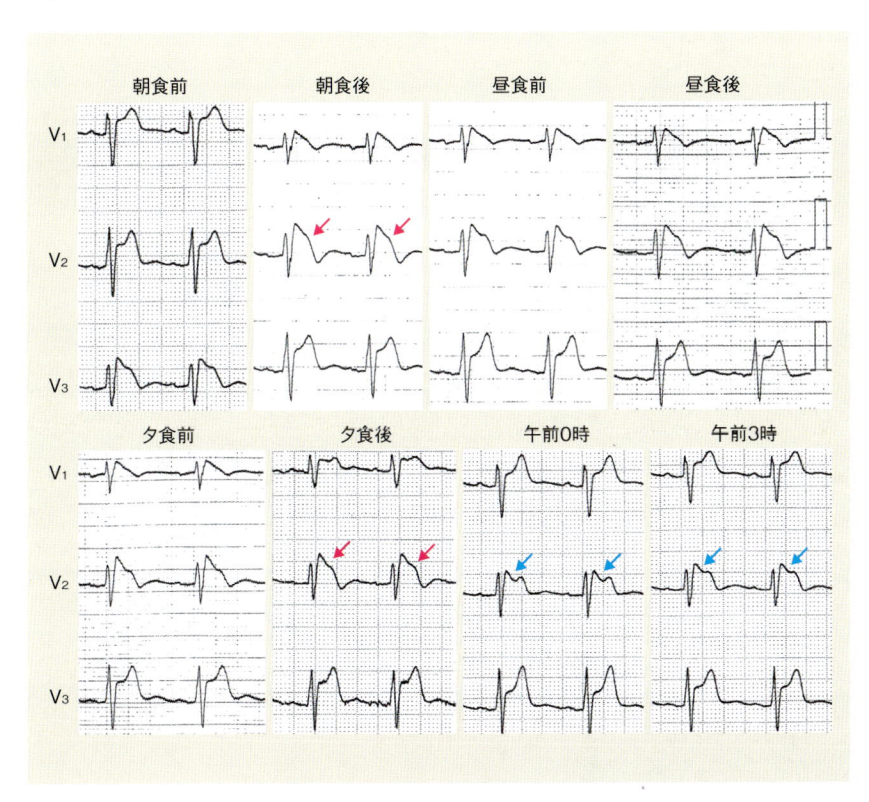

図3 Brugada症候群における心電図の日内変動

57歳, 男性. 朝食後にV$_{1,2}$誘導で, ST上昇およびsaddlebackからcoved型のST波形変化を認め (→), 波形変化は日中夕食時まで持続し, 夕食後にてcoved型の変化が強く認められた. 0時, 3時にはST波形はsaddleback型に戻った (→).

(Nishizaki M, et al, 2008[6]) より)

3. 不整脈, 失神

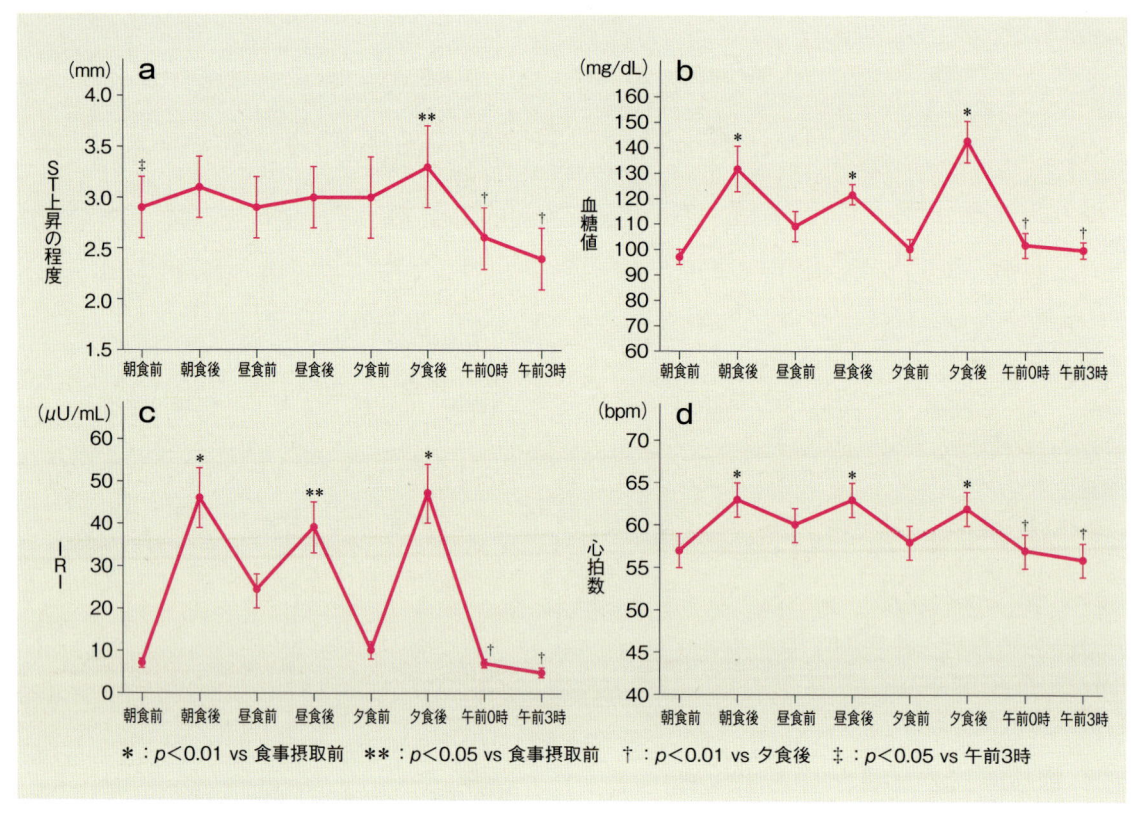

図4 ST上昇の日内変動と各パラメーターの関係

各食事後に血糖値（plasma glucose）およびインスリン値（IRI）の上昇に伴い，ST上昇の程度（ST elevation level）は増強し，夕食後にてその程度は著しかった．一方，真夜中0時および早朝3時では日中と比較してIRIの低下が血糖値の減少より著しく，それに伴ってST上昇レベルは改善した．なお，心拍数は各食後に上昇し，夜間は低下する傾向を示した．

(Nishizaki M, et al, 2008[6]) より)

臨床的意義として，12誘導心電図を頻回に記録し，ST-T波形の日内変動からST-T偏位を評価することはBrugada症候群の診断および予後判定に有用と考えられている．

■引用文献

1. Brugada P, et al: Right bundle branch block, persistent ST-segment elevation and sudden cardiac death: A distinct clinical and electrocardiographic syndrome: A multicenter report. J Am Coll Cardiol 1992; 20: 1391-1396.
2. Brugada J, et al: Right bundle-branch block and ST-segment elevation in leads V1 through V3. A marker for sudden death in patients without demonstrable structural heart disease. Circulation 1998; 97: 457-460.
3. Wilde AAM, et al: Proposed diagnostic criteria for the Brugada syndrome: Consensus report. Circulation 2002; 106: 2514-2519.
4. Antzelevitch C, et al: Brugada syndrome: Report of second consensus conference. Circulation 2005; 111: 659-670.
5. Mizumaki K, et al: Postprandial augmentation of bradycardia-dependent ST elevation in patients with Brugada syndrome. J Cardiovasc Electrophysiol 2007; 18: 839-844.
6. Nishizaki M, et al: Influence of meals on variations of ST-segment elevation in patients with Brugada syndrome. J Cardiovasc Electrophysiol 2008; 19: 62-68.
7. Nishizaki M, et al: Effects of glucose-induced insulin secretion on ST segment elevation in the Brugada syndrome. J Cardiovasc Electrophysiol 2003; 14: 243-249.
8. Nishizaki M, et al: Spontaneous T wave alternans in a patient with Brugada syndrome ― Responses to intravenous administration of class I antiarrhythmic drug, glucose tolerance test and atrial pacing. J Cardiovasc Electrophysiol 2005; 16: 216-219.
9. QT延長症候群とBrugada症候群の診療に関するガイドライン―循環器病の診断と治療に関するガイドライン（2005-2006年度合同研究班報告）．Circulation J 2007; 71(Suppl IV): 1205-1270.
10. Ikeda T, et al: The full stomach test as a novel diagnostic technique for identifying patients at risk of Brugada syndrome. J Cardiovasc Electrophysiol 2006; 17: 602-607.

加算平均心電図：
標準12誘導心電図では捕捉できない微小電位で何がわかるか

笠巻祐二，渡邉一郎，平山篤志
日本大学医学部内科学系循環器内科学分野

加算平均心電図法とは

> 標準12誘導心電図では記録できないμV単位の心内微小電位を体表から検出する．

通常の標準12誘導心電図では，体表からmVの電位差で心臓の電位変化を記録するが，μV単位の微小な電位はノイズレベルよりも小さな信号のため，そのままでは当然観察不可能である．加算平均心電図法は，種々の信号処理操作により心電図に混入したノイズを減少させて，ノイズに埋もれた心内の微小な心電図成分を検出する特殊な心電図解析法である．

一般に本法は，得ようとする微小電位の大きさや周波数特性に応じて増幅度と帯域濾波処理を設定して，マイクロコンピュータにより加算平均を行わせるため，目的に応じて信号処理の仕方が異なる．

加算平均心電図法の臨床的意義

> 繰り返し行うことができ，不整脈が発生していないときにもリスク評価ができる．

加算平均心電図法は，さまざまな不整脈診断に欠くことのできない簡便かつ非侵襲的検査法の一つとして広く臨床で用いられている．

本法で検出される心室遅延電位（late potential：LP）は，致死的心室性不整脈の基質の存在を示すとともに，心臓突然死の予知指標としても有用であることが示されている．また，近年では心臓突然死の原因疾患の一つとして話題になっているBrugada症候群でも多くの検討がなされている．一方，上室性不整脈に関しては，本法によって記録される心房遅延電位（atrial late potential：a-LP）が発作性心房細動の予知に有用であることが示されている．さらに，心房初期部電位の解析から洞不全症候群の診断が可能であることも示唆されている．

心室遅延電位（LP）の判定法

高感度増幅，加算平均した信号をフィルター処理し，縦軸に電位の大きさ（μV），横軸に心電図の時間経過を表示するtime domain法により判定する．信号の表示法としては，multiphasic oscillation法とvector magnitude法がある．

multiphasic oscillation法

Rozanskiら[1]に代表される方式で，図1に示すように基線の上下に多相性に振れる電位が記録される．LPの判定は，QRSの終末部を超えた微小電位（filtered QRS）の持続時間により行われる．なお，後述する心房遅延電位の判定を本法によるfiltered P波の持続時間で評価することが可能である[2]．

本法の欠点としては，QRS終末部の決定が困難な例があること，測定が目測によることなどがある．しかし，記録が綺麗で自動計測にみられるような見落としがない利点もある．現在では，おもにHis束電位の検出に用いられるが，臨床的有

3. 不整脈，失神

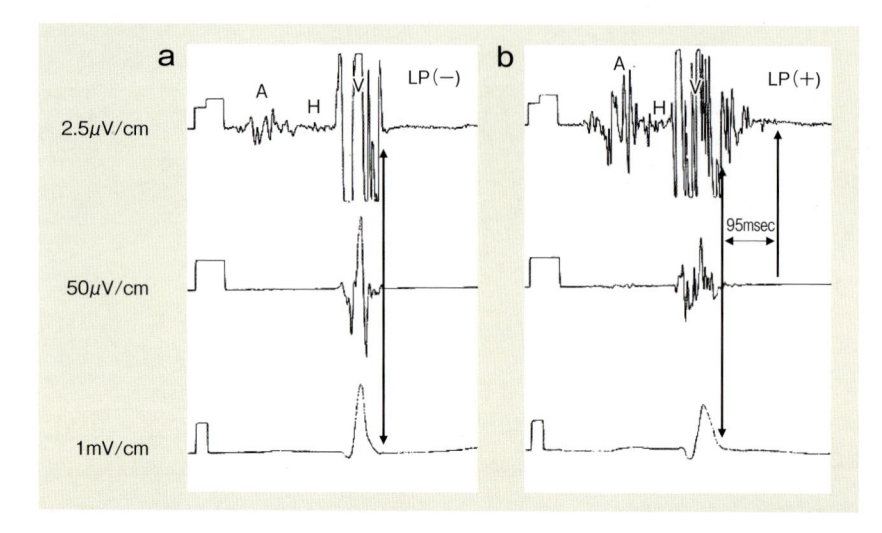

図1 multiphasic oscillation法によるLP陽性例と陰性例

加算回数：1,024回
誘導：$(V_5 + V_6R)/2 - V_1$
a：LP(−) (filter:100〜300Hz)
b：LP(+) (filter:100〜300Hz)

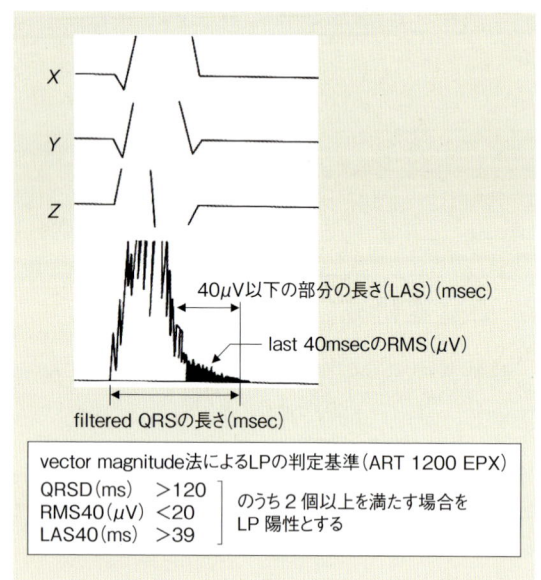

図2 vector magnitude法によるLPの記録と測定法

LPの判定は，空間マグニチュード$\sqrt{X^2+Y^2+Z^2}$から計測されるfiltered QRSの持続時間，filtered QRSの終末部40msecの平均電位，およびfiltered QRS終末部40μV未満の電位の持続時間から行われる．

vector magnitude法によるLPの判定基準（ART 1200 EPX）
QRSD (ms) >120
RMS40 (μV) <20
LAS40 (ms) >39
のうち2個以上を満たす場合をLP陽性とする

り解析された信号は基線に対してすべてプラスの電位として表示される（図2）．

図3に，経過中に持続性心室頻拍が認められた陳旧性心筋梗塞例におけるLPの検出例と陰性例を示す．

不整脈源性からみたLPの臨床的意義

> 危険な不整脈を予測するためには，不整脈自体を解析することも重要であるが，それが発生する病態生理学的な基質が心筋に存在するか否かの判断も重要である．

致死的心室性不整脈の発現を予測することはきわめて重大な問題である．

これまでの報告では，LP単独での心臓突然死の予測には限界があり，他の臨床的指標と併せて検討する必要があることが指摘されている．LPはリエントリーによる心室性不整脈の基質を示すものであるが，リエントリー回路が心筋のどのような病理学的変化で形成されるかは背景の心疾患の種類や程度により異なる．

小沢[4]によれば，陳旧性心筋梗塞や特発性心筋症，とくに拡張型心筋症でLPの検出率が高いが，心室頻拍との関連でみると，拡張型心筋症では心筋梗塞ほど強くはなかった．また，心筋梗塞の急性期では，悪性心室性不整脈の頻度が高いのに対

用性についてはvector magnitude法に比較しても，けっして遜色はない．

vector magnitude法

Simson[3]による方式で，現在では市販の機器のほとんどがこの方式を採用している．

Simsonらは，従来のアナログフィルターではringingなどのアーチファクトがQRSの後方に残り，LPの判定に支障をきたすとの考えによりbi-directional digital filterを採用している．計算によ

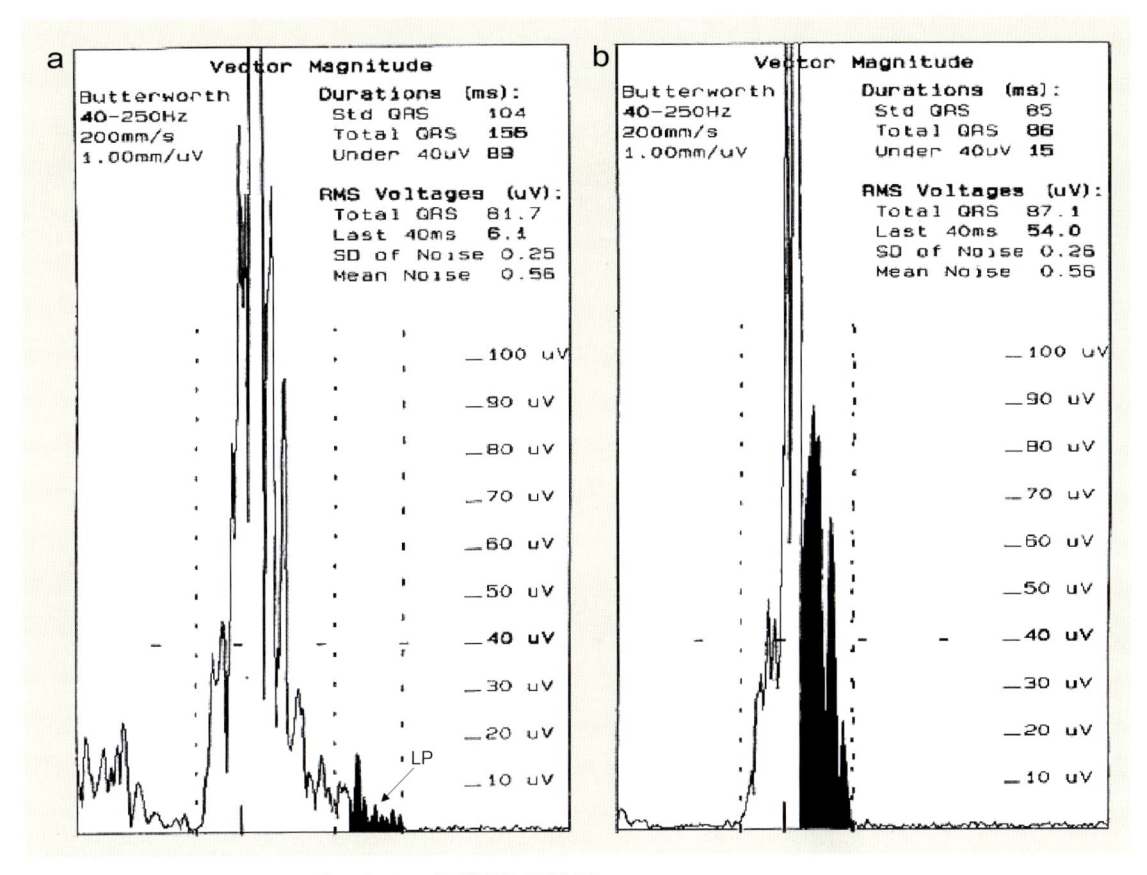

図3 vector magnitude法によるLP陽性例と陰性例

a：心室遅延電位陽性例　b：心室遅延電位陰性例

して，LPの検出率が慢性期に比較して低かった．

このように，心室頻拍がみられてもLPの検出率に差がみられる理由として，背景にある心疾患の種類や時期，心筋の病理学的変化の種類や程度と電気生理学的状態，心室性不整脈の発生機序の差などが考えられるため，LPの臨床的評価にあたっては，背景となる心疾患の種類や程度について十分に考慮する必要がある（⇒**Point!**）．

LPによる持続性心室頻拍の予知

LPにより心筋梗塞患者の持続性心室頻拍をどれぐらい予知できるかを欧米の諸家と比較検討した筆者らの結果によると，陰性適中率が99.6％ときわめて高いことが判明した．また，LP陽性では偽陽性があるとはいえ，患者のなかから危険な例を区別できることになり，外来などでの経過観察をより注意して行う必要のある患者の識別が可

Point! リエントリー以外の異なった機序の可能性

LPの検出は，危険な心室性不整脈の基質の有無を判定するのに有用であり，不整脈そのものが出現していなくても判断できる点に臨床的価値がある．心室頻拍のうち，単形性持続性心室頻拍はリエントリーを機序とするが，リエントリー回路の形成に重要な役割を果たすLPがその基質として不整脈の非発作時にも記録されうる．一方，多形性心室頻拍や非持続性心室頻拍とLPとの関連は明らかではない．これは，リエントリー以外の異なった機序によるものがあるためである．

能と考えられる．

LPによる突然死の予知

LPにより陳旧性心筋梗塞患者の心臓突然死を予知できるか否かについて，欧米の主要な論文と筆者らの施設の結果を比較検討したところ，いずれもLPの突然死に対するnegative predictive value

3. 不整脈，失神

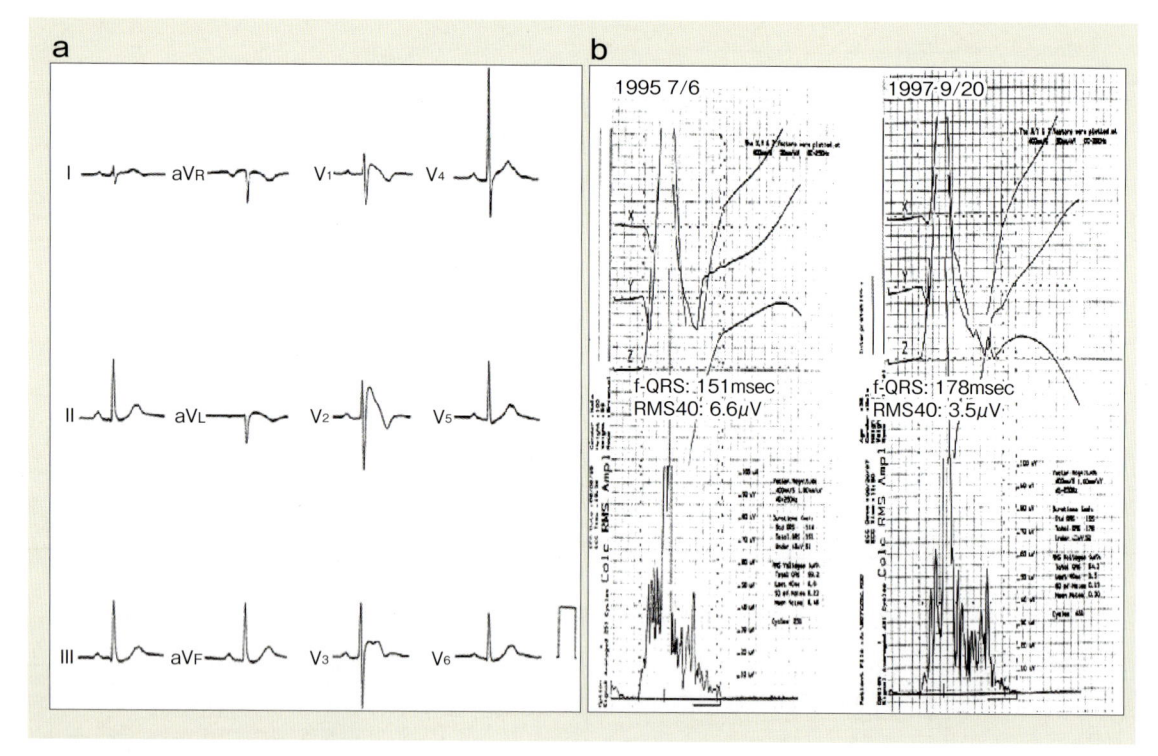

図4 Brugada症候群とLP
a：Brugada型心電図，b：加算平均心電図の経時的変化
aは典型的なBrugada型心電図所見．経時的に加算平均心電図を記録すると(b)，Brugada症候群では明らかな変化を示すことがしばしば観察される．

が高く，LPの検出されない陳旧性心筋梗塞患者では，突然死がきわめて少なかった．ただし，これまでの報告によれば，LP単独での心臓突然死の予測には限界があるため，他の臨床的指標と併せて検討する必要がある．

一方，従来の報告によれば，拡張型心筋症や肥大型心筋症におけるLPの臨床的意義については，陳旧性心筋梗塞と同様negative predictive valueが良好なことが示されている．

Brugada症候群における加算平均心電図の意義

> LPがつねに陽性である症例は，心室細動発生の確率が高い．

近年，心臓突然死の原因としてBrugada症候群が話題となっている．

図4は，Brugada症候群でLPの経時的変化をみたものである．Brugada症候群における加算平均心電図の意義については，本症候群のST上昇とLPの出現が一致することから，ST上昇時の心室細動の易発現性を支持するのではないかとの意見や，本症候群においてつねにLP陽性である症例は心室細動発生の確率が高いとする報告がなされている．

心房遅延電位の臨床的意義

> 加算平均心電図によるPafの予測には限界もある．

心房遅延電位（a-LP）は心房局所のfragmented activityを体表から記録したものと考えられ，電気生理学的検査による心房受攻性の予測や洞調律時の発作性心房細動（Paf）の予測に有用である[5]．

図5にa-LP陽性例と陰性例を示す．Paf例でもa-LPが認められない例や逆にPafの既往がなくて

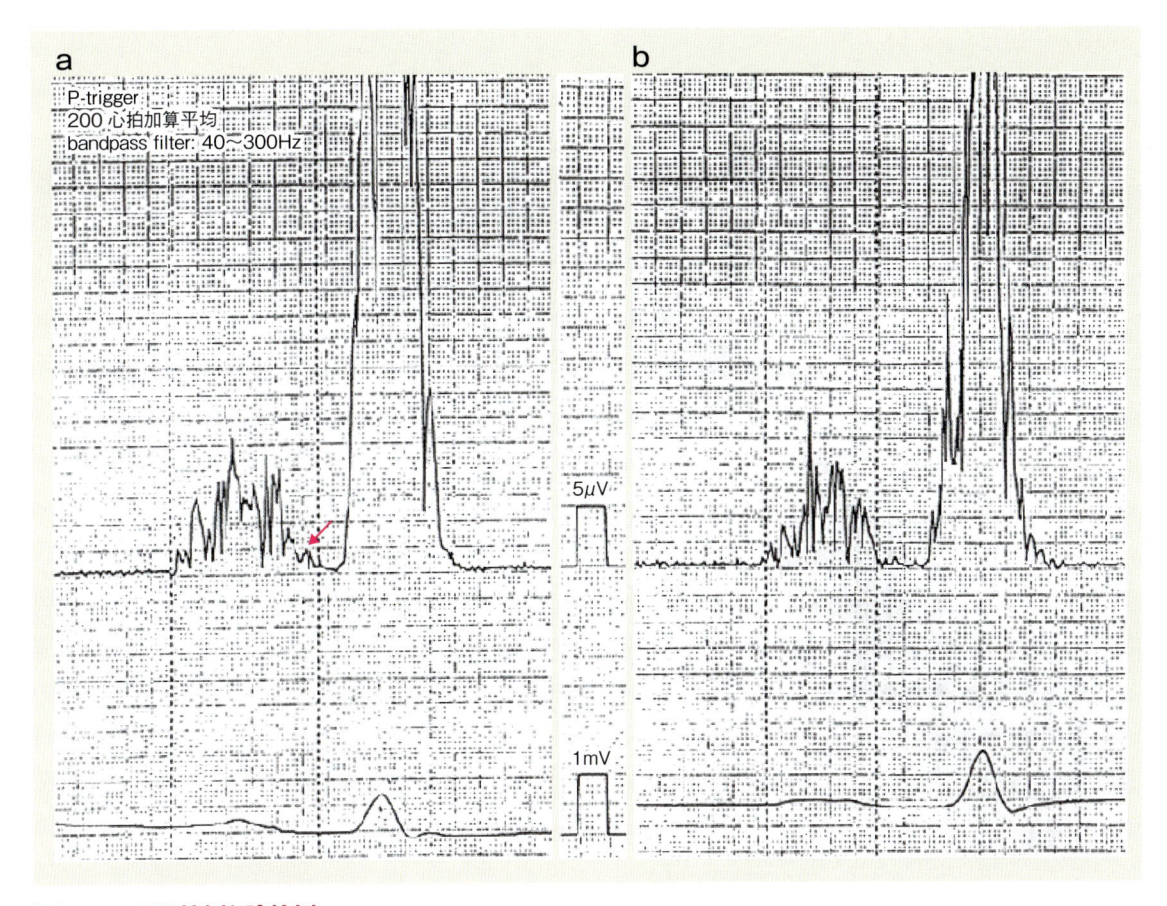

図5 a-LP陽性例と陰性例
a：発作性心房細動例，b：健常例
aは発作性心房細動例の記録．→で示すようにfiltered P波の終末部に微小な遅延した電位が観察される．

もa-LPが検出される例もあり，加算平均心電図によるPafの予測には限界もある．

加算平均心電図によりPafを予測する場合には，直接リエントリーに関与しない心房筋の変性や線維化などの解剖学的変化がどのようにfiltered P波の形態に影響を及ぼすかということを念頭におき，疾患別あるいは病態別に評価する必要があると思われる．

Holter心電図を用いた加算平均心電図法

最近，デジタル式24時間Holter心電図を用いた加算平均心電図法が開発され，臨床の場で用いられ始めている．筆者らは，健常者53人およびなんらかの心疾患を有する患者95人を対象とし，デジタル式24時間Holter心電図による加算平均心電図とリアルタイム加算平均心電図では良好な相関関係があることを報告した[6]．さらに，a-LPの指標であるfiltered P duration（FPD）にも良好な相関があることを報告している[7]．

加算平均心電図によるHis束電位の記録

加算平均心電図によるHis束電位の検出で注意すべきことは，QRSトリガーではQRSより一定の間隔で先行するHis束電位があるときのみ記録可能であるということである．

したがって，1度房室ブロックでA-HおよびH-V時間を計測するのには便利である．2度房室ブロックでは一般に判定困難な例が多いが，

Wenckebach型房室ブロックでH-V時間の一定の例についてはHis束電位が記録されることがあり、この場合はA-Hブロックと診断できる。従来の報告では、加算平均心電図によるHis束電位の検出率は60～90%とされている[4]。

加算平均心電図のピットフォール

> 心室内伝導障害があり、QRS波が延長している症例では、LPの判定は困難とされている。

LPは、ノイズ混入が検査結果に大きく影響するので、通常の心電図検査以上にノイズの低減に留意する必要がある。そのため、電極、皮膚処理、周辺機器の環境などをチェックする。加算平均心電図による計測が困難な症例としては、期外収縮多発例、脚ブロック、心房細動、WPW症候群、ペースメーカー植込み症例（VVIなど）などである。

Brugada症候群では、右脚ブロックパターンを示すため、LPの評価を通常のように行ってもよいのかという意見がある。一般的には、右脚ブロックあるいは左脚ブロックなどの心室内伝導障害を有するQRS波の延長している症例ではLPの判定は困難とされる。これは、QRS幅が広くなって伝導遅延部（LP成分）がQRS波の中に埋もれてしまうためである（ただし、QRS幅が正常な前枝/後枝左脚ブロックと不完全右脚ブロックは例外）。しかし一部、QRS幅が広くてもRMS40が異常であれば、判定してもよいという意見があり、RMS40が異常であれば陽性とする報告もある。ただし、これは世界的にはコンセンサスが得られたものではない。

翻ってBrugada症候群ではLP陽性例が多く検出されることや、LP陽性例ではリスクが大きいことが報告されており、この場合の多くは右脚ブロック"様"ではあるものの、実際には右脚ブロックではない場合に判定される。したがって、臨床の場ではBrugada型心電図波形を呈していてもLPの判定は行うことができ、有用性はあると思われる。

加算平均心電図では、filtered P波とfiltered QRS波が連続して記録される場合があり、この場合にはfiltered P波の終末点が不明のため、a-LPの評価は困難である。

今後の展望

近年、加算平均心電図法は不整脈診断に広く施行されるようになったが、不整脈の発生には基礎心疾患の種類、心機能、電解質、ホルモン、自律神経系、心筋虚血といった周辺環境が密接に関連していることを認識しておく必要がある。

本法は不整脈そのものが出現していない場合でも評価できる点で他の検査にはない利点を有するが、LPあるいはa-LPの判定に関しては使用する機種により基準がまちまちであることから、今後は判定基準の標準化が急務である。さらに抗不整脈薬治療、あるいはカテーテルアブレーションなどの非薬物治療の影響や、QRS内部の微小電位の動向など、なお詳細な検討が必要であったり、解決すべき問題点も残されている。

■引用文献

1. Rozanski JJ, et al: Body surface detection of delayed depolarization in patients with recurrent ventricular tachycardia and left ventricular aneurysm. Circulation 1981; 63: 1172-1178.
2. 笠巻祐二、ほか：心房受攻性の非観血的予測指標について—電気生理学的検査と加算平均心電図法による対比検討．心電図 1991; 11: 258-267.
3. Simson MB: Use of signals in the terminal QRS complex to identify patients with ventricular tachycardia after myocardial infarction. Circulation 1981; 64: 235-242.
4. 小沢友紀雄：体表心臓微小電位とその臨床、中外医学社、1992.
5. 笠巻祐二、小沢友紀雄：心房細動と心房遅延電位．綜合臨床 1992; 41: 652-657.
6. 山田健史、ほか：24時間ホルター心電図による加算平均心電図とリアルタイム加算平均心電図の諸指標の比較．心臓 2009; 4: 14-19.
7. 笠巻祐二、ほか：新たなホルター心電図解析ソフトを用いたP波加算平均心電図の検討．心電図 2006; 26: 28.

心拍変動解析による心疾患予後評価の有用性と限界

渡邉英一,尾崎行男
藤田保健衛生大学循環器内科

心拍変動解析とは

> 心拍変動解析により心臓自律神経活動が非侵襲的に評価できる.

　健常者の心拍は,呼吸や循環に伴う自律神経活動や体液性因子の関与を受け,1拍ごとに変動している.この心拍のゆらぎを心拍変動とよび,心電図の洞調律RR間隔を数学処理することにより求められる.

　心拍変動解析にはRR間隔の変化を処理する時間領域解析とRR間隔の変化を周波数に変換して,周波数ごとの成分を評価する周波数領域解析がある.時間領域と周波数領域にはそれぞれ多くの指標があるが(表1)[1],各指標の発生機序は互いに異なる.したがって,心拍変動指標の低下と死亡などのエンドポイントとの関連を調べることは病態生理を考えるうえで重要である.

　市販のHolter心電図には心拍変動が自動計算されるものもあるが,記録条件や治療法などにも留意したうえで解釈を行う必要がある(表2).

心筋梗塞後の突然死予測

> 心拍変動の低下は心筋梗塞後の突然死予測に有用である.

　急性心筋梗塞発症後には心拍変動は低下するが,約1年で回復する.また,前壁梗塞は下壁梗塞に比べて心拍変動の低下が大きい.発症1か月以内の心拍変動解析により,その後1〜2年までの突然死や不整脈事故が予測できる[2] (⇒Point!).

　心拍変動の低下は,心筋梗塞後の死因のなかで突然死と最も強く関連し,これは左室機能や期外収縮の重症度とは独立した因子である.とくに,HFなどの周波数の高い領域の心拍変動の低下よりも,SDNN,SDANN,ULF,VLFなどの低い領域の心拍変動の低下が心筋梗塞後の突然死と関連する.これら低い周波数領域の心拍変動は心臓自律神経活動だけでなく,循環調節系全体の健全性をも反映していると考えられる[4].

　最近はさらに,心拍変動の非線形成分[5]や圧受容体反射感受性[6,7]と突然死との関連も注目されている.しかし,近年,急性心筋梗塞に対して再灌流療法が広く行われることや,β遮断薬やレニン-アンジオテンシン系阻害薬などにより生存率が向上したため,心拍変動による不整脈死予測能は変化している[8,9].

心拍変動による突然死予測の限界

> 陽性予測率が低いため,心機能,心室遅延電位,心室再分極過程,圧受容体反射感受性などとの組み合わせが必要である.

　心拍変動による突然死予測の感度は高いが,陽性予測率は15〜20%と低い.このため,突然死のスクリーニングには適するが高リスク群の同定には十分ではない.

表1 心拍変動解析

時間領域の心拍変動指標		
	SDNN	24時間すべてのNN間隔の標準偏差（単位：msec）
	SDNNindex	すべての5分ごとのNN間隔の標準偏差の平均（単位：msec）
	SDANN	すべての5分ごとのNN間隔の平均の標準偏差（単位：msec）
	RMSSD	隣り合ったNN間隔の差の2乗の和の平均の平方根（単位：msec）
	NN50	隣り合ったNN間隔の差が50msec以上あるNNペアの和
	pNN50	すべてのNN間隔が50msec以上異なるNN間隔の全体に対する比率（単位：%）
	HRV triangular index	24時間のNN間隔について、総数をヒストグラムの頂点の高さ（最高頻度）で割った値
	TINN	24時間のNN間隔のヒストグラムを三角形で近似したときの底辺の長さ（msec）
周波数領域の心拍変動指標		
	TP (total power)	すべてのNN間隔の変動；〜≦0.4Hz（単位：msec^2）
	ULF (ultra low frequency)	ULF領域のパワー；≦0.003Hz（単位：msec^2）
	VLF (very low frequency)	VLF領域のパワー；0.003〜0.04Hz（単位：msec^2）
	LF (low frequency)	LF領域のパワー；0.04〜0.15Hz（msec^2）
	LFnorm	LF power in normalized units；LF/(total power−VLF)×100
	HF (high frequency)	HF領域のパワー；0.15〜0.4Hz（msec^2）
	HFnorm	HF power in normalized units；HF/(total power−VLF)×100
24時間心電図の時間領域と周波数領域の解析の相互関係	時間領域	周波数領域
	SDNN	TP
	SDANN	ULF
	RMSSD	HF
	NN50	HF
	pNN50	HF
	HRV triangular index	TP
	TINN	TP

N：洞調律心拍　（Task Force of the European Society of Cardiology and the North American Society of Pacing and Electrophysiology. 1996[1]より）

突然死の発生には多くの要因が関与しており（図1）、心拍変動は修飾因子の一つにすぎないため、単一の検査による突然死予測には限界がある。一方、心拍変動と従来のリスク因子との相関が低いことから、これらを組み合わせることにより予測精度を改善させることができる。Farrellら[10]は、急性心筋梗塞患者について、心拍変動と遅延電位、および非持続性心室頻拍の3者を組み合わせると陽性予測率は58%になると報告している（図2）。

近年、陳旧性心筋梗塞で左室駆出率30%以下の症例には埋込型除細動器（ICD）による突然死

Point! いつまで予測できるか？

心筋梗塞発症後1年以上たってから求めた心拍変動解析では、その後の突然死の予測は困難である[3]。これは、突然死の発生は心筋梗塞後1年以内に多いことによるとされる。

一次予防が行われることがあるが、心機能だけでなく多数のリスク因子を組み合わせて適応症例を選別する努力が必要である。リスク因子の有効な組み合わせ法を調べることが今後の課題である。

心不全と心拍変動

心不全（低心機能）における心拍変動の有用性は、まだ十分に確立されていない。

心不全では病初期から心拍変動は低下しており、また、心拍変動の低下は心不全の重症度と相関する[10]。心不全における死因の多くは心不全死と致死的不整脈による突然死である。

これまで、心不全死を含む全死亡の予測には、SDNNやLF/HFの低下が有用であることが報告さ

表2 心拍変動解析の留意点

1. 記録方法	短時間（数分間）、24時間以上 記録状態（外来、入院、head-up tilt など）
2. 記録時期	急性期、安定期（慢性期）
3. 心疾患	虚血性、非虚血性 健常人、心不全、心機能低下
4. 合併症	糖尿病、腎臓病など
5. 併用治療	再灌流療法、収縮同期療法、レニン−アンジオテンシン系阻害薬、β遮断薬など
6. 不整脈など	期外収縮、洞不全、房室ブロック、ペースメーカ、心房細動
7. 設定エンドポイント	総死亡、心臓死、突然死（不整脈死）

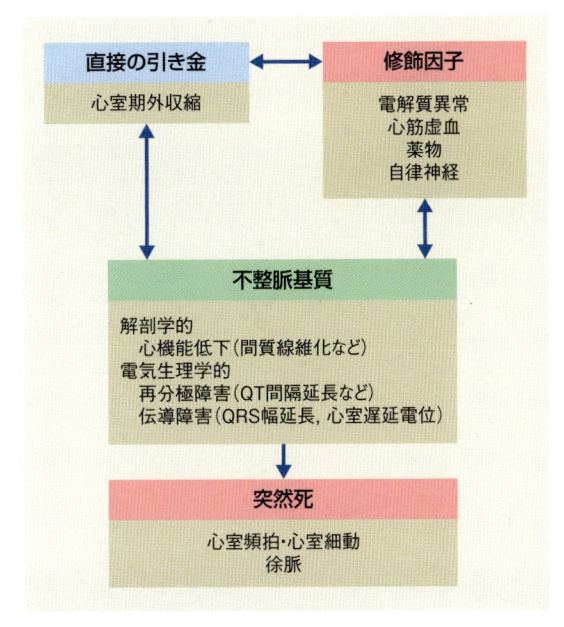

図1 突然死の発症に関与する因子

突然死の発症には多様な因子が関連しているが，不整脈発生基質，修飾因子，および直接の引き金の3因子が関与していると考えられる.

れている[11]．筆者らは，日常活動に起因する心拍変動の影響を極力取り除き，自発的なゆらぎの特性を分析する方法を開発し，これを用いて心不全患者を対象に全死亡の予測能を検討した[12]．その結果，単変量解析ではSDNNとULFは有意な予後指標であったが，多変量解析では独立因子とはな らなかった．

次に，24時間にわたって連続40心拍ごとの標準偏差（λ40）を算出し，生命解析を行ったところ，この指標は独立した予後指標となることがわかった（図3）．λ40は0.025〜0.03Hz付近にピークを有する心拍変動であるが，この指標の意味するところは十分解明されていない．

近年，重症心不全の治療に両室ペーシング機能付埋込型除細動器（CRT-D）が植え込まれる症例が増えている．これにはSDNNを連日記録する機能がついている機種があり，これにより心不全の増悪をモニタリングできる可能性がでてきた．

心不全において心拍変動解析による突然死予測は可能であろうか．これまでの研究ではLFの低下の有用性を報告したものが散見されるのみである[11]．これは，致死的不整脈発生に関連する因子の複雑性や多様性によると考えられる（図2）．さらに，解析を困難にする問題として期外収縮を始めとする種々の不整脈があげられる（表2）．とくに心房細動に心拍変動解析を行い，予後の関連を検討した報告は少ない[13]．心不全における突然死予測からみた心拍変動の意義は確立されておらず，今後の課題である．

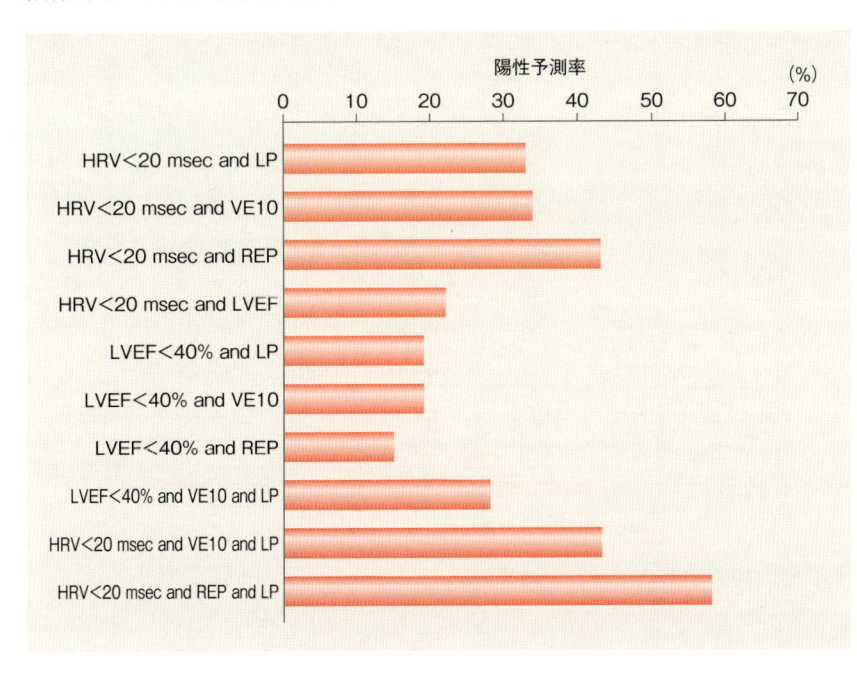

図2 急性心筋梗塞後の不整脈事故の陽性予測率

対象は416例の急性心筋梗塞患者．発症後1週間以内に記録された24時間Holter心電図から心電図指標を求め，不整脈事故の陽性予測率を検討した．心拍変動と種々の危険因子を組み合わせることにより陽性予測率が改善する．HRV：心拍変動，VE：心室期外収縮，REP：非持続性心室頻拍，LP：late potential，LVEF：左室駆出率．

（Farrell TG, et al, 1991[10]より）

3. 不整脈，失神

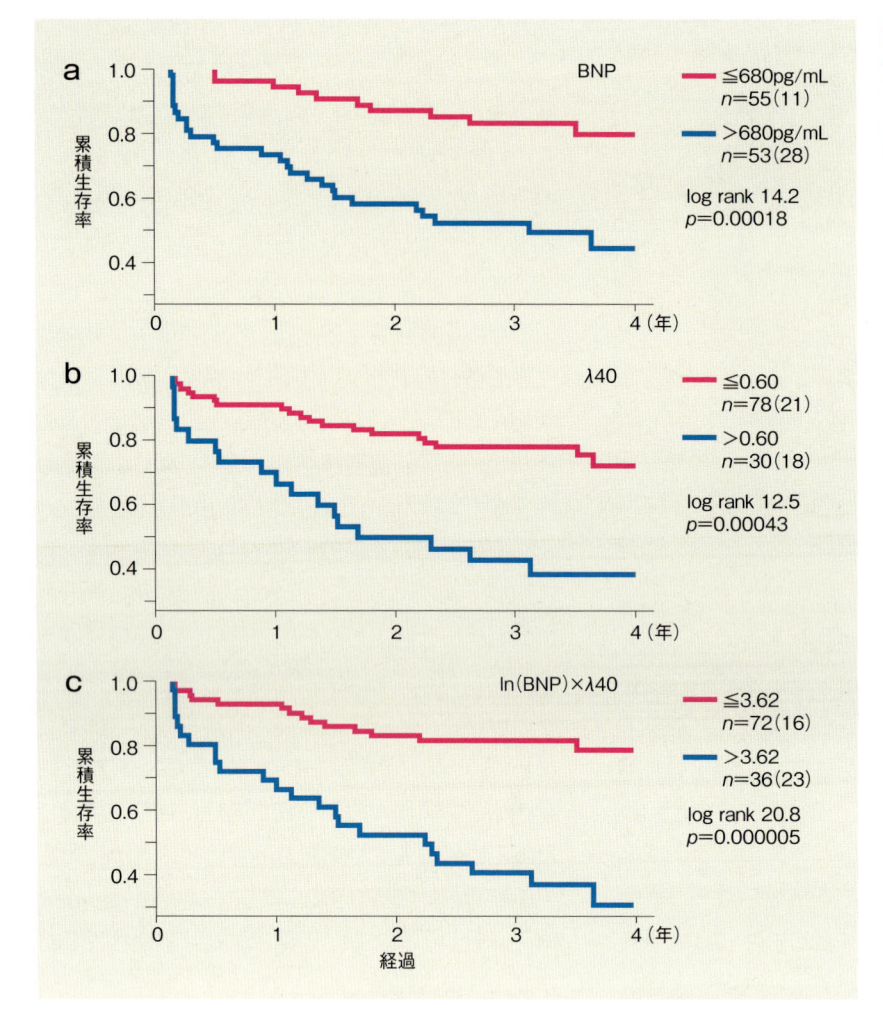

図3
心不全と総死亡

106例の心不全入院患者を対象に，退院前に記録された24時間Holter心電図から連続40心拍ごとの標準偏差（λ40）を算出し，生命解析を行った．B型利尿ペプチド（BNP）とλ40を組み合わせることにより総死亡を予測することができる．Kaplan-Meier生命解析—a：B型利尿ペプチド，b：λ40，c：B型利尿ペプチドとλ40の組み合わせ．

（Kiyono K, et al, 2008[12] より）

■引用文献

1. Heart rate variability: standards of measurement, physiological interpretation and clinical use. Task Force of the European Society of Cardiology and the North American Society of Pacing and Electrophysiology. Circulation 1996; 93: 1043-1065.
2. Odemuyiwa O, et al: Temporal influences on the prediction of postinfarction mortality by heart rate variability: a comparison with the left ventricular ejection fraction. Br Heart J 1994; 71: 521-527.
3. De Ferrari GM, et al: Baroreflex sensitivity, but not heart rate variability, is reduced in patients with life-threatening ventricular arrhythmias long after myocardial infarction. Am Heart J 1995; 130: 473-480.
4. Aoyagi N, et al: Frequency characteristics of long-term heart rate variability during constant-routine protocol. Am J Physiol Regul Integr Comp Physiol 2003; 285: R171-176.
5. Huikuri HV, et al: Fractal correlation properties of R-R interval dynamics and mortality in patients with depressed left ventricular function after an acute myocardial infarction. Circulation 2000; 101: 47-53.
6. La Rovere MT, et al: Baroreflex sensitivity and heart rate variability in the identification of patients at risk for life-threatening arrhythmias : Implications for clinical trials. Circulation 2001; 103: 2072-2077.
7. Bauer A, et al: Heart rate turbulence: standards of measurement, physiological interpretation, and clinical use: International Society for Holter and Noninvasive Electrophysiology Consensus. J Am Coll Cardiol 2008; 52: 1353-1365.
8. Huikuri HV, et al: Prediction of sudden cardiac death after myocardial infarction in the beta-blocking era. J Am Coll Cardiol 2003; 42: 652-658.
9. Makikallio TH, et al: Prediction of sudden cardiac death after acute myocardial infarction: role of Holter monitoring in the modern treatment era. Eur Heart J 2005; 26: 762-769.
10. Farrell TG, et al: Risk stratification for arrhythmic events in postinfarction patients based on heart rate variability, ambulatory electrocardiographic variables and the signal-averaged electrocardiogram. J Am Coll Cardiol 1991; 18: 687-697.
11. Sandercock GRH, Brodie DA. The role of heart rate variability in prognosis for different modes of death in chronic heart failure. Pacing and Clinical Electrophysiology 2006; 29: 892-904.
12. Kiyono K, et al: Non-Gaussian heart rate as an independent predictor of mortality in patients with chronic heart failure. Heart Rhythm 2008; 5: 261-268.
13. Yamada A, et al: Reduced ventricular response irregularity is associated with increased mortality in patients with chronic atrial fibrillation. Circulation 2000; 102: 300-306.

3. 不整脈, 失神

イベント心電図でHolter心電図を補う

笠巻祐二[1], 小沢友紀雄[2], 平山篤志[1]
1) 日本大学医学部内科学系循環器内科学分野　2) MJG研究所

イベント心電図とは

　イベント心電図とは，患者自身が症状出現時の心電図を自分で記録し，電話などの回線を通じてデータを送り，解析診断できる携帯型心電計のことをいい，開発は1980年代から始まった．日本で開発された携帯型伝送心電計のほとんどが簡便性を重視しているため，単一誘導での記録が多い．伝送型の心電計は，日本大学板橋病院，慶應義塾大学に解析センターが設置され，ネットワークサービスが行われるようになった[1]．

　携帯型心電計には，イベントボタンを押す前後の波形を記録するループメモリー式と，押した後の波形のみを記録するものに大別され，記録法は，使い捨て電極を体に貼るタイプと，本体内蔵電極を直接体表に接して記録するタイプがある．送信方法は，音響カプラー方式，内蔵モデム，内蔵PHS，FM変調あるいは外付きデジタル携帯電話などがある．

ループメモリー式イベント心電図

　ループメモリー式携帯型心電計は，あらかじめ電極を体表に付けておき，ループメモリーで心電図を記録しながら，一定時間以前の心電図を順次消去していくが，期外収縮のような一過性の不整脈が起こったときには，患者がボタンを押した時点から過去にさかのぼって心電図記録が残せる．図1に非持続性心室頻拍がボタンを押した前にのみ記録された1例を示す．

非伝送式イベント心電図

　伝送機能がないために，緊急な判断が要求されるときには役に立たないが，自分で心電図を検査したいときに記録ができ，それを，あらかじめ登録しておいた医師のもとに持参し，判読してもらう．今後，家庭用心電計の標準型になる可能性もあるが，判読する医師の側の能力や専門性，あるいは記録状態，医師の労力に対する報酬などの問

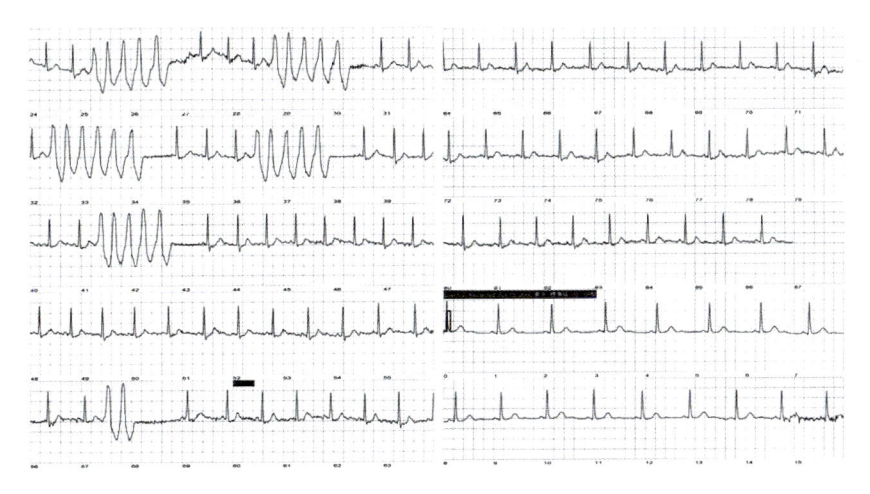

**図1
ボタンを押した
前だけの記録**

非持続性心室頻拍, 74歳, 男性.
主訴は動悸.

3. 不整脈，失神

題が残っている．

イベント心電図の誘導と診断

> 1つの誘導だけでも，不整脈診断は12誘導心電図の判定とほぼ同等と考えられ，虚血性心疾患のST-T評価は，1つの誘導ではV₅相当誘導がよく，V₅, V₂, Ⅱの3つの誘導の組み合わせで診断率が向上できる．

　イベント心電図は，不整脈や虚血性心疾患の発作時心電図が記録できる．携帯という利便性から，わが国では一般に1個の双極誘導で検討するタイプが多い．不整脈発作の診断では，1つの誘導でも臨床的には十分に解析可能だが，虚血性心疾患では，病変の部位を反映する誘導の選択が必要であり，1つの誘導では評価に限界がある．12誘導でなくても，3誘導が記録されれば虚血性心疾患における心電図評価がかなり向上することが期待される．実際のイベント心電図では，V₅相当誘導や第Ⅰ誘導のみで検討されることが多いが，筆者らは，通常の12誘導心電図と，その心電図の3個の誘導だけを選んでみた場合に，診断がどの程度まで可能かを検討した[1]．

　日本大学板橋病院の心電図室で連続記録された646人の外来患者の12誘導心電図の心電図診断と，同一心電図のⅠ，V₄, V₅だけで心電図診断を行った場合の診断一致率を検討した結果，伝導異常を除く不整脈は155例にみられ，どの誘導でも95％で一致し，不一致はすべてP波がⅡ，Ⅲ，aVFで，陰性の上室性異所性調律のみであった．

　房室伝導異常，脚ブロック，WPW症候群などの伝導異常68例では，房室ブロック，洞房ブロック，左脚ブロックでは100％の一致をみたが，右脚ブロックでは123％の過大評価となった．その理由は，これらの誘導ではS波の幅で右脚ブロックを推測するので，境界域のS波で不完全右脚ブロックと過大評価する傾向があったためと考えられる．

　虚血性心疾患の診断に重要なST-T変化の評価に関しては，ST異常もT波の異常もV₅で89％前後の評価が可能で，第Ⅰ誘導では78％と82％，V₄誘導での評価は532％と62％と低くなっている．

　筆者らは，連続89例を対象として，V₂, V₅, Ⅱのそれぞれとその組み合わせで12誘導心電図の診断をどの程度まで診断できるか検討した．12誘導心電図で異常の判定すべてを100％とすると，各単独誘導で異常を示したものはV₅, Ⅱ, V₂でそれぞれ92.7％，90.8％，78.2％の順で評価できた．また，不整脈の診断ではⅡで100％，V₂, V₅では93.8％で一致した．

　虚血性心疾患のST-T異常の判定では，各単独誘導ではV₅で40.9％，V₂とⅡでそれぞれ36.4％と低かったが，V₅にⅡやV₂を組み合わせて判定するとST-Tの診断率が向上し，とくに3誘導を組み合わせると95.5％まで向上した．

12誘導心電図との比較

> V₄あるいはV₅誘導のいずれでも，R振幅，T振幅，QRS幅，QT間隔，QTc間隔の各パラメータは12誘導心電図と相関し，臨床的にも十分に評価できる．

　イベント心電計は12誘導心電計とは異なり，一定の規格がない．ノイズが多いためにフィルターを使用しており，周波数特性にも差がある．波形に若干の歪みがあるため，12誘導心電図の波形と用いるイベント心電計の波形を比較し，特徴を知っておく必要がある．一般には，イベント心電図ではどの機種でもR波が減高傾向，T波が増高傾向に記録されることが多い．

　筆者らは，日常診療で用いた携帯型心電計の心電図記録と，12誘導心電図（ECG）による結果を比較した．対象は，循環器外来患者161名で，携帯型心電計はオムロン社製HCG-801（HCG）を使用し，V₄あるいはV₅相当の双極1誘導の心電図を記録した．そして，各波形パラメータについて，ECGのV₄あるいはV₅誘導による結果と比較した．HCGの波形は5心拍の平均値，ECGは1〜3心拍

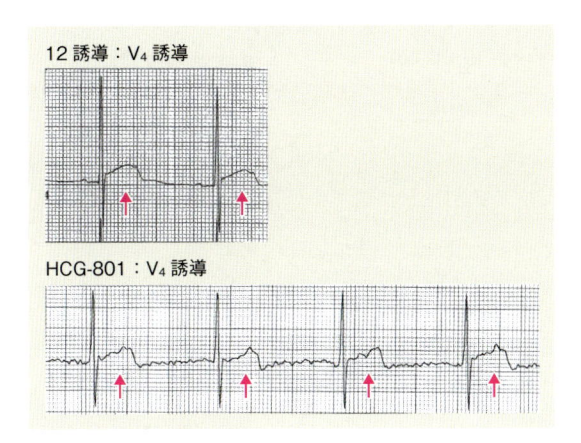

図2 ST上昇の記録
いずれも 25mm/s, 10mm/mV

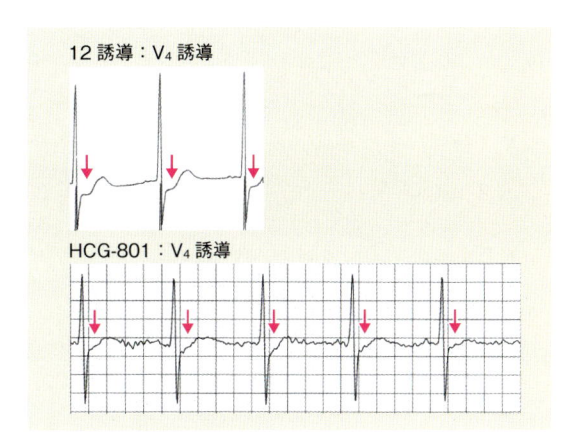

図3 ST低下の記録
いずれも 25mm/s, 10mm/mV

の平均値を採用した．その結果，V_4あるいはV_5誘導のいずれにおいてもR振幅，T振幅，QRS幅，QT間隔，QTc間隔（Bazett），QTc間隔（Fridericia）の各パラメータにおいて，HCGとECGとの相関は十分に良好であった（それぞれ$R=0.83$，$R=0.90$，$R=0.90$，$R=0.82$，$R=0.79$，$R=0.77$，V_4誘導）．平均値の比較では，R振幅のみECGとの有意差が認められた（1.92mV vs. 1.57mV，$p<0.05$，$n=71$）が，他のパラメータに有意差は認められなかった．図2〜6に実例を示す．いずれも臨床的には十分に評価可能であると思われる．

イベント心電図の自動診断

> 現時点では**ノイズやアーチファクトが混入する**ために診断精度は不十分だが，これらの問題が解決されれば改善されることが期待できる．

イベント心電図は，単一誘導という制限があるものの，記録の自動解析も試みられている．そこで筆者らは，カードガード社製CG-6106とCG-2100型イベント心電計と，オムロン社製HCG-801型携帯用心電計の自動解析による重症度の判定精度を，同一患者の12誘導心電図の成績と比較検討した．

その結果，携帯型心電計ではノイズやアーチファクトが混入して，それを異常波形と誤認する

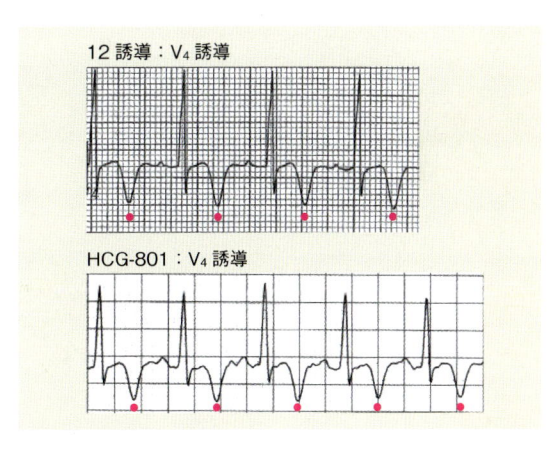

図4 陰性T波の記録
いずれも 25mm/s, 10mm/mV

ものがあり，専門医の解析結果との一致率はCG-2100では36％，HCG-801では77％，CG-6106では86％であった．不一致の原因の大多数がアーチファクトを不整脈と誤認としたもので，ついで異常計測値の判定基準の差が問題であった．上記機種のうちCG-6106が電極を装着するループ型イベントレコーダーであり，ノイズやアーチファクトが少なく，CG-2100型は体表に機器を置いて記録するタイプで，被検者は初めてこの機器を扱ったためか，ノイズが多かった．

これらの機種による重症度の診断精度は，ノイズとアーチファクト，および波形の解析基準の修正により，医師の判定との一致率が97％，95％，99％に改善できることが示唆された．これはイベント心

3. 不整脈，失神

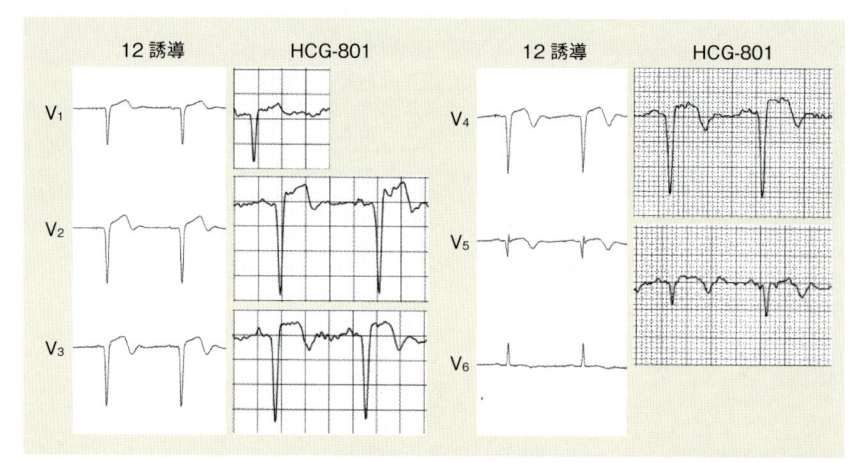

図5
心筋梗塞の記録

いずれも 25mm/s, 10mm/mV

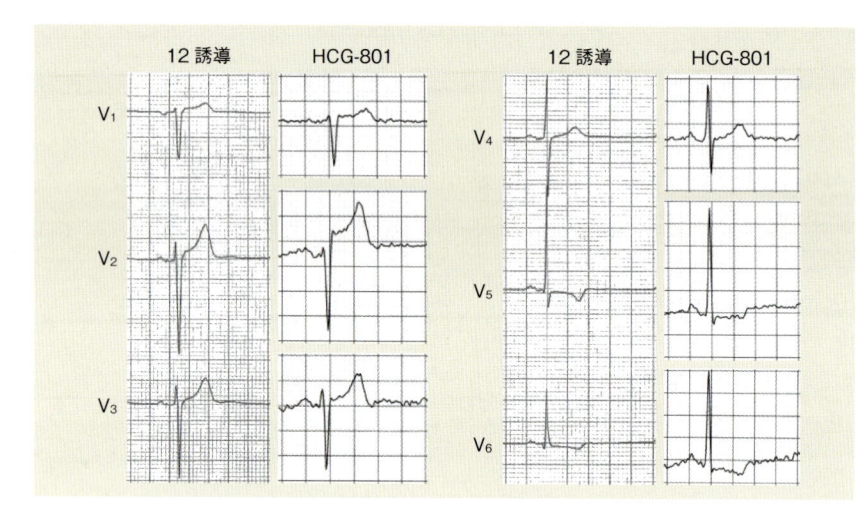

図6
左室肥大の記録

いずれも 25mm/s, 10mm/mV

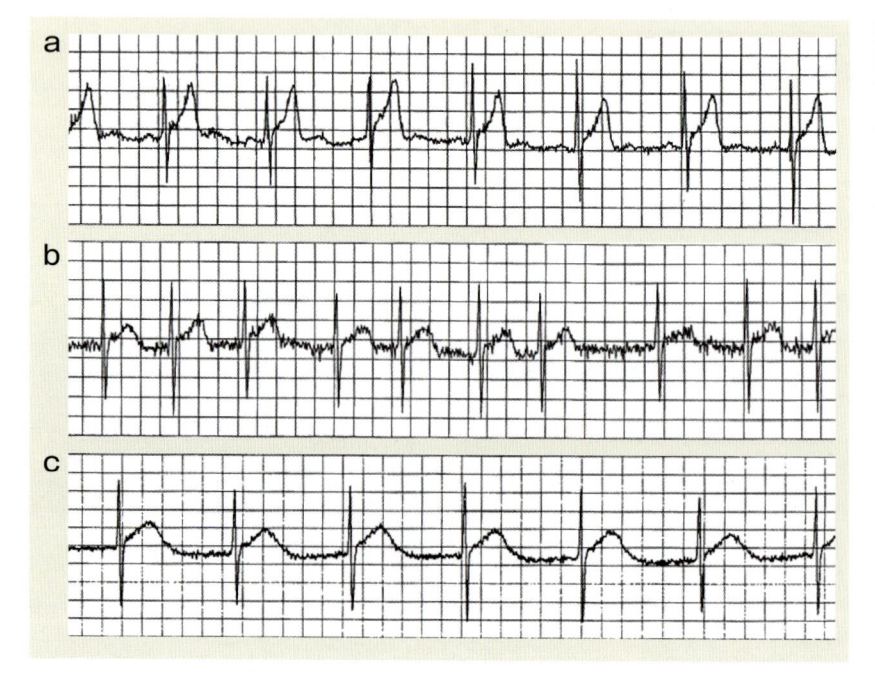

図7
発作性心房細動の記録

a：投与前洞調律時
b：投与中心房細動（無症状）
c：投与中洞調律時
48歳，男性．シベンゾリン 200 mg/day 投薬前後の電話伝送心電図．毎日，起床時に記録を送信．

198

表1 イベント心電図の臨床的有用性

1. 症状に対応して心電図所見が明確に得られる．とくに，常時携帯することで，まれにしか出現しない発作時の記録が可能なため，症状の把握ができる．
2. 記録された心電図を電話などの手段を用いて伝送でき，それによる早期対処が可能となる．
3. 外来患者の非連続的心電図モニターとして有用．
   a. 抗不整脈薬を新たに投与した場合，催不整脈作用による新たな不整脈の出現やQT延長のチェック．
   b. 突然死の原因疾患として注目されているBrugada症候群の心電図モニター．
   c. 発作性心房細動では，症状の有無にかかわらず定期的な記録をすることで，無症候性心房細動の存在が診断可能（図7）．
4. Holter心電図よりもはるかに長期間にわたって任意の場所，時間に心電図を記録し，ただちにそのデータを伝送し，解析することが可能．

表2 イベント心電計の応用範囲

1. 中核病院と周辺診療所との連携．
2. 産業医の現場と専門医の連携．
3. デイケア現場と専門医の連携．
4. スポーツクラブと専門医の連携．
5. 専門医による個人の心臓健康管理．
6. 疫学調査への応用．

Point! イベント心電図の問題点と課題

① 単一誘導の記録であるため患者の訴える症状に対してすべてを把握，評価できるとは限らない．
② 不整脈の重症度の判定など24時間内での異常の頻度を定量化することはできない．
③ 無症候性の不整脈あるいは心筋虚血の検出には必ずしも十分ではない．
④ 虚血性心疾患などに基づく心電図変化の評価には限界がある．
⑤ 防水型でないため，入浴中の症状が把握できない．
⑥ 心電図記録の操作が難しい．
⑦ 使い捨て電極による皮膚のかぶれ．
⑧ 理解不足から，抗不整脈薬効果や心臓手術後の定時観察などへの利用が普及しない．
⑨ 記録された心電図をコールセンターに伝送する際の管理が煩雑．
⑩ リチウム電池の寿命切れが把握できない．
⑪ 患者が意識しないのに記録ボタンが押されるケースがある．

電図の最大の課題が，いかに綺麗な心電図を記録するかであることを示す成績にほかならない．

イベント心電図の臨床応用

携帯型心電計は，発作性の胸部症状などを訴える患者で，その症状が不整脈あるいは心筋虚血に起因するか否かの診断手段として，きわめて有望である．従来の24時間Holter心電図法が長時間にわたって電極を装着する煩わしさのあるものの，必ずしも記録中に患者の訴える症状が出現したり，心電図変化が記録されるとは限らないこと，多くの心電図情報を得られる一方，その解析に要する時間的，経済的負担も少なくないことなどを考慮すると，本法は簡便性および診断の効率性，即時性といった点においてHolter心電図法を補完する新たな方法として臨床的意義が大きい（表1，2）．

また，携帯型心電計の記録にデータの伝送機能が加わり，医療施設のみならず家庭や職場，学校など，あらゆる場所で誰でも手軽に心電図検査ができるようになった．今後は家庭用心電計の普及で心疾患の早期治療，早期予防が可能か否かを検証していく必要があろう．そのための課題として

は，さらなる自動計測化の促進，予防効果の確認，経済効果（医療費減少効果）の検証も必要である．

イベント心電図のピットフォール

イベント心電図は，用いる機種によりフィルター，周波数特性の違いがあるので，波形の歪みや特徴をよく知ったうえで心電図波形を読む訓練が必要である．一般的には，どの機種でもR波が減高傾向，T波が増高傾向に記録されることが多い．また，ノイズが多いためP波の認識が難しいが，RR間隔が一定か否かを参考にして判断できる場合がある．臨床で用いるときは，イベント心電図の問題点を十分に把握し[2-4]，イベント心電図の弱点は24時間Holter心電図で補うことも考えるべきである（⇒Point!）．

■引用文献

1. 小沢友紀雄，ほか：イベント心電図．モバイル心電図・伝送心電図の臨床，中外医学社，2004．
2. 笠巻祐二，ほか：ループメモリー機能を有する携帯型発作時心電記録計（CG6106）の臨床的有用性についての検討．日大医学雑誌 2003; 62: 2．
3. 托哈依加孜那，ほか：難治性発作性心房細動患者を対象とした電話伝送心電図による無症候性と症候性心房細動発作の評価．心電 2002; 22: 182-190．
4. 小沢友紀雄：携帯用電話伝送心電図 trans-telephonic ECG（TTE）．臨床医 1997; 23: 634-635．

3. 不整脈, 失神

頻発型心室性期外収縮(PVC)は治療適応になるか

庭野慎一
北里大学医学部循環器内科学

PVCの臨床的意義

> PVC自体を目標にした治療には否定的な見解が多いが, 放置できるか?

急性心筋梗塞において, PVCの頻発が致死的不整脈の予兆として重要であることが示されており, 急性虚血におけるPVCモニタリングが重要であることは常識である. しかし, 慢性病態におけるPVCの意義は必ずしも明らかではない.

PVC頻発が予後不良の指標であると示された左心機能低下例においても, I群抗不整脈薬による

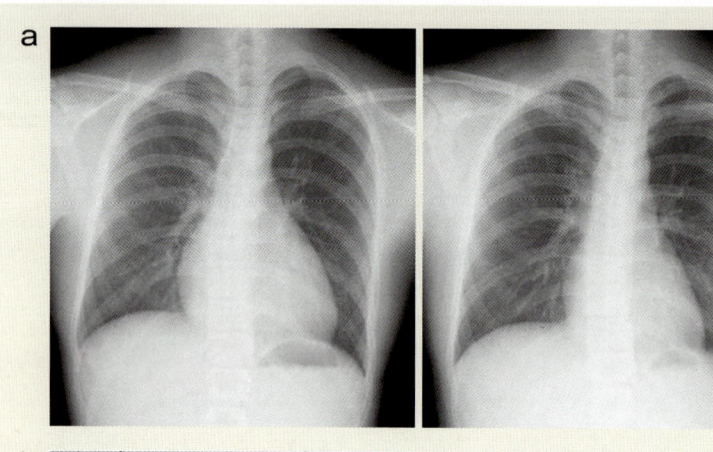

図 頻発型PVCにより心機能低下をきたしていたと考えられる症例(16歳, 男性)

a:胸部X線写真
左:アブレーション前(CTR:61.2%, LVEF:46%, PVC:36,584/日), 右:アブレーション後(1年)(CTR:48.5%, LVEF:67%, PVC:14/日).
b:アブレーション前の12誘導心電図
頻回のPVCと心エコー上の左心機能低下を認め, 特発性拡張型心筋症(DCM)を疑い紹介された. 冠動脈造影や心筋生検では異常はなかった. PVC起源をアブレーションして経過観察したところ, 心機能はほぼ正常化した. 本症例ではPVCの頻発が心機能低下の一義的原因であった可能性がある.

PVC抑制はむしろ予後を悪化させることが報告されており（CAST研究）[1]，PVC自体を目標にした治療については否定的な見解が多い．しかし，臨床的に健診などの随時心電図でPVCが記録され，Holter心電図で数千〜数万発のPVCが記録される症例にしばしば遭遇する．このような症例のPVCは放置しておいてよいのだろうか．

薬物治療かアブレーション治療か

> 左心機能の低下にPVCが増悪的に関与している可能性がある．

PVCは早期収縮のため有効な心拍出を得られないが，次の心拍がただちに有効かつ増強された拍出を行うため，脳虚血などの重篤な症候は起こらず，脈不整の自覚などにとどまる．しかし，PVCが頻発すればその回数に応じて心筋は無効な収縮を繰り返すことになり，頻拍性心筋症ないし徐脈性心不全と同様の機序で心機能低下をきたす可能性がある[2]．

頻発型PVCが認められる左心機能低下症例でアブレーション治療を行った報告では，アブレーション後に有意な収縮機能回復が認められたことから，左心機能低下にPVCが増悪的に関与している可能性を推定している[3]．この結果から判断すれば，器質的疾患を有し数万発/日を超えるPVCを呈する症例ではPVC抑制を考慮してもよいと考えられるであろう．しかし，器質的疾患を有する症例を対象にする以上，陰性変力作用を有するIa群，Ic群抗不整脈薬は不適切である．心機能への影響が少ないと考えられるIb群，III群薬による介入の是非は明らかではないが，アブレーションという強力な非薬物治療がある以上，これを優先すべきと考えられる．

Point! アブレーションの適応

頻発型のPVCにアブレーションをすべきか否かは，慎重に検討する必要があるが，少なくとも数万発/日レベルのPVC頻発例では，継続的な観察が必要と考えられる．

正常心機能例における頻発型PVC

> PVCアブレーション後に心機能が完全正常化する場合がある．

正常心機能例において，PVCの頻発が心機能低下をきたすか否かは明らかではないが，筆者らが経験した症例ではPVCアブレーション後に心機能が完全正常化しており（図），PVCが一義的な原因として発症する左心機能低下例がありうることを示唆している．心室流出路起源のPVCは，しばしば数千〜数万発/日レベルの頻発を示す場合があるが，基本的に心機能は正常で予後も良好とされている．しかし，筆者らの前向き研究では（239例，4〜8年観察），流出路起源PVCの頻発により左心機能の低下を示す症例があること（LVEF 8%以上低下8例）が観察されており，観察開始前の2〜3回のHolter心電図記録における平均PVC数＞2万/日が独立した予測因子であった[4]（⇒Point!）．

■引用文献

1. Echt DS, et al: Mortality and morbidity in patients receiving encainide, flecainide, or placebo: The Cardiac Arrhythmia Suppression Trial (CAST). N Engl J Med 1991; 324: 781-788.
2. Vijgen J, et al: Tachycardia-induced cardiomyopathy secondary to right ventricular outflow tract ventricular tachycardia: improvement of left ventricular systolic function after radiofrequency catheter ablation of the arrhythmia. J Cardiovasc Electrophysiol 1997; 8: 445-450.
3. Bogun F, et al: Radiofrequency ablation of frequent, idiopathic premature ventricular complexes: Comparison with a control group without intervention. Heart Rhythm 2007; 4: 863-867.
4. Niwano S, et al: Prognostic significance of frequent premature ventricular contractions originating from the ventricular outflow tract in patients with normal left ventricular function. Heart 2009; 95: 1230-1237.

3. 不整脈，失神

ペースメーカ植込み適応決定に心臓電気生理検査は必要か

庭野慎一
北里大学医学部循環器内科学

徐脈性ペースメーカの植込み適応

> ペースメーカ植込みの適応について，EPSで判断すべきとは記載されていない．

専門外来で「ペースメーカ植込みの適応についてEPS（心臓電気生理検査）等の精査をお願いします．」という紹介状を受けることがある．確かにEPSは心臓の電気生理学的な検査として最も精密な検査であるが，徐脈治療の最終判断を担う検査として位置づけてよいのだろうか．あるいは，ペースメーカ植込みに先立って，必ずEPSを実施しなければならないのだろうか．

現在，世界的に広く受け入れられているAHA/ACCのペースメーカ植込み適応基準や日本の非薬物療法ガイドラインをみると，種々の委細な記載はあるにせよ，「症候性の病的徐脈がペースメーカの適応である」と要約することができ，EPSによって判断すべきとは記載されていない．無論，AVブロックの部位（AHブロックとHVブロック）を判定するためにEPSを実施しなければならない場合はEPSが必要であるといえるが，長時間モニタのパターンにより類推することは比較的容易である．

EPSでわかること

> HVブロックの再現は，器質的疾患の存在と進行を示唆しており，ペースメーカ治療を考慮する根拠となる．

徐脈において，EPSでは洞結節と房室伝導能を評価する．洞結節に関してはoverdrive suppression test（高頻度駆動抑制試験）で自動能の安定性を評価し（図b），房室伝導時間の計測で洞房伝導の安定性を評価することができる．房室伝導に関しては，His束心電図記録でブロック部位（AH，HHないしHV）を確認できるほか，心房プログラム刺激や薬物負荷（アトロピン，プロカインアミドなど）によってHis-Purkinje系の潜在的な伝導障害を評価することができる．とくにHVブロックの再現は，器質的疾患の存在と進行を示唆する所見であり（図a），ペースメーカ治療をより積極的に考慮する根拠となる．また，EPS時に冠動脈など基礎疾患をより精密に評価することで，徐脈として具現化した基礎疾患を明確にできる場合もある．

症候モニタリングの重要性とEPSの役割

> 長時間心電図などのモニタリングを繰り返すことが重要．

ペースメーカの技術が発達している現在，その適応を広げるべきであるとする考え方もあるが，合併症やデバイス管理を考慮すれば，個々に慎重な適応決定を行うべきである．

前述のガイドライン上，ペースメーカの植込みの是非を決定する最も重要な情報を提供するのは，症候と心電図のモニタリングである（図c）．

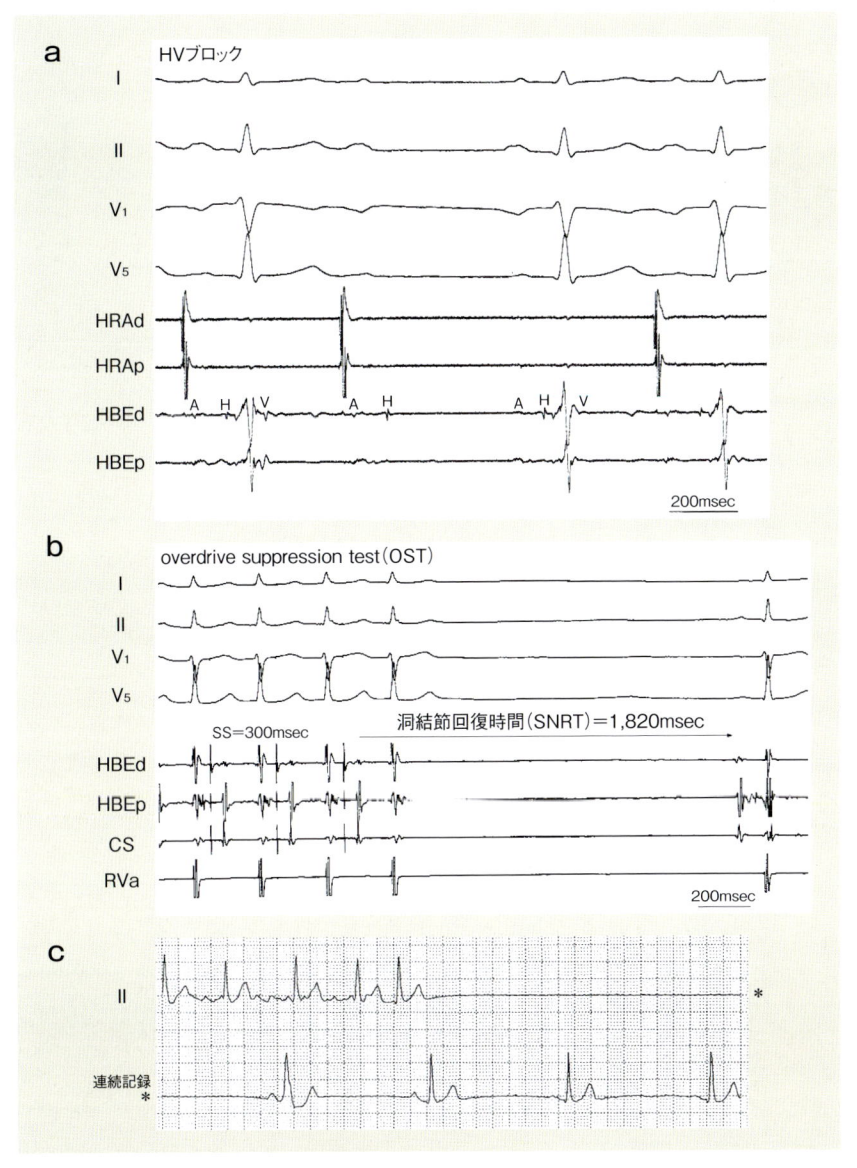

図 EPSにおける徐脈評価とモニタ心電図

AVブロックでは，ブロック部位の同定にHis束心電図が有用である．aではHVブロックが確認できる．洞不全症候群ではOSTで洞結節の自動興奮の安定性が評価できる．bではSNRTが1,500msecを超えており，異常所見である．cは洞不全症候群のモニタ記録であり，心房細動の停止後に5.2秒の洞停止を認め，同時に一過性脳虚血による眼前暗黒感を訴えた．

HRA：高位右房，HBE：His束電位記録部，CS：冠状静脈洞，RVa：右室心尖部

長時間心電図などのモニタリングを繰り返すことはきわめて重要である（⇒ **Point!**）．

なお，基礎疾患の有無や洞機能・房室伝導の安定性はペーシングモードの決定に影響するため，植込み時の簡易的な房室伝導の評価を含めればEPSは必ず実施すべきである．

Point! EPSは補助的な情報収集の手段

EPSで異常所見があっても臨床的な症候がなければ，適応は慎重とならざるを得ない．逆に，モニタリングで症候性の心停止が記録できれば，適応はほぼ確定的となる．つまり，徐脈治療用ペースメーカの植込み適応で重要なのは，症候のモニタリングであり，EPSは補助的情報を得る手段と位置づけることができる．

■参考文献

1. 日本循環器学会：循環器病の診断と治療に関するガイドライン：不整脈の非薬物治療ガイドライン（2006年度改訂版）．Jpn Circ J 2006; 70 (suppl): 1-38.
2. 井上 博, 奥村 謙（編）：EPS：心臓電気生理検査，第2版，医学書院，2007.
3. Mandel WJ, et al: Evaluation of sino-atrial node function in man by overdrive suppression. Circulation 1971; 44: 59.
4. Schwartzman D: Atrioventricular block and atrioventricular dissociation. Zipes DP, Jalife J (editors): Cardiac Electrophysiology, 1st ed., WB Saunders, Philadelphia, 2004; p.485-489.

心臓電気生理検査で異常が出ないときは、睡眠時無呼吸症候群を疑え

鈴木 均，竹石恭知
福島県立医科大学医学部循環器・血液内科学講座

不整脈の診断過程

> 不整脈の診断では、原因疾患と誘因を正確に把握するために諸検査が必要であるが、確定診断が困難で治療方針が決定できない場合、心臓電気生理検査の適応となる。

　不整脈患者の診療を的確に行ううえで重要な点が2つある．一つは不整脈の診断を正しくつけること，もう一つは不整脈の原因となる疾患（不整脈基質）あるいは疾患がなくともストレスや自律神経などの誘因（修飾因子）を正確に把握することである．これらは患者からの症状や病歴の詳細な聴取によりある程度推測可能ではあるが，診断を確実なものとするには種々の臨床検査が必要となる．

　まず不整脈自体の診断にはむろん心電図が欠かせない．しかし通常の12誘導心電図は数分間の記録が限度である．したがって24時間心電図記録ができるHolter心電図や，不整脈発作時のみ患者自ら操作する携帯型心電図記録計が有用であることも多い．

　一方，不整脈基質や修飾因子の検索には，血液検査をはじめ必要な検査を的確に選択していかなければならない．そのためには種々の不整脈に応じた原因となりうる基礎疾患の知識を身につけておくことが肝要である．たとえば心房細動では，血液検査で甲状腺機能亢進症を，心エコー検査で心臓弁膜症の有無を確かめる．さらに高血圧症や糖尿病などの生活習慣病も，近年の大規模疫学調査[1]で健常人の約1.5倍心房細動の発症を高めることが示され，その存在を念頭におき検査を進める必要もある．すなわち，不整脈基質や修飾因子を考慮して不整脈の診断をしていかないと，思わぬ見落としが生じる可能性がある．

　ところで，このようなプロセスにて診断を進めても不整脈の確定診断が困難であったり，治療方針の決定ができない場合に考慮される検査に心臓電気生理検査がある．本法は心臓の中に直接カテーテルを挿入する侵襲的な検査法であり，その適応は慎重に決定する必要がある．

心臓電気生理検査の限界

> 心臓電気生理検査は日中覚醒時に施行される検査であり，夜間，とくに睡眠に関連した不整脈では検査中に再現できない場合がある．

　心臓電気生理検査は，徐脈性不整脈では洞結節回復時間の測定やHis束心電図による房室ブロック部位の同定により，ペースメーカーの適応を決定できる．また頻脈性不整脈では，頻拍の機序やリスクを評価することにより，カテーテルアブレーションによる根治や植込み型除細動器（ICD）の適応決定に役立つ．すなわち心臓電気生理検査は不整脈の診断と治療における最終的な検査法である．

　しかし，本法を用いても治療方針が立てられず，不整脈基質と修飾因子を再考しなければならなかった症例も経験することがある．

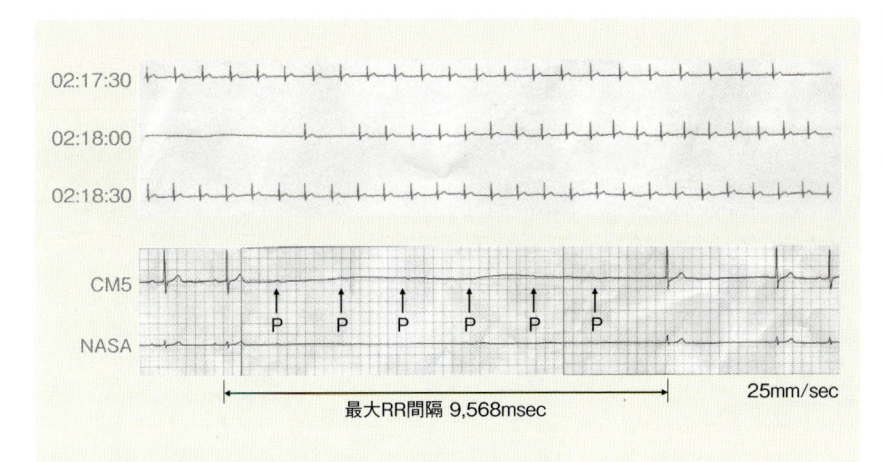

図1 高度房室ブロック出現時のHolter心電図

上段は圧縮心電図，下段はその拡大波形である．最大RR間隔9,568msecの高度房室ブロックが突然出現している．

> 心臓電気生理検査はすべて正常，薬物負荷でも不整脈は誘発されなかったが，家族からの「いびき」情報から睡眠時無呼吸症候群を疑った．

症例は70歳の男性．倦怠感と労作時の動悸を主訴に近医を受診した．Holter心電図検査が施行され，夜間最大9.6秒の高度房室ブロック（図1）と非持続性心室頻拍が認められたため当科へ紹介され入院となった．

身体学的に特記すべき所見はなく，血液検査，胸部X線，12誘導心電図，心エコー検査にても異常所見は認められなかった．

入院後のモニター心電図上，夜間のみ高度房室ブロックが頻回に出現するため一時的ペースメーカーを挿入した．心臓カテーテル検査を施行したが，冠動脈に有意狭窄はなく，左室壁運動は駆出率67％で正常であった．心臓電気生理検査の結果は，AH時間100msec，HV時間41msec，洞結節回復時間1,130msec，房室結節の有効不応期320msecと，すべて正常であり，プログラム刺激による房室ブロックは誘発不能であった．アトロピンおよびプロプラノロール静注による薬理学的自律神経遮断あるいはジソピラミド静注後でも房室ブロックは誘発されなかった．さらに右室心尖部および流出路から3連発までの早期期外刺激を入れたが，心室頻拍の誘発はできなかった．

その後，家人からいびきをかくとの情報が入り睡眠時無呼吸症候群（sleep apnea syndrome：SAS）を疑い，ポリソムノグラフィ（PSG）検査を行った．無呼吸低呼吸指数（睡眠中1時間あたりの無呼吸低呼吸の回数，apnea-hypopnea index〈AHI〉）は8.4/時間，平均酸素飽和度93％，最低酸素飽和度84％の軽症のSASと診断されたが，無呼吸が出現すると頻回に房室ブロックが出現する所見（図2）が得られた．

無呼吸がないときには房室ブロックの出現はなく，本症例の高度房室ブロックはSASが一因と考えられ，持続気道陽圧療法（continuous positive airway pressure：CPAP）導入と恒久的ペースメーカー植込み術を施行した．治療後のPSGではAHI 2.5/時間，平均酸素飽和度96％，最低酸素飽和度94％と改善がみられ，房室ブロックは認められなかった．

本症例から，心臓電気生理検査の限界を学ぶことができる．2006年版日本循環器学会の臨床心臓電気生理検査に関するガイドラインでも，電気生理検査所見が正常であっても，失神の原因が不整脈であることを完全に除外することはできないとしている．とくに一過性の徐脈においては，本法による診断率がわずか15％であったとの報告[2]もあり，結果の解釈には注意を要する．また臨床的に観察された頻脈性不整脈が，検査当日にプログラム刺激で再現できないことはしばしば経験する（⇒**Point!**）．

3. 不整脈，失神

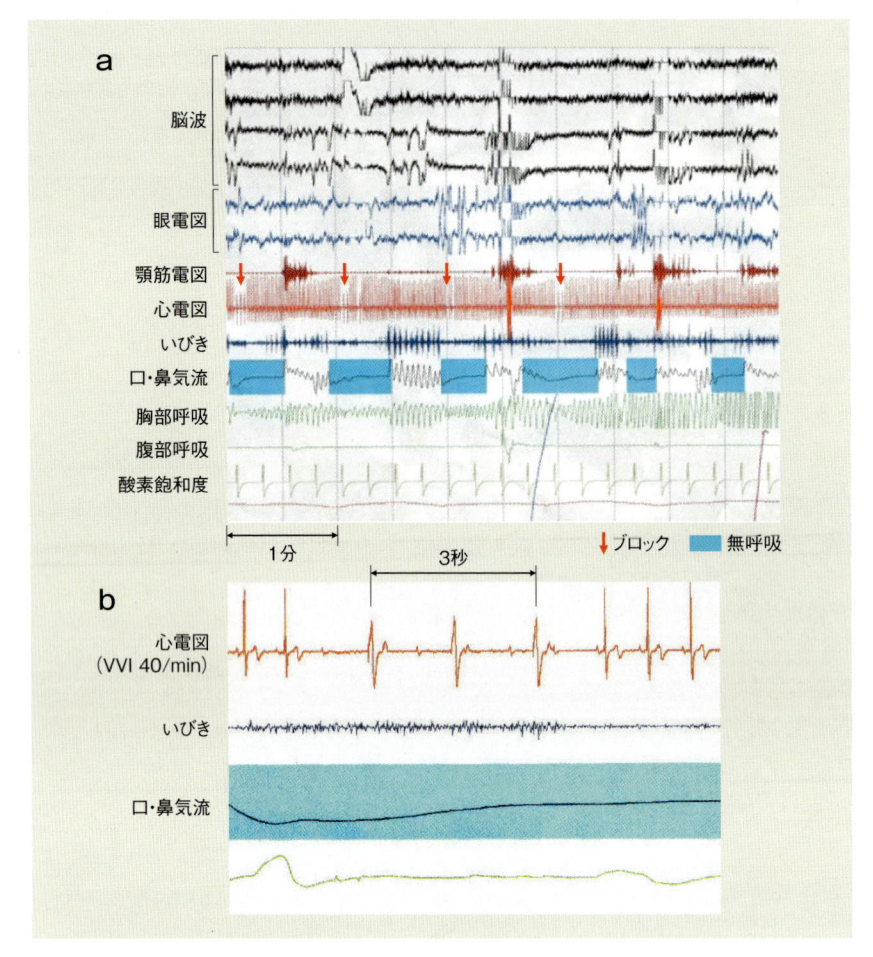

図2 ポリソムノグラフィ(PSG)検査

a：房室ブロック出現時の全波形記録である．胸部の呼吸運動は行われているにもかかわらず，鼻，口での呼吸がなく，閉塞性睡眠時無呼吸症候群と診断できる．無呼吸に一致して房室ブロックが頻回に出現している．
b：房室ブロック出現時の心電図を中心として拡大したものである．房室ブロック出現時，一時的ペースメーカーにより40/minで心室刺激されている．

Point! なぜ電気生理検査でも異常が出ないのか？

理由の一つとして，心臓電気生理検査は通常，日中覚醒時に施行される検査であることが考えられる．すなわち夜間，とくに就寝中に出現する不整脈は，副交感神経緊張がその発生に大きく影響していることが推定されるが，それを検査で再現できない可能性がある．とくにSASは睡眠中における病態であり，本疾患に関連した不整脈は見落とす危険があり注意を要する．

睡眠時無呼吸症候群と不整脈

睡眠時無呼吸症候群（SAS）はあらゆる不整脈の修飾因子となりうるため，診断過程においてつねにその存在を念頭におくことが重要である．

SASは10秒以上続く無呼吸が1晩7時間の睡眠中に30回以上，もしくは1時間に平均5回以上（AHI≧5）認められ，かつその一部はノンレム期に出現するものと定義され，さまざまな病態や疾患によって引き起こされるため症候群とされる．

PSGは睡眠段階判定のための脳波，眼電図，オトガイ筋電図の装着と呼吸循環状態を把握するための鼻腔内圧，胸腹部の呼吸運動，酸素飽和度の測定によりSASの確定診断をつける標準検査法である．しかしその測定，評価には時間，人手がかかるため，PSGの測定項目のうち呼吸循環に関連した数項目を選択する簡易検査が，実際の臨床ではfirst lineとして施行されることも多い．

SASでは夜間覚醒や低酸素状態が繰り返して生じるため，自律神経系，とくに交感神経機能に変調をきたし，不整脈の発生に強く影響するとされる．とくに洞不全症候群や房室ブロックなどの徐脈性

3. 不整脈，失神

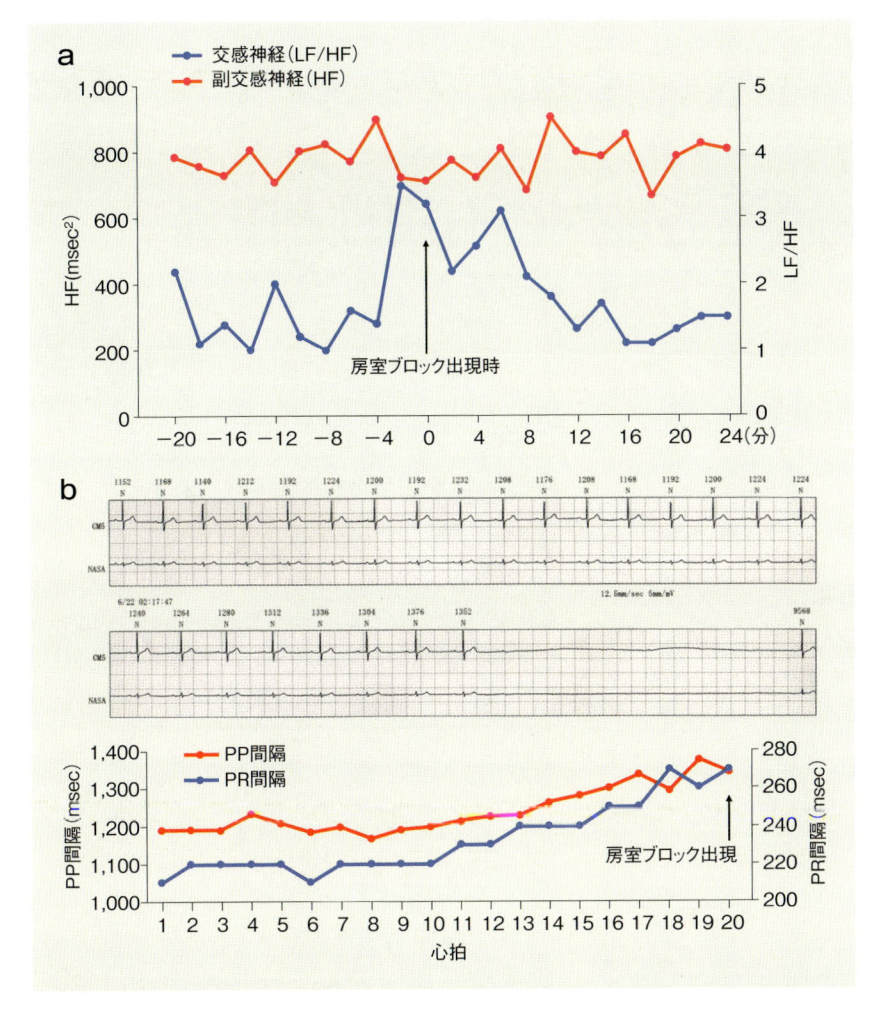

図3
高度房室ブロック出現前後におけるHolter心電図による心拍変動解析

a：高度房室ブロック出現前後において2分ごとにRR間隔をスペクトル解析し，低周波成分（LF：0.04～0.15Hz）と高周波成分（HF：0.15～0.4Hz）に分離し，各周波帯の密度（単位msec^2）を定量解析した．HFを副交感神経系，LF/HFを交感神経系の指標とした．房室ブロック出現前にLF/HF成分が急激に増加した．
b：高度房室ブロックが出現する20心拍前からPP間隔およびPR間隔を測定した．10心拍前よりおのおのの間隔が徐々に延長し，房室ブロックが出現した．

不整脈はSAS患者の7～18％に合併すると従来から報告され[3,4]，レム睡眠時の副交感神経緊張や重度の低酸素血症がその発生機序として推測されている．

前述した症例でも，Holter心電図による心拍変動の解析から房室ブロック発生前に交感神経の緊張が亢進しているが，さらに直前の心電図を分析するとPP間隔，PR間隔はともに徐々に延長し副交感神経緊張の関与も疑われ，自律神経系の変化が不整脈発生の機序として考えられた（図3）．

また徐脈性不整脈以外にも，SAS患者ではSASを有さない患者に比べて心房細動の発生が4.0倍，非持続性心室頻拍の発生が3.4倍増加するとの報告[5]や，SASと睡眠中の突然死との関連を示唆する報告[6]もある．したがって，SASがあらゆる不整脈の基質と修飾因子となりうることをつねに念頭におき，たとえ倦怠感や眠気など日中の症状が軽微であっても，Holter心電図機能付きの簡易睡眠時無呼吸検査を考慮すべきと考える．

■引用文献

1. Benjamin EJ, et al: Independent risk factors for atrial fibrillation in a population based cohort. The Framingham Heart Study. JAMA 1994; 271: 840-844.
2. Fujimura O, et al: The diagnostic sensitivity of electrophysiologic testing in patients with syncope caused by transient bradycardia. N Engl J Med 1989; 321: 1703-1707.
3. Guilleminault C, et al: Cardiac arrhythmia and conduction disturbances during sleep in 400 patients with sleep apnea syndrome. Am J Cardiol 1983; 52: 490-494.
4. Koehler U, et al: Relations among hypoxemia, sleep stage, and bradyarrhythmia during obstructive sleep apnea. Am Heart J 2000; 139: 142-148.
5. Mehra R, et al: Association of nocturnal arrhythmias with sleep-disordered breathing: The Sleep Heart Health Study. Am J Respir Crit Care Med 2006; 173: 910-916.
6. Gami AS, et al: Day-night pattern of sudden death in obstructive sleep apnea. N Engl J Med 2005; 352: 1206-1214.

WPW症候群に対する カテーテルアブレーション： 標準12誘導心電図の有用性と限界

松本万夫，上西正洋
埼玉医科大学国際医療センター心臓内科

　WPW症候群は，発作性上室性頻拍症の原因として重要で，教科書でもおなじみの疾患である．Wolff, Parkinson, Whiteの3人の共著で1930年にその存在が報告された[1]．

　最初の症例は35歳の高校教師で，10年来の頻拍発作を主訴に1928年4月2日，当時アメリカのマサチューセッツゼネラルホスピタルの外来を受診した．その際，Whiteの助手をしていたLouis Wolffが心電図をとった．その特徴は右脚ブロックとPQ間隔短縮，QRS幅の延長であった．運動するとPQ間隔が長くなり，頻脈発作が発生した．その後Whiteはイギリスのジョン John Parkinsonと相談し，合計11例の同様の症例を報告した．

> WPW症候群に対するアブレーションは，副伝導路を選択的に焼灼することによって根治させる．

　一方，高周波カテーテルアブレーションは1990年以降，発作性上室性頻拍の治療法として広く認知されるようになってきた．とくにWPW症候群はそのなかでも典型的な疾患である．

　WPW症候群のカテーテルアブレーションの場合，副伝導路を選択的に焼灼することにより根治させることになる．したがって，アブレーションに入る前に副伝導路の位置がわかれば，電極の選択，アプローチ法，手技上のリスクの予想など治療戦略や患者への説明において非常に有用である．

　本稿では，このような術前に副伝導路の位置を推定する標準12誘導心電図による副伝導路同定法について，その有用性と限界について概説する．

標準12誘導心電図による副伝導路推定法

> 弁輪部の名称や分割方法が報告者によって異なるため，解剖学的見地から新しい用語が提唱されている．

　標準12誘導心電図でデルタ波が確認される場合，デルタ波やQRS波の出現状況により副伝導路の位置を推定するために41個という多くのアルゴリズムが提唱されてきた．古くはGallagher[2]，Uedaの分類[3]が有名である．これらは外科的手術の結果に基づいて作成されたものである．

　最近ではカテーテルアブレーション時に行われるマッピングをもとに考案された方法が提唱されている．これらにはChiangら[4]，Fitzpatrickら[5]，Arrudaら[6]の分類（図1）がある．多くの場合，QRSの軸，移行帯，デルタ波の極性で推定している（図2）．また，部位を推定する際には，部位の名称に混乱が生じては意味がない．このため房室弁輪の解剖と名称を確認しておく必要がある．しかし，報告者により弁輪部の呼び方と分割の方法は異なり，5〜13に分割されている．部位の名称に関してCosioら[7]は解剖学的見地から新しい用語（表）を提唱しているので参考にしていただきたい（図3）．

　本稿では，日本で頻用されているArrudaらの方法を中心に紹介する．

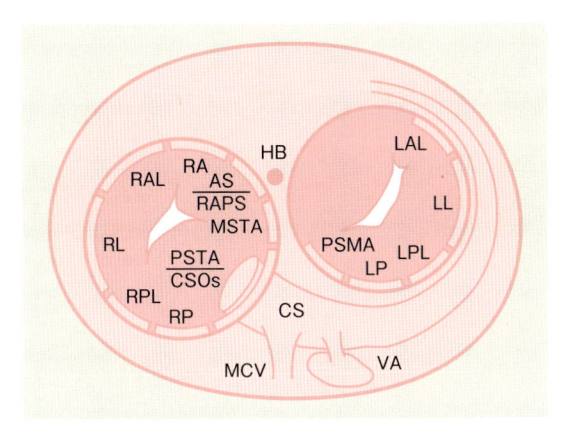

図1 房室弁輪部の模式図と部位の名称（Arrudaらの弁輪部の解剖説明図）

僧帽弁輪（左），三尖弁輪（右）を左前斜位心尖部からみた図．僧帽弁輪を5，三尖弁輪を8に分割している．
RA: right-anterior, RAL: right antero-lateral, RL: right lateral, RPL: right postero-lateral, RP: right posterior, AS: antero-septal, RAPS: right anterior para-septal, MSTA: mid-septal tricuspid annulus, LAL: left antero-lateral, LL: left lateral, LPL: left postero-lateral, LP: left posterior, PSMA: postero-septal mitral annulus, CS: coronary sinus, CSOs: coronary sinus ostium, MCV: mid-cardiac vein, VA: venous anomaly, HB: His bundle
（Arruda MS, et al, 1998[6]）より改変）

表　従来の用語と新しい用語の対照表

	current (attitudinally incorrect)	proposed (attitudinally correct)
right	anterior antero-lateral lateral postero-lateral posterior	superior supero-anterior anterior infero-anterior inferior
left	anterior antero-lateral lateral postero-lateral posterior	superior supero-posterior posterior infero-posterior inferior
septal paraseptal	anteroseptal posteroseptal midseptal	superoparaseptal inferoparaseptal septal

Proposed terminology is based on anatomic positions.
（Cosío FG, et al, 1999[7]）より）

段階的診断 (step-wise diagnosis)

Step 1　まず大まかな副伝導路の位置を推定する．この場合，上田の分類が有用である．すなわち，V_1誘導のQRS波がR/S>1のとき，もともと正常伝導に右脚ブロックがない場合，左側副伝導路である．いわゆる上田のA型とよばれるもので，Fitzpatrickら，Arrudaらも同様のアルゴリズムを示している．V_1誘導でRS型R/S<1の場合は上田のB型

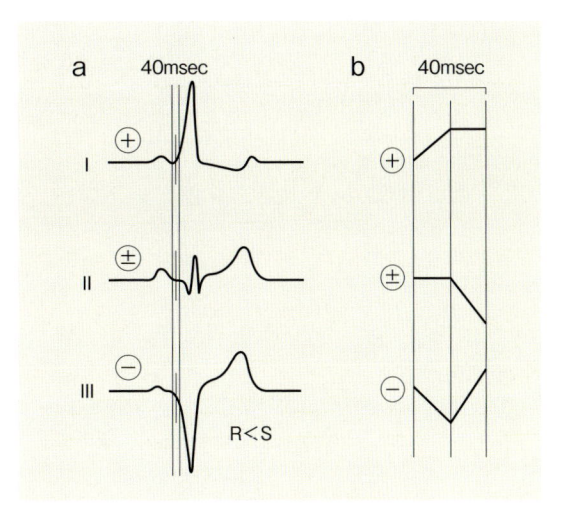

図2　Arrudaらのデルタ波の極性基準

aには後中隔に副伝導路が存在した症例の心電図を示す．bは模式化したデルタ波の極性の判断を示す．デルタ波の開始から20msecの部位で判定する．
（Arruda MS, et al, 1998[6]）より）

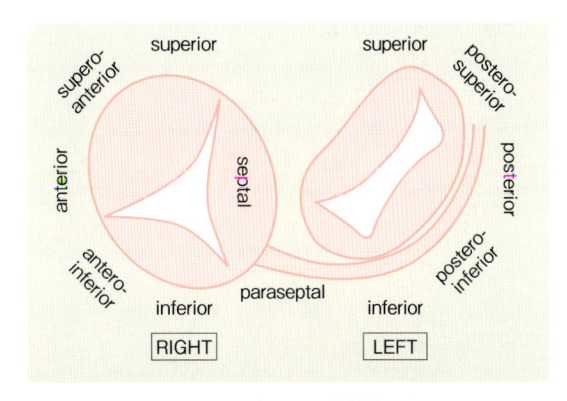

図3　Cosíoらによる新しい分類と用語

とよばれ右側副伝導路，V_1がQSまたは等電位（±）の上田のC型であれば中隔を示す．これはArrudaのアルゴリズムと一致する．Fitzpatrickらは，心電図の前胸部誘導のQRS波の移行帯から推定する．すなわち，QRSの移行帯がV_1もしくはV_1より右にある場合は左側副伝導路，$V_{1,2}$の場合でⅠ誘導のR/S>1（R>1mV）のとき右側，そうでなければ左側，移行帯がV_2以降であれば中隔自由壁いずれにしても右側副伝導路であるとしている．また，胸部誘導でV_5にQ波がある場合は，異所性の房室伝導は否定される[8]（図4a）．

Step 2　左側副伝導路における位置，心臓の前（上），後（下）を表す誘導は全額面の下壁誘導であ

3. 不整脈, 失神

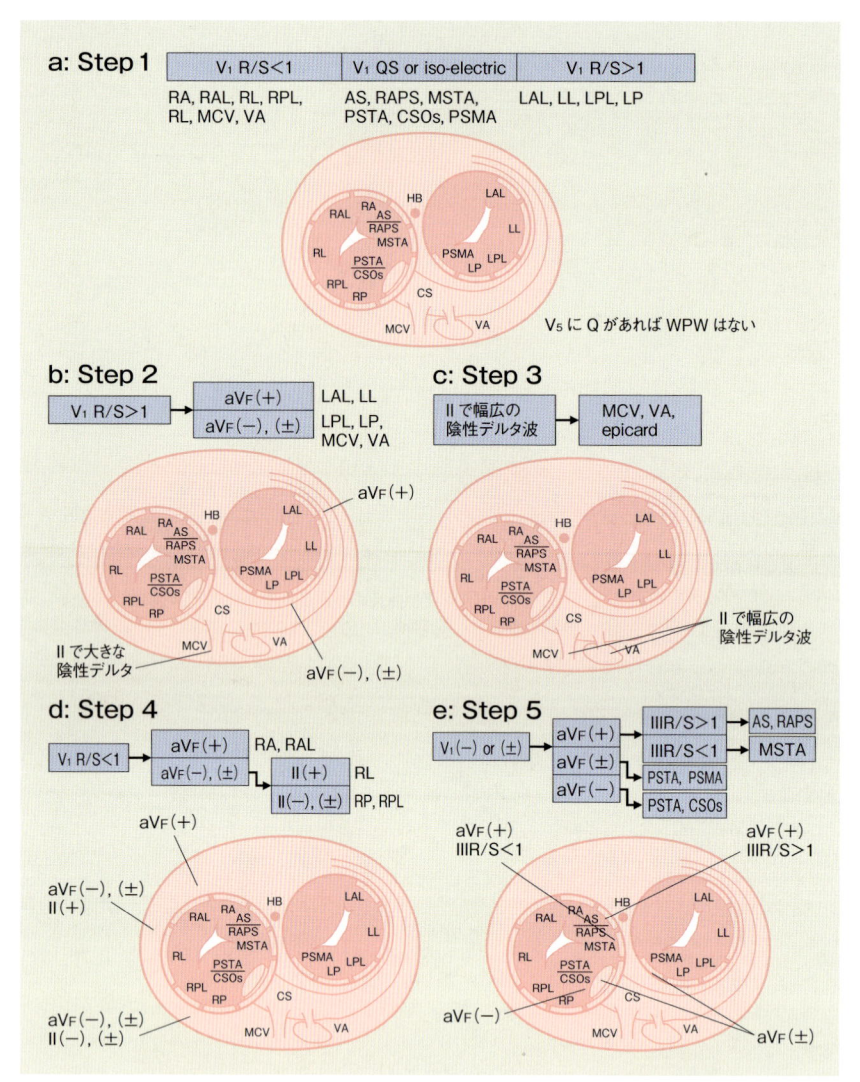

図4 段階的診断

Step 1：大まかな副伝導路の部位の同定．上田の分類が有用性が高い．
Step 2：左側副伝導路の心電図の特徴．
Step 3：心外膜側，とくに中心静脈や冠静脈洞の奇形によるもの．
Step 4：右室側副伝導路の心電図の特徴．
Step 5：中隔副伝導路の心電図の特徴．

（Arruda MS, et al, 1998[6]より改変）

るⅡ・Ⅲ・aVF誘導が陽性であれば左側前壁または側壁となる．aVFが陰性または等電位で，Ⅱ誘導が陽性ならば側壁，Ⅱ誘導が等電位か陰性であれば後壁となる（図4b）．

Step 3 Ⅱ誘導で陰性の大きなデルタ波を示す場合は心外膜下，もしくは中心静脈，または冠静脈瘤内の副伝導路が示唆される（図4c）．

Step 4 右側副伝導路では，V_1誘導がR/S＜1で移行帯がV_2以降であれば右側副伝導路であるが，右側自由壁の位置は，やはり前額面誘導でみる．Ⅱ・Ⅲ・aVF誘導が陽性であれば右側前壁，aVFが陰性または等電位のときⅡ誘導が陽性であれば右側側壁，Ⅱ誘導が等電位または陰性のときは右側後壁・後側壁となる（図4d）．

Step 5 中隔副伝導路はV_1誘導でQSまたは等電位（デルタ波開始から20msecで計測）となる．中隔，とくに中中隔には房室結節と前中隔にはHis束が存在することから，カテーテルアブレーションを考慮する際にはリスクが高くなることを念頭に行う必要がある．

Arrudaらは，aVFのデルタ波極性と，Ⅲ誘導のR/S比で中隔の部位を同定している．すなわち，aVF誘導に陽性のデルタ波があり，Ⅲ誘導のR/S＞1のとき前中隔，aVF陽性でⅢ誘導のR/S＜1のとき中中隔，aVF陰性であれば右側後中隔とした．また，aVFが等電位の場合は左側後中隔のことが

あるとした（図4e）．

> どのアルゴリズムを使うにせよ，アルゴリズムの精度には問題があるという指摘を受け止めておくべきである．

Arrudaらは，彼らのアルゴリズムの精度を検討し，感度と特異度は全体で90％，90％，左側自由壁91％，93％，右側自由壁85～89％，100％，前壁中隔75％，99％，中中隔100％，98％，右側後中隔82％，100％，心外膜側100％，100％であったと報告している．また，Basiounyら[9]は，266例の自験例で代表的11のアルゴリズムを使用して検討したところ，陽性予想率は全体で左側副伝導路83.4～97.6％（平均86.3％），右側自由壁2.6～100％（平均23.4％），後中隔37.5～82.1％（平均65.2％），前中隔16.7～100％（平均23.4％）であり，各アルゴリズムの精度には問題があることを指摘している．

アルゴリズムの限界

アルゴリズムを使用するときには12誘導心電図の原理も理解しておきたい（⇒Point）．

> 実際のアブレーションでは，12誘導心電図を鵜呑みにせず，十分な心内膜側のマッピングを行い，副伝導路の存在部位を探す．

また，先天性心奇形や心室内伝導障害などの合併，心筋梗塞の合併，肥大型心筋症，副伝導路が複数存在する場合は12誘導心電図のみでは副伝導路を推定することは困難となる．さらに，副伝導路の部位をカテーテルアブレーションの成功部位とする場合に注意しなければならないことは，副伝導路の斜走が多く存在することである．デルタ波は副伝導路が心室に入り込んだ部位を反映しており，アブレーション成功部位は必ずしもこの部位を焼灼していない可能性がある．

今後あらたな心電図アルゴリズムを作成し，検討する際には，部位の名称の標準化，副伝導路の付着部の定義などを明確に行うことが重要であろう．また，実際のアブレーションに際しては，12誘導心電図の所見を鵜呑みにせず，十分な心内膜側のマッピングを行い，副伝導路の存在部位を探すことが肝要である．

Point！ 12誘導心電図の落とし穴

注意しなければならないことは，QRS波形が正常伝導路と副伝導路を介した興奮の融合した波形であることである．すなわち伝導性の差により，QRS波が変化することを理解する必要がある．副伝導路が左側にある場合，右側にある場合よりも正常伝導路との比較において伝導が遅れることから，QRS幅は狭く，デルタ波も小さくなる傾向にある．

■引用文献

1. Wolff L, et al: Bundle-branch block with short P-R interval in healthy young people prone to paroxysmal tachycardia. Am Heart J 1930; 5: 685-704.
2. Gallagher JJ, et al: The preexcitation syndromes. Prog Cardiovasc Dis 1978; 20: 285-327.
3. Ueda H, et al: Further studies on the WPW syndrome (preexcitation syndrome) with special reference to the intracardiac and esophageal lead. Jpn Circ J 1957; 21: 361-375.
4. Chiang CE, et al: An accurate stepwise electrocardiographic algorithm for localization of accessory pathways in patients with Wolff Parkinson White syndrome from a comprehensive analysis of delta waves and R/S ratio during sinus rhythm. Am J Cardiol 1995; 76: 40-46.
5. Fitzpatrick AP, et al: New algorithm for the localization of accessory atrio-ventricular connections using a baseline electrocardiogram. J Am Coll Cardiol 1994; 23: 107-116.
6. Arruda MS, et al: Development and validation of an ECG algorithm for identifying accessory pathway ablation site in Wolff-Parkinson-White syndrome. J Cardiovasc Electrophysiol 1998; 9: 2-12.
7. Cosío FG, et al: Living anatomy of the atrio-ventricular junctions. A guide to electrophysiologic mapping. A Consensus Statement from the Cardiac Nomenclature Study Group, Working Group of Arrhythmias, European Society of Cardiology, and the Task Force on Cardiac Nomenclature from NASPE. Circulation 1999; 100: e31-e37.
8. Pavri BB, et al: The presence of a Q wave in lead V5 excludes manifest preexcitation Annals of Noninvasive Electrocardiology 1999; 4: 200-203.
9. Basiouny T, et al: Accuracy and limitations of published algorithms using the twelve-lead electrocardiogram to localize overt atrio-ventricular accessory pathways. J Cardiovasc Electrophysiol 1999; 10: 1340-1349.

slow pathwayアブレーション中の室房伝導評価

藤木 明
富山大学医学部第二内科

AVNRTアブレーションの特殊性

> AVNRTでは,原則が必ずしも当てはまらないことがある.

頻脈性不整脈に対するアブレーションが積極的に行われているが,機序がリエントリー自動能にかかわらず,その標的には頻拍中の最早期興奮部位が選択される場合が多い.

しかし房室結節リエントリー(AVNRT)に関しては,この原則は必ずしも当てはまらない.これまでの検討で,AVNRTの旋回路はKoch三角(His束を頂点として三尖弁輪とTodaro腱索を二辺,底辺は冠静脈洞の下縁)のfast pathwayとslow pathwayが関与することが知られている.アブレーションの標的としてはslow pathwayが選択される[1].

AVNRTのサブタイプ

> 大部分は通常型のslow-fast型だが,非典型のfast-slow型とslow-slow型もあり,アブレーション前には鑑別が重要である.

AVNRTには大部分を占めるslow-fast型以外に,非典型ではあるがslow-slow型とfast-slow型がある[2].

slow-fast型(通常型):興奮は心房から房室結節の遅伝導路(slow pathway:伝導速度は遅く,不応期は短い)を順伝導し,速伝導路(fast pathway:伝導速度は速く,不応期は長い)を逆伝導して再び心房に戻る.房室リエントリー(AVRT)と異なり旋回路に心室を含まない.興奮がcompact nodeからHis束と脚を通り心室へ到達するまでの時間と,fast pathwayを逆伝導し心房に至る時間がほぼ等しいため,頻拍中の心房と心室の興奮が重なり頻拍中のP波は確認されにくいことが多い(図1).

fast-slow型(非典型):房室結節の伝導方向が通常型の逆(fast pathwayを順方向,slow pathwayを逆方向)のAVNRTである.頻拍はincessant型となり治療に抵抗することが多い.頻拍中は心電図下方誘導で陰性P波をQRS波の直前に認め,いわゆるlong RP型となる.ただし,fast-slow型でも房室結節下部共通路の伝導遅延の程度により,一見,通常型の心房心室の時相関係となることがある.

slow-slow型(非典型):房室結節順伝導はslow pathwayを利用しながら,逆方向にも解剖学的に異なったslow pathwayを伝導路とするAVNRTである.頻拍中には陰性P波を下方誘導のST部分に認める(図4).後中隔の副伝導路を介するAVRTとの鑑別が必要となる.

アブレーションによるAVNRTの治療

> 通電の効果判定は,接合部調律の出現を指標にする.

AVNRTのアブレーションには,通常型の頻拍中の心房最早期興奮部位である前方のfast pa-

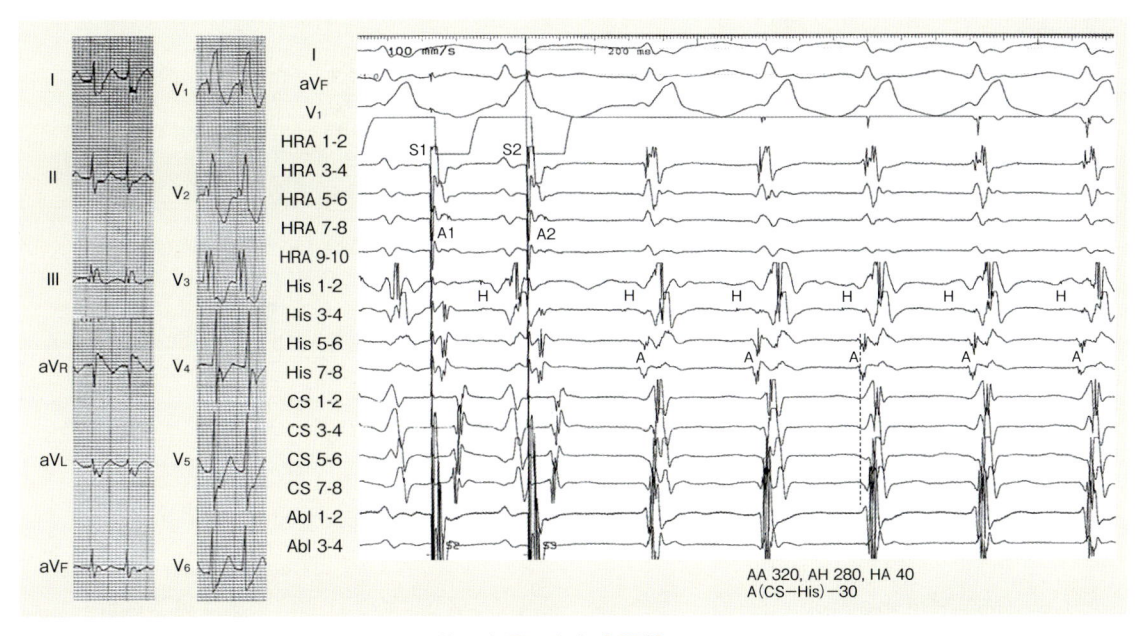

図1 房室結節リエントリー（slow-fast型）の心電図と心内電位

頻拍中のP波はQRS波と重なり不瞭である．心内電位ではHis束に最早期心房興奮を認め，CS開口部（CSos）より30msec先行した．頻拍中のHA時間は40msecと短く，slow-fast型と診断できた．

thwayへの通電が当初検討された．しかし，前方への通電は房室ブロックを生じる危険性が高く現在は試みられない．

一般的には洞調律下にslow potentialを指標に，後方のslow pathwayを標的とする．洞調律下の通電が，はたしてslow pathwayに有効に作用しているかどうかの判定は，通電中に出現する接合部調律を指標とする．これは，通電による温熱効果がslow pathwayに波及して，自動能を亢進させるため生じる．

通常の心房筋は自動能亢進を認めないため，通電部位が適切かどうかの評価に利用できる．通電を開始して15秒ほどみて，接合部調律が生じない場合は通電部位を変更する．

slow pathwayアブレーション中の室房伝導の意義

> 接合部調律に伴う室房伝導が突然消失したら，通電をただちに中止しないと房室ブロックが生じる．

slow-fast型に対するslow pathwayを標的としたアブレーションは比較的安全とされている．しかしアブレーションによる障害がcompact nodeにまで及ぶと，房室ブロックの危険性が生じる．この危険性を回避する大事な指標が，slow pathway通電中に生じる接合部調律に伴う室房伝導の存在である．

室房伝導の際の心房最早期興奮部位は，Koch三角の前方のfast pathway領域である．通電はslow pathway領域のため，その部位で生じた自動能が直接周辺の心房筋を興奮させたのではないことになる．おそらく接合部調律による興奮は，compact nodeを通過してHis束から心室へ伝導すると同時に，fast pathwayを逆伝導して室房伝導を生じるのであろう．

したがって，接合部調律に伴う室房伝導が突然消失する場合は，通電による障害が前方へ移動し，fast pathwayからcompact nodeに及ぶ危険性を示唆する[3]．通電をただちに中止しないと房室ブロックが生じる"危険なサイン"とされるゆえんである．心内電位図の接合部調律が逆行性心房興奮を伴うことを，通電中の術者は目を丸くして数十秒間必死に追うことになる（図2）．

3. 不整脈, 失神

症例1 slow-fast型AVNRTのアブレーション

突然の動悸が主訴の56歳, 男性. 非発作時から完全右脚ブロックを認める. 発作時のP波は確認できない. 心房2連期外刺激を加えると, AH時間のjump upを契機に自然発作と同様の頻拍が生じた (図1). 頻拍中のHA時間は40msecと短縮した. また最早期心房興奮はHis束領域で, CS開口部 (CSos) との早期性を比べるとCSosが30msec遅れ, CSosの時相を0msecとした際のHis束の心房興奮時相をA (CS－His) で求めると－30msecとなった. 定義上は典型的なslow-fast型AVNRTと診断できる.

slow pathwayへの通電をCSosの下縁から開始したが, 接合部調律が生じないため徐々に上方へ通電部位を移動した. CSos上縁の通電で接合部調律が持続的に出現し, fast pathwayの逆伝導と思われる室房伝導を伴った (図2). しかし呼吸性にアブレーションカテーテルがさらに上方へ移動した際に, 突然, 室房ブロックが生じた (図2の＊印).

ただちに通電を中止したところ房室ブロックの発生は予防できた (図3). カテーテルが移動した際のアブレーションカテーテル先端にはHis束電位が確認できた.

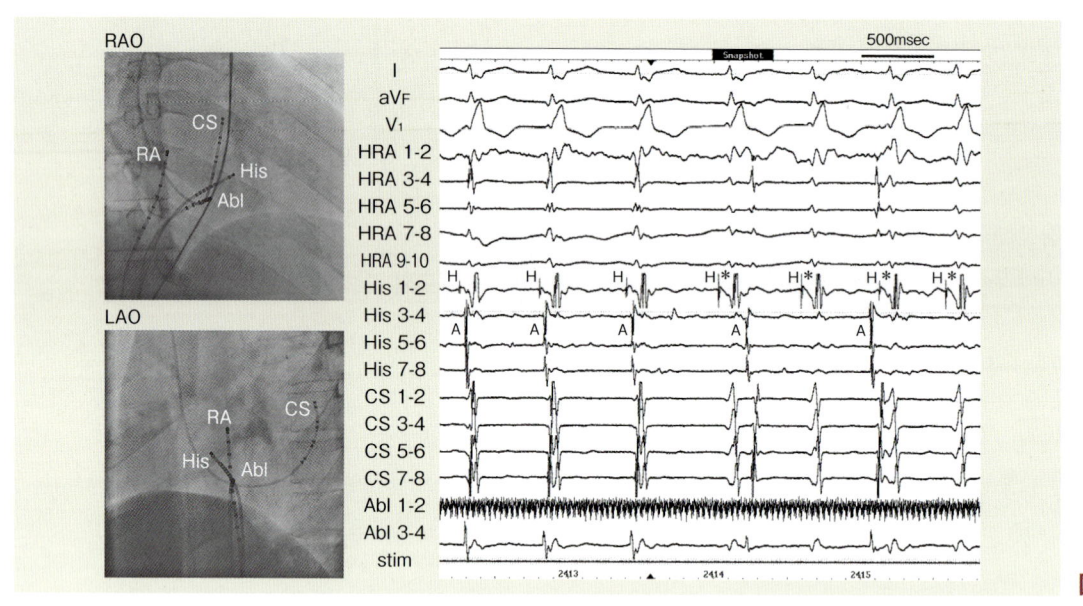

図2

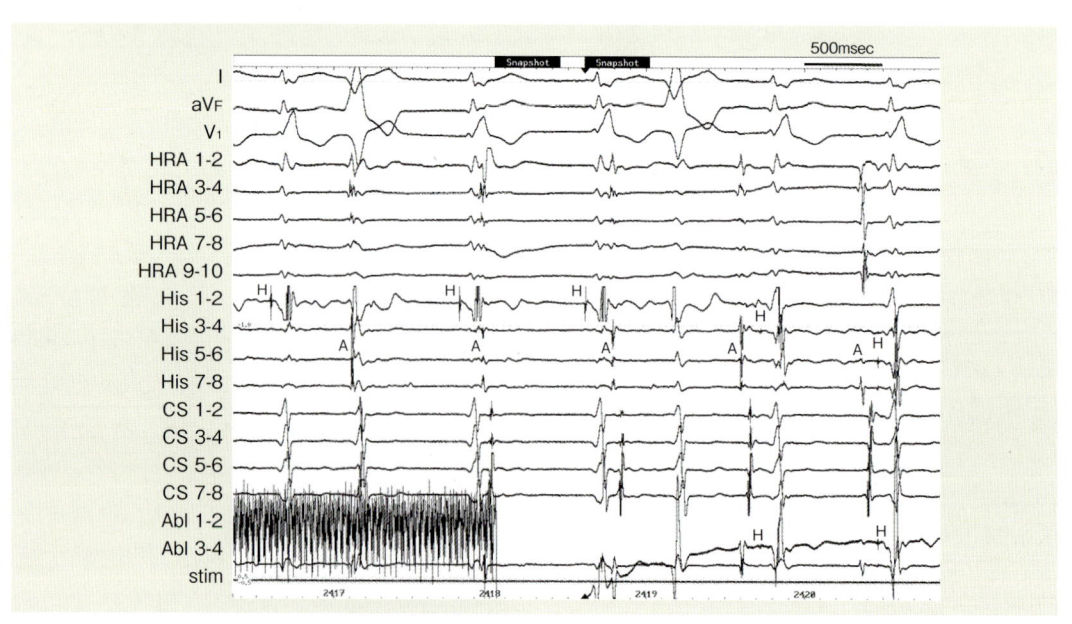

図3

図2 房室結節リエントリー（slow-fast型）のslow pathwayアブレーション中の接合部調律と室房ブロック

slow pathway 領域に通電を開始したところ接合部調律が出現し，fast pathway 領域を最早期とする室房伝導が認められた．しかし呼吸性にカテーテルが上方へ移動してアブレーションカテーテルとHisカテーテルが近接した際（図左），＊の接合部調律から突然室房ブロックが生じた．

図3 通電中止後の房室伝導

房室ブロックの危険性があるためただちに通電を中断したところ，房室伝導に障害は残さなかった．アブレーションカテーテルの電位にHis束電位が確認できた．

症例2　slow-slow型AVNRTのアブレーション

　動悸が主訴の55歳，男性．頻拍中は不完全右脚ブロック型で，P波はST部分に確認できた．頻拍周期420msecに対してHA時間は150msecと延長し，心室興奮の後方に認めた（図4）．最早期心房興奮はHis束とCS開口部とが同時であり，A（CS－His）は0msecとなった．機序としてAVNRTとAVRTの鑑別が必要となる．

　基本周期500msecで傍His束領域から刺激をすると，心室のみ捕捉したときはSA間隔が220msecであったのに対して，His束を同時に捕捉しているときはSAが180msecに短縮した（図4右）．これは，室房伝導が房室結節・His束を逆伝導していることを示唆する．またHis束捕捉時のSA間隔，つまりHA時間が頻拍中より30msec延長したことは，頻拍のリエントリー回路の下端はHis束に至る前に終了し，下部共通路を有することを示唆する．このタイプの房室結節リエントリーはslow-slow型とよばれ，中隔副伝導路症例との鑑別が必要になる．

　本例に対するslow pathwayアブレーション中の所見を図5に提示する．通電中は接合部調律（図5の＊印）となったがfast pathwayを逆伝導する室房伝導は認めず，心房は洞調律で興奮した[4]．アブレーション部位は通常のslow pathway領域であり，通電による房室伝導順方向への影響は認めなかった．slow-fast型の場合には通電中の室房ブロックはcompact nodeの障害を示唆し，ただちに通電を中止する必要がある点が大きく異なる．

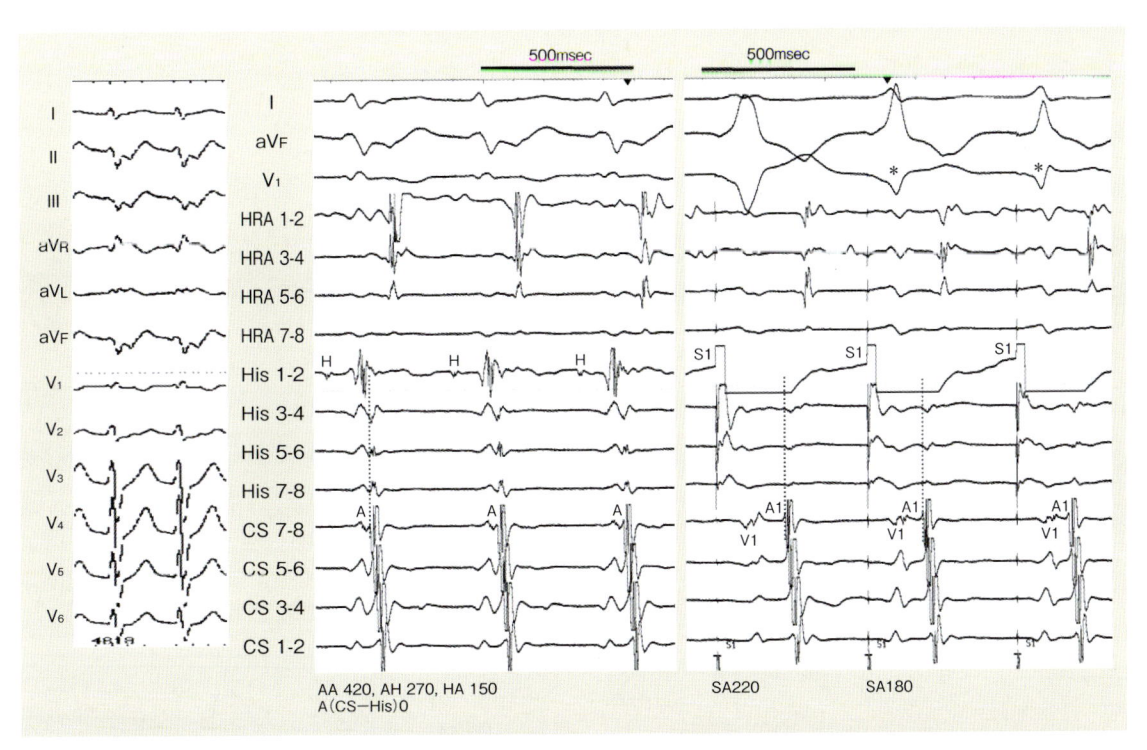

図4 房室結節リエントリー（slow-slow型）の心電図，心内電位図（左）と傍His束刺激時の室房伝導（右）

II，III，aVF誘導のST部分に陰性P波が確認できる．頻拍中はHA時間が150msecと延長し，心房最早期興奮はHis束とCS7-8同時に認めた．心室刺激の室房伝導時間（S1A1）はHis束捕捉（＊）で短縮し，その際のHA時間は頻拍中より延長した．これらは，室房伝導が房室結節・His束を介していること，頻拍中に房室結節下部に共通路が存在することを示唆する．以上からslow-slow型と診断できた．HRA：高位右房電位，His：His束電位，CS：冠静脈洞電位

(Fujiki A, et al, 2008[4]より)

3. 不整脈，失神

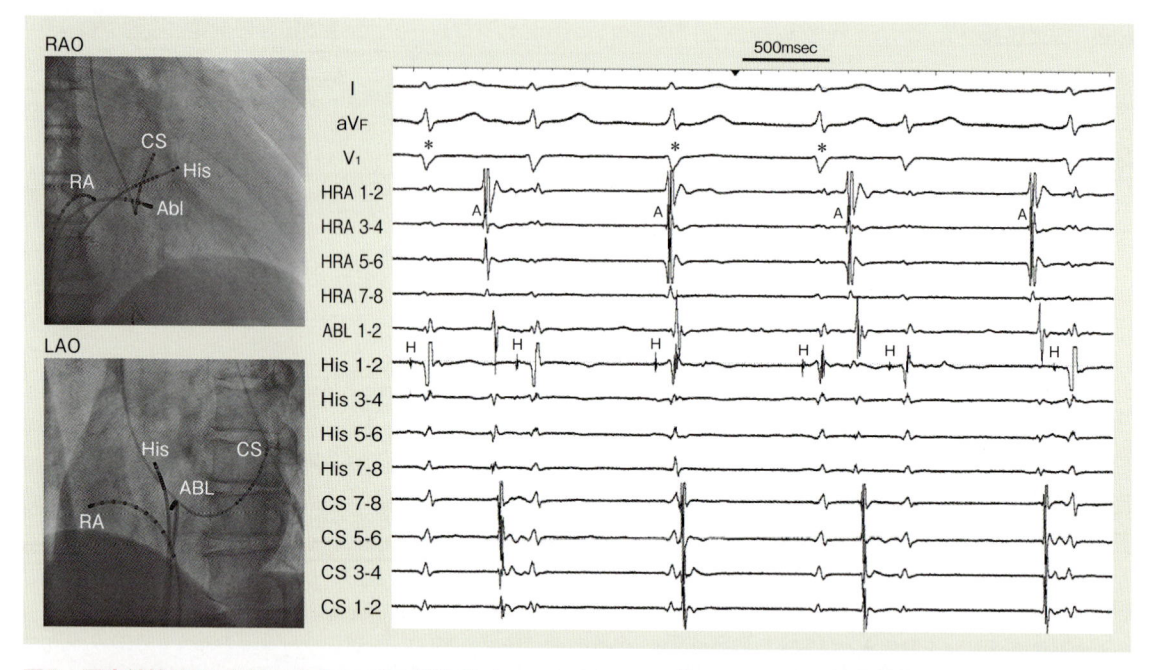

図5 房室結節リエントリー（slow-slow型）のslow pathwayアブレーション中の接合部調律と室房ブロック

房室結節リエントリーのslow pathway通電中の接合部調律に室房伝導を伴うことは，fast pathway順伝導に障害が及んでいない大事なサインである．しかしslow-slow型の場合は接合部調律に室房ブロックを伴うが順伝導は保たれる．これは，slow pathwayの通電により逆行性slow pathwayのみが離断されるためである．HRA：高位右房電位，His：His束電位，CS：冠静脈洞電位　　　　　（Fujiki A, et al, 2008[4]）より）

AVNRTのサブタイプによる室房伝導の差異

> fast-slow型とslow-slow型との鑑別は，一見，明瞭に見えるが，困難な例もある．

通常型のAVNRTに対してのアブレーションは前述のとおりであるが，旋回路が異なる非典型AVNRTに関しては異なった状況が生じる．すなわち，slow-slow型に対してslow pathwayアブレーションを行うと，通電中slow-fast型と同様に接合部調律が出現するが，室房伝導は伴わない（図5）[4]．これは，逆行性fast pathwayの伝導は最初から存在せず，通電によりslow pathwayの逆伝導が消失するため，slow pathwayから生じた自動能は室房ブロックにより心房へ伝導しないことによる．

slow-slow型をslow-fast型と誤って診断した場合は，通電を途中で中断することになり不十分な治療を行う可能性がある．実際のところ，頻拍中のHA時間が70msec以下で最早期心房興奮がHis束領域であればslow-fast型と診断する．一見，鑑別は明瞭なようだが，slow-slow型と鑑別が困難な例もある．

AVNRTはアブレーション前のサブタイプの鑑別（slow-fast型，slow-slow型，fast-slow型）がとくに重要である．

頻拍中のAH時間が200msec以上に延長している場合は順伝導にslow pathwayを，それ未満の場合はfast pathwayを利用していると定義する（図6）．またHA時間が70msec以下であればfast pathwayの逆伝導と考える．

通常はfast pathwayの逆伝導であればHis束領域がCSosより早期に興奮する．A（CS－His）を測定するとfast pathwayの逆伝導は全例－20msec以下であったが，slow-slow型やfast-slow型のなかにはA（CS－His）が負の値を示す（最早期がHis束領域に近い）例があり注意が必要となる．

接合部調律の室房伝導の判定が困難な例には，

3. 不整脈，失神

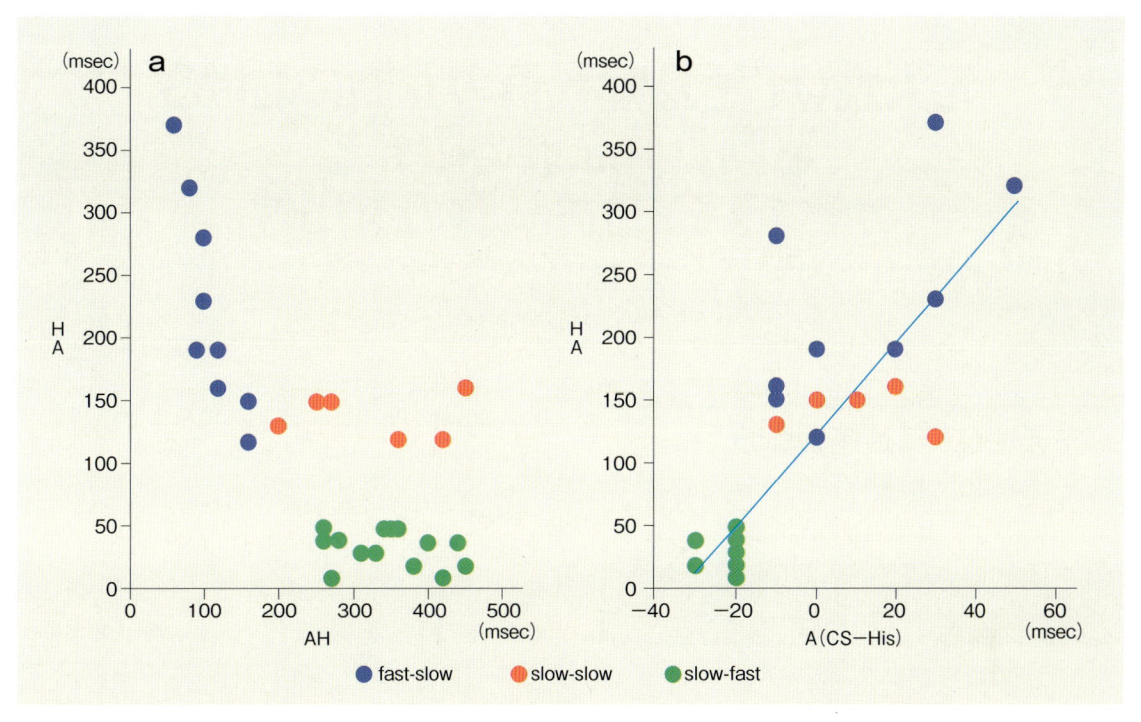

図6 頻拍中のAH時間とHA時間(a), 最早期心房興奮部位A(CS−His)(b)からみた房室結節リエントリーの分類

頻拍中のHA時間はfast pathwayの逆伝導がslow pathwayに比べて短縮し，重なりはなかった．心房興奮時相はCSosを0msecとして，His束の時相が遅延する場合を＋時相として表示した．全体としてはA(CS−His)とHA時間は正相関を認めた．しかしslow pathwayの逆伝導でもA(CS−His)が0ないし−10msecに分布する例もあり，サブタイプの診断に注意が必要と思われる．

(Fujiki A, et al, 2008[4]より)

接合部調律より若干速いレートで通電中に心房ペーシングを行い，房室伝導に対する障害の有無を確認する方法も有用である．

■引用文献

1. Jackman WM, et al: Treatment of supraventricular tachycardia due to atrioventricular nodal reentry by radiofrequency catheter ablation of slow pathway conduction. N Engl J Med 1992; 327: 313-318.
2. Heidbüchel H, et al: Characterization of subforms of AV nodal reentrant tachycardia. Europace 2004; 6: 316-329.
3. Hintringer F, et al: Prediction of atrioventricular block during radiofrequency ablation of the slow pathway of the atrioventricular node. Circulation 1995; 92: 3490-3496.
4. Fujiki A, et al: Junctional rhythm associated with ventriculoatrial block during slow pathway ablation in atypical atrioventricular nodal re-entrant tachycardia. Europace 2008; 10: 982-987.

先天性QT延長症候群の診断における運動負荷試験の限界とカテコラミン負荷試験の有用性

清水 渉
国立循環器病センター心臓血管内科

先天性QT延長症候群の定義と臨床診断

> 診断は，特有の心電図所見，臨床症状，家族歴を点数化して行われる．

　先天性QT延長症候群（LQTS）は，多くの場合，安静時から心電図上のQT時間延長を認め，torsade de pointes（TdP）と称されるQRSの極性と振幅が心拍ごとに刻々と変化する多形性心室頻拍を発症し，失神や突然死の原因となる症候群である．

　QT延長とは，Bazett式により心拍数補正した修正QT時間（$QTc = QT/\sqrt{RR}$）が440msec以上の場合をいい，440〜460msecは境界域とされる．先天性LQTSの臨床診断は，Schwartzの診断基準に準じて行われ[1,2]，心電図所見（QTc，TdP，交代性T波，ノッチT波，徐脈），臨床症状（失神発作，先天性聾），家族歴を点数化し，合計が4点以上で診断確実，2または3点は疑い，1点以下は可能性が低いと判定する[1]．

先天性QT延長症候群の遺伝子診断

> 心室筋活動電位プラトー相の外向き電流が減少するか，内向き電流が増加することにより，心電図上QTが延長する．

　先天性LQTSの遺伝子診断率は50〜70%である．Romano-Ward症候群では現在までに12個の遺伝子型が報告されているが，遺伝子診断される患者における各遺伝子型の頻度は，LQT1が40%，LQT2が40%，LQT3が10%であり，LQT1，LQT2，LQT3の3つの遺伝子型で90%以上を占める[2]．いずれの遺伝子型でも，心室筋活動電位プラトー相の外向き電流が減少（loss of function）するか，または内向き電流が増加（gain of function）することにより活動電位持続時間（APD）が延長し，共通の表現型である心電図上のQT延長を呈する[2]．

　LQT1患者は交感神経刺激に対して最も感受性が強く，心事故（失神発作，蘇生に成功した心停止，突然死）の62%は運動中に起こる[3]．また，水泳はLQT1に特異的な誘因である．LQT2患者では心事故の43%は，情動ストレス（恐怖や驚愕），睡眠中の雑音（目覚まし時計など）による覚醒時など，急激に交感神経が緊張する状態で起こり[3]，また出産前後の心事故はLQT2に特徴であることも報告されている．一方，LQT3患者では，心事故の多くは睡眠中や安静時に多く，交感神経刺激が増悪因子とならないことが多い[3]．

潜在性QT延長症候群

> 臨床的に先天性LQTSと診断されない非浸透患者が予想以上に存在する．

　潜在性LQTS患者とは，安静時のQT時間は正常範囲であるが（QTc＜440msec），おもに運動

時やストレス時にQT延長に伴うTdPや失神を認める患者と定義される．

遺伝子診断率の向上により，先天性LQTSでは，遺伝子異常を持っていながら安静時のQT時間が正常範囲で失神などの発作の既往がなく，臨床的には先天性LQTSと診断されない，いわゆる非浸透患者（non-penetrant mutation carrier）が予想以上に多く存在することが明らかとなってきた（不完全浸透）[4]．

筆者らのデータでは，LQT2，LQT3患者の浸透率は比較的高いが（それぞれ83％），LQT1患者では浸透率が低く（68％），非浸透患者が多かった[5]．いいかえれば，先天性LQTSの家族構成員で安静時のQT時間が正常であっても，そのなかには非浸透患者（潜在性QT延長症候群）が存在する可能性がある[4,5]．

運動負荷試験

> 運動負荷中，LQT1，LQT2患者では特徴的な異常T波が出現するため，遺伝子型の推定がある程度は可能である．

潜在性LQTS患者の検出（顕性化）には，以前から運動負荷試験が行われているが，診断率はそれほど高くなく，いくつかの問題点もある．

運動負荷試験としては，トレッドミル運動負荷試験がよく用いられる[6,7]．運動負荷試験では内因性カテコラミンが刺激され，とくにLQT1型のような運動誘発性の患者では，臨床上の運動時のQT延長が再現されるため有用と考えられる．しかし，運動負荷試験の最大の問題点は，運動負荷中にQT時間の計測に耐えうる心電図記録が困難な点である．このため運動開始後の心電図記録としては，運動負荷直後の回復早期（1～2分）の心電図が用いられる．

また，以前からトレッドミル運動負荷試験により明らかなQTc時間の延長を認め，診断に有用となる先天性LQTS患者は50％以下であることが知られていた[6]．これはその後の遺伝子型の同定により，運動負荷ピーク時や回復早期にQTcが延長するのは，約40％の頻度であるLQT1患者だけであるためであることが判明した（図1a）[7]．同じく40％程度の頻度であるLQT2患者では，運動負荷開始直後にQTc時間が延長するが，運動負荷ピーク時や回復早期にはQTc時間は負荷前値に改善するかむしろ短縮するため（図1b）[7]，診断にはあまり有用でない．

一方，筆者らは，運動負荷中のT波の形態の変化によって遺伝子型が推定できる可能性を報告している（図1）[7]．すなわち，運動負荷によりLQT1，LQT2患者にそれぞれ特徴的な異常T波である幅広い（broad-based）T波やノッチを伴う平低（low-amplitude, notched）T波が高頻度に出現し，遺伝子型の推定がある程度可能である．

エピネフリン負荷試験

> エピネフリン負荷試験は，非浸透患者の検出や，LQT1，LQT2，LQT3の各遺伝子型の推定に有用である．

運動負荷試験と同様に交感神経を刺激する目的で，カテコラミンの点滴静注による負荷試験が行われる．以前は，β受容体刺激薬であるイソプロテレノールが多く用いられていたが[6]，負荷中の心拍数が100/min前後まで上昇するためQT時間の計測がやや難しいことや，β受容体のみを刺激することなどから，最近ではα＋β受容体刺激薬であるエピネフリンを用いた負荷試験が主流となっている[4,5,8,9]．

エピネフリン負荷試験には，持続点滴量を段階的に増やしていくAckermanらによるMayo Clinicのプロトコールもあるが[9]，筆者らのプロトコールでは，まずエピネフリン0.1μg/kgのボーラス静注を行い，引き続いて0.1μg/kg/minの持続点滴を施行する[4,5,8]．12誘導心電図はエピネフリン投与前から連続記録し，QTc時間の計測を，エ

3. 不整脈，失神

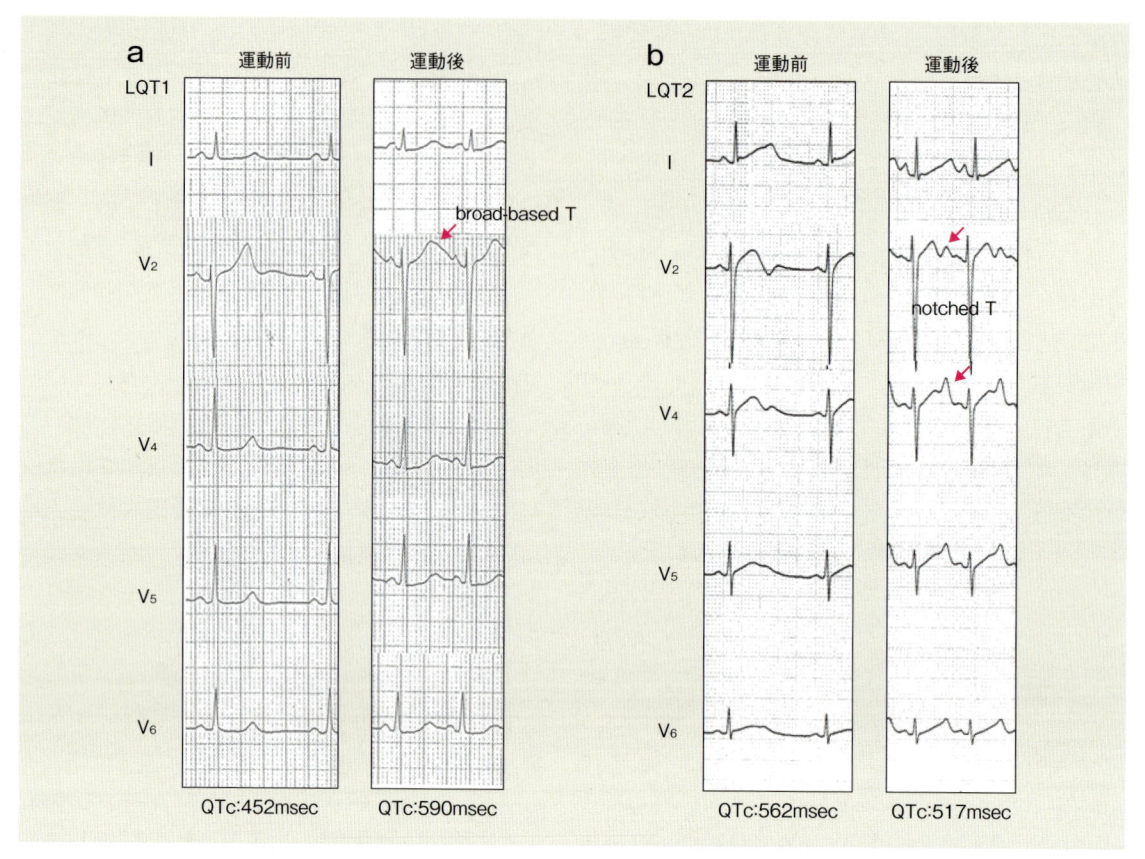

図1　トレッドミル運動負荷試験に対するLQT1，LQT2患者の修正QT（QTc）時間の反応とT波形態の変化

トレッドミル運動負荷試験により，LQT1患者では，QTcが著明に延長するとともに（452→590msec），LQT1に特徴的な幅広い（broad-based）T波が出現している（a）．一方，LQT2患者では，運動負荷によりQTcが軽度短縮しているが（562→517msec），LQT2患者に特徴的なノッチを伴う（notched）T波が顕著になっている（b）．

（Takenaka K, et al, 2003[7]）より）

ピネフリン投与前，エピネフリン投与後心拍数がピークに達した時点（エピネフリン開始から1～2分後），および心拍数が定常状態まで回復した時点（エピネフリン開始から3～4分後）で行う．負荷中，意図しないTdPの誘発を予防するために5分以上のエピネフリン点滴は避けるようにし，とくにLQT1患者では注意が必要である（図2）[4]．

筆者らの成績では，エピネフリン点滴中の定常状態のQTc時間を用いると，Keatingの診断基準を用いた場合，LQT1の診断率は68％から87％へ，LQT2の診断率は83％から91％へと向上した[5]．特異度はいずれも100％であり，正常者で疑陽性になる（LQTSと誤って診断される）ことはなかった．LQT3では，エピネフリンによりQTc時間は延長しないので，診断率は83％のままであった[5]．

最終的には遺伝子診断の結果を待たなくてはならないが，エピネフリン負荷試験は，明らかな先天性LQTSの発端者が存在する家系の家族構成員における非浸透患者のスクリーニングに有用と考えられる．

また，LQT1，LQT2，LQT3の各遺伝子型では，エピネフリン負荷に対するQTc時間の経時的な反応が異なる（図3）[4,5,8]．LQT1患者では，エピネフリン開始直後にQTcが著明に延長（平均約130msec）し，持続点滴中の定常状態でもQTc延長が持続（約80msec）し，しばしば奇異性QT延長（paradoxical QT prolongation）を認めるのに対して，LQT2患者では，エピネフリン開始直後には一過性に著明なQTc延長（約130msec）を認めるが，定常状態ではQTcはコントロールレベ

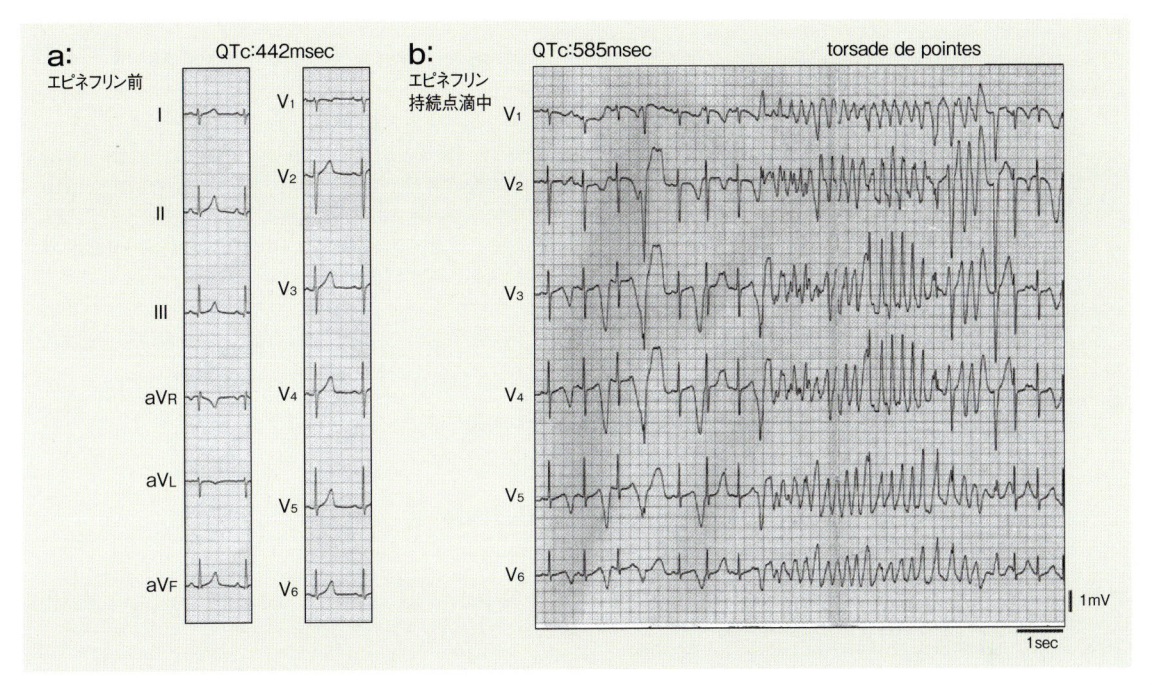

図2　LQT1型先天性QT延長症候群においてエピネフリン点滴により誘発されたtorsade de pointes

安静時の修正QT（QTc）時間は442msecと境界域であるが（a），エピネフリン0.1μg/kgのボーラス静注＋0.1μg/kg/minの持続点滴を施行したところ，QTcが著明に延長した後（585msec），torsade de pointesが出現している（b）．

(Shimizu W, et al, 2003[4] より)

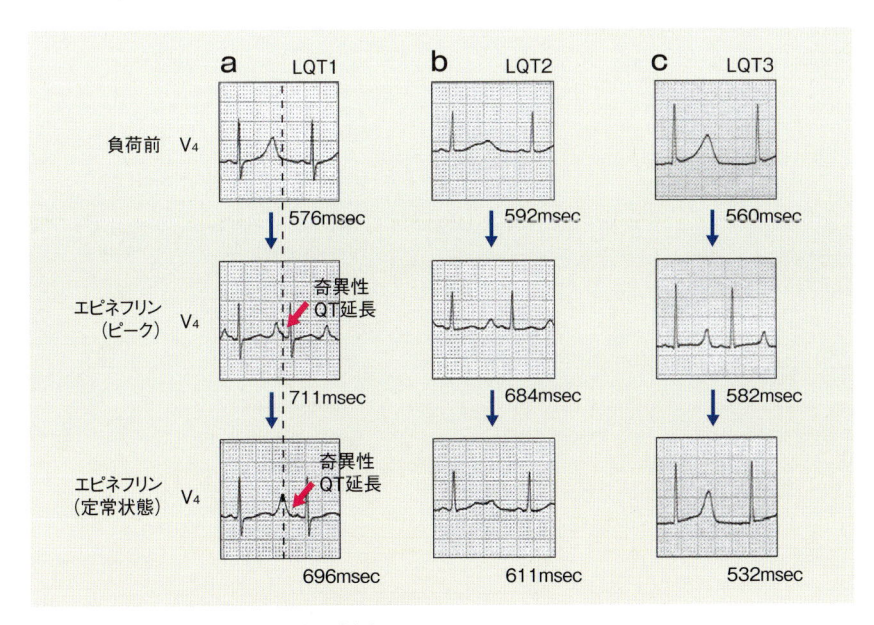

図3　エピネフリン負荷試験に対するLQT1, LQT2, LQT3患者の修正QT（QTc）時間の反応

エピネフリン負荷（0.1μg/kgのボーラス静注＋0.1μg/kg/min）により，LQT1患者では，心拍数上昇に一致してQTcが著明に延長し（ピーク：576→711msec），定常状態でもQTcの延長は持続している（696msec）（a）．また，RR間隔の短縮にもかかわらずQT時間の絶対値が延長する奇異性QT延長を認めている．LQT2患者では，心拍数上昇に一致してQTcは著明に延長するが（592→684msec），定常状態ではQTcはコントロールレベル付近まで短縮している（611msec）（b）．LQT3患者では，心拍数上昇時のQTc延長は軽度で（560→582msec），定常状態のQTcはコントロールレベル以下に短縮している（532msec）（c）．

(Shimizu W, et al, 2004[5] を改変)

3. 不整脈, 失神

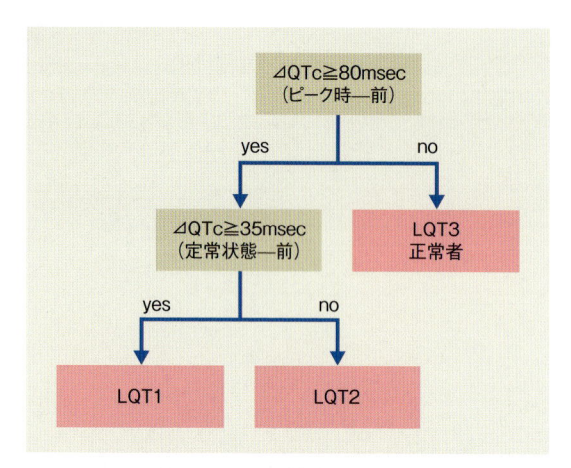

図4　エピネフリン負荷試験による遺伝子型(LQT1, LQT2, LQT3)の推定

エピネフリン負荷開始直後（ピーク時）の修正QT（QTc）延長が80 msec未満であればLQT3または正常者と考えられる. 一方, エピネフリン負荷開始直後（ピーク時）のQTc延長が80msec以上で, かつエピネフリン点滴中の定常状態でのQTc延長が35msec以上の場合にはLQT1, 定常状態でのQTc延長が35 msec未満の場合にはLQT2と考えられる.

(Shimizu W, et al, 2004[5]を改変)

ル近くまで短縮する. これに対してLQT3患者では, エピネフリン開始直後のQTc延長は軽度（約35msec）で, 定常状態でのQTcはコントロールレベル以下に短縮する. これらのエピネフリンに対するQTc時間の経時的反応の違いから, エピネフリン負荷開始直後（ピーク時）のQTc延長が80 msec以上で, かつエピネフリン点滴中の定常状態でのQTc延長が35msec以上の場合にはLQT1, 定常状態でのQTc延長が35msec未満の場合にはLQT2と考えられる. また, エピネフリン負荷開始直後（ピーク時）のQTc延長が80msec未満であればLQT3または正常者と考えられる[5]（図4）(⇒**Point!**).

経費の節約と適切な治療方針　Point!

エピネフリン負荷試験により遺伝子型が推定できれば, 予測される遺伝子型からスクリーニングを行うことにより, 遺伝子診断の経費や時間を節約することができる. また, 原因遺伝子が同定されない先天性LQTS患者では, エピネフリン負荷に対する反応により, 各遺伝子型に準じて治療方針を立てることができる.

■引用文献

1. Schwartz PJ, et al: Diagnostic criteria for the long QT syndrome: An update. Circulation 1993; 88: 782-784.
2. Shimizu W: The long QT syndrome: Therapeutic implications of a genetic diagnosis. Cardiovasc Res 2005; 67: 347-356.
3. Schwartz PJ, et al: Genotype-phenotype correlation in the long-QT syndrome: Gene-specific triggers for life-threatening arrhythmias. Circulation 2001; 103: 89-95.
4. Shimizu W, et al: Epinephrine unmasks latent mutation carriers with LQT1 form of congenital long QT syndrome. J Am Coll Cardiol 2003; 41: 633-642.
5. Shimizu W, et al: Diagnostic value of epinephrine test for genotyping LQT1, LQT2 and LQT3 forms of congenital long QT syndrome. Heart Rhythm 2004; 1: 276-283.
6. Shimizu W, et al: Differential response of QTU interval to exercise, isoproterenol, and atrial pacing in patients with congenital long QT syndrome. PACE 1991; 14: 1966-1970.
7. Takenaka K, et al: Exercise stress test amplifies genotype-phenotype correlation in the LQT1 and LQT2 forms of the long QT syndrome. Circulation 2003; 107: 838-844.
8. Noda T, et al: Gene-specific response of dynamic ventricular repolarization to sympathetic stimulation in LQT1, LQT2 and LQT3 forms of congenital long QT syndrome. Eur Heart J 2002; 23: 975-983.
9. Vyas H, et al: Epinephrine QT stress testing in the evaluation of congenital long-QT syndrome: diagnostic accuracy of the paradoxical QT response. Circulation 2006; 113: 1385-1392.

心房細動を合併した拡張型心筋症に対するリズムコントロールの可能性

町野　毅，青沼和隆
筑波大学大学院人間総合科学研究科循環器内科学

> 長期的なリズムコントロールができれば，抗不整脈薬のデメリットもなく，心機能の改善を図ることができる．

　心房細動（AF）の治療戦略において，リズムコントロールとレートコントロールの優劣については，過去の大規模試験から生命予後の差はないとの報告が多い．しかし，これらの大規模報告では抗不整脈薬治療の弊害も指摘されており，議論の余地が残されている．非薬物治療であるカテーテルアブレーションによる肺静脈電気的隔離術（PVI）による長期的なリズムコントロールを行うことができれば，抗不整脈薬投与のデメリットを受けずに，洞調律化による心機能の改善を図ることができる．

　ここで示す症例は従来，慢性心房細動（CAF）を合併した拡張型心筋症と考えられ，心機能改善のための薬物治療と十分なレートコントロールを行っても心機能の改善が得られない患者であった．このようなCAFを有する低心機能例において，PVIによる洞調律維持治療の新たな可能性を，その検査所見をもとに考察する．

2年間の薬物治療後のPVI

　35歳，男性．心電図検査の結果を図1，2に示す．主訴は呼吸困難．3年以上持続する呼吸困難

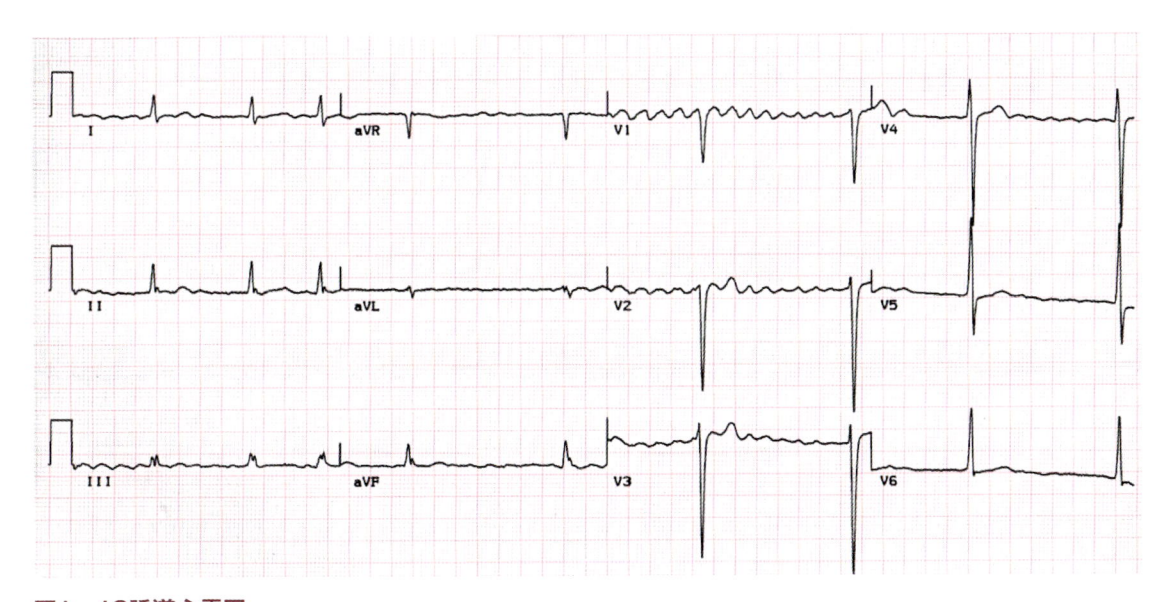

図1　12誘導心電図

心房細動（AF）．心拍数52bpm．慢性心房細動（CAF）であり，心拍数は50〜60bpmと十分にコントロールされていた左室高電位とTの平低化を認めた．肢誘導では，f波は明瞭ではなくAFが慢性であることを示唆していると考えられる．

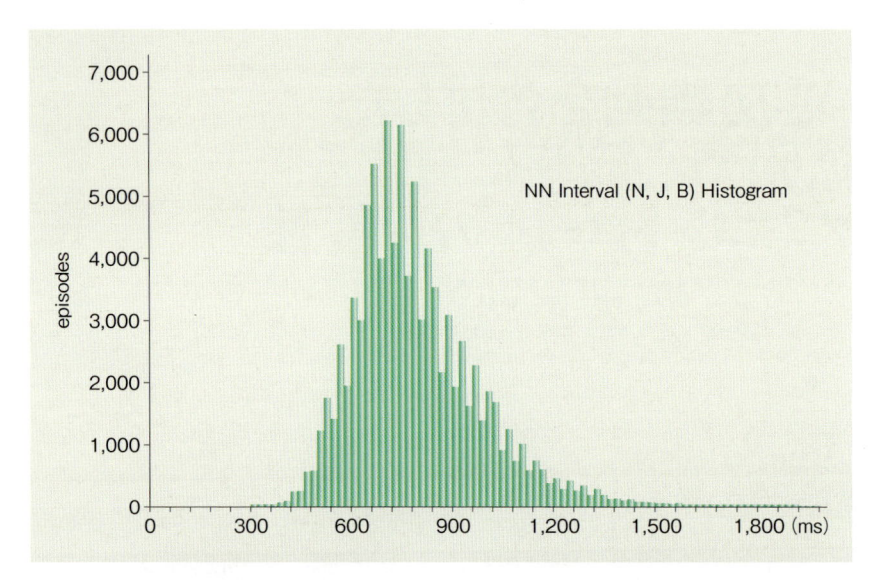

図2
Holter心電図

複数回のHolter心電図記録では，CAFは十分にレートコントロールされ，総心拍数は96,675/日で平均心拍数は76bpm（min 45, max 132）であり，レートコントロールは十分になされ，とくに頻脈性心房細動や徐脈性心房細動の状態ではないことが判明している．

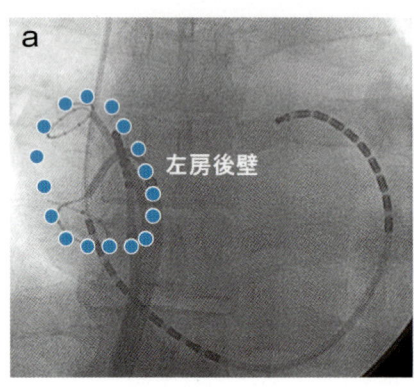

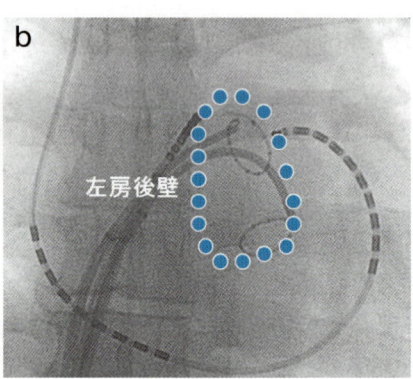

図3
経皮的肺静脈隔離術(PVI)の正面像

a：右肺静脈隔離の通電部位（青点）．
b：左肺静脈隔離の通電部位（青点）．

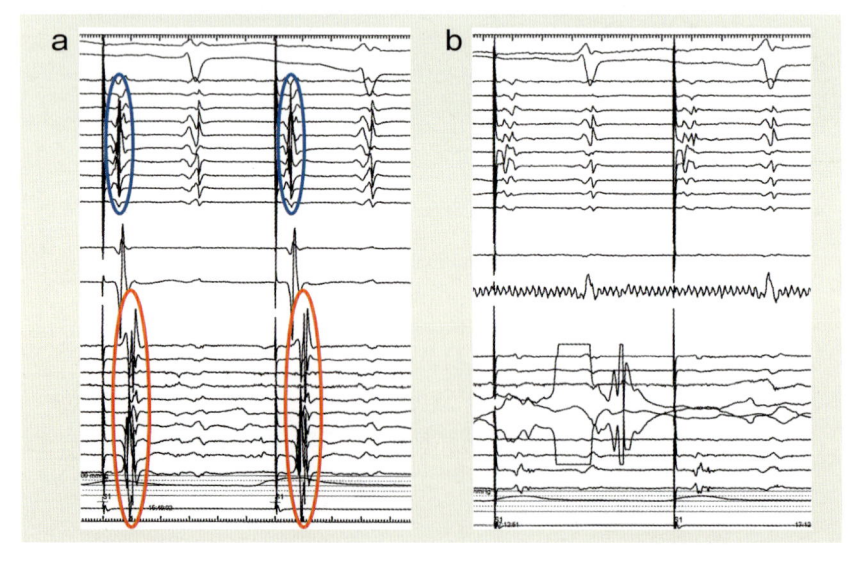

図4
左肺静脈隔離の心内電位

a：隔離前．左上肺静脈電位（青円），左下肺静脈電位（赤円）．
b：隔離後．左上下肺静脈電位の消失を認める．
左側のベースラインの肺静脈電位で，左上肺静脈電位（青円），左下肺静脈電位（赤円）で囲まれる肺静脈電位は，高周波通電による上下肺静脈拡大電気的隔離術によって肺静脈電位の消失を認め，左肺静脈・左房電気的隔離術が完成した．右上下肺静脈も同様にして，上下肺静脈拡大電気的隔離術が完成した．

を主訴に紹介された．
　心臓カテーテル検査では，冠動脈は正常で，左室駆出率が17％と著明に低下し左室拡大を認め，拡張型心筋症と診断された．また，3年以上持続するCAFを合併していた．ワルファリンによる抗凝固療法を行いながら，利尿薬，ACE阻害薬，

3. 不整脈，失神

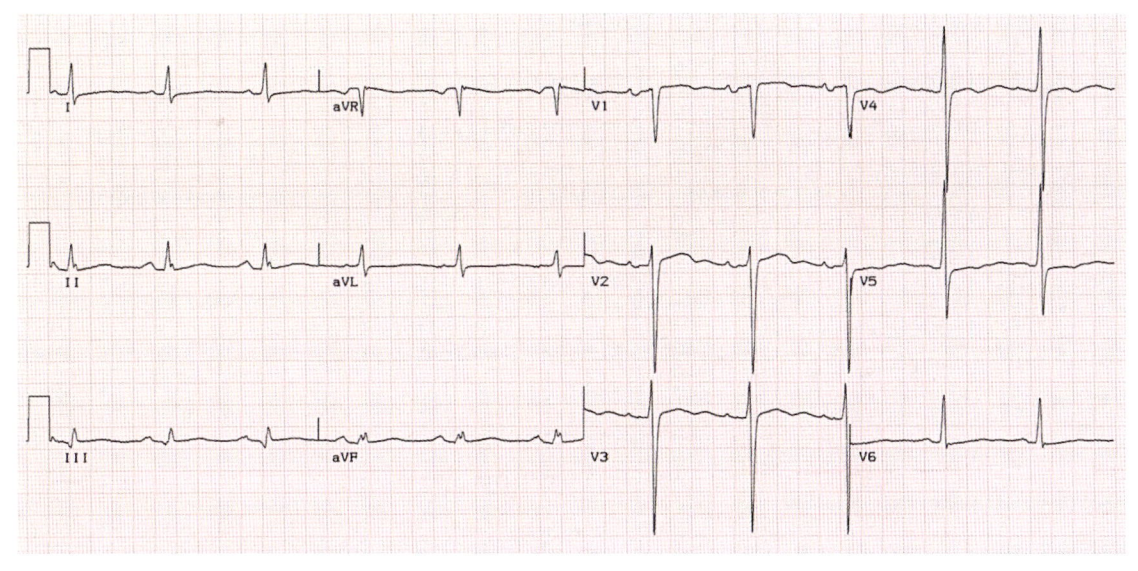

図5　PVI後の12誘導心電図
左右の上下肺静脈拡大電気的隔離術により，洞調律が維持され，抗不整脈薬を使用せずその後4年以上の長期間にわたり洞調律を維持した．

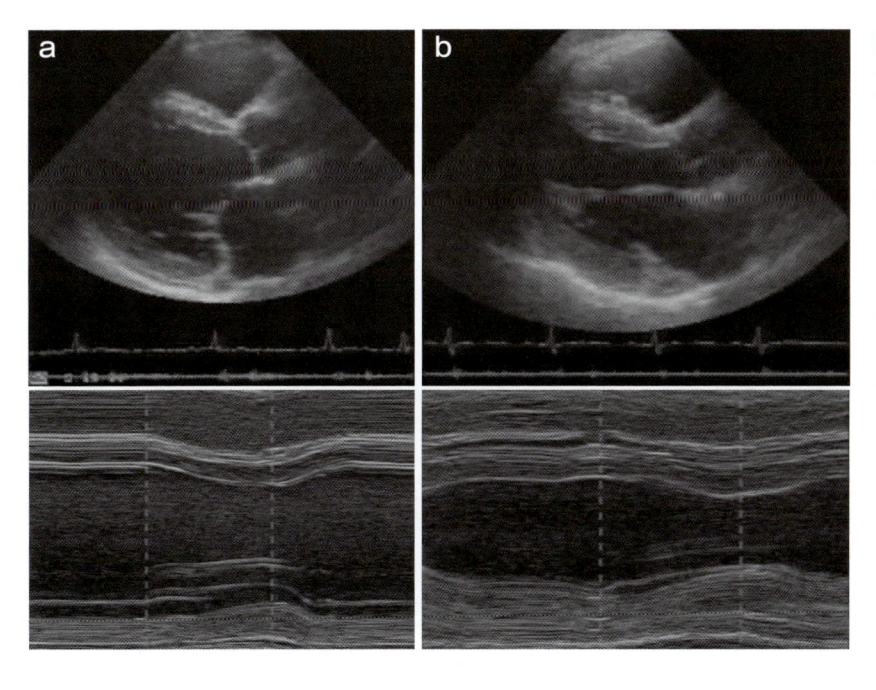

図6
心エコー所見の改善

a：PVI前．EF 21％．LVDd 78mm．LAD 53mm．
b：2年後．EF 74％．LVDd 51mm．LAD 46mm
抗不整脈薬を使用せず，4年間洞調律を維持しており，EF，LVDd，LADが著明に改善し，心機能はまったく正常化し，左室のreverse remodelingが得られた．また，左房径も術前の53mmから2年後には46mmと縮小を認め，左房のreverse remodelingも得られ，このことも洞調律の維持にプラスに働いていると考えられる．

β遮断薬およびアミオダロンを含む薬物治療を2年間にわたって継続したが，AFは持続し左室機能は大きな改善を認めず，NYHA class Ⅲで推移した．本人の強い希望があり，PVIを行う方針となり，当院へ紹介入院となった．

CAFに対し，360Jの直流通電によるカルディオバージョンで洞調律に復したため，カテーテルアブレーションによるPVIを試みた（図3，4）．方法としては，Brockenbrough法による心房中隔穿刺によって左房に到達し複数（3本）のロングシースを左房に留置し，肺静脈・左房造影により解剖学的および電気生理学的指標をもとに，左右の上下肺静脈拡大隔離術を行った（図3中青いドットで表される拡大線状焼灼で左右の肺静脈の電気的

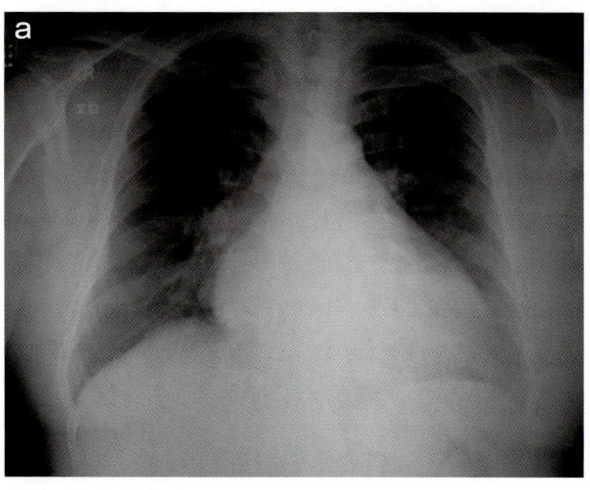

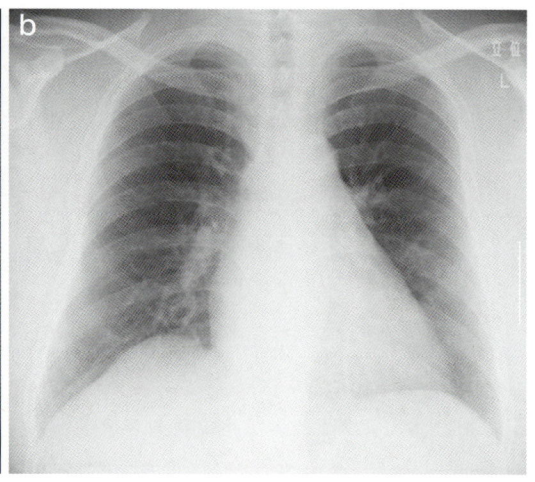

図7 胸部X線写真における心拡大の改善
a：PVI前．CTR 64％．b：2年後．CTR 51％．洞調律の維持により心拡大が著明に改善した．とくに左第3・4弓の突出と右第2弓の突出が正常化し，左房・左室の縮小が考えられる．

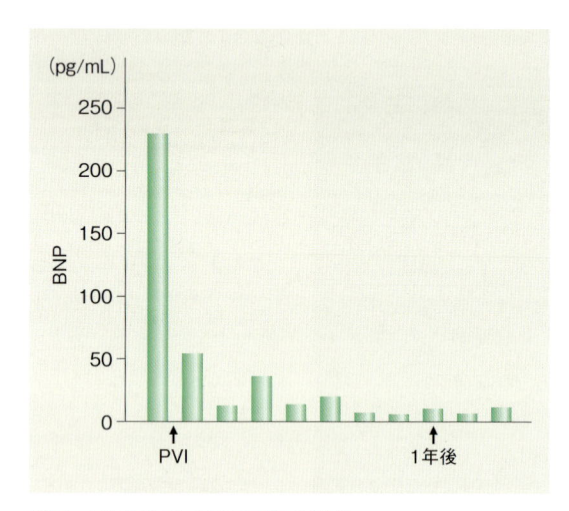

図8 PVI前後のBNP値の推移
洞調律の維持直後からBNP値が低下し，年余の洞調律の維持によってBNP値がまったく正常化した．

隔離を行った）．

リズムコントロールだけで心機能が改善

> 十分なレートコントロールでも奏効しなかった症例が，非薬物的な洞調律化だけで心機能が正常化した．

本症例はCAFを合併した拡張型心筋症と考えられ，β遮断薬やACE阻害薬を中心とした薬物療法を2年間継続していた．CAFのレートコントロールも十分に行われていたが，心機能低下は改善せず，このことからも拡張型心筋症として考えられていた症例であるが，PVIによる長期的な非薬物的リズムコントロール（洞調律化）により，心機能が正常化した一例である（図5～8）．

従来から，頻脈依存性心筋症としてAFに伴う頻脈により惹起された低心機能の症例は数多く報告され，このような症例においてはレートコントロールのメリットが強く述べられてきた．しかし，本例はレートコントロールが十分に行われていたCAFであり，レートコントロールと低心機能に対する治療では心機能低下はまったく改善せず，非薬物治療による洞調律維持のみが心機能改善の方法であったことが示されたのである．

リズムコントロールはレートコントロールと同等か

> 抗不整脈薬の投与は死亡リスクを49％増加させるが，洞調律の維持は死亡リスクを53％減少させた．

AFの治療方針に関する大規模研究では，4,060例のAF患者（平均年齢70歳）を対象としたAF-

3. 不整脈，失神

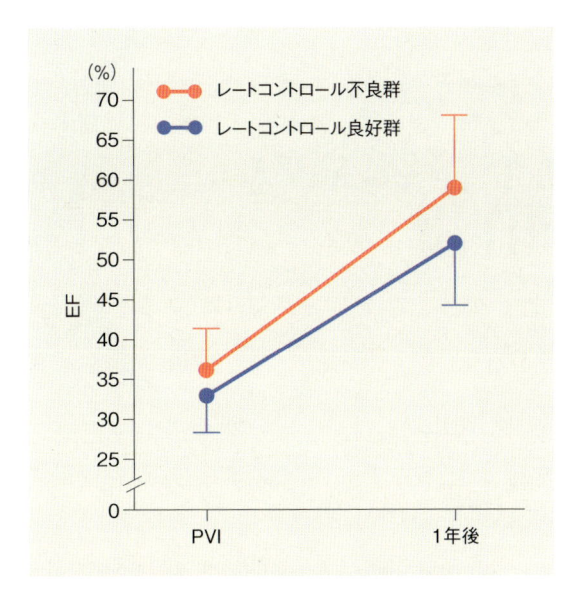

図9　心房細動(AF)を有する心不全症例へのPVI施行1年後における心機能の評価

（Hsu LF, et al, 2004[3] より改変）

リズムコントロールの可能性 Point!

十分な薬物治療とレートコントロールを行っても心機能の改善が得られないようなCAFを有する心不全症例のなかには，積極的な洞調律化を試みるべき価値がある．

FIRM研究が有名である．この研究ではアミオダロン（38%），ソタロール（31%），I群抗不整脈薬（31%）を第一選択薬としたリズムコントロール群と，β遮断薬（49%）やジゴキシン（47%）を第一選択薬としたレートコントロール群の両群において，一次エンドポイントである総死亡に有意差を認めなかった[1]．

しかし，その2年後に発表されたAFFIRM研究のサブ解析の結果では，抗不整脈薬の投与は死亡リスクを49%増加させる一方で，洞調律の維持は死亡リスクを53%減少させるというものであった[2]．著者らは，このサブ解析の結果を踏まえて，AFFIRM研究で一次エンドポイントである総死亡の有意差が認められなかったことについて，①洞調律維持のメリットが抗不整脈薬投与によるデメリットによって相殺されている可能性があること，また，②リズムコントロール群の洞調律維持率は63%であったのに対して，レートコントロール群においても35%の洞調律維持率が得られていたことが要因ではないかと考察している．

それでは，抗不整脈薬投与を行わずにリズムコントロールを行うことができたら，どうであろうか．Hsuらは，AFを有する心不全症例58例（平均年齢56歳，平均EF 36%）を対象にPVIを行い，1年後の心機能を評価した．その結果，抗不整脈薬投与を行わないPVI単独による1年後の洞調律維持率は70%強であり，PVI前のAFのレートコントロールの良・不良にかかわらず，1年後には有意な心機能改善が認められたと報告している（図9）[3]．

AFによる心機能低下の機序としては，頻脈依存性心筋症がよく知られているが，今回提示した症例のように，十分レートコントロールされたAFを有する心不全症例でも，リズムコントロールによって，初めて心機能の改善が得られることがある．これはHsuらの報告のように，心房収縮の欠如，房室の同期不全，不規則な心室応答によって，心拍出量が減少し，リモデリングが進行することが一因と考えられる．

AFの治療戦略において，リズムコントロールとレートコントロールの優劣は現在も議論の余地が残されているが，PVIによる長期的な非薬物的リズムコントロール（洞調律化）を行うことができれば，抗不整脈薬投与のデメリットを受けずに心機能の改善を図ることができる（⇒**Point!**）．

■引用文献

1. Wyse DG, et al: A comparison of rate control and rhythm control in patients with atrial fibrillation. N Engl J Med 2002; 347: 1825-1833.
2. Corley SD, et al: Relationships between sinus rhythm, treatment, and survival in the Atrial Fibrillation Follow-Up Investigation of Rhythm Management (AFFIRM) Study. Circulation 2004; 109: 1509-1513.
3. Hsu LF, et al: Catheter ablation for atrial fibrillation in congestive heart failure. N Engl J Med 2004; 351: 2373-2383.

意外に認識されていない心房に対する抗不整脈薬の催不整脈作用

平尾見三
東京医科歯科大学循環器内科

抗不整脈薬の催不整脈作用とは

> 抗不整脈薬を投薬された患者の5〜10%に催不整脈作用が発生．器質的心疾患患者に起こりやすい．

抗不整脈薬は，しばしば新たな不整脈を誘発したり，従来ある不整脈を逆に悪化させる危険性がある．これを催不整脈作用という．

古くは心房細動治療に用いた硫酸キニジン投与中に心室細動（キニジン失神）が発生したとの報告が1920年代にあるが，1989年の大規模研究（CAST）により広く認識された感がある[1]．催不整脈作用は，抗不整脈薬を投薬された患者の5〜10%に発生するとの報告がありまれなものではない．本作用は，とくに病的心筋を有する器質的心疾患の患者に起こりやすい．

頻脈性不整脈の原因である自動能亢進，撃発活動，リエントリーを抗不整脈薬がむしろ促進するような薬理学的作用を発揮すると，催不整脈作用として頻脈が誘発される．催不整脈作用が発生する機序としては，①従来存在していた不整脈基質を悪化させる，②潜在的に存在していた不整脈基質を顕在化させる，③新たな不整脈基質を出現させる，の3通りが想定される．

臨床的には，カリウムチャネル遮断薬投与による多形性心室頻拍（TdP），ナトリウムチャネル遮断薬投与によるサインカーブ状心室頻拍が有名である．抗不整脈薬は，心筋細胞の電気的活動性や細胞間の電気的連結を修飾することにより，心筋の不応期を延長し，心筋組織内伝導速度を遅くする．カリウムチャネル遮断薬が心筋の活動電位持続時間を過度に延長させると，活動電位第3相に異常電位（後脱分極）を発生して撃発活動を契機としてTdPが発生する．

ナトリウムチャネル遮断薬はおもに心臓組織の伝導速度を遅くするが，そのために新たにリエントリー回路が成立したり，むしろリエントリーが安定したりするリスクがあり，これが心室で起これば幅の極端に広い心室頻拍が発生する．

このように催不整脈作用といえば，心室性頻脈という図式ができあがっているが，抗不整脈薬による心房性頻脈の出現，悪化という事実は意外に認識されていない．

抗不整脈薬の心房性催不整脈作用とは

心房性催不整脈作用は，①心房細動が抗不整脈薬投与後に心房粗動に移行して頻脈になる場合，②心房細動・粗動に抗不整脈薬を投与後に心室興奮頻度が増加する場合，③発作性心房細動・粗動の頻度・持続時間が抗不整脈薬投与後に増加・延長して悪化する場合に分類できる．このほかにも，抗不整脈薬投与開始後に心房細動・粗動停止後の長い洞停止・洞徐脈（徐脈頻脈症候群）など，徐脈性不整脈の出現・悪化もありうるが，本項では頻脈について述べていく．

心房細動の粗動化

> 心房細動患者にクラスIc群薬を投与したところ，17%に心房粗動が発生した．

以前から，心房細動患者に抗不整脈薬を投与後，しばしば心房粗動に移行し，同時に高度房室伝導を呈して頻拍状態となることが知られている．古くは除細動目的にて115例にキニジン経口投与後，心房粗動が高頻度（51%）に発生したとするChengの報告がある（1952年）．この粗動化現象は，心房筋伝導を抑制するどのナトリウムチャネル遮断薬投与例にも経験されるが，とくにクラスIc群薬で顕著であり，このような心房粗動を"Ic-flutter"とよぶ．

心機能低下例に対するクラスIc群薬投与は死亡率上昇リスクがあり避けられてきたが，その強いナトリウムチャネル遮断作用から心房細動・粗動の治療には頻用されてきた．それに併せて，1：1房室伝導の危険性をはらむ心房粗動の発生は，クラスIc群薬の心房性催不整脈作用として1990年ごろから明確に認識されてきた．

Murdockらの報告では，心房細動82例にクラスIc群薬（プロパフェノン）を投与後に14例（17%）に心房粗動が発生し，うち3例では1：1房室伝導の速い心室応答に陥っている．粗動発生の14例中8例は新規出現，6例は過去に心房粗動歴のある13例の患者群からであった（13例中6例，46%）．このことから，既往歴のある例ではより注意が必要と結論している[2]．

筆者らの前向き研究では，心房粗動歴のない心房細動86例（平均年齢62.4歳）にクラスIc群薬のピルジカイニドを投与したところ，4〜8週間後14例（16.3%）に図1に示すように心房粗動が記録された[3]．とくに，ピルジカイニド高用量，高血中濃度患者群において粗動化率は有意に高かった．

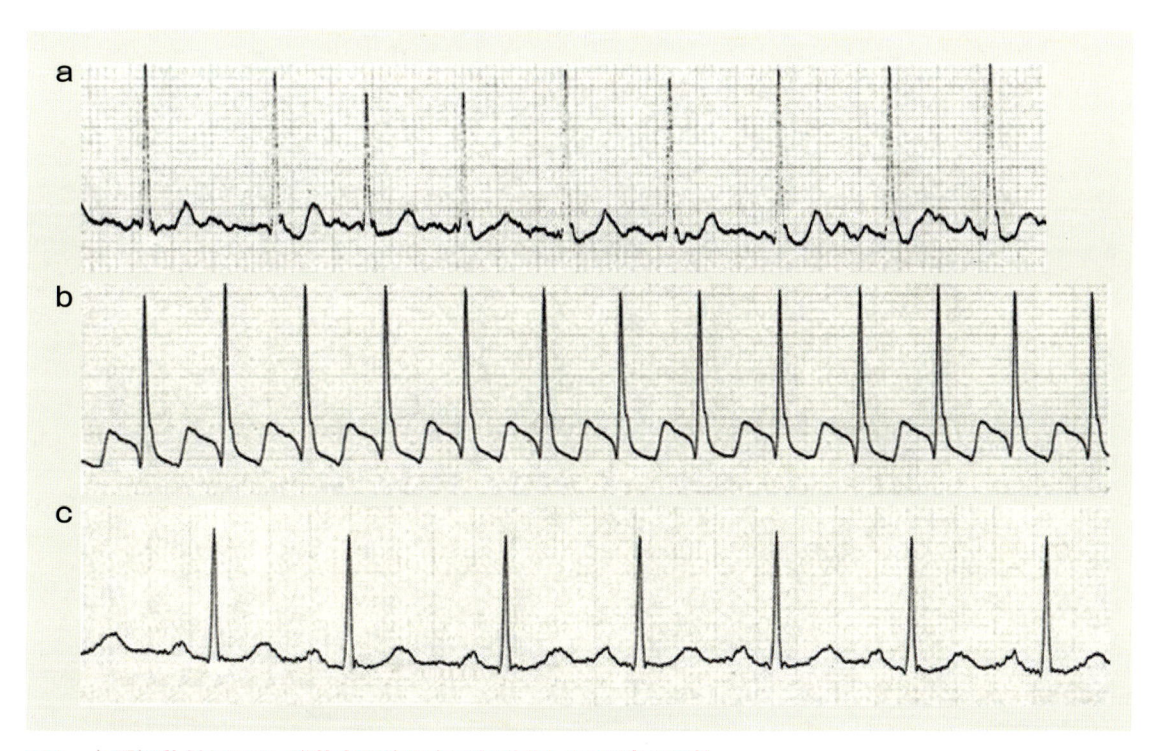

図1　心房細動がクラスIc群薬内服後に心房粗動化した63歳の男性

a：心房細動 118/分，b：心房粗動（2：1房室伝導）152/分，c：洞調律 88/分
心房細動（a）にピルジカイニド150mg/日投与したところ，心房粗動に移行した（b）．アブレーション後にピルジカイニド経口継続したところ，洞調律が維持された（c）．

3. 不整脈，失神

ナトリウムチャネル遮断薬以外ではアミオダロンによる粗動化が報告されている．心房細動96例にアミオダロン投与平均5か月後に，9例（9.4％）に峡部依存性粗動が発生している[4]．

速い心室応答の出現（非WPW症候群例）

> 抗コリン作用が強いジソピラミド，プロカインアミド，キニジンなどは，房室伝導能を促進させて，ショック，失神を誘発する場合がある．

クラスIa群薬が投与されている心房粗動（心房細動からの移行例も含む）では，伝導遅延効果により粗動周期が延長することと房室結節伝導抑制効果はないことにより，心室応答頻度が増加する．そのうち1〜2％においては，1：1房室伝導性心房粗動に移行し，非常に速い心室拍数となるリスクが存在する．

われわれが8例の1：1房室伝導をきたした心房粗動例を解析したところ，**表**のように粗動周期長の延長と，もともとの房室伝導能が亢進していることが明らかとなった[5]．提示症例のように，安静時にたとえ適正伝導比であっても，階段昇降時など交感神経の興奮時に1：1伝導が発生し，Ia群薬の使用依存性（use-dependent）ナトリウムチャネル遮断作用によってPurkinje系，心室筋の強い伝導によって引き続きwide QRS頻拍に移行しショック・失神に至る場合がある[6]．抗コリン作用の強いジソピラミド，プロカインアミド，キニジンなどでは，房室伝導能をむしろ促進させて同様の事象の発生が報告されている．

速い心室応答の出現（WPW症候群例）

> WPW症候群の心房細動にベラパミルは使用禁であり，同様にWPW症候群の発作性上室頻拍にジギタリスは投与すべきではない．

顕性WPW症候群には心房細動が合併しやすく，副伝導路の不応期が短い場合には非常に速い心室

表　1：1房室伝導をきたした患者およびきたさなかった患者の臨床的・電気生理学的特徴

	1：1房室伝導をきたした患者（n＝8）	1：1房室伝導をきたさなかった患者（n＝101）	p値
年齢（歳）	61 ± 14	64 ± 14	NS
男性／女性	7/1	89/12	NS
基礎心疾患（％）	25	53	NS
LA 直径（mm）	38 ± 7	40 ± 8	NS
EF（％）	58 ± 17	59 ± 16	NS
LVDd（mm）	53 ± 16	49 ± 9	NS
房室伝導の持続期間（か月）	44 ± 44	37 ± 62	NS
抗不整脈薬（％）	100	76	NS
AV 結節遮断薬（％）	50	72	NS
β遮断薬（％）	29	13	NS
洞調律における心拍数（bpm）	65 ± 10	69 ± 15	NS
PR 間隔（msec）	175 ± 34	183 ± 42	NS
AFL 周期（msec）	292 ± 28	258 ± 44	＜ 0.05
洞調律周期（msec）	939 ± 137	891 ± 176	NS
AH 間隔（msec）	86 ± 14	110 ± 32	＜ 0.1
HV 間隔（msec）	56 ± 10	54 ± 15	NS
最大1：1AV 伝導（msec）	375 ± 74	464 ± 106	＜ 0.05
房室結節二重伝導（％）	0	29	NS

％は各群患者における割合を示す．
EF：駆出分画
LA：左房
LVDd：左室拡張終期径
NS：有意差なし
SR：洞調律
（Kawabata M, et al, 2008[5] より）

> **Point!**
> **なぜベラパミルは副伝導路伝導を亢進させるのか**
>
> ベラパミルの悪影響の機序については，房室伝導抑制による心室応答低下が副伝導路への（心室側からの）潜伏興奮を減らし，結果として副伝導路伝導を亢進させることに加えて，ベラパミルの陰性変力作用，血管拡張による血圧低下に反応したカテコラミン増加など多因子説が有力である．

応答を経て心室細動発生にまで至るリスクがある．ベラパミルはそのカルシウム拮抗作用から房室結節伝導抑制作用があるが，作業心筋からなる副伝導路伝導は抑制しないため，WPW症候群例の心房細動に投与すると心室細動を招く作用があり，使用禁である（⇒**Point!**）．McGovernらは，5〜10mgのベラパミル静脈投与によって心室細動あるいはショックに陥った5例を報告している[7]．5例中3例は心房細動が急に心室細動化，2例は心房細動中高度の心室応答亢進が記録された．

WPW症候群に合併した発作性上室頻拍に対してベラパミル静注時に心房細動移行はまれであり，臨床上は無視可能とされる．同様に，ジギタリスは副伝導路に対する効果はほとんどなく，心房細動時の心室応答亢進から心室細動を誘発するリスクがあり投与すべきではない．

発作性心房細動・粗動の頻度，持続時間が増加，延長

Coumelの提唱した迷走神経興奮性発作性心房細動（多くは器質的心疾患のない症例）においては[8]，迷走神経を興奮させる薬剤（ジギタリスなど）や洞性徐脈をきたす薬剤（β遮断薬など）は発作の頻度を増加させたり，心房細動持続時間を延長させたりする可能性が指摘されている．また，心房細動発作が起こり始めて間もない一部の患者群においては，ジギタリス投与が心房細動発作持続時間を長引かせる可能性が報告されている[9]．

抗不整脈薬による心房性不整脈の治療

> 基本はカテーテルアブレーションの実施と個々の病態に応じた抗不整脈薬の選択である．

①**心房細動の粗動化例**：三尖弁輪-下大静脈開口部からなる右房峡部を線状焼灼することで粗動は根治し，薬剤併用すれば心房細動の発作頻度は減少し洞調律維持の時間が長くなる（hybrid therapy）．

②**速い心室応答の出現（非WPW症候群例）**：房室結節伝導を抑制する薬剤，すなわちジギタリス，ベラパミル，β遮断薬を単独，複数併用す

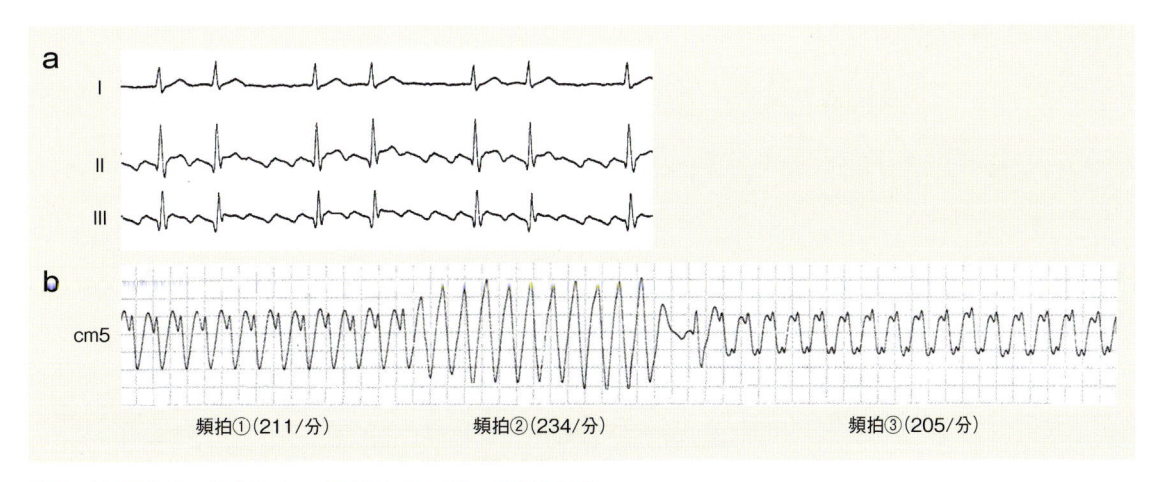

図2　排便時のいきみによって発生したwide QRS頻拍

心房粗動（フレカイニド内服中）は，カルシウム拮抗薬にて安静時には房室伝導比4：1〜2：1と心室応答数は速くなかった（a）．トイレでいきんだときのモニター心電図（b）では，1：1房室伝導性心房粗動（①）が，より幅の広いQRS波のより速い頻拍②（心室頻拍と考えられる）に移行している．頻拍②停止後は，心房粗動（③）に戻ったと解釈される．

る．ただし，労作・運動時には伝導が亢進し1：1伝導になる危険性が一部症例にある．

③**速い心室応答の出現（WPW症候群例）**：禁忌がなければカテーテルアブレーションにより副伝導路伝導切断を実施する．

④**発作性心房細動・粗動の頻度，持続時間が増加，延長**：迷走神経緊張型心房細動例には抗コリン作用を有する抗不整脈薬（ジソピラミドなど）を投与し，交感神経緊張型には，β遮断薬作用を有する薬剤を中心に治療を開始する．

まとめとしての症例

症例は，心房粗動への薬物治療中に失神をきたした51歳の男性例．動悸があり，心房粗動の診断にてジソピラミド300mg，ベラパミル120mgにて投薬開始．労作時の動悸が出現するため，1週間後フレカイニド200mg，ベラパミル240mgに投薬変更した．その1週間後，階段を昇っているときに意識消失し，前歯骨折．頭部CTスキャンには異常を認めず，その後アブレーション目的にて当科入院．

フレカイニド100mgに減量し，ジルチアゼム点滴開始し，安静時は4：1房室伝導（図2a）であったが，排便でいきんだときに強い動悸とめまい感が繰り返し出現した．モニター心電図では，1：1房室伝導とそれに続くwide QRS頻拍が記録された（図2b）．電気生理学的には三尖弁輪部を反時計方向に旋回する通常型心房粗動であり，右房峡部への通電により粗動の停止をみた．

洞調律化を期待して心房粗動に漫然とクラスIc群薬を投与し続けたことが問題と考えられた例である．

■引用文献

1. The Cardiac Arrhythmia Suppression Trial (CAST) Investigators Preliminary report: effect of encainide and flecainide on mortality in a randomized trial of arrhythmia suppression after myocardial infarction. N Engl J Med 1989; 321: 405-412.
2. Murdock CJ, et al: Atrial flutter in patients treated for atrial fibrillation with properfenon. Am J Cardiol 1990; 66: 755-757.
3. Hirao K, et al: Long term efficacy of hybrid pharmacologic and ablation therapy in patients with pilsicainide-induced atrial flutter. Clin Cardiol 2005; 28: 338-342.
4. Tai CT, et al: Persistent atrial flutter in patients treated for atrial fibrillation with amiodarone and properfenon: electrophysiologic characteristics, radiofrequency catheter ablation, and risk prediction. J Cardiovasc Electrophysiol 1999; 10: 1180-1187.
5. Kawabata M, et al: Clinical and electrophysiological characteristics of patients having atrial flutter with 1:1 atrioventricular conduction. Europace 2008; 10: 284-288.
6. Ranger S, et al: Amplication of flecainide-induced ventricular conduction slowing by exercise. Circulation 1989; 79: 1000-1006.
7. McGovern B, et al: Precipitation of cardiac arrest by verapamil in patients with Wolff-Parkinson-White syndrome. Ann Intern Med 1986; 104: 791-794.
8. Coumel P: Neural aspect of atrial fibrillation. Falk RH, Podrid PJ, editors: Atrial Fibrillation: Mechanisms and Management, 1st ed., Raven Press, New York, 1992; p.109-125.
9. Falk RH, et al: Digoxin for converting recent-onset atrial fibrillation to sinus rhythm. A randomized double blinded trial. Ann Intern Med 1987; 106: 503-506.

失神の原因はどこまで追究できるか：検査の進め方と考え方

小林洋一
昭和大学内科学講座循環器内科学部門

失神の原因，分類，予後

> 失神の原因は多岐にわたり，予後も原因により多彩である．さらに，失神の病態は多因子である場合が多い．

失神は原因が幅広く，かつ，多数の因子が重なるので解明が難しく，原因不明とされてしまう症例も数多くいる．失神の予後は，生命予後の非常に悪いものから，生命予後はよいものまでさまざまであることと，たとえ生命予後が良好といえども外傷の発生率は高く，再発率も高いことから，原因を究めて再発を防ぐことは重要である．

2007年，わが国の失神ガイドライン「失神の診断・治療ガイドライン」(JCSガイドライン2007)[1]では失神を，①起立性低血圧，②神経調節性失神および類縁疾患，③心原性，④脳血管と4分類している（表1）．しかし，このような原因分類には限界がある．それというのも，失神の病態には1つ以上の因子が関与していること，徐脈や頻脈で生じる失神に神経反射（代償性血管収縮の遅延や障害）が関与することが問題だからである．

本稿では失神の原因を解明するための検査手順やコツ，注意点について述べる．

検査の進め方

> 失神の病歴，失神時の状況や症状，ルーチン検査の結果から，以後の検査計画を立てる必要がある．

病歴，症状，ルーチン検査から原因を予測

失神の患者が来院した場合，まず病歴，診察，ECG，胸部X線撮影，血液検査などのルーチン検査を行う（図1）．脳血管性以外が疑われる場合は，ルーチン検査で心疾患の有無が鑑別疾患の大切なポイントとなる．心疾患がないと神経調節性失神（neurally mediated syncope：NMS）が強く疑われ

表1　失神の原因疾患

1. 起立性低血圧
    a. 自律神経障害
        - 原発性：純型自律神経失調症
          多系統萎縮
          自律神経障害を伴う
          　Parkinson病
        - 続発性：糖尿病性ニューロパチー
          　　　　アミロイドニューロパチー
        - 運動後
        - 食後
    b. 薬剤，アルコール
    c. 循環血液量低下
        出血，下痢，Addison病
2. 神経調節性失神および類縁疾患
    a. 神経調節性失神
    b. 血管迷走神経反射
    c. 頸動脈洞過敏症候群
    d. 状況失神
        - 急性出血
        - 咳嗽，くしゃみ
        - 消化管刺激（嚥下，排便，内臓痛）
        - 排尿後
        - 運動後
        - 食後
        - その他（金管楽器演奏，重量挙げ）
    e. 舌咽神経・三叉神経痛
3. 心原性
    a. 不整脈
        - 徐脈性不整脈
        - 頻脈性不整脈
    b. 器質的心疾患，心肺疾患
        - 狭窄性弁膜症
        - 急性心筋梗塞・虚血
        - 閉塞性肥大型心筋症
        - 心房粘液腫
        - 大動脈解離
        - 心膜疾患・タンポナーデ
        - 肺塞栓症・肺高血圧症
4. 脳血管
    a. 盗血症候群
    b. 過換気

(JCS 2007[1]より)

3. 不整脈，失神

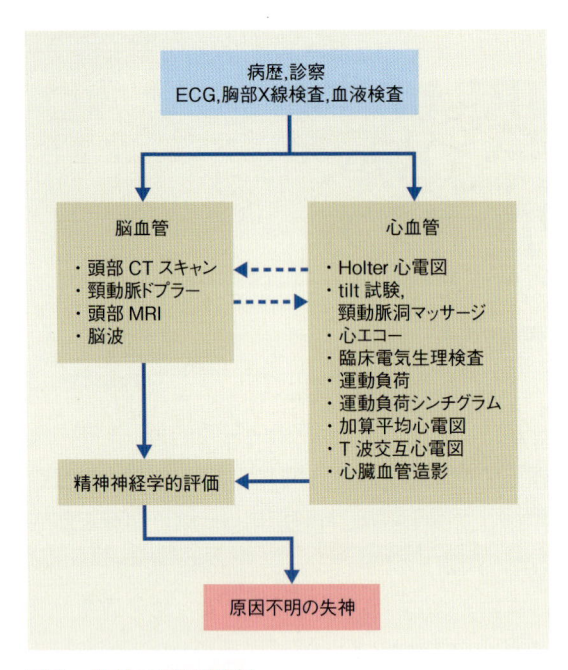

図1　失神の原因精査

```
          病歴，診察
       ECG,胸部X線検査,血液検査
              │
       ┌──────┴──────┐
      脳血管           心血管
   ・頭部CTスキャン   ・Holter心電図
   ・頸動脈ドプラー   ・tilt試験，
   ・頭部MRI           頸動脈洞マッサージ
   ・脳波             ・心エコー
                     ・臨床電気生理検査
                     ・運動負荷
                     ・運動負荷シンチグラム
                     ・加算平均心電図
                     ・T波交互心電図
                     ・心臓血管造影
              │
        精神神経学的評価
              │
         原因不明の失神
```

るが（約70%），心疾患があっても心原性失神とは必ずしもいえず，約半数が神経調節性失神であるとの報告がある[2]．

次に，経過が長いのか短いのかも重要な鑑別ポイントである．経過が4年以内の場合は心原性失神を疑い，それ以上の経過は神経調節性失神を疑う[2]．また，失神時の状況や症状として，①失神時の体位，②失神を生じる誘因，③失神を生じる時間帯，④失神の前駆症状と失神時の症状，⑤患者の年齢などは診断を推測するのに重要である．

失神鑑別の各種検査法の特徴と適応，意義

症状とルーチン検査で，脳血管性あるいは心血管性かを判定する．わが国では，脳CTスキャンが普及しているので，最初にこれを撮影することが多いが，原因の頻度は反射性・心原性失神が多いので，明らかに脳血管性が疑われる場合を除き，まず反射性・心原性失神を疑いHolter ECG，tilt試験（head-up tilt test：HUT），頸動脈洞マッサージ，心エコー図，24時間自由行動下血圧測定（ABPM）を施行する．

Point! tilt試験が禁忌となる失神

①臨床的に重度の左室流出路の閉塞のある失神
②重度の僧帽弁狭窄のある失神
③重度の冠動脈近位部の狭窄のある失神
④重度の脳血管狭窄に関係する失神

不整脈を認める場合には，運動負荷心電図，加算平均心電図，T波交互心電図を施行し，必要があれば心臓電気生理検査を行う．また，虚血性心疾患が疑われれば，運動負荷シンチグラムや心臓血管造影を施行する．一方，脳血管性が疑われた場合は頭部CTスキャン，頸部ドプラー，脳動脈流エコー，頸部MRI，脳波記録を行う．

再発を繰り返したり外傷を伴う場合には植込み型ループ心電レコーダーを考慮する．これらすべてが否定されれば，精神神経学的評価を行う．おもな検査を以下に示す．

tilt試験

> tilt試験は神経調節性失神を診断するだけでなく，心原性失神の鑑別や失神の原疾患に及ぼす自律神経の影響を知るにも有用である．

tilt試験は患者を受動立位として，失神の原因，とくに起立不耐の診断に有用である．この検査の適応となるのは神経調節性失神とその類縁疾患であるが，起立性低血圧の診断にも役だつ．

神経調節性失神は，神経反射で引き起こされる一過性の血圧低下が原因で起こる反射性失神（reflex syncope）で，徐脈と末梢血管の拡張で特徴づけられる[3,4]．神経調節性失神は臨床的にいろいろな場面で生じ，失神の原因として最も多い．それにもかかわらず，診断は従来除外診断でなされてきた．このため典型例以外は診断がつかず，専門の施設でも失神の原因の不明な症例が40～50%存在した．そこで，神経調節性失神の積極的な診断を下すためにtilt試験が導入されるように

表2 失神の評価のためのtilt試験:おもな適応のまとめ(ACC expert consensus document)

tilt試験適応のあるもの	・再発性失神あるいは高度の危険を伴う患者の単回失神 　神経調節性失神が既往症で疑われるかどうかにかかわらない. そして, 　1. 器質的心疾患を有しないか 　2. 器質的心疾患を有して,他の失神の原因が適当な試験で除外されたもの ・心停止,房室ブロックなどの明らかな原因が確定されているが,神経調節性失神の生じやすさが示され,治療計画に影響を及ぼしそうな患者のさらなる評価 ・運動誘発性あるいは運動に関係する失神の評価の一部
tilt試験の有用性に関して異なる意見の存在するもの	・てんかんの痙攣性失神の鑑別 ・再発性の原因不明の意識喪失の患者(とくに老齢者)の評価 ・繰り返すめまいや前失神の評価 ・末梢神経症あるいは自律神経失調症の原因不明の失神の評価 ・神経調節性失神の治療経過の評価
tilt試験の適応とならないもの	・単回失神で,外傷や高度の危険を有さず血管迷走神経の関与が明らかなもの ・他の特別の失神原因が確定されていて,神経調節性失神の生じやすさが治療に影響を与えないもの
新たに適応となる可能性のあるもの	・再発性の特発性めまい ・再発性の一過性脳虚血発作 ・慢性疲労症候群 ・新生児突然死症候群

(Benditt D, et al, 1996[5]より)

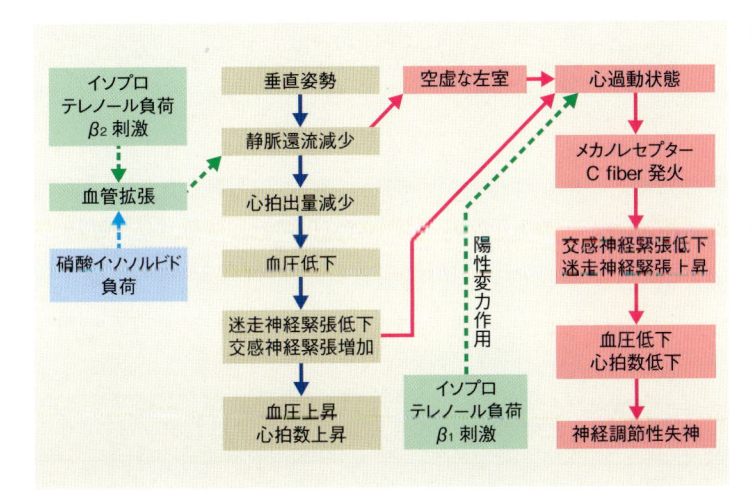

図2 tilt試験で誘発される神経調節性失神の推定機序

起立することにより横隔膜以下の容量血管に血液が貯留し静脈還流量が減少して,左室充満圧と心拍出量の減少がみられ血圧が低下する.

これに対し,動脈の圧受容器からの求心性インパルスが減少し,血管運動中枢,副交感神経心臓抑制中枢に対する緊張性抑制が解除され,遠心性交感神経活動の亢進と遠心性副交感神経活動の抑制が起こり血圧が保たれる.

しかし,この過程で容積が減少した心室に陽性変力作用が加わると心過動状態となり,求心性無髄性迷走神経線維(C fiber)に連続する心室圧受容器が発火する.この求心性インパルスは延髄孤束核で線維を変え血管運動中枢を抑制し,副交感神経心臓抑制中枢を亢進させ,遠心性交感神経の抑制と副交感神経の亢進が起こり,血管拡張,心抑制,徐脈となり失神が生ずる.

イソプロテレノール負荷と硝酸イソソルビド負荷の作用機序も示した.

なった.

適応, 禁忌(⇒Point!)

tilt試験の適応は原因不明の失神である. 基礎に器質的心疾患がないと神経調節性失神が強く疑われるので, 最もよい適応となる. 器質的心疾患を有していても明らかに失神への関与がない場合も適応となる. また, 洞不全症候群や房室ブロックなどの不整脈を有する患者の失神では, その程度と失神症状が合致しない場合には神経調節反射が関与することがある. このような症例のペースメーカー植込みを含めた治療計画を慎重に進めるためにtilt試験で神経調節反射の関与を明らかにする. 状況失神はtilt試験の陽性率は必ずしも高くないが, 運動失神の場合は, 失神前の交感神経緊張がtilt試験に似ていることからtilt試験が有用である. また, 神経調節性失神も失神時に痙攣を伴うことがあり, てんかんとの鑑別に有用なこともある.

ACC expert consensus document[5]によるtilt試験の適応を**表2**に示す.

tilt試験の装置と方法

試験を施行する環境としては静かで適温に温度調節がなされ, 照明を落とした快適な部屋が好ましい. 心電図は複数誘導を観察し, 血圧は1拍ごとに測定できなければならない. その理由としては, 突然血圧が低下する場合があること, また,

3. 不整脈，失神

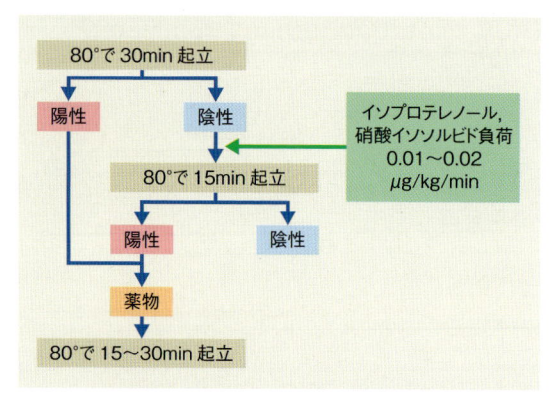

図3 tilt試験(HUT)のプロトコール(昭和大学循環器内科)

表3 tilt試験で誘発される神経調節性失神の分類

Type 1 混合型	・心拍は増加した後減少するが，40/min 未満にはならないか，40/min 未満でも 10sec 未満あるいは心停止 3sec 未満 ・血圧は上昇した後心拍数が減少する前に低下
Type 2A 心停止を伴わない 心抑制型	・心拍 40/min 未満が 10sec を超えて持続するが心停止は 3sec 未満 ・血圧は心拍が低下する前に低下
Type 2B 心停止を伴う心抑制型	・心停止は3secを超える．血圧は心拍と一致あるいは低下前に低下
Type 3 血管抑制型	・心拍は失神時に心拍のピークの10%未満
例外1 chronotropic incompetence	・試験のあいだ心拍上昇が認められない（試験前の10%未満）
例外2 excessive heart rate rise（POTS）	・起立時から失神前まで過剰な心拍数の増加（130/min を超える）

POTS：体位性起立頻脈症候群　　　　（ESC guideline 2004[7]）より）

神経調節性失神の型を分類するのに不可欠なことがあげられる．このための非観血的な検査法としては，トノメトリー法による血圧測定が用いられる．ACC expert consensus documentでは，傾斜角度は60〜80°が適当で，傾斜時間は45〜60分を推奨している．

tilt試験で誘発される神経調節性失神の病態生理

tilt試験で誘発される神経調節性失神は図2に示すような病態が考えられる．

tilt試験の薬物負荷

短時間で効率よく診断するために薬物負荷（イソプロテレノール，エドロホニウム，ニトログリセリン，ATPなど）が用いられる．負荷法としては感度を上げて特異度を落とさないことが必要である．このなかではイソプロテレノールがよく用いられるが，カテコールアミンの感受性は種により大きく異なるため注意が必要である．通常は心拍数が20〜30%増加する量が望ましいとされる．

筆者らの検討では，イソプロテレノール負荷量は偽陽性を考えると0.01〜0.02μg/kg/minの負荷にとどめるべきである[4]．この負荷量は欧米の1〜5μg/minに比較すると約半量である．

筆者らのプロトコールを図3に示す．80°30分起立とし，陰性ならばイソプロテレノール負荷を0.01〜0.02μg/kg/minと段階的に増量し，陽性の場合，薬効評価を行う．

イソプロテレノール負荷に次いで用いられるのはニトログリセリン，硝酸イソソルビド負荷である．イソプロテレノール負荷を用いることのできない16〜18%の例に用いることができる．舌下法や静注法など，いまだ確立された方法はなく，起立時に血圧が徐々に低下してしまう例もあるが，このような症例を除けば静注法で感度が53%で，特異度92%，予測精度は67%と良好である[6]．

tilt試験の判定

> 典型的な神経調節性失神では，血圧が低下する前に心拍が上昇し，そのあと血圧が低下して失神が誘発される．

tilt試験の評価としては，一般に，神経調節性低血圧あるいは徐脈により再現性よく失神あるいは前失神症状が出現する場合を陽性反応とする．筆者らは，症状のない脈拍あるいは血圧の変化のみで陽性とはしない[5]．一般的な神経調節性失神の経過としては，起立時，一過性に低血圧を示すが，数分で血圧は上昇しコントロール値にまで戻る．起立性低血圧の場合は血圧のこの上昇がみられない．血圧，心拍は上下変動を繰り返して経過する．神経調節性失神典型例では血圧の低下する前に心拍は上昇し，その後に低下し失神が誘発される．

3. 不整脈, 失神

tilt試験で誘発される神経調節性失神の病型

> tilt試験（コントロール＋イソプロテレノール負荷）の結果, 249例中146例（59％）が神経調節性失神と診断できたが, 41％は原因不明だった.

tilt試験で誘発される失神は, 心拍数と血圧の反応から混合型, 心停止が主徴の心抑制型, 血圧低下が主徴の血管抑制型の3つに分類される（ESCガイドライン2004）[7]（表3）. 例外として過剰心拍上昇（体位性立位頻拍症候群）があげられ, 起立時から失神前まで過剰な心拍の増加を示すタイプが示されている. 体位性起立頻脈症候群（POTS）は立位時に血圧の低下や徐脈を示さず30/min以上の心拍増加や, 130/min以上の頻拍がみられ, 前失神症状などの起立不耐症状を示す症候群で, 神経調節性失神の亜型ともいわれている. 不適切洞性頻拍, 洞性リエントリー性頻拍, 異常自動能の亢進による心房頻拍と鑑別が必要である.

筆者らのtilt試験施行方法は, 傾斜角度80°で30分起立であるが, 原因不明の失神例連続249例中, 前失神と失神が誘発された陽性例は68例27％であった[8]（図4）. 25歳未満の若年では陽性率が53％と高く, 50歳以上の高齢群では13％と低い. 偽陰性を少なくするために薬物負荷が行われるが, 最も一般的に行われているのがイソプロテレノール負荷である. 249例中コントロールtilt試験が陰性であった153例では, 78例51％が新たに陽性になった. コントロールとイソプロテレノール負荷を合計すると, 249例中146例59％で神経調節性失神と診断できた. しかし, 41％の患者は原因が不明であった.

そのなかでも高齢者の原因不明の率が高い. その原因としては, 若年者に多い血管迷走神経性失神はtilt試験の陽性率が高いが, 高齢者の排尿失神などの反射性失神は陽性率が低いことや, 高齢者では降圧薬やその他の血管拡張薬の服用, 脳動脈狭窄の存在など失神の原因因子が複数存在することが関係していると思われる. さらに, 高齢

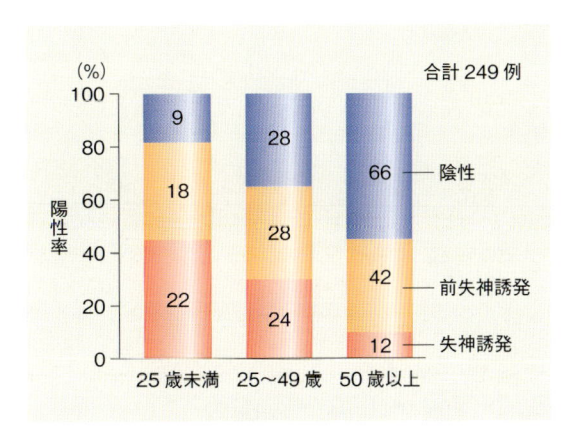

図4　tilt試験の年齢別陽性率

tilt試験単独とイソプロテレノール負荷tilt試験で249例中146例（59％）が陽性を示し, 神経調節性失神と診断できたが, 41％の患者で原因が不明であった. そのなかでも高齢者の原因不明の率が高い.

者は予後不良の心原性失神が隠れていることもある. それゆえ, できる限り原因を検索する必要がある.

tilt試験の問題点としては, 急性期の再現性は高いが遠隔期の再現性は一定していないことや[9-14], 植込み型ループ心電データレコーダーで記録された自然の神経調節性失神がtilt試験で記録された神経調節性失神の形と必ずしも一致しないことが示されている. 一方, 血管迷走神経失神のうち, 心停止が長時間認められるものを"malignant vasovagal syncope"とよぶ場合もある. 予兆がみられず突然失神するため重大な事故を起こす.

頸動脈洞マッサージ

> 頸動脈洞失神は心抑制型が多く, ペースメーカーで抑制できるので鑑別診断が重要である.

頸動脈洞過敏が原因で5～33％に失神発作が生じ, これを頸動脈洞症候群といい, 神経調節性失神の一型である. 頸動脈洞失神は心抑制型が最も多く, 血管抑制型はほとんどみられない. つまり, 頸動脈洞過敏反応と, 血管迷走神経反応では遠心路の活動性は異なると思われる. 頸動脈洞症候群の場合には, 頸動脈洞の直接的なマッサージ

で失神の誘発が可能で，心肺圧受容体は関与しない．しかし，血管迷走神経性失神の場合，立位になることにより静脈還流減少が最初に起こり，心肺圧受容器反射が生じる．

このように，血管迷走神経失神と頸動脈洞失神の反応の違いは，その異常の存在部位が心肺圧受容器あるいは動脈圧受容器なのか，求心路あるいは，遠心路および効果器なのかによると思われる．

ドプラーエコーによる中大脳動脈血流測定

脳血流が通常の半分以下になると失神する．筆者らの検討[15]では，tilt試験により誘発した神経調節性失神の最中に，中大脳動脈血流をパルスドプラーで観察すると，収縮期血流速度と拡張期血流速度が減少し，pulsatility indexとresistance indexが増加していた．つまり，本来ならば血圧の低下に伴い脳血流を保つためにresistance indexは減少すべきなのに，脳血流の調節異常が存在していた．また，1例では血圧が不変にもかかわらず収縮期血流速度と拡張期血流速度が減少し，pulsatility indexとresistance indexも減少していた．この例は，脳血流減少が失神の原因と考えられた．このことからも，tilt試験の判定を橈骨血圧の変化のみで陽性としてはならないことがわかる．

植込み型ループ心電レコーダー

植込み型ループ心電レコーダー（implantable loop recorder：ILR）は，失神原因解明の新オプションとして期待される．

最近，ILRが失神の診断に有用であり，通常の検査法に比べて有意に診断率が高いことが報告されている[16]．指1本ほどの大きさでリードはなく，3年間の観察が可能である．イベントがあった場合，失神から回復後に患者がアクチベーターのスイッチを押すことで失神時の心電図を記録できる．ILRは失神の診断率が高く，必要十分な治療が行われるため大変に重要である．

最新のバージョンでは，電池寿命が延長したことと頻拍の診断解析が可能となった代わりに，プログラムするパターンが少なくなったことは，失神の診断上影響があるかもしれない．

ABPM

ABPM（ambulatory blood pressure monitoring, 24時間自由行動下血圧測定）はおもに高血圧患者に用いられるが，失神例に関しても重要な情報を提供してくれる．とくに，状況失神では，tilt試験で陽性所見が出づらいので，ABPM記録下に失神の生じる状況を再現してもらい，このときの血圧を観察することが可能であり，有用である．

■引用文献

1. 井上 博，ほか：循環器病の診断と治療に関するガイドライン（2005-2006年度合同研究班報告）：失神の診断・治療ガイドライン．Circulation Journal 2007; 71 (Suppl IV): 1049-1101.
2. Alboni P, et al: Diagnostic value of history in patients with syncope with or without heart disease. J Am Coll Cardiol 2001; 37: 1921-1928.
3. Benditt D, et al: Syncope. Cardiol Rev 1993; 1: 146-156.
4. 小林洋一：Neurally mediated syncope. 最新内科学大系，プログレス6，東京：中山書店；1997.
5. Benditt D, et al: Tilt table testing for assessing syncope. J Am Coll Cardiol 1996; 28: 263-275.
6. Raviele A, et al: Nitroglycerin infusion during upright tilt: A new test for the diagnosis of vasovagal syncope. Am Heart J 1994; 127: 103-111.
7. Brignole M, et al: Guidelines on management (diagnosis and treatment) of syncope–update 2004. Europace 2004; 6: 467-537.
8. Katsumata R, et al: Characteristics of neurally mediated syncope (NMS) in youth. J Arrhythmia 2002; 18: 33-40.
9. Kikushima S, et al: Triggering mechanism for neurally mediated syncope induced by head-up tilt test: role of catecholamines and response to propranolol. J Am Coll Cardiol 1999; 33: 350-357.
10. de Buitleir M, et al: Immediate reproducibility of the tilt-table test in adults with unexplained syncope. Am J Cardiol. 1993; 71: 304-307.
11. Sheldon R, et al: Reproducibility of upright tilt-table tests in patients with syncope. Am J Cardiology 1992; 69: 1300-1305.
12. Grubb B, et al: Reproducibility of head upright tilt table test results in patients with syncope. Pacing Clin Electrophysiol 1992; 15: 1477-1481.
13. Brooks R, et al: Prospective evaluation of day-to-day reproducibility of upright tilt-table testing in unexplained syncope. Am J Cardiol 1993; 71: 1289-1292.
14. Blanc JJ, et al: Reproducibility of a positive passive upright tilt test at a seven-day interval in patients with syncope. Am J Cardiol 1993; 72: 469-471.
15. 小原千明，ほか：Neurally mediated syncopeにおけるpirmenolの予防効果の検討．心電図 1997; 17 (抄録集)：566.
16. Krahn A, et al: Randomized assessment of syncope trial. Circulation 2001; 104: 46-51.

head-up tilt試験：tilt単独では失神が誘発されない患者でも薬剤負荷を併用すると陽性になるケースが多い

田邊康子, 長谷部直幸
旭川医科大学循環・呼吸・神経内科

神経調節性失神とhead-up tilt試験

> 器質的疾患がなく, 通常の検査で明らかな原因が特定できない失神は神経調節性失神である場合が多く, 神経調節性失神の診断や治療効果の判定にはtilt試験が有用である.

　失神とは突然発症する一過性の意識消失発作であり, 体位の維持ができなくなるが, 自然に回復するものと定義されている. 原因としては, 心血管系に原因がある場合と, 中枢神経系の異常や内分泌代謝異常などの心血管系以外の原因による失神に大別される. Lewisらによれば, 心血管系の異常による失神が54%, 心血管系以外の失神が11.2%と報告されているが, そのうち35%が器質的疾患のない失神であり, 多くは神経調節性失神 (neurally mediated syncope) である.

　神経調節性失神は, 迷走神経失神 (vasovagal syncope) や, 情動失神 (emotional syncope), 状況失神 (situational syncope：排尿, 咳嗽, 嚥下, 採血時, 運動失神など), 頸動脈洞症候群 (carotid sinus syndrome) などの自律神経系の異常による反射性失神を総称したものをいう.

　神経調節性失神は, 長時間の起立, 恐怖や疼痛, 不眠, 疲労などの精神的・肉体的ストレスが誘因となることが多く, 脱水などの循環血液量の減少が発作を増長する. 神経調節性失神の前駆症状としては, 嘔気, 冷汗, 頭痛, 眼前暗黒感などを伴うことが多く, 失神の持続時間も比較的短く, 転倒などによる外傷以外はなんら後遺症を残さないのが普通である.

　この失神の診断と治療効果の判定, および機序の解明にはhead-up tilt試験 (tilt試験) が有用な方法である. tilt試験は, 起立性低血圧をきたす種々の病態の診断にも有用な検査法である.

tilt試験の適応

　米国心臓病学会 (ACC) のtilt試験に関するコンセンサス報告[1]で, tilt試験の適応について示されている.

　これによると, 病歴上神経調節性失神が疑われるか否かにかかわらず, 再発性失神や外傷を伴う失神や運転中の失神など, ハイリスク例の単回の失神はtilt試験の適応とされている. さらに器質的心疾患があっても他の失神の原因が除外された場合, 心停止や房室ブロックが失神の原因として神経調節性失神が疑われる場合や, 運動誘発性失神にも適応ありとされている. その他, 起立性低血圧をきたす種々の病態を, 起立不耐症 (orthostatic intolerance) を伴う自律神経機能異常として包括する概念が提唱されており, 体位性頻拍症候群 (postural tachycardia syndrome：POTS) や, 神経調節性失神などの起立性不耐症を伴う疾患すべてにtilt試験の適応があるとされている (表1).

3. 不整脈，失神

表1　失神の原因検索のためのtilt試験の適応

1. tilt 試験の適応あり	1) 再発性失神，あるいはハイリスク例の単回失神（病歴上，神経調節性失神が疑われるかどうかにかかわらず） 　①器質的心疾患を有さない 　　もしくは 　②器質的心疾患を有するも，諸検査で他の失神の原因が除外された場合 2) 明らかな原因（心停止，房室ブロック）などが同定されているが，神経調節性失神も起こしやすく治療方針に影響する例 3) 運動誘発性，あるいは運動に関係する失神の評価
2. tilt 試験の有用性に関して意見の分かれるもの	1) てんかん発作と痙攣を伴う失神の鑑別 2) 再発性の原因不明の意識消失患者（とくに高齢者） 3) 繰り返す眩暈や失神前駆症状の評価 4) 末梢神経症，あるいは自律神経不全症に伴う原因不明の失神の評価 5) 神経調節性失神の治療効果の評価
3. tilt 試験の非適応	1) 外傷を伴わず，その他のリスクが高くない単回の失神で，血管迷走神経性失神の特徴が明らかなもの 2) 他の特別な失神の原因が明らかで，神経調節性失神の起こしやすさが治療方針に影響しないもの
4. 新たに適応となる可能性のあるもの	1) 再発性特発性眩暈 2) 再発性の一過性脳虚血発作 3) 慢性疲労症候群 4) 新生児突然死症候群（SIDS）

tilt試験の方法

> tilt単独に塩酸イソプロテレノールの負荷を併用する場合は，1～3μg/minの低用量点滴持続静注で行う．

　ACCのtilt 試験に関するコンセンサス報告で推奨されている方法を**表2**に示した．この報告では，tiltの角度は60～80°，tilt単独の負荷時間は30～45分が推奨されている．しかし実際のところ，tilt試験の方法は各研究者，各施設によって相違がみられ，必ずしも統一されていない（⇒**Point!**）．

　検査結果に影響を及ぼす因子としては，①傾斜角度，②負荷時間，③下肢の固定方法（foot plate support，saddle support），④薬物負荷の有無，などがある．

　またtilt単独で失神が誘発されない場合，塩酸イソプロテレノール負荷を併用したtilt試験が行われることが多い．塩酸イソプロテレノールは，交感神経β_1刺激作用により心収縮力を増加させ，心室の機械受容器の活動性を高める．さらにβ_2刺激作用による血管拡張が静脈還流量の減少をもたらし神経調節性失神を誘発しやすくする．塩酸イソプロテレノール量は1～5μg/minが適量

表2　推奨されるtilt試験の方法

検査室	・静かに照明を落とし適温を保つ ・20～45分，臥位で安静を保つ
患者	・1晩あるいは検査数時間前は絶食 ・点滴静注による補液 ・後日の経過観察のtilt試験は同じ時刻に行う
記録	・最低3誘導の心電図の連続記録 ・最も侵襲の少ない方法で1心拍ごとの血圧のモニター（小児には施行が難しい可能性がある）
tilt 台	・foot plate support による ・スムーズに角度が変換できるもの
tilt 角度	・60～80°が推奨される ・70°が一般的になりつつある
tilt 負荷時間	・最初の薬物負荷のないtilt試験は30～45分施行 ・薬物負荷：薬物により適宜設定
薬物負荷	・塩酸イソプロテレノール（点滴静注が望ましい） ・ニトログリセリン ・エドロホニウム
監視	・tilt 試験の手技に精通している看護師と技術者 ・医師はすぐに対応できるように同伴するか近くで待機
小児	・検査に協力が得られにくい場合など，特殊な問題点がある ・tilt 負荷時間は確立していない ・水銀血圧計（マンシェット）による血圧測定が一般的

とされているが，4～5μg/minの点滴持続静注では，心拍数の急激な上昇や動悸を訴える患者が多く，偽陽性率が増加するなどの理由により，1～3μg/minの低用量点滴持続静注の併用でtilt試験を施行している施設が多い．

3. 不整脈，失神

saddle supportはfoot plate supportより静脈還流量の減少が大きいため，失神が容易に誘発され偽陽性が増加するので，foot plate supportのほうがよいとされている．

当科で施行している具体的なtilt試験の方法を図に示した．

tilt試験の評価

> tilt試験の判定は，失神前駆症状や失神を伴う血圧低下を認めた場合，心拍数低下，心停止を生じた場合を陽性とし，反応型の相違により，①血管抑制型，②混合型，③心抑制型に分類されている．

tilt試験の判定では，血管迷走神経反射による悪心，嘔吐，眼前暗黒感，眩暈などの失神の前駆症状や，失神を伴う血圧低下や徐脈を認めた場合に陽性とする．有意とする血圧低下も統一された基準はなく，収縮期血圧が60～80mmHg未満となる場合や，tilt試験1分目より収縮期血圧あるいは平均血圧が20mmHg以上低下する場合を陽性としている報告が多い．

Suttonら[2]は，tilt試験で誘発される神経調節性失神を心拍数と血圧の反応から，①血圧の低下のみ認められる血管抑制型（vasodepressor type），②血圧と心拍数の両方が低下する混合型（mixed type），③心拍数40/分以下の徐脈が遷延するか，3秒以上の心停止が誘発される心抑制型（cardio-inhibitory type）の3つの病型に分類している（表3）．種々の報告では，血管抑制型が20～30％，混合型が50～60％，心抑制型が10～20％で，

Point! どんな方法で行えばいいか？

tilt試験は下肢ないし腹部臓器に循環血液を貯留し，静脈還流を減少させることにより失神を誘発する方法であるが，傾斜角度が急峻で，負荷時間が長いほど静脈還流量が減少し，失神の誘発率（感度）は高くなるが，特異度は低下する．現在までさまざまな報告がなされているが，傾斜角度は60～80°，負荷時間は10～60分，foot plate supportで施行する場合が多い．

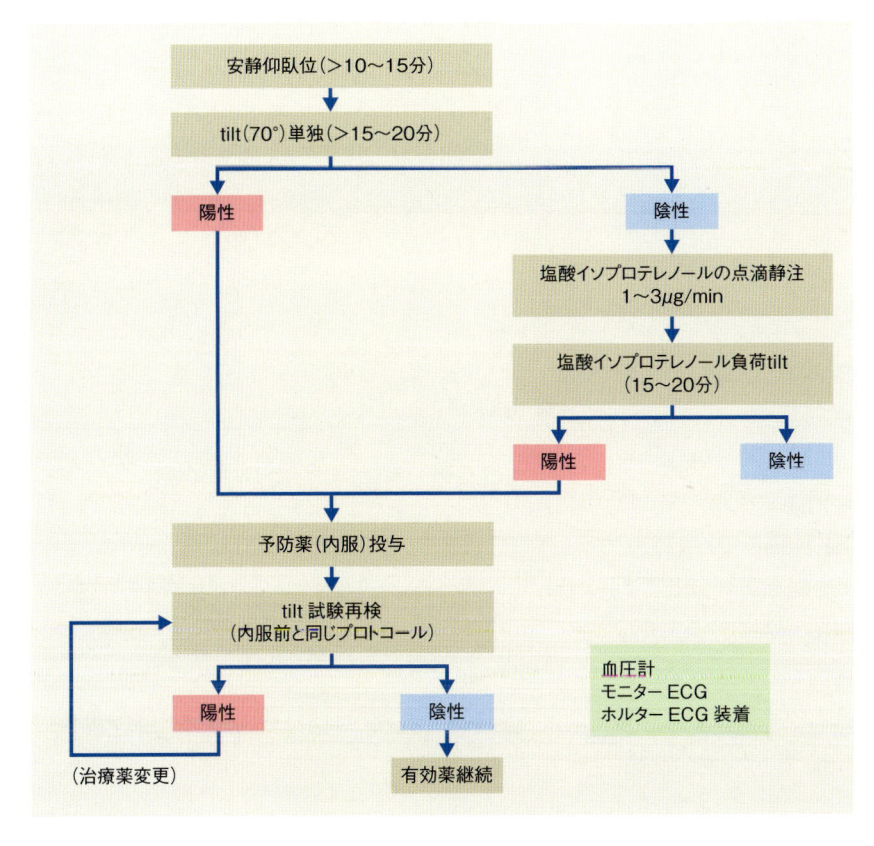

図 当科におけるtilt試験の方法

照明を落とし，26℃に室温を設定．心電図，血圧計，24時間心電図を装着し，連続記録．仰臥位で血圧，心拍数が安定するまで10～15分．その後70°までhead-upし15～20分間施行．tiltのみで陽性所見が得られない場合は，安静仰臥位時の心拍数の20％以上の上昇が得られるまで塩酸イソプロテレノール1～3μg/minの持続点滴静注下で15～20分施行する．陽性の場合，治療薬を選択し，治療薬投与下で同プロトコールでtilt試験を施行し，効果判定を行う．

```
安静仰臥位（>10～15分）
        ↓
tilt（70°）単独（>15～20分）
    ↓           ↓
  陽性         陰性
              ↓
        塩酸イソプロテレノールの点滴静注
              1～3μg/min
              ↓
        塩酸イソプロテレノール負荷tilt
              （15～20分）
            ↓        ↓
          陽性      陰性
    ↓
予防薬（内服）投与
    ↓
tilt試験再検
（内服前と同じプロトコール）
  ↓         ↓
陽性       陰性
↓           ↓
（治療薬変更） 有効薬継続

血圧計
モニターECG
ホルターECG装着
```

241

表3 tilt試験による陽性反応の分類

タイプ1	混合型 (mixed type)	血圧（BP）および心拍数（HR）の両者が低下するが，BP減少がHR減少より前に起きる a. 失神時にHRが減少するが40/分 b. または40/分未満となっても10秒未満 c. または心停止があっても3秒未満
タイプ2	心抑制型 (cardioinhibitory type)	BPおよびHRの両者が低下するが，後者が著しい
タイプ2A	心停止のない心抑制型 (cardioinhibitory type without asystole)	BP低下がHR減少より前に起きる．HR40/分未満が10秒以上であるが，心停止があっても3秒未満
タイプ2B	心停止を伴う心抑制型 (cardioinhibitory type with asystole)	BP低下がHR減少と同時または前に起きる．心停止が3秒以上
タイプ3	血管抑制型 (vasodepressor type)	HRがピーク時に比較して10%以上低下しない 除外例として，①tilt試験前のHRに比してtilt試験時のHR増加が10%未満の例（chronotropic incompetence），②過剰なHR増加

混合型が最多である．

反応型の違いにより神経調節性失神の機序にも相違がある可能性が指摘されており，また心臓因子と血管因子の関与の度合いが判断でき，治療薬の選択に有用である．

tilt試験の感度，特異度，再現性

> tilt試験の日内の再現性は良好であるが，感受性には日差変動がありうるため，治療効果の判定には日差変動を考慮する必要がある．

Almquistら[3]の報告では，原因不明の失神患者のうち傾斜角度80°，負荷時間10分，tilt単独での陽性率は27%であるが，塩酸イソプロテレノール負荷（1〜5μg/分）の併用で陽性率は87%になったという．Sheldonら[4]の報告では，tilt試験陽性患者の90%が塩酸イソプロテレノール負荷を併用したとされている．以上の報告から，tilt単独での陽性率は，陽性基準の違いにも影響されるが，60〜80°の傾斜で，負荷時間が10〜15分では0〜60%[5]，負荷時間を30〜60分と延長しても24〜75%[5,6]であるが，塩酸イソプロテレノール負荷を併用した場合，原因不明の失神患者の陽性率（感度）は60〜100%と高くなる．しかし偽陽性も高くなり，特異度が低くなる．そのため塩酸イソプロテレノールの負荷量を，1〜3μg/分（安静臥床中の心拍数の20%程度の増加）にとどめることで特異度の低下を防止している．

最近では，塩酸イソプロテレノールのほかに，ニトログリセリンや亜硝酸イソソルビド，エドロホニウムを併用したtilt試験の有用性が報告され，ACCのコンセンサス報告でも負荷薬剤として推奨されている．

再現性に関して，日内の再現性は良好であるとされているが，日差変動に関しては感受性に変動がある可能性がある．Grubbらの報告では，3〜7日後の検査での再現性は90%とされているが，Blancらの報告では，陽性例の7日後の再検査で，陽性であったのは62%のみであった．したがって，治療薬の効果判定には感受性の日差変動も考慮する必要がある．

■引用文献

1. Benditt DG, et al: Tilt table testing for assessing syncope. An American College of Cardiology Consensus Document. J Am Coll Cardiol 1996; 28: 263-275.
2. Sutton R, et al: Proposed classification for tilt induced vasovagal syncope. Eur J Cardiac Pacing Electrophysiol 1992; 3: 180-183.
3. Almquist A, et al: Provocation of bradycardia and hypotension by isoproterenol and upright posture in patients with unexplained syncope. N Engl J Med 1989; 320: 346-351.
4. Sheldon R, Killam S: Methodology of isoproterenol-tilt table testing in patients with syncope. J Am Coll Cardiol 1992; 19: 773-779.
5. Rubin AM, et al: The head-up tilt table test and cardiovascular neurogenic syncope. Am Heart J 1993; 125: 476-482.
6. Fitzpatrick AP, et al: Methodology of head up tilt testing in patients with unexplained syncope. J Am Coll Cardiol 1991; 17: 125-130.

4.
高血圧, 血管機能

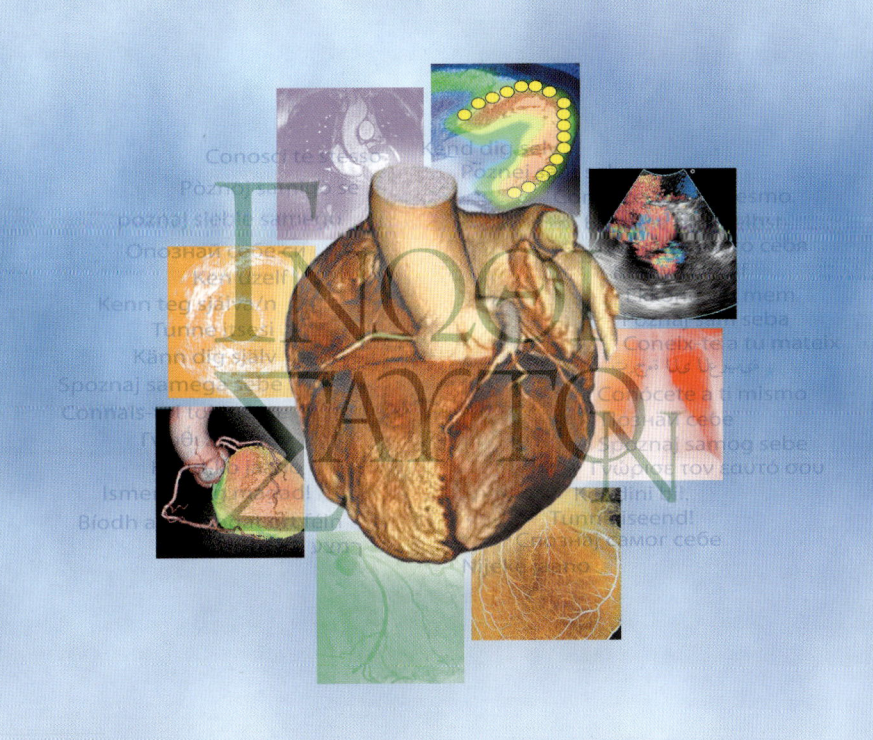

心血管イベントと血圧値：血圧の日内変動を正しく把握して測定するには

河野雅和
香川大学医学部循環器・腎臓・脳卒中内科学

　高血圧の診断は複数回測定した診察室血圧によるものとされる．しかし，特殊環境下とも考えられる診察室血圧と日常生活時の血圧レベルは必ずしも一致しない．この日常生活時の血圧を測定する方法として，24時間自由行動下血圧測定（ambulatory blood pressure monitoring：ABPM）と家庭血圧自己測定がかなり普及し，多くのガイドラインでも両測定法の有用性が示されている．

　ここでは両測定法により，とくにその病態や治療法が注目されている仮面高血圧，夜間・早朝高血圧，白衣高血圧を中心に述べる．

血圧日内変動異常

　通常，血圧は夜間に約10～20％下降し，起床とともに上昇する日内変動を示す．近年，高血圧患者の日内変動異常を伴うグループで，高血圧臓器障害が高率に出現していることが報告されている．生理的な夜間血圧低下のない日内変動異常non-dipperでは，脳・心・腎の臓器障害が進行するリスクが高いことは周知のことである．

　ABPMを用いた日内変動異常の定義では，夜間睡眠時血圧が昼間血圧に比べて10％未満の場合をnon-dipperとしている．dipperとnon-dipperの極端例はextreme dipperあるいはriserとされている．Karioらにより報告された夜間血圧下降サブタイプの24時間血圧レベルの典型例を図1に示す[1]．

仮面高血圧

> 仮面高血圧と判定するための血圧基準値や，測定値の求め方などは，まだ統一されていない．

　仮面高血圧とは，外来や検診など医療環境下での随時血圧が正常であるのに対して，家庭血圧やABPMでの血圧すなわち非医療環境下での血圧が高値である状態のことをいう．すでにこのような血圧異常をPickeringらは，"仮面高血圧"と名づけ，注意を要すべき病態であると報告している[2]．

　仮面高血圧と判定するための血圧基準値に関しては，まだ明確に統一されたものはない．随時・外来血圧を基にした高血圧の基準値は，各ガイドラインにて140/90mmHg以上とすべて一致しているが，非医療環境下測定での高血圧域の定義に関しては，わが国および欧米の高血圧治療ガイドライン間でそれぞれ若干異なっている（表1）．また，家庭血圧でみるか自由行動下血圧値で判定するか，さらに自由行動下血圧の場合，昼間血圧か24時間平均値のどちらを用いるかによって，仮面高血圧の判定基準のみならず，その意味合いも多少異なってくる[3]．たとえば，ABPMでの昼間（覚醒時）血圧値を用いた場合の仮面高血圧は，早朝から日中活動時の高血圧を意味し，一方，24時間平均値を用いた場合は夜間睡眠時の高血圧も考慮されることになる．

　Selentaら[4]は，健康な一般住民を対象としてABPMを施行し，随時血圧140/90mmHg未満，昼

4. 高血圧, 血管機能

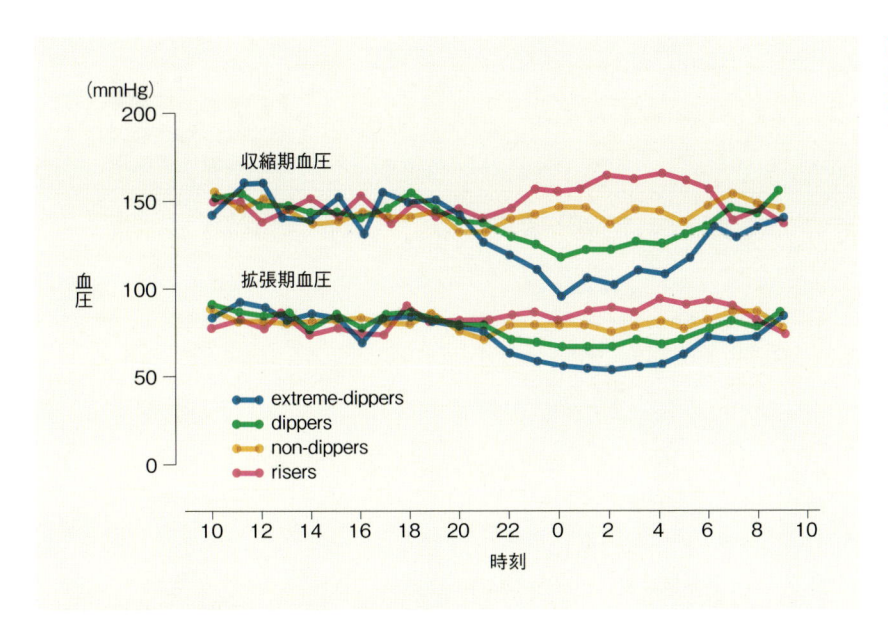

図1 夜間血圧下降サブタイプの24時間血圧レベル

(苅尾七臣, 2004[1] より)

表1 主要ガイドラインにおける, 家庭血圧および24時間自由行動下血圧による高血圧診断基準 (mmHg)

		JSH 2009	ESH-ESC 2007	JNCVII	WHO/ISH
外来血圧		140/90	140/90	140/90	140/90
自由行動下血圧	24時間	130/80	125～130/80		125/80
	昼間	135/85	130～135/85	135/85	
	夜間	120/70	120/70		120/75
家庭血圧		135/85	130～135/85	135/85	125/80

間血圧135/85mmHg以上を仮面高血圧と定義したとき23％がこれにあたること, また, 仮面高血圧者では男性の割合および喫煙歴を有する率が正常血圧者に対して高率であったとしている.

イタリアの一般住民を対象としたPAMELA研究[5]によれば, とくに収縮期血圧を基準にした仮面高血圧例で男性が圧倒的に多く, 白衣高血圧や真の高血圧群に比べて年齢が若いことが示されている. Björklundら[6]が報告した未治療高齢男性を対象にした研究では, 仮面高血圧群は正常血圧群に比べBMI, 空腹時および負荷後血糖値が高く, 仮面高血圧とインスリン抵抗性との関連を認めている.

一方, 治療中の患者では降圧薬投与そのものが個々の血圧日内変動パターンに変化をもたらし, これが仮面高血圧（逆白衣現象）の発生につながることもありうる. とくに投与降圧薬が短期間作用型のものである場合, 夜間睡眠中～早朝にかけて降圧効果が減弱し, 朝の家庭血圧は高値となるが, その後の服用にて外来受診時には血圧が低下しているという典型的な逆白衣パターンを呈しうると考えられる.

> 外来血圧140/90mmHg未満, 家庭血圧130/85mmHg以上で定義された仮面高血圧群は, 血圧高値のコントロール不良群よりも心血管イベント発生率が高かった.

仮面高血圧と臓器障害との関係を最初に報告したのは, 降圧薬を服用していない若年者を対象にしたLiuら[7]の成績であろう. それによると, 外来血圧140/90mmHg未満, 覚醒時血圧134/90mmHg以上の仮面高血圧群では, 真の正常血圧者に比べて左室重量や頸動脈の内膜中膜肥厚度が有意に増加し, 持続性高血圧群の頻度に匹敵するものであった. 前述のPAMELA研究の成績でも, 仮面高血圧例での心肥大の程度は正常血圧者より明らかに進行していた.

治療下高血圧患者の標的臓器障害に対する仮面高血圧の影響については, Tomiyama, Horioら[8]が最近報告しており, 1年以上の降圧薬治療

4. 高血圧, 血管機能

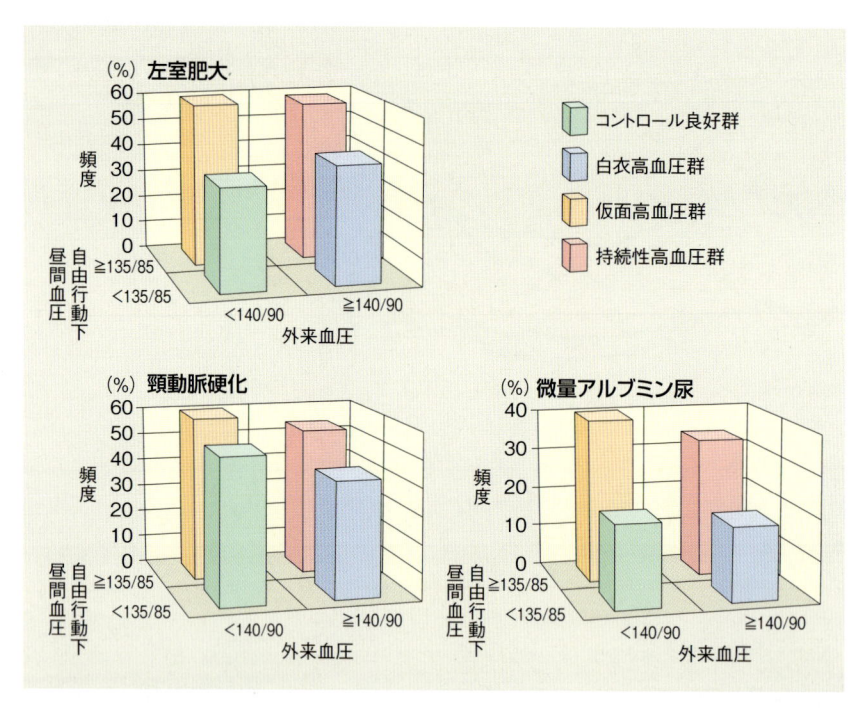

**図2
治療下本態性高血圧患者の標的臓器障害に及ぼす仮面高血圧の影響**

（堀尾武史, 河野勇平, 2008[3]より）

中の本態性高血圧患者332例を対象にした研究で, 外来血圧140/90mmHg, 自由行動下昼間血圧135/85mmHgを境界として, コントロール良好, 白衣高血圧, 仮面高血圧および持続性高血圧の4群に分け, 左室肥大, 頸動脈硬化, 微量アルブミン尿の程度を比較したものである. その結果, いずれの臓器障害も仮面高血圧群では血圧コントロール良好群や白衣高血圧群に比べて有意に増加し, 持続性高血圧群と同等かさらに上回る程度に進行していることが判明したとしている（図2）. また仮面高血圧と各臓器障害との関連は, 高血圧歴や24時間血圧絶対値とは独立したものであったとしている.

仮面高血圧が心血管病発症の有意なリスクとなることも, いくつかの前向き研究でも明らかとなっている. 前述のBjörklundら[6]の未治療高齢男性を対象に約8年間追跡した研究では, 仮面高血圧群の心血管イベント発生率（/100人・年）は2.74と, 正常血圧群の0.99と比べて明らかに高く, 持続性高血圧群の3.14と同程度であった. 大迫の地域住民を対象にした日本での縦断研究の成績[9]でも, 仮面高血圧者の心血管予後は持続性高血圧者の予後とほぼ同等であった.

一方, 降圧治療中の高血圧患者を対象にしたものでは, Self-Measurement of Blood Pressure at Home in the Elderly: Assessment and Follow-up（SHEAF）研究の成績[10]は, 仮面高血圧のリスクを明確に示している. 外来血圧140/90mmHg未満, 家庭血圧130/85mmHg以上で定義された仮面高血圧群の平均3.2年間の追跡による心血管イベント発生率は, コントロール良好群や白衣高血圧群よりはるかに高く, 外来・家庭血圧とも高値のコントロール不良群の発生率をも上回っていた（図3）.

上記の報告をふまえて, 仮面高血圧の臨床的特徴として, 比較的若年者に多い, 男性の割合が高い, 喫煙者または喫煙歴をもつ者が多い, アルコール摂取量が多い, 肥満者が多い, 代謝障害（耐糖能異常, 脂質異常, インスリン抵抗性）を有する率が高い[3], 降圧薬服用と関係する場合がある, 臓器障害, 心血管合併症との関連が濃厚などが認められ, ABPM, 家庭血圧自己測定の重要性が再認識される（⇒**Point!**）.

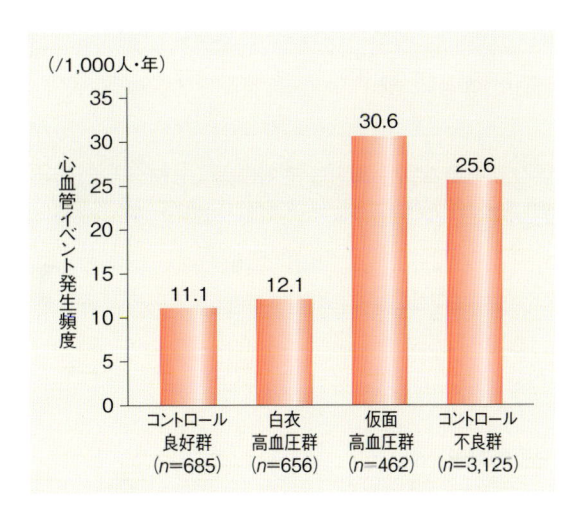

図3 治療中の高血圧患者における仮面高血圧と心血管イベント発生リスクの関係

(Björklund K, et al, 2003[6] より改変)

表2 白衣高血圧から持続性高血圧へ進展する頻度

報告者	観察期間	経過
Bidlingmeyer (1996)	5～6年	74%が持続性高血圧に
Verdecchia (1996)	5～6年	37%が持続性高血圧に
Polonia (1997)	2～5年	11%が持続性高血圧に
Nesbitt (1997)	3年	42%が正常血圧に
Saito (1998)	5年	73%が正常血圧に

(斎藤郁夫, 2004[11] より改変)

白衣高血圧

> 早まった降圧薬治療は慎重にし, 非薬物治療を中心にして, 十分な血圧の観察を行う.

外来など医療環境での血圧測定では高血圧と診断されるが, 家庭血圧あるいは自由行動下血圧では正常血圧にある場合, 白衣高血圧とよばれる. 白衣高血圧から持続性高血圧への進展については, 表2に示すように47.5 (11～74) %が持続性高血圧に変化するとされている[11].

白衣高血圧の管理については, 白衣高血圧が高血圧に進展する前の前高血圧である場合もあり, 定期的な観察が必要である. また, 血圧以外の心血管危険因子, 臓器障害を十分に評価し, 総合的に心血管疾患のリスクを評価する必要がある. 日

Point! 高血圧のオーダーメイド治療

高血圧治療においては臓器合併症の併発もしくは進展予防がきわめて重要であり, このためには診療室での血圧測定に加えてABPMや家庭血圧自己測定を取り入れて, 高血圧患者の個々の多様な病態把握に基づくオーダーメイド治療が必要である. 心血管リスクと深く関連している種々の血圧日内変動異常にもきめ細かく注意を向けることが推奨される.

本高血圧学会ガイドライン, ヨーロッパ高血圧学会, 心臓病学会 (ESH-ESC) ガイドラインでも定期的な観察を推奨している[11].

併存する糖尿病, 高脂血症などのリスクファクターを評価し, これらのリスクがあれば, まずその非薬物治療を含め, 治療を行う. 非薬物治療は前述の因子以外に, 血圧に対しても有効である.

また, 白衣現象の予後について検討したVerdecchiaら[12]の研究では, 白衣現象の小から大の4群において心血管疾患の頻度に差を認めておらず, これは, 白衣現象の小さい群では外来血圧は低め, 24時間血圧が高めであり, 白衣現象が大きい群では外来血圧は高め, 24時間血圧が低めの組み合わせになっており, これらの影響でさらに予後に差を認めなくなったと考えられる.

いずれにしても, これらの事実から, 白衣高血圧, 白衣現象の管理については現在のエビデンスから考察すれば, 適切な治療方法は, 早まった降圧薬治療は慎重にして, むしろ非薬物治療を中心にして, 24時間血圧あるいは家庭血圧の十分な観察を行うことであると考えられる.

早朝高血圧

> 短時間作用型降圧薬による不十分な夜間降圧が, 夜間高血圧タイプの早朝高血圧をもたらす.

図4のように, 早朝高血圧には2つのパターン, すなわち夜間高血圧型早朝高血圧とサージ型早朝高血圧に分類できることがKarioらにより報告さ

4. 高血圧，血管機能

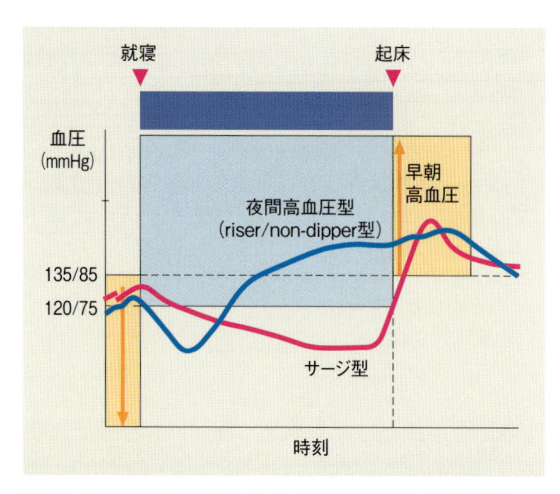

図4　早朝高血圧の2タイプの血圧日内変動異常

(苅尾七臣，2004[13]より)

れている[13]．

　この分類に従えば，riser型高血圧患者の心血管リスクは最も高く，致死的脳卒中，とくに脳出血に加えて，心臓突然死を含む心臓イベントのリスクにもなる．とくに治療群では短時間作用型降圧薬を用いた不十分な夜間降圧が，この夜間高血圧タイプの早朝高血圧をもたらす．また，糖尿病，脳卒中後，心不全，睡眠時無呼吸症候群などもこのタイプの早朝高血圧を示すことが多い．

　一方，サージ型早朝高血圧では，血圧モーニングサージ自体による大きな血圧変動が，心血管イベントの発症に関与している可能性が示唆されている．Karioら[14]は，日本人高齢者高血圧患者を対象としたABPM研究において，血圧モーニングサージが脳血管障害のリスクになることを報告している．さらに，Kuwajimaら[15]は高齢者高血圧患者を対象とした研究において，起床時の血圧モーニングサージは心エコーで評価した左室心筋重量係数と相関していることを示している．また，未治療高血圧患者を対象とした研究においては，モーニングサージ群では早朝時間帯のHolter心電図のQTc時間が延長しており，QTc dispersionも増加に関与している可能性を示している[16]．

　糖尿病合併高血圧における糖尿病性腎障害と血圧モーニングサージとの関連を示す報告[17]もある．診察時の血圧が正常血圧を示す新規発症2型糖尿病患者において，微量アルブミン尿のある群では，ない群に比較して昼間と夜間血圧レベルが同程度にもかかわらず，早朝の血圧レベルが特異的に上昇していたとしている．すなわち，微量アルブミン尿症を伴う糖尿病患者では，血圧モーニングサージ型の早朝高血圧が多いことを示唆している．

■引用文献

1. 苅尾七臣：家庭血圧自己測定と24時間血圧測定による高血圧診断基準．島田和幸編：高血圧を探る，第1版，永井書店，2004; p.7-16.
2. Pickering TG, et al：Masked hypertension. Hypertension 2002; 40: 795-796.
3. 堀尾武史，河野勇平：仮面高血圧とは？―定義と診断，その血管リスク．Current Therapy 2008; 26: 99-103.
4. Selenta C, et al: How often do office blood pressure measurements fail to identify true hypertension? An exploration of white-coat normotension. Arch Fam Med 2000; 9: 533-540.
5. Sega R, et al: Alterations of cardiac structure in patients with isolated office, ambulatory, or home hypertension: Data from the general population (Pressione Arteriose Monitorate E Loro Associazioni [PAMELA] Study). Circulation 2001; 104: 1385-1392.
6. Björklund K, et al: Isolated ambulatory hypertension predicts cardiovascular morbidity in elderly men. Circulation 2003; 107: 1297-1302.
7. Liu JE, et al: Cardiac and arterial target organ damage in adults with elevated ambulatory and normal office blood pressure. Ann Intern Med 1999; 131: 564-572.
8. Tomiyama M, et al: Masked hypertension and target organ damage in treated hypertensive patients. Am J Hypertens 2006; 19: 880-886.
9. Ohkubo T, et al: Prognosis of "masked" hypertension and "white-coat" hypertension detected by 24-h ambulatory blood pressure monitoring 10-year follow-up from the Ohasama study. J Am Coll Cardiol 2005; 46: 508-515.
10. Bobrie G, et al: Cardiovascular prognosis of "masked hypertension" detected by blood pressure self-measurement in elderly treated hypertensive patients. JAMA 2004; 291: 1342-1349.
11. 斎藤郁夫：白衣高血圧，白衣現象の管理方針．血圧 2004; 11: 45-47.
12. Verdecchia P, et al: Ambulatory blood pressure. An independent predictor of prognosis in essential hypertension. Hypertension 1994; 24: 793.
13. 苅尾七臣：高齢者における早朝高血圧からみた心血管イベント予測とその根拠は何か．血圧 2004; 11: 70-79.
14. Kario K, et al: Morning surge in blood pressure as a predictor of silent and clinical cerebrovascular disease in elderly hypertensives. Circulation 2003; 107: 1401.
15. Kuwajima I, et al: Cardiac implications of the morning surge in blood pressure in elderly hypertensive patients: relation to arising time. Am J Hypertens 1995; 8: 29.
16. Marfella R, et al: Morning blood pressure peak, QT intervals, and sympathetic activity in hypertensive patients. Hypertension 2003; 41: 237.
17. Caramori ML, et al: Increase in nocturnal blood pressure and progression to microalbuminuria in diabetes. N Engl J Med 2003; 348: 260.

仮面高血圧，夜間高血圧，仮面夜間高血圧：診察外血圧測定の重要性

星出　聡，苅尾七臣
自治医科大学循環器内科

仮面高血圧とは

> 診察室で正常血圧であっても，診察外では高血圧を示す仮面高血圧と称される集団が存在する．

従来，高血圧の診断，治療は診察室で測定された血圧によって行われてきた．現在でも，降圧効果と心血管系イベントとの関連をみている大規模臨床試験のほとんどが，診察室での血圧を指標にしている．

一昔前の高血圧の研究分野でも，外来血圧が高い・低いぐらいしか評価のしようがなかったことから，臨床研究よりも高血圧の成因といった基礎分野の研究が進んだ．しかし，近年，家庭血圧計や携帯型自動血圧計（ABPM）の普及により診察外血圧の測定が可能になり，単に診察室血圧が高い・低いだけでなく，血圧の評価や高血圧治療の面で，高血圧の臨床研究が飛躍的に進んだといえる．そのなかで生まれた概念の一つが仮面高血圧である[1]．

表　ABPMの高血圧の基準

	収縮期血圧（mmHg）	拡張期血圧（mmHg）	
24時間	130	80	日本高血圧ガイドライン2009
	125〜130	80	ESH-ESC 2007[2]
覚醒時	135	85	JNC-7
	130〜135	85	ESH-ESC 2007
夜間	120	75	JNC-7
	120	70	ESH-ESC 2007

仮面高血圧とは，診察室で測定された血圧は正常を示すが，診察外で測定された血圧が高血圧の場合を指す．これが逆の場合は白衣高血圧となる．

夜間高血圧の臨床的意義

> 夜間血圧はABPMによって評価され，血圧レベル自体が高いこともリスクであるが，日中血圧レベルに比べて，下がりにくい場合もリスクである．

夜間血圧はABPMを用いて評価される．夜間血圧を評価するにあたっては，血圧レベルと血圧変動性が重要である．

血圧レベルに関しては，各種ガイドラインにおいて，その基準値が決まっている．日本でも2009年度に日本高血圧ガイドラインが改訂されており，ABPMの基準値も記載されている（表）．

また，血圧レベルだけみた場合では，診察室血圧，家庭血圧，ABPMによる24時間平均血圧，日中血圧を含めても夜間血圧レベルが，最も心血管系リスクに関係していることが報告されている（図1）[3]．夜間血圧は，他の時間帯や血圧測定で得られた値よりも変動しにくいため，血圧レベルの差が小さくてもより心血管リスクに関連しており，より個人の血圧基準値を反映しているといえる．

一方，夜間血圧をレベルでなく一日の血圧変動としてとらえた評価法がある．正常の血圧日内変動は通常昼間は血圧は上昇し，夜間は低下する．ABPMで評価した平均夜間収縮期血圧が昼間の平

4．高血圧，血管機能

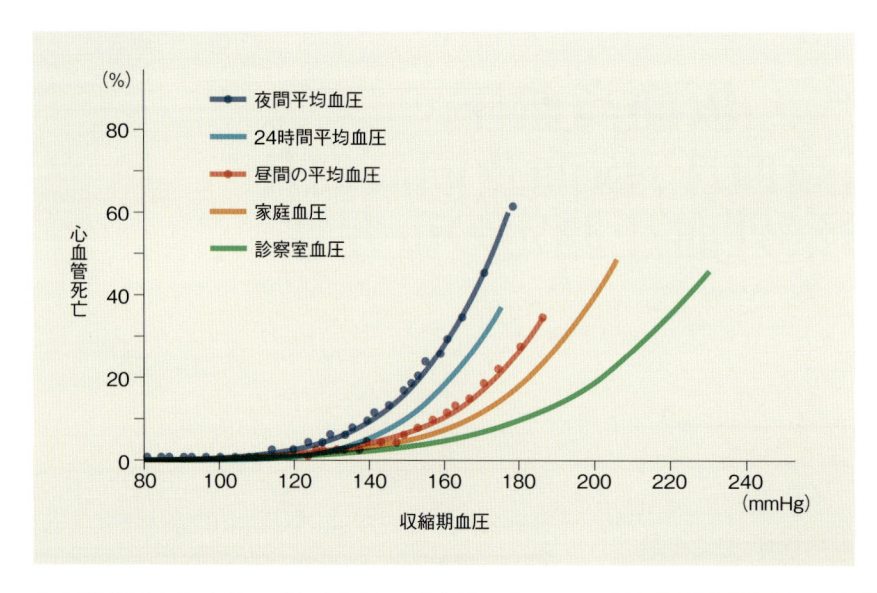

図1　診察室，家庭血圧，ABPMによる24時間，昼間，夜間の平均収縮期血圧と心血管死亡の関係

夜間収縮期血圧のカーブが最も急峻であり，他の血圧評価よりも，よりわずかな血圧上昇で心血管系死亡のリスクが高まる．

（Sega R, et al, 2002[3]　より）

均収縮期血圧に対して低下度が10％未満のものをnon-dipper，10％以上のものをdipperとして評価している．

non-dipperは無症候性脳梗塞，左室肥大，微量アルブミン尿といった高血圧性臓器障害の進行がdipperに比較し進んでいることが報告されており，心血管系イベントとの関連も報告されている．また，non-dipperは24時間平均血圧レベルが正常範囲であっても心血管イベントのリスクが上昇していることが報告されている．さらに，non-dipperのなかでも夜間収縮期血圧低下度が0％未満のものをriser，逆に20％以上低下するものをextreme-dipperと分類した場合，riser群では脳卒中発症頻度が高いことが報告されている[4]．

仮面夜間高血圧とは

家庭血圧が正常であっても安心してはいけない．夜間血圧が高血圧を示す仮面夜間高血圧が存在し，臓器障害が進行している可能性がある．

前述したように，仮面高血圧の評価はABPMか家庭血圧を外来血圧と比較することによって初めて定義される．家庭血圧を用いた場合には，外来血圧が140/90mmHg未満で，家庭血圧が135/85mmHg以上の場合を仮面高血圧としてい

図2　家庭血圧とABPMで分類した仮面夜間高血圧

（Hoshide S, et al, 2007[8]　より）

る．これにより評価した仮面高血圧と臓器障害との関係は多数散見されている．

われわれもまた，動脈硬化の指標となる頸動脈の内膜中膜複合体厚（IMT）は仮面高血圧で正常血圧や持続性高血圧に比べて高く，脈波伝導速度（baPWV）も，正常血圧に比べ高く，持続性高血圧と同等であったことを報告している[5]．また，予後を追跡したSHEP研究でも，仮面高血圧の心血管疾患発症リスクは，正常血圧群よりも高く，持続性高血圧群と同程度であることが報告されている[6]．

4. 高血圧, 血管機能

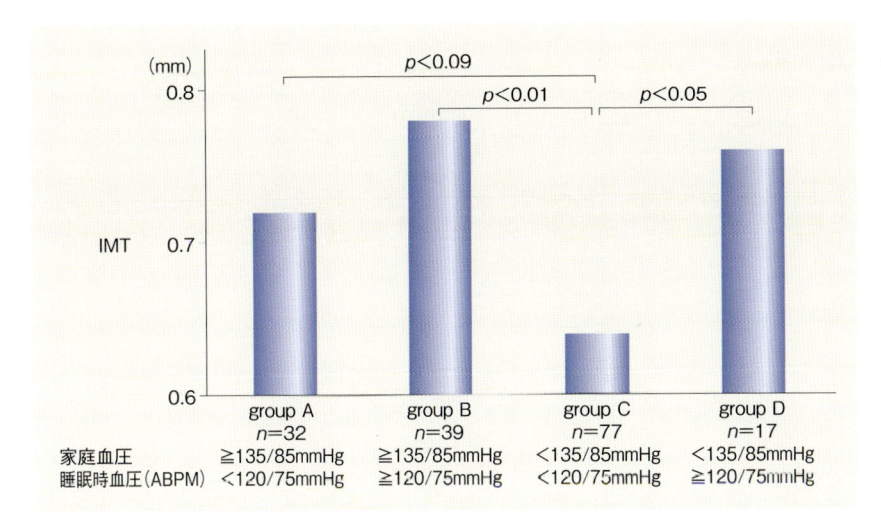

図3
仮面夜間高血圧と頸動脈エコーで評価した内膜中膜複合体厚(IMT)

仮面高血圧群(group D)は正常血圧群(group C)に比べ有意にIMTが高値を示した.
(Hoshide S, et al, 2007[8]より)

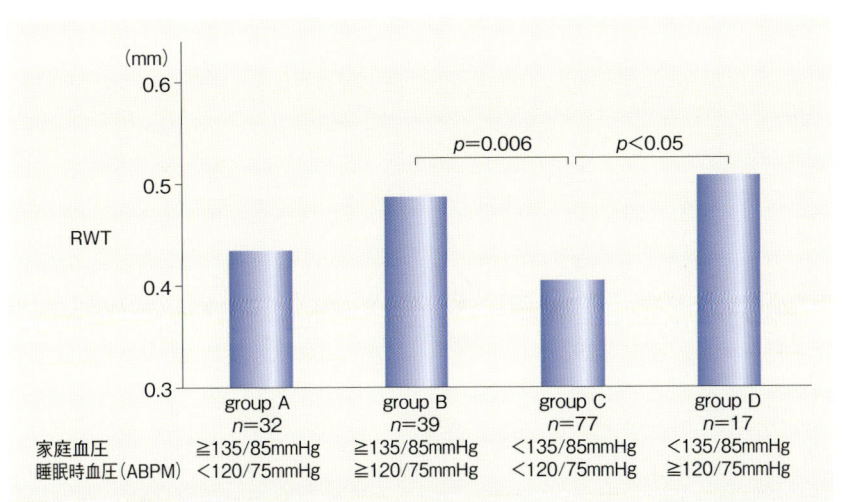

図4
仮面夜間高血圧と心臓超音波検査で評価した相対的壁肥厚(RWT)

仮面高血圧群(group D)は正常血圧群(group C)に比べ有意にRWTが高値を示した.
(Hoshide S, et al, 2007[8]より)

一方, ABPMで評価した仮面高血圧に関しても, 外来血圧が140/90mmHg未満であっても, ABPMが高血圧を示す場合は, 心血管疾患発症リスクが高いことが報告されている[7].

それでは, 診察外血圧は, 家庭血圧のみで評価すれば十分であろうか, あるいはABPMも併せて行う必要があるかどうかという疑問がわいてくる. 大規模な集団でみた場合は, 外来血圧よりも家庭血圧やABPMでの血圧の評価のほうが, 臓器障害や心血管イベントの予測因子として重要であることは数多く報告があるが, 家庭血圧が正常であっても夜間血圧が評価できない場合は, 夜間血圧が上昇している集団があり, 臓器障害や心血管イベントのリスクになりうる可能性が残る. これが仮面夜間高血圧といえる.

われわれは地域一般住民165人に家庭血圧測定とABPM測定を行い, 家庭血圧では135/85mmHg未満の正常血圧であるが, ABPMでの平均夜間血圧が120/75mmHg以上である集団を仮面夜間高血圧と定義したところ(図2), 仮面夜間高血圧群は, 家庭血圧, 夜間血圧とも正常血圧群に比べてIMT高値と, 心臓超音波検査で評価した相対的壁肥厚(RWT)が高値であることを報告し(図3, 4), 家庭血圧のみでは評価できない仮面夜間高血圧の集団が存在し, 実際, 従来の報告のように夜間血圧が高い集団は高血圧性臓器障害の進行を認めることを報告した[8].

最近では, 家庭血圧でも夜間血圧の測定が可能

4. 高血圧，血管機能

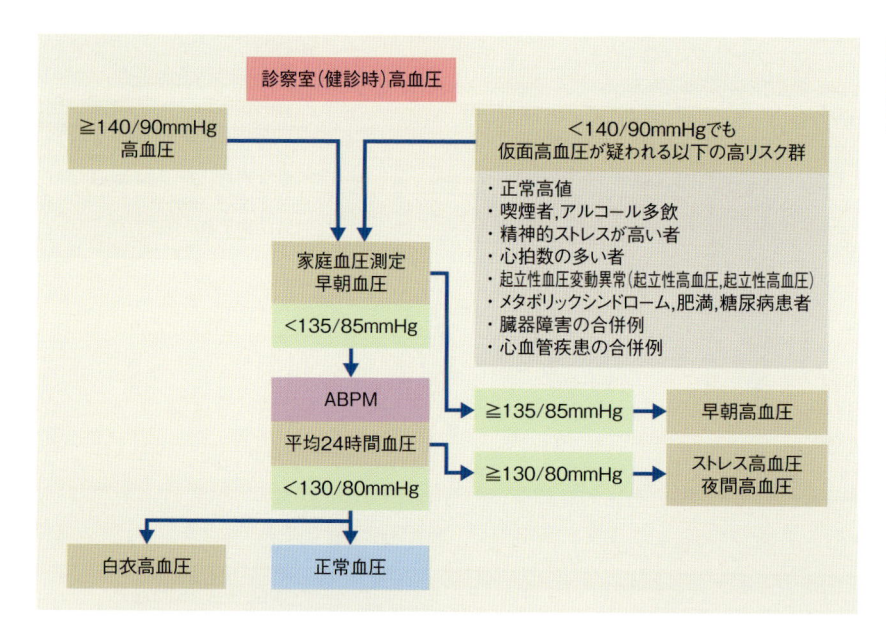

図5 仮面高血圧の診断プロセス

（苅尾七臣，2008[9]）より）

になってきており，ABPMで評価をしなくても，このような集団を見つけることができる．

適切な高血圧治療を行うための血圧測定

> 高血圧治療は，診察室血圧だけでなく家庭血圧やABPMを駆使した治療が重要である．

高血圧の治療を行うにあたっては，診察室血圧だけでなく，診察室外血圧の評価も含めた治療を行っていく必要がある（**図5**）[9]．ABPMも2008年から保険適応となったため，今までは研究目的に使われることが多かったが，より臨床の場で普及するものと思われる．

家庭血圧やABPMを使用し高血圧治療を行うことで，通常の診療では見すごされてしまう仮面高血圧，仮面夜間高血圧の治療が，より効果的な心血管疾患の予防につながるものと考えられる（⇒**Point!**）．

■ 引用文献

1. Pickering TG, et al: Ambulatory blood-pressure monitoring. N Engl J Med 2006; 354: 2368-2374.
2. Mancia G, et al: 2007 esh-esc practice guidelines for the management of arterial hypertension: Esh-esc task force on the management of arterial hypertension. J Hypertens 2007; 25: 1751-1762.
3. Sega R, et al: Blood pressure variability and organ damage in a general population: Results from the pamela study. Hypertension 2002; 39: 710-714.
4. Kario K, et al: Stroke prognosis and abnormal nocturnal blood pressure falls in older hypertensives. Hypertension 2001; 38: 852-857.
5. Matsui Y, et al: Subclinical arterial damage in untreated masked hypertensive subjects detected by home blood pressure measurement. Am J Hypertens 2007; 20: 385-391.
6. Bobrie G, et al: Cardiovascular prognosis of "Masked hypertension" Detected by blood pressure self-measurement in elderly treated hypertensive patients. JAMA 2004; 291: 1342-1349.
7. Clement DL, et al: Prognostic value of ambulatory blood-pressure recordings in patients with treated hypertension. N Engl J Med 2003; 348: 2407-2415.
8. Hoshide S, et al: Masked nocturnal hypertension and target organ damage in hypertensives with well-controlled self-measured home blood pressure. Hypertens Res 2007; 30: 143-149.
9. 苅尾七臣：早朝高血圧の評価と診断．苅尾七臣，島田和幸（編）：新・心臓病プラクティス11　高血圧を識る・個別診療に活かす．第1版，文光堂，2008; p.112-119.

Point! 診察室血圧だけでは十分とはいえない

仮面高血圧：外来血圧は140/90mmHg 未満だが，家庭血圧では135/85mmHg 以上の場合．

仮面夜間高血圧：家庭血圧が135/85mmHg 未満だが，ABPMによる平均夜間血圧が120/75mmHg 以上の場合．

両者とも，比較しなければ顕在化しない高血圧だから，外来血圧だけでは見すごされてしまう可能性がある．したがって，血圧の診療にあたっては，診察室血圧のほかに家庭血圧やABPMも考慮に入れて，仮面された血圧を見つけなければならない．

血管内皮機能検査の
有効性とピットフォール

東　幸仁
広島大学大学院医歯薬学総合研究科心臓血管生理医学

　血管内皮機能の障害は動脈硬化の第一段階であり，そのため，血管内皮機能を正確に評価することは臨床上，非常に重要である．血管内皮機能の臨床的な評価としては，さまざまな試みがあるが，ヒトの血管内皮機能測定に関しては，いまだゴールドスタンダードといえる方法がないのも事実である．血管内皮機能の有効な臨床応用のためにも，測定に関するピットフォールを理解する必要がある．

血管内皮機能の
臨床的意義と評価方法

> 血管内皮機能の評価が，心血管疾患の予後を規定する因子となりうる．

　血管内皮機能が障害されると，動脈硬化と抗動脈硬化のバランスが崩れ，血管トーヌスや血管構造の破綻へとつながる．血管内皮機能の障害に働く因子としては，高血圧，高脂血症，糖尿病などの病態や，肥満，運動不足，喫煙，塩分の過剰摂取，閉経などが報告されている[1,2]．動脈硬化が発症し，さらに進行すると，心血管合併症が惹起されると考えられることから，血管内皮機能の評価が心血管疾患の予後を規定する因子となりうることも報告されている[3,4]．

　血管内皮機能障害は適切な薬物療法，補充療法，生活習慣の是正などにより改善可能であり，また，血管内皮機能障害から心血管合併症に至るプロセスを断ち切ることは，臨床上，非常に重要である．直接のエビデンスは報告されていないが，血管内皮機能の改善が心血管病発症の予防につながる可能性があるため，血管内皮機能障害を治療のターゲットとしてとらえることも可能である．

　最近では，分子生物学的手法により，血管内皮細胞の動脈硬化への関与が詳細に検討され，さらに，血管自体をリング状に切り出して，血管内皮に対する薬理学的検討も可能となっている．これらの基礎的研究から，血管内皮機能と動脈硬化の発症，維持，進展，破綻との関係も解明されつつあり，その測定方法もいくつか開発されている．**表**に，現在，臨床応用されている血管内皮機能の測定法を示した[5]．

プレチスモグラフィー

> 特異性は高いが，被検者への負担が大きい．

　現時点では，血管内皮機能を最もよく反映する測定法は，プレチスモグラフを用いた測定法と考えられる．プレチスモグラフは，アセチルコリン，メサコリン，ブラジキニンといったNO産生刺激物質や，L-NMMAなどのNO産生抑制物質を，四肢の動脈に選択的に投与することによって得られる血流量の変化を評価する方法である．プレチスモグラフは，抵抗血管レベルでの血管内皮機能を反映していると考えられる．各種の血管作動物質を直接動注して評価するため，特異性が非常に高く，症例数が少なくても有意差を確認できるが，カテーテルを前腕動脈や冠動脈に挿入することや，検査時間が長時間にわたるため，被検者への

4. 高血圧, 血管機能

表 臨床で用いられている血管内皮機能評価法

部位	測定方法	刺激	長所	短所
前腕動脈	プレチスモグラフによる血流量測定	血管作動物質	血管作動物質を直接動脈内に投与するため特異性が高い	被検者の負担が大きい(検査時間が長い, 侵襲的である), 手技が煩雑である
		反応性充血	被検者の負担が小さい(検査時間がやや短い, 非侵襲的である), 簡便である	やや特異性に欠ける
	超音波による血管径測定(FMD)	反応性充血	被検者の負担が小さい(検査時間が短い, 非侵襲的である), 簡便である	やや特異性に欠ける
冠動脈	フローワイヤーによる血流量測定 血管造影による血管径測定	血管作動物質	血管作動物質を直接動脈内に投与するため特異性が高い	被検者の負担が大きい(検査時間が長い, 侵襲的である), 手技が煩雑である
腎動脈	クリアランス法による血流量測定	血管作動物質	被検者の負担が比較的小さい	静脈内投与のためやや特異性に欠ける, 手技が煩雑である
血液, 尿	血管内皮関連物質(バイオマーカー)の濃度測定		簡便である	特異性が低いため, 上記測定法の補助的役割

(東 幸仁, 2007[5]より改変)

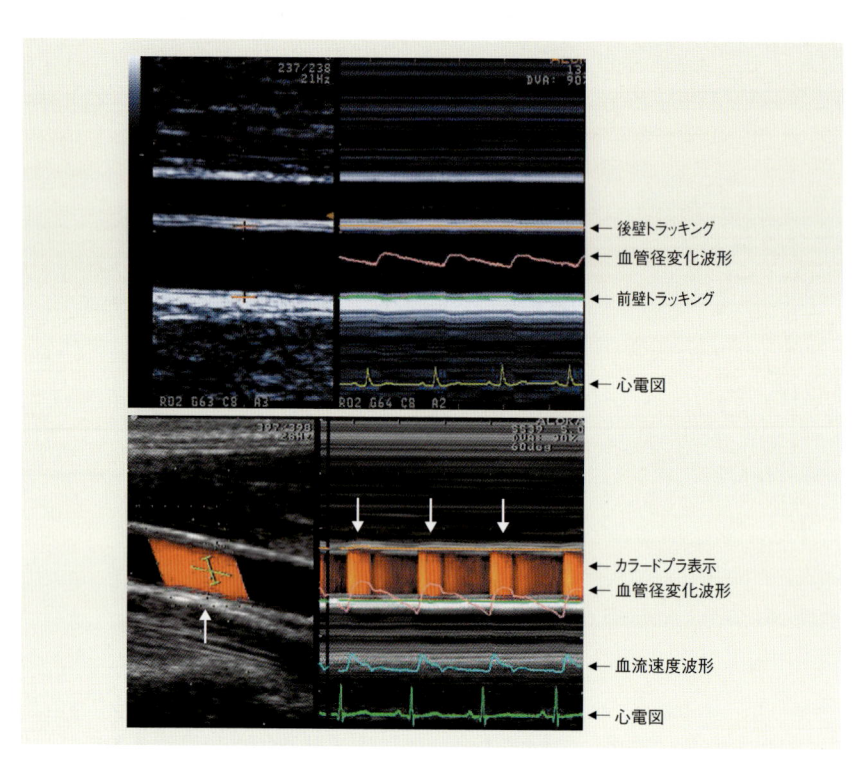

図1 FMD (flow-mediated dilation)

ベースラインとカフ解除後の血流速度, 血流量を比較することにより, 駆血解除後の血流量(シェアストレス)が十分であったか, 同等であったかどうかを定量的に表す必要がある. 超音波装置の特性上, 血流量が正確に測定できない(↑).

(写真提供:ALOKA)

負担が大きくなるといったデメリットもある. 再現性の問題も避けて通れない.

flow-mediated dilation (FMD)

> 安定した測定値が得られるようになるためには100回以上の測定経験が必要で, かつ技術維持のためには1年に100回以上の測定経験が必要とされている.

超音波を用いる本法は, 四肢の駆血反応性充血後の血管径変化を評価しており, 導管血管レベルでの血管内皮機能を反映していると考えられる. 簡便かつ非侵襲的で, 検査時間も比較的短時間であり, 被検者への負担も少ない. 現在, 血管内皮機能評価において最も広く汎用されており, 今後も広く普及する可能性がある. しかし, 再現性の問題を始めとして多くの課題, 問題点を内包している.

最大の問題は, FMDの成因である血流量の増加(シェアストレスの増加)が超音波による測定の特性上, 直接正確に測定されていない点にある

4. 高血圧，血管機能

駆血解除後の血流量が正確に測定できない **Point!**

超音波の特性上，測定する血流とプローブから発生する超音波がなす角度が垂直になれば，血流量の測定はできない．したがって，血管径を測定するために，血管の走行に対してほぼ垂直に置かれたプローブでは，超音波の入射角を補正して血流量を測定することになる．

（図1）（⇒ **Point!**）．

FMD測定に際し，前提として，被検者の駆血を解除したあと，血流量の増加が一定であることの担保が必要である．血流量の増加が被検者間，あるいはインターベンション前後で違っていては，単なる駆血解除後の血流量差をみていることになる．FMDが動脈硬化の有無や程度ではなく，血流量の変化で左右されてしまう．多くの報告では，駆血解除後の血流量変化は平均±標準偏差の平均と標準偏差がほぼ同程度であることが示されている．被検者において同じ血流量変化を負荷できている保証はない．

FMDを低下させる因子としては，疫学試験によると，加齢，男性，収縮期血圧，BMI，喫煙があげられ，予想に反して心拍数の増加はFMDを上昇させている[6]．また，ベースラインの血管径がFMDに大きな影響を与えるという従来の小規模試験での報告も追認された．FMDは駆血解除後の血流量変化をとらえているため，血流量変化が同じであれば，血管径が大きいほど血管径の変化率は小さくなる（図2）．

つまり，FMDは［駆血解除後の最大血管径−ベースラインの血管径］／［ベースラインの血管径］によって表され，物理的に同じ血流量が負荷された場合，血管径が小さければ，大きな血管径に比べて，血管径の変化率は大となる．逆に血管径が大きければ，小さな血管径に比べて，血管径の変化率は小となる．FMD測定では，ベースラインの血管径が最大の規定因子となることが多い．臨床試験に評価ツールとしてFMDを用いる際，こ

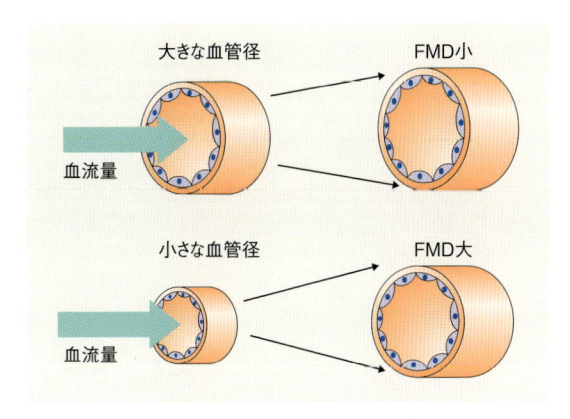

図2 血管径の違いによるFMDの誤差

FMDを比較するためには，最低条件として駆血解除後の血流量が同じであるという前提が必要である．駆血解除後の血流量が同じであれば，血管径が大きいほどFMDは小さくなる．

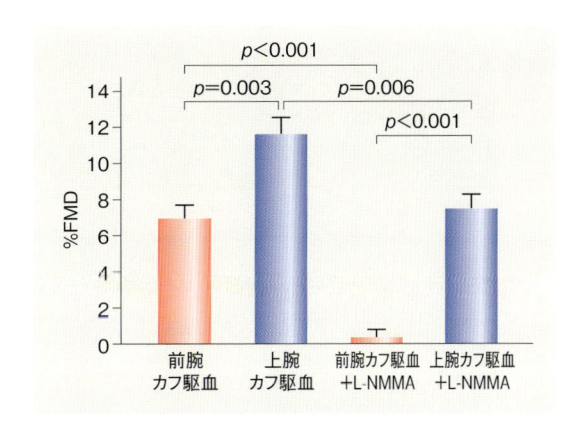

図3 駆血カフの装着位置とFMD値

上腕カフ法のほうが，大きなFMD値を得ることができるが，NO合成酵素阻害薬であるL-NMMAの前投与による抑制の程度は前腕カフ法のほうが大である．NO依存による血管拡張を評価する際には前腕カフ法を用いるべきである． （Mullen MJ, et al, 2001[7]）より改変）

れらの因子はFMDのconfounding factorとなることに留意すべきである．

駆血用カフの位置（上腕か前腕）により，得られるFMD値，成因は同じではない．一般に，上腕を駆血して得られたFMD値は，前腕駆血で得られた値より大きくなる．興味深いことに，NO合成酵素阻害薬を前投与すると，上腕を駆血して得られたFMD値は30％程度の抑制であるのに対し，前腕を駆血して得られたFMD値は90％近く抑制される（図3）[7]．内因性NO依存の反応を特異的に観察しようとすれば，前腕を駆血するほうが有用であると考えることもできる．

4. 高血圧，血管機能

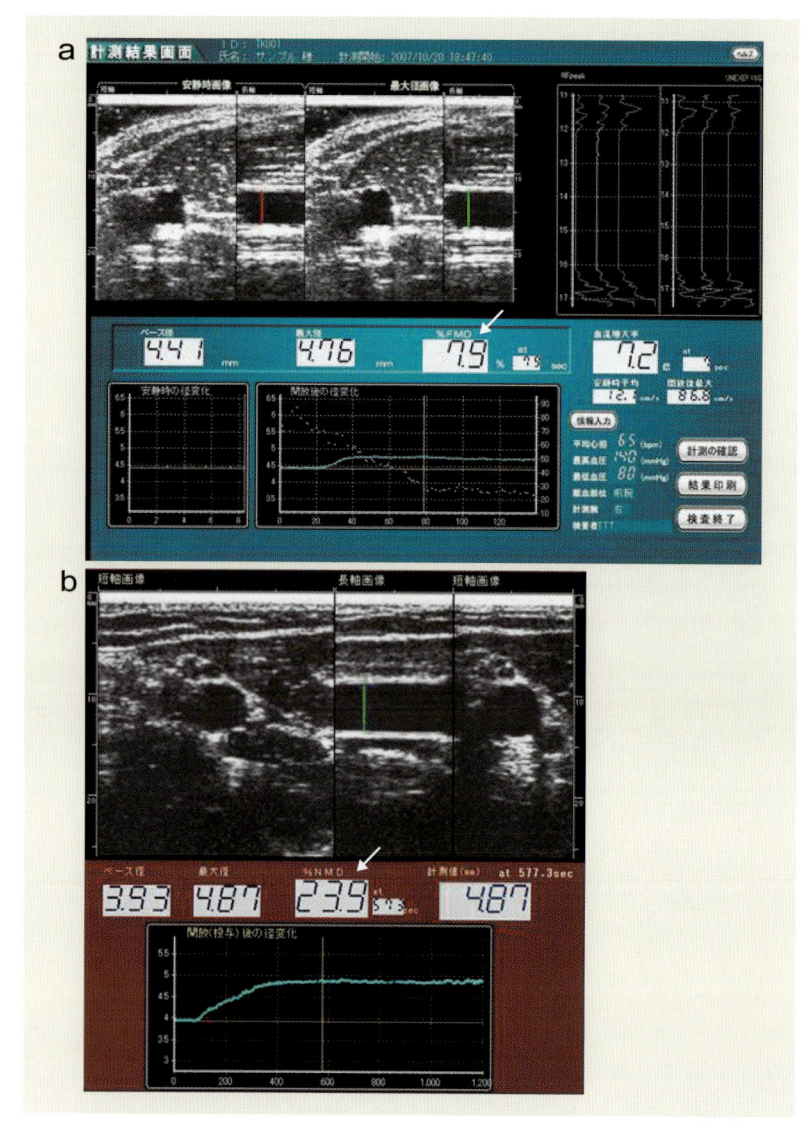

図4 FMD値(a)とNMD値(b)

FMD値とニトログリセリンによる血管拡張（NMD値）が同じであることが理想であるが，300～400μgのニトログリセリン量ではFMD値よりもかなり大きな値を示す（→）.

（写真提供：UNEX）

トログリセリンの投与量は300～400μgであるが，この投与量での血管拡張反応は15～20％であり，FMDの5～10％よりつねに大きい（**図4**）.

この量のニトログリセリンは血管平滑筋を最大に弛緩させるが，本当にFMDのコントロールとなりうるのかという疑問が残る．健常人の理想的なニトログリセリン投与量は，FMDによる血管拡張反応と同等量であることが望ましい．正確に血管平滑筋機能を評価するためには，ニトログリセリンの用量反応曲線を求めて解析すべきであろう．さらに，日本人の場合，この量のニトログリセリンは体血圧を低下させたり心拍数を増加させる可能性があり，血管拡張反応に影響を与えることが懸念される．筆者らの検討では，ニトログリセリン75μg舌下にてFMDとほぼ同等の血管拡張が得られることを確認している．同様に，他のシステムを用いた検討でも，ニトログリセリン75μg舌下が，FMDに相当する血管拡張をもたらすことを示している．

FMDで血管径を測定する部位は，前腕動脈，橈骨動脈，膝下動脈などが可能であるが，超音波の特性上，2.5mm以上の血管径が必要である．それ以下の血管径では信頼ある計測は不可能である．前述のFMD測定の特性上，5.5mm以上の血管径ではFMD値の信頼性は低い．

FMDは，駆血前後の血管径の差（比）で血管内皮機能を評価しているが，このとき血管平滑筋機能を除外するために，FMDの補助的な検査として，ニトログリセリン投与による血管内皮非依存性の拡張反応検査（nitroglycerin-mediated dilation：NMD）も行われる．現在，一般的なニ

多くの研究では，血管平滑筋機能が変化していないという条件下で行われているが，内皮非依存性血管拡張反応あるいは内皮依存性血管拡張反応

が，インターベンションなどのあとに変化した場合の評価が非常に難しくなってくる．事実，血管内皮機能，血管平滑筋機能ともに変化することはありうる．議論の残るところではあるが，著者らは両者の反応比（FMD/ニトログリセリンによる血管拡張）を計算することにより評価している．

再現性の問題も大きな測定上の課題である．全自動測定ではない限り，術者の技術に依存するところが大きい．JACCのガイドラインでは，安定した測定値が得られるようになるためには100回以上の測定経験が必要で，技術維持のためにも年100回以上は測定する必要性を指摘している[8]．FMDの許容される再現性は2〜3％とされている．

バイオマーカー

血管内皮前駆細胞（EPC）が有力だが，同一検体でも測定条件の設定によってバラツキがある．

血管内皮機能の検査としては，血中あるいは尿中のバイオマーカーを測定することが最も簡便で非侵襲的であるが，残念なことに評価に耐えうるだけのバイオマーカーが存在していないのが現状である．これまで，NOの代謝産物であるNOx，あるいはNOのセカンドメッセンジャーであるcGMP，さらに血管内皮傷害を反映する物質としてVCAM-1，ICAM-1，PAI-1，vWFなどの濃度を測定することにより血管内皮機能の評価が試みられているが，直接にNO産生を反映していない可能性があること，測定精度など，さまざまな問題が存在している．

最近，血管内皮機能における血管内皮前駆細胞（EPC）の役割が注目されている．血中EPC数の測定が動脈硬化性疾患の有効なバイオマーカーとなりうる可能性がある．健常人の血中EPC数と冠疾患危険因子の集積数に負の相関が認められること，さらにFMDを指標として評価した血管内皮機能と血中EPC数に正の相関があること[9]や，血中EPC数が心血管イベント発症の規定因子と なりうることも報告されている[10]．血中EPC数は，同一検体でも測定条件設定によりバラツキを生じる．加齢，喫煙，肥満や，高血圧，糖尿病などに伴い減少する．その他，内因性NO合成阻害物質（ADMA），endothelial microparticles，Rho kinase活性などが，血管内皮機能を反映するバイオマーカー候補として期待されているが，十分なエビデンスが示されていない．

血管内皮機能を測定することは臨床上，非常に有意義であることは疑いない．多くの方法が試みられているが，それぞれの方法の長所，短所，とくに測定上のピットフォールを熟知することが肝要である．今後，さらなる知見の集積により，血管内皮機能測定が正確に行われるようになることを願いたい．血管内皮機能測定は動脈硬化の治療ターゲットとして，あるいは心血管イベント発症のサロゲートエンドポイントとしての可能性も大いに期待できる．

■引用文献

1. Deanfield JE, et al: Endothelial function and dysfunction: testing and clinical relevance. Circulation 2007; 115: 1285-1295.
2. Higashi Y, et al: Angiotensin II type I receptor blocker and endothelial function in humans: role of nitric oxide and oxidative stress. Current Medicinal Chemistry-Cardiovascular & Hematological Agents 2005; 3: 133-148.
3. Perticone F, et al: Prognostic significance of endothelial dysfunction in hypertensive patients. Circulation 2001; 104: 191-196.
4. Schachinger V, et al: Prognostic impact of coronary vasodilator dysfunction on adverse long-term outcome of coronary heart disease. Circulation 2000; 101: 1899-1906.
5. 東　幸仁：医学と医療の最前線．動脈硬化の第一段階としての血管内皮機能障害．日本内科学会雑誌 2007; 96: 1717-1723.
6. Benjamin EJ, et al: Clinical correlates and heritability of flow-mediated dilation in the community: The Framingham Heart Study. Circulation 2004; 109: 613-619.
7. Mullen MJ, et al: Heterogenous nature of flow-mediated dilatation in human conduit arteries in vivo: relevance to endothelial dysfunction in hypercholesterolemia. Circ Res 2001; 88: 145-151.
8. Corretti MC, et al: Guidelines for the ultrasound assessment of endothelial-dependent flow-mediated vasodilation of the brachial artery: a report of the International Brachial Artery Reactivity Task Force. J Am Coll Cardiol 2002; 39: 257-265.
9. Hill JM, et al: Circulating endothelial progenitor cells, vascular function, and cardiovascular risk. N Engl J Med 2003; 348: 593-600.
10. Werner N, et al: Circulating endothelial progenitor cells and cardiovascular outcomes. N Engl J Med 2005; 353: 999-1007.

PWVとCAVI：高血圧の発症と心血管合併症の予測

大蔵隆文，檜垣實男
愛媛大学大学院病態情報内科学

　高血圧に伴う動脈硬化は，atherosclerosis（動脈壁へのコレステロールの沈着とマクロファージの浸潤によってプラークの形成が進む粥状変化）よりも，むしろarteriosclerosis（血管の肥厚，石灰化，内腔狭小化などによる血管の硬化）が強く現れる．この血管の硬化，弾性の低下を鋭敏に表すのが脈波伝播速度（pulse wave verosity：PWV）である．これまでPWVは弾性動脈である大動脈（頸動脈から大腿動脈間の脈波伝導速度：cfPWV）で測定され，動脈硬化の1指標として確立された検査法である．

　しかし，cfPWVの測定は技術的・測定部位に困難があり，再現性も低いことが問題であった．そこでより簡便に測定でき，再現性の高い上腕から足首の脈波伝導速度（baPWV）が開発された．その後，PWVは測定時の血圧の影響を強く受けることから，血圧の影響を除いたcardio ankle vascular index（CAVI）が開発された．

　ここでは，baPWVとCAVIの違いとそれぞれの有効性に関して概説する．

高血圧患者におけるPWVの有用性

> cfPWVとbaPWVには高い相関性が認められ，測定が簡便なbaPWVでもcfPWVと同等な有用性が示された．

　高血圧患者では，動脈硬化を基礎としてさまざまな臓器障害が進行する．この臓器障害のなかで，血管では動脈硬化性プラーク，頸動脈内膜中膜厚（IMT）肥厚，大動脈解離，末梢動脈疾患などが認められる．血管障害の検査として，高血圧治療ガイドライン2009では頸動脈エコー検査，上下肢血圧比（ankle-brachial index：ABI），PWVの測定を推奨している．とくにcfPWVについては，高血圧患者における心血管合併症の独立した予後予測因子としての有用性が実証されている．

　Laurentら[1]は，1,980人の高血圧患者を対象としてcfPWVの測定を行い，cfPWVは心血管病の既往，年齢，糖尿病の有無と独立して心血管病による死亡，さらにすべての死亡を規定する因子であることを報告している．

　Munakataら[2]は，cfPWVと測定が簡便なbaPWVを89人の高血圧患者で検討し，その高い相関性（$r=0.755, p<0.000001$）を示し（図1），

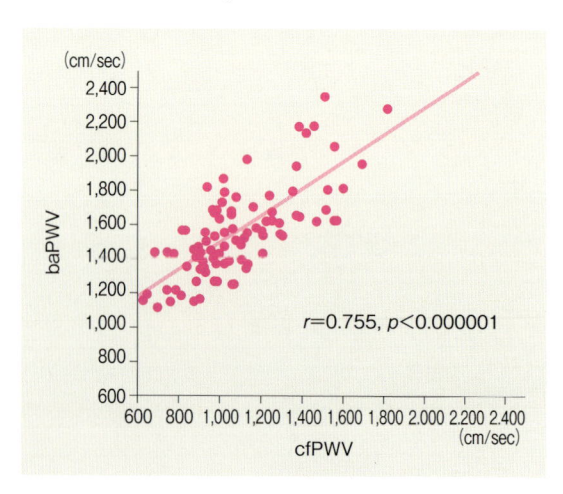

図1　cfPWVとbaPWVとの関係

（Laurent S, et al, 2001[1] より）

年齢，収縮期高血圧，高血圧臓器障害の程度がbaPWVの規定因子であること報告している．さらにMatsumotoら[3]は，162人の無治療高血圧患者を対象としてbaPWVの測定を行い，IMT，左室心筋重量係数（LVMI）および推定糸球体濾過値（eGFR）との関連について検討し，baPWVはIMTおよびLVMIと正の，eGFRと負の相関関係にあり，年齢，性別，BMI，収縮期血圧，拡張期血圧，喫煙およびLDLコレステロール，HDLコレステロール，中性脂肪，血糖値で補正すると，IMTのみがbaPWVの独立した規定因子であり，血管硬化を表すよい指標であることを報告している．

高血圧患者におけるCAVIの有用性

> CAVIはatherosclerosisよりもateriosclerosisを鋭敏に表す指標といえる．

筆者らは，血圧の因子を除外することが可能なCAVIが高血圧患者における高血圧臓器障害の指標として有用であるかを検討した[4]．糖尿病を合併していない70人の高血圧患者を対象として，頸動脈エコーから測定した形態学的，機能的，血流学的指標と比較した．頸動脈エコーの形態学的指標として総頸動脈のIMT，機能的指標として伸展性係数（cross sectional distensibility coefficient：CSDC）および弾性係数β（stiffness β），血流の評価として頸動脈血流速度から算出した拡張期/収縮期血流比（diastolic flow velocity/systolic flow velocity：Vd/Vs）を用いた．患者背景を表に示す．

CAVIと相関する因子としては年齢，収縮期血圧，脈圧，HbA1cであった．拡張期血圧，総コレステロール，中性脂肪，HDLおよび血清クレアチニンとの関連は認められなかった．頸動脈エコー関連因子とはIMT（図2a），stiffness β（図2c），CSDC（図2d），Vd/Vs（図2e）で有意の相関が認められたが，プラーク指数とは相関が認められなかった（図2b）．

これらの頸動脈因子のなかでCAVIを独立して規定する因子を重回帰分析で検討したところ，Vd/Vsがその独立した規定因子であった．PWVと同様に，頸動脈エコーから得られた動脈硬化の指標とCAVIが良好な相関関係が認められた．しかし，この報告ではCAVIとプラーク指数との相関がみられなかったことから，CAVIはatherosclerosisよりむしろarteriosclerosisを鋭敏に表す指標であることがうかがえる．

さらに興味あることは，頸動脈エコーの指標のなかで最もCAVIと強く相関したのがVd/Vsであったことである．これまでの筆者らの検討で頸動脈Vd/Vsは，腎臓の葉間動脈ドプラーエコーから算出したresistive indexとも相関することから，全身の末梢血管抵抗を表す指標と考えている[5]．このため，CAVIはPWVと異なり，末梢血管抵抗を表す指標の一つとも考えられる．

高血圧の発症予測因子としてのPWV

> PWVは高血圧性の臓器障害を予測するだけでなく，高血圧の発症を予測しうる因子でもある．

cfPWVは，高血圧患者の臓器障害の指標だけではなく，健常者の冠動脈疾患や脳卒中の予測因子であり，また高血圧患者や健常者における死亡の独立した予測因子であることがすでに報告されて

表　患者背景

症例数（男性/女性）	70（46/24）
年齢（歳）	61±12
BMI（kg/m^2）	25.3±3.7
収縮期血圧（mmHg）	137±17
拡張期血圧（mmHg）	85±13
脈拍数（/min）	66±12
総コレステロール（mg/dL）	201±36
中性脂肪（mg/dL）	139±76
HDL-C（mg/dL）	55±17
空腹時血糖（mg/dL）	102±15
HbA1c（%）	5.2±0.3
血清クレアチニン（mg/dL）	0.80±0.22

4. 高血圧，血管機能

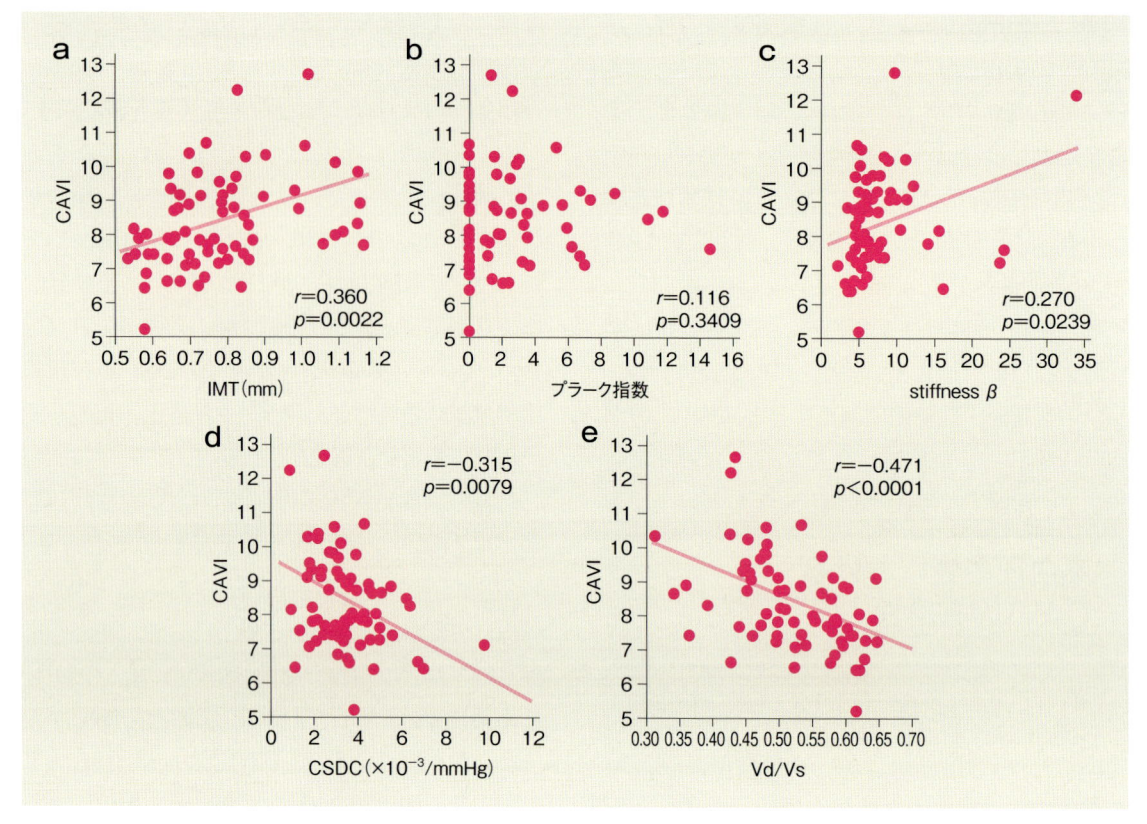

図2　CAVIと頸動脈エコー関連因子

(Okura T, et al, 2007[4]より改変)

さらに最近Najjarら[6]は，cfPWVが血圧の変化や高血圧発症の予測因子にならないかを検討した．449人（平均年齢53±17）の正常血圧者と未治療高血圧患者を対象としてcfPWVの測定を行い，約5年間の追跡調査を行った．その結果，年齢，BMI，平均血圧で補正後も，cfPWVは収縮期血圧上昇の独立した規定因子であった．そして306人の正常血圧者の解析では，4.3年後に105人（34%）が高血圧を発症し，cfPWVがその予測因子であったことを報告している．

図3は正常血圧者のcfPWVの中間値である5.8m/secでcfPWV高値群と低値群に分類し，それぞれの群における高血圧非発症をグラフ化したものである．cfPWV高値群で有意に高血圧の発症頻度が高かった．

baPWVにおいても同様の報告が行われている．

Yambeら[7]は，正常高血圧，正常血圧および至適血圧の日本人中年男性において，3年間の観察期間で正常高血圧者475人中100人が，581人の正常血圧者中175人が，また至適血圧者702人の

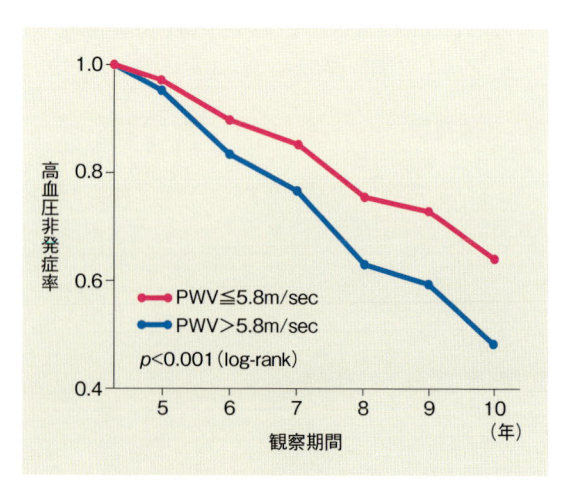

図3　PWV値と高血圧発症率

(Okura T, et al, 2004[5]より改変)

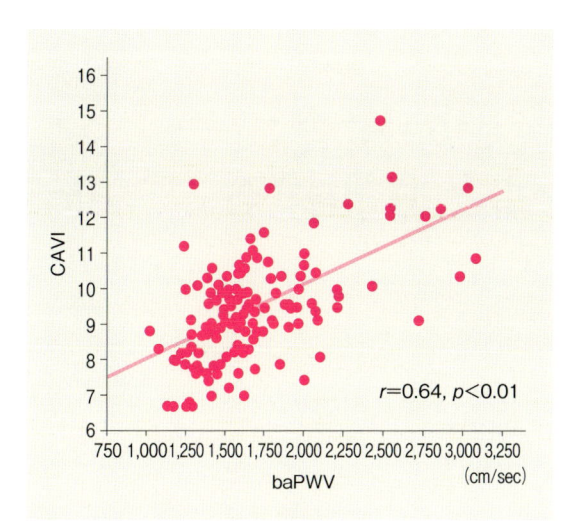

図4　baPWVとCAVIの関係

(Takaki A, et al, 2008[8])より改変)

うち249人が高血圧を発症した．これらの患者にbaPWVを施行し，その値により4分位に分割すると，正常高血圧者および正常血圧者において最もbaPWVが高い群は，最も低い群と比較して3年間の経過で高血圧に進行する可能性が高いことを報告している．

これらのことから，PWVは高血圧の臓器障害の指標のみでなく，高血圧の発症を予測しうる因子であることが明らかとなった．

PWVとCAVIの違い

> CAVIは頸動脈硬化，冠動脈硬化などとよく相関し，PWVは高血圧そのものの発症予測因子としての有用性が報告されている．

Takakiら[8]は，冠動脈造影を行った130人の患者を対象として，baPWVおよびCAVIの測定を行い，頸動脈エコー，心エコー所見，冠動脈所見と比較した．その結果，baPVWとCAVIとの相関関係は$r=0.64$であり，同じ脈波伝導速度を測定している割にその関係は強くなく，それぞれの検査の意義の違いがうかがわれる（図4）．本研究では，CAVIはbaPWVと比較して，頸動脈エコーから算出したIMTおよびstiffness βとより強く相関し，LDLコレステロール値および冠動脈硬化指数とCAVIが相関したのに対して，baPWVではその関係は認められなかった．

Izuharaら[9]は，CAVIがbaPWVと比較して頸動脈硬化，冠動脈硬化とより強く相関することを報告している．しかし，血圧の影響をより強く受けるPWVであるが，血圧そのものも強い動脈硬化の危険因子であり，これまで述べてきたようにPWVが心血管病の予後予測因子であることや，PWVが高血圧発症の予測因子であるなど，長期予後が観察された報告がある．しかし，CAVIではこれらの報告はまだなく，今後の検討が必要であり，長期予後に関する有用性は不明である（⇒**Point!**）．

BMIとは逆相関する!?　Point!

PWV，CAVIともに，動脈硬化の指標として有用であることは明らかだが，それぞれの相関はそれほど強くなく，また，PWV，CAVIともにBMIとは逆相関するとの報告が多い．この理由も現在のところ明らかでなく，今後，各検査の特徴，その有益性をさらに明らかにする必要がある．

■引用文献

1. Laurent S, et al: Aortic stiffness is an independent predictor of all-cause and cardiovascular mortality in hypertensive patients. Hypertension 2001; 37: 1236-1241.
2. Munakata M, et al: Utility of automated brachial ankle pulse wave velocity measurements in hypertensive patients. Am J Hypertens 2003; 16: 653-657.
3. Matsumoto C, et al: Brachial-ankle pulse wave velocity as a marker of subclinical organ damage in middle-aged patients with hypertension. J Cardiol 2008; 51: 163-170.
4. Okura T, et al: Relationship between cardio-ankle vascular index (CAVI) and carotid atherosclerosis in patients with essential hypertension. Hypertens Res 2007; 30: 335-340.
5. Okura T, et al: Intrarenal and carotid hemodynamics in patients with essential hypertension. Am J Hypertens 2004; 17: 240-244.
6. Najjar SS, et al: Pulse wave velocity is an independent predictor of the longitudinal increase in systolic blood pressure and of incident hypertension in the Baltimore longitudinal study of aging. J Am Coll Cardiol 2008; 51: 1377-1383.
7. Yambe M, et al: Arterial stiffness and progression to hypertension in Japanese male subjects with high normal blood pressure. J Hypertens 2007; 25: 87-93.
8. Takaki A, et al: Cardio-ankle vascular index is superior to brachial-ankle pulse wave velocity as an index of arterial stiffness. Hypertens Res 2008; 31: 1347-1355.
9. Izuhara M, et al: Relationship of cardio-ankle vascular index (CAVI) to carotid and coronary arteriosclerosis. Circ J 2008; 72: 1762-1767.

末梢動脈閉塞疾患の検査: ABIのピットフォールと追加検査

越川めぐみ, 池田宇一
信州大学医学部附属病院循環器内科

ABI（ankle-brachial pressure index）は，下肢の末梢動脈閉塞疾患の検査として簡便な方法である．歩くと足が痛いと訴える患者に対し，動脈触診に続いてABI測定を行えば末梢動脈閉塞疾患かどうかの診断が可能である．以前はドプラー血流計を用いて計測していたが，最近では脈波伝播速度も同時に簡便に測定できる機器フォルム®（オムロンコーリン社）が発売されて使いやすい．

ABIの測定方法

> ABI＝下肢血圧／上肢血圧（高いほう）．異常所見は0.9未満．

仰臥位にて両側の上腕血圧と下肢血圧を測定する．血圧は運動や緊張で変化するため，仰臥位にて10分程度の安静後に測定することが望ましい．下肢血圧を上腕血圧（高いほう）で除したものがABIである．下肢血圧は，フォルム®ではカフを足首に巻いて後脛骨動脈の血圧を測定する（図1）．しかしドプラー血流計を用いて足背動脈血圧も測定したほうがよい．

正常例では，上腕より下肢血圧のほうが高値を示すので，ABIは1以上となるが，血流低下があると下肢血圧は低下するためABIも低下することとなる．異常所見は0.9未満をいう．重症になるにつれてABIは低下する．

ABIが正常であれば末梢動脈閉塞疾患を否定できるか

> ABIが正常であっても，その値が偽陰性の場合や，末梢動脈閉塞疾患を否定できない場合がある．

Mönckeberg型動脈硬化症例

透析症例や糖尿病症例では，中膜に石灰化がみられることがある．これをMönckeberg型動脈硬化とよぶ．この石灰化により，動脈は文字どおり硬くなり，カフによる加圧に対して血管がつぶれにくくなるため，測定上は血圧の異常高値を示すこととなる．ABIは正常～1.3以上を呈することもある．しかし同部位に内膜の粥腫による狭窄病変を認める場合もあり，ABIが低下していないからといって狭窄がないとはいいきれな

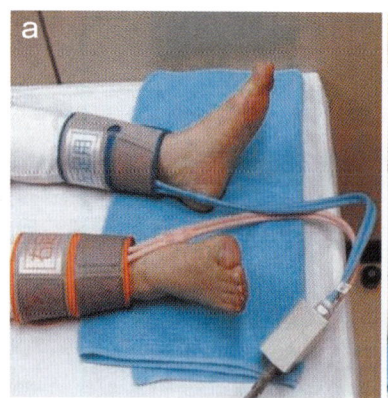

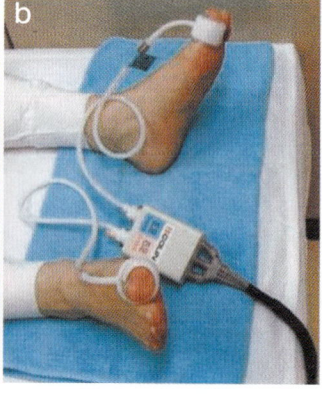

図1　ABIとTBIの測定
a：ABI, b：TBI

（池田宇一, 2005[1])より）

4. 高血圧，血管機能

足首よりさらに末梢に病変がある症例

末梢動脈閉塞疾患の代表的疾患といえば閉塞性動脈硬化症であり，これは総腸骨動脈や外腸骨動脈，浅大腿動脈などに狭窄や閉塞が頻発するものので，もちろんABIは低下する．しかし，足首までは異常所見はなくても，それより以遠にのみ病変を認める場合がある．Buerger病や膠原病（全身性硬化症，SLE，抗リン脂質抗体症候群など），blue toe症候群などに伴う末梢性の病変の場合，ABIは正常なことが少なくない．

ABIが正常であっても病変を疑う場合の追加検査

重症度評価には運動負荷ABIを，透析や糖尿病合併例にはTBIを併用する．

運動負荷ABI

運動負荷は，通常，トレッドミルを用いる．傾斜12％，速度2.4km/h，5分間の歩行負荷後のABIを測定する．負荷後は前値に戻るまで計測し，回復時間も記録する．陽性所見は，足関節の血圧が前値に比べて30％以上低下すること，または回復時間が3分以上であることである．

運動負荷ABIは，末梢動脈閉塞疾患の診断のみならず，重症度評価にも用いられる．安静時ABI

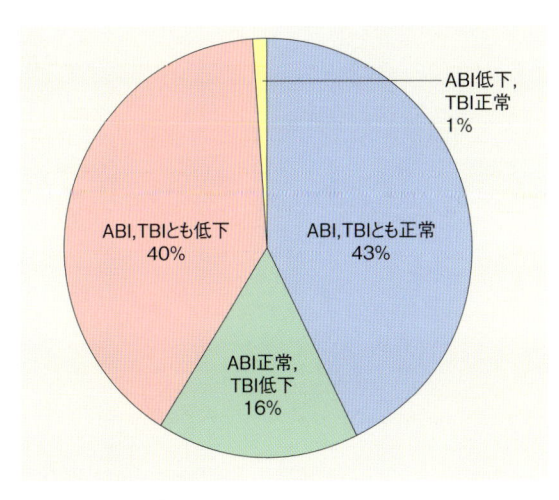

図2　TBIの有用性
自治医科大学病院血管専門外来を受診した55人108肢
透析や糖尿病のない閉塞性動脈硬化症
　TBI/ABI ＝ 0.62 ± 0.07
透析あるいは糖尿病のある閉塞性動脈硬化症
　TBI/ABI ＝ 0.34 ± 0.06

（村上義昭ほか，2003[2]）より）

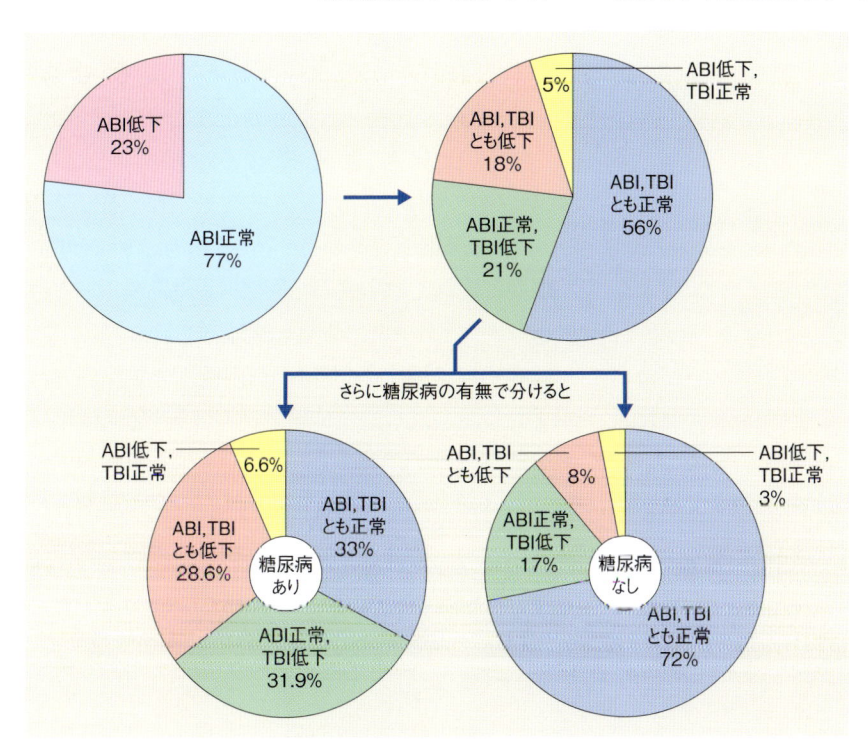

図3　透析症例のTBIの有用性
透析症例98人195肢
（沼本幸雄ほか，2004[3]）より）

263

4. 高血圧，血管機能

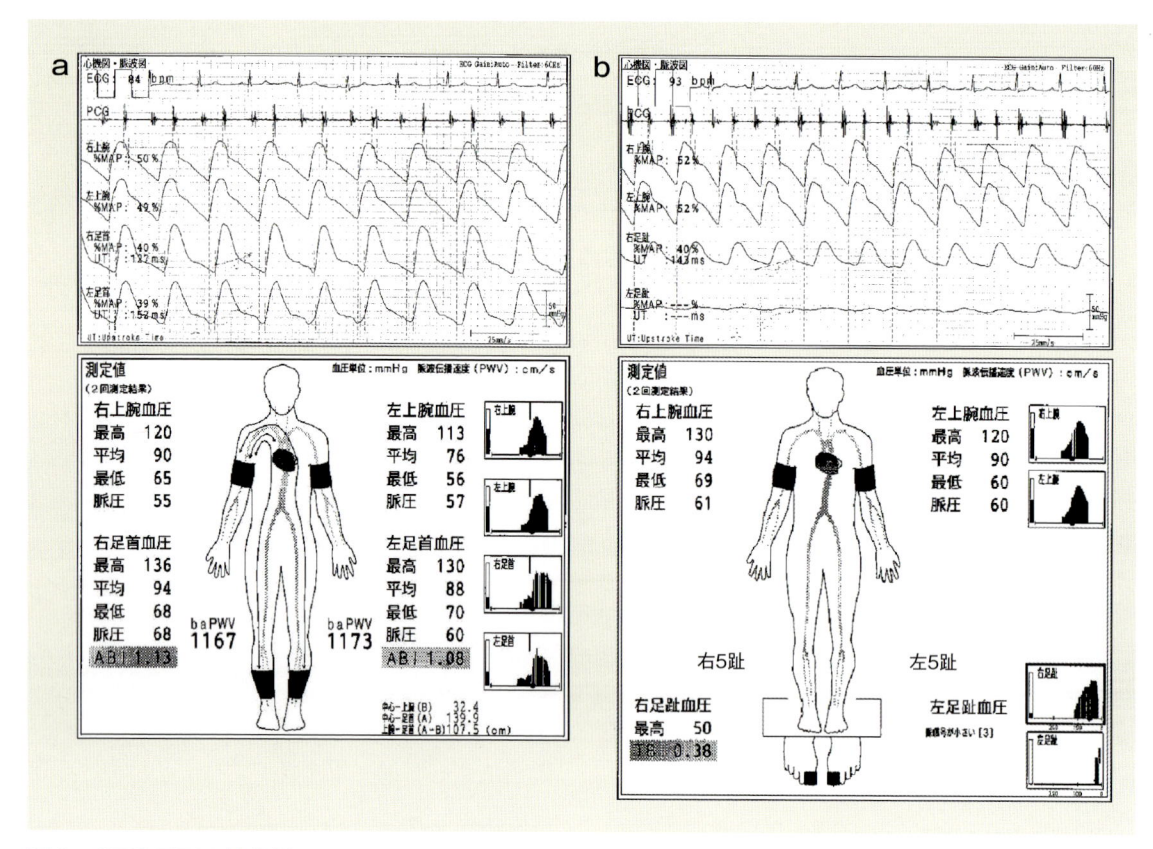

図4　ABIとTBIの検査例

59歳，女性，強皮症．a：ABI，b：TBI（症状の強い第5趾）．
数年来，指趾の冷感があったが，1年ほど前から指尖に潰瘍が出現し，強い疼痛を伴った．ABIは正常値であるが，TBIは低下している．

> **Point!　機器の特性を知ってから検査する**
>
> ABIは，下肢の末梢動脈閉塞疾患の診断において簡便かつ重要な検査である．しかし，足首より末梢に病変があったり，透析症例や糖尿病症例にみられるMönckeberg型動脈硬化（中膜の石灰化）がみられる場合は，ABIが正常でも末梢動脈閉塞疾患を否定できないこともある．そのような場合は，運動負荷ABIやTBI，DBIを追加して行ってみると，末梢動脈閉塞疾患の診断のみならず，重症度も判定できる．

は重症度との相関は低いが，運動負荷ABIは一定の相関がみられると報告されている．

TBI，DBI

指趾に専用カフを巻いて血圧を測定し，同様に上腕との比を求める方法（図1）[1]で，足趾ではTBI（toe-brachial pressure index），手指ではDBI（digit-brachial pressure index）という．

指趾血圧はABI測定時の後脛骨動脈血圧よりも24〜41mmHg低いと報告されており，TBI，DBI＜0.6が異常所見となる．上述のMönckeberg型動脈硬化症例では中膜の石灰化は足趾に及ぶことは少ないため，ABIは正常〜高値でもTBIは低下し，陽性所見を呈する．TBIの有用性は多数報告されており，やはり透析や糖尿病合併例ではABIだけでは不十分であり，TBIも併用すべきである（図2〜4）[2,3]（⇒**Point!**）．

■引用文献

1. 池田宇一：TBPI．Vascular Lab 2005; 2（増刊）：23-25.
2. 村上義昭，ほか：第21回内科からみた血管疾患研究会，2003.
3. 沼本幸雄，ほか：大阪透析研究会誌 2004; 22: 31-34

5.
心筋症, 弁膜症

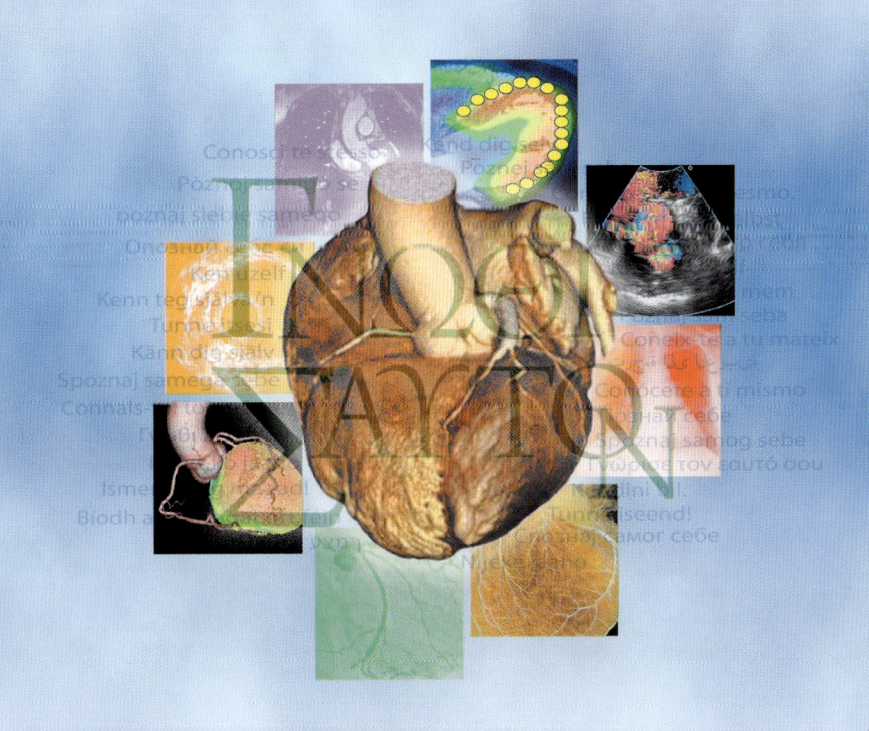

5. 心筋症，弁膜症

心筋症の画像診断：
心臓MRIの遅延造影法

舛田英一，井野秀一，山岸正和
金沢大学循環器内科

　心筋症の非侵襲的画像診断としては心エコー検査が簡便であり，反復して施行できることなどから普及しており，有用な検査であることに疑いはない．しかし心筋症では，より正確な形態診断とともに心筋性状を直接評価できることなどから，心臓MRIの有用性が認められている．心臓カテーテル検査や核医学検査に比し低コストであることなどを考慮すると，国内ではいっそうの普及が望まれる検査だと思われる．

形態評価

> 心エコー検査は前側壁基部の肥厚を見落とし，逆に30mm以上の壁肥厚を過小評価しやすい．

　心臓MRIは，一般にblack blood法（図1a）で形態を評価しているが，シネMRI（図1b）でも十分評価可能である．

　肥大型心筋症の診断では，一般に心肥大を起こす他の原因がない患者は心エコー検査で心肥大（日本人の場合一般的に左室壁厚＞13mm）が確認された場合，肥大型心筋症と診断されている．しかしRickersらによると，心エコー検査では前側壁基部の肥厚を見落とす可能性があり，逆に30mm以上の著明な壁肥厚を有する患者では過小評価しやすいため，心臓MRIが有用であるという[1]．

　また，しばしば巨大な陰性T波を伴い，診断に苦慮する[2]心尖部肥大型心筋症も心臓MRI検査は日本のガイドラインではclass Iであり，とくに心電図検査で心尖部肥大が疑われた場合では，心エコーで肥大が確認できなくても心臓MRIを施行すべきとの報告がある（図1）．

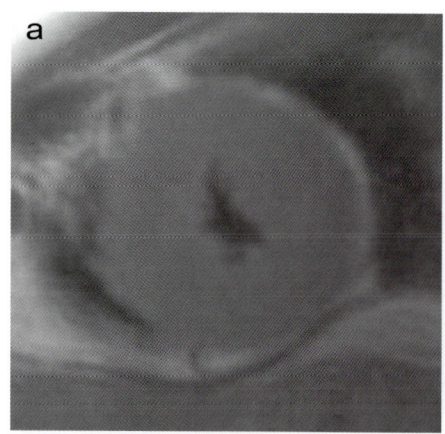

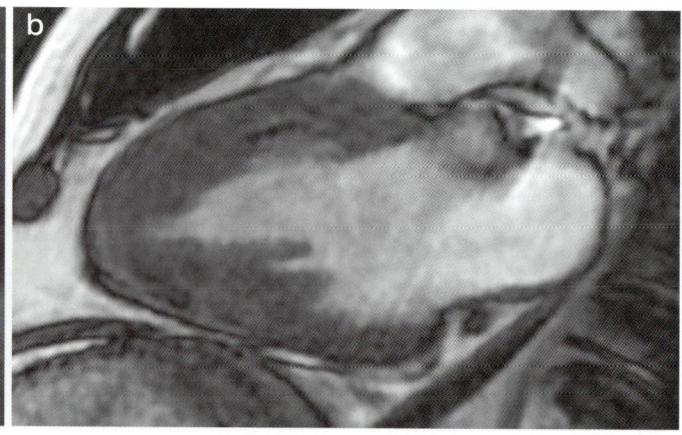

図1　心尖部肥大型心筋症の心臓MRI像
a：black blood法，短軸像．血流のアーチファクトを抑制することを目的とした撮影法で，心内腔を黒く（black blood）描出する．
b：シネMRI，長軸像．心機能を評価する目的で使用されるが形態も十分評価できる．

5. 心筋症，弁膜症

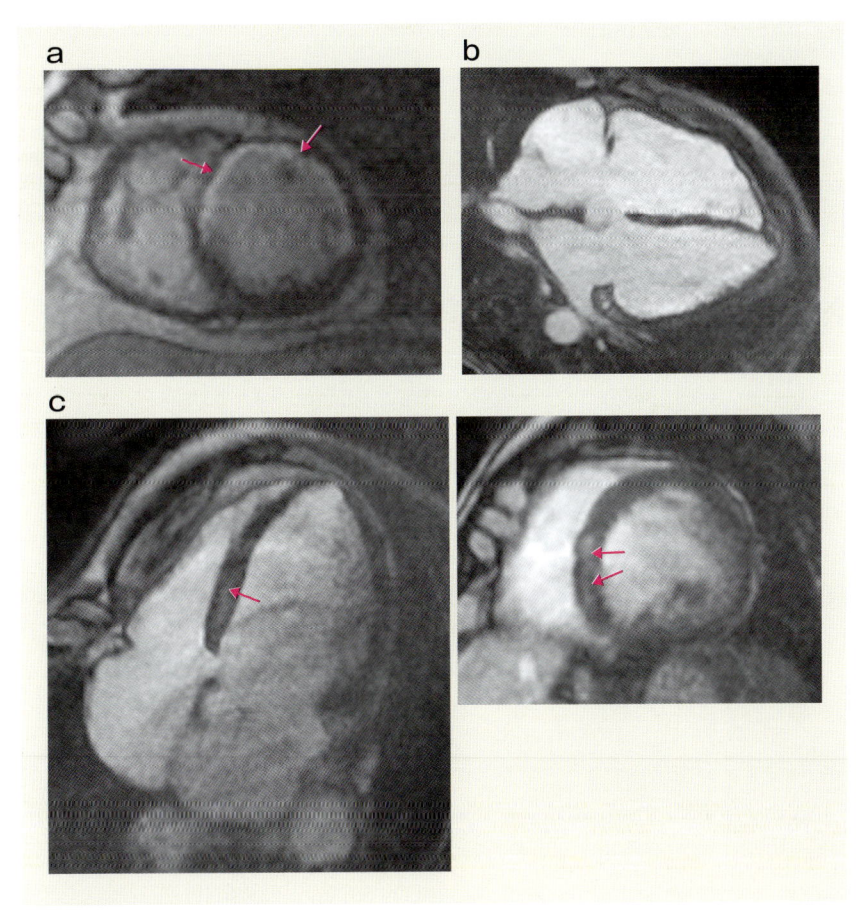

図2
遅延造影画像

a：虚血性心疾患．左前下行枝と回旋枝の2枝閉塞病変を有する陳旧性心筋梗塞症例．短軸像では心内膜下を中心に前壁中隔から側壁に広範囲な遅延造影を認めている（→）．
b：拡張型心筋症．心尖四腔像．遅延造影はほとんど認めず，βブロッカーが著効．現在まで心イベントは起こしていない．
c：拡張型心筋症．心尖四腔像および短軸像で心室中隔の中層に線状の遅延造影を認めた（→）．本症ではβブロッカーが投与されていたにもかかわらず，Holter心電図で非持続性頻拍を認めた．

心筋性状評価

Kimらが，虚血性心疾患に対して心臓MRIの遅延造影法を用い心筋の瘢痕組織を中心とした心筋組織性状を評価し，その有用性を報告して以降，心筋症に対してもこの手法が有用であることが相次いで報告されている．

拡張型心筋症

> 遅延造影面積のcutoff値を15％とした場合の感度は85％，特異度は90％だった．

虚血性心筋症と拡張型心筋症との鑑別（図2）は，McCrohonらは虚血性心筋症では左室収縮障害を認める場合，すべての症例で心内膜下または貫壁性の遅延造影を認めたが，拡張型心筋症の場合，遅延造影を認めたものは41％であり，28％は左室中層の斑状もしくは縦の線上に認めており，多くの症例（87％）で鑑別ができることを報告している[3]．

また拡張型心筋症では，この左室中層の遅延造影の存在（図2）が心臓死や心血管病による入院のよい予測因子であり，リスク層別化に有用であると報告されている[4]．ICD植込み前に施行された心臓MRIの遅延造影結果からも同様の結果が報告されており，今後，遅延造影の存在がICDの適応の参考となることが予想される[5]．

さらに近年，左室収縮障害を有する重症心不全患者に心臓再同期療法（CRT）が施行されているが，約30％がnon-responderであるといわれている．Whiteらは，CRT植込み前に心臓MRIを施行し，non-responderの遅延造影面積の割合が24.7（18.1～48.7）％であったのに対して，responderの遅延造影面積の割合は1.0（0.0～8.7）％であり，遅延造影面積のcutoff値を15％とした場合，

図3
遅延造影画像

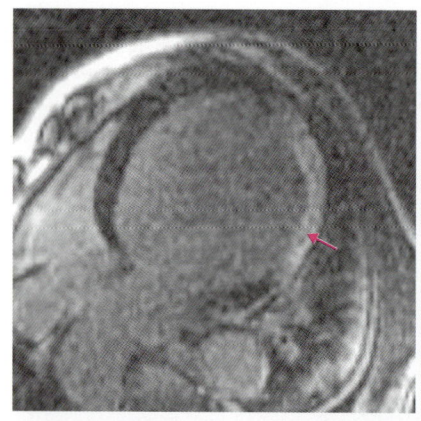

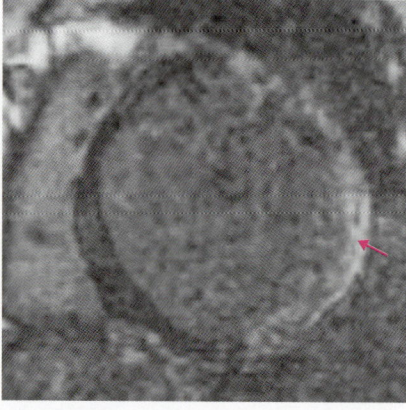

心尖四腔像および短軸像で後側壁に貫壁性の遅延造影を認めた（→）．本例は心不全を契機にCRT植込みとなったが心臓再同期療法に抵抗性を示した．

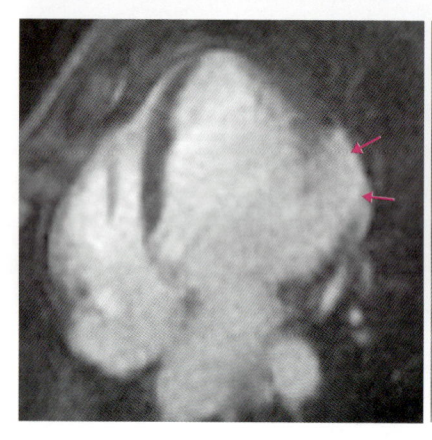

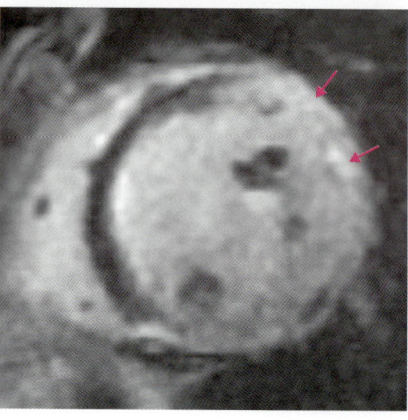

図4
心臓サルコイドーシス

心尖四腔像および短軸像で側壁に帯状の遅延造影を認める（→）．

感度85％，特異度90％であったと報告している．また後側壁にMRIで瘢痕組織がある群とない群で振り分けたところ瘢痕組織が存在する群ではresponse rateはわずかに14％であった（vs 81％）[6]．心エコー検査による効果判定が十分でない現状では，心臓MRIが適応判定の新たなる手法となることが期待される（**図3**）．

拡張型心筋症としばしば鑑別が必要な疾患として，心臓サルコイドーシスや筋ジストロフィーなどがあげられる．心臓サルコイドーシスの診断は，2006年のガイドラインで新たに心臓MRIの遅延造影所見が副徴候として追加されたことは重要である[7]．本症における遅延造影の部位は心室中隔基部や左室後壁に認められることが多い（**図4**）．またステロイドなどの治療効果判定にT_2強調画像や遅延造影法を用いることなども研究されている．一方，筋ジストロフィーでは遅延造影法が心筋障害の早期診断に有用であることが報告されており，左室側壁の中層や心外膜側に高頻度に遅延造影が認められるのが特徴である．臨床的にこれらの遅延造影の分布をみることも原疾患の診断の手助けになると考えられる（⇒**Point!**）．

これまで記述してきたように，多くの心筋症で心臓MRIが有用である．不整脈源性右室心筋症（ARVC）も2004年のヨーロッパ心臓病学会によるConsensus Panel Reportではclass Iへ格上げされたが，臨床的にはARVC患者では不整脈に対してすでにICDが植込まれているなど，MRIが施行できない場合もある．簡便性と脂肪を検出するといった観点も含めると，MDCTのほうが有用な場合もあろう．MDCTでの鑑別疾患としては心筋梗塞があげられるが，ARVCでは右室側を中心に脂肪化が起きており，冠動脈疾患との鑑別は難しくないと思われる（**図5**）．

5. 心筋症，弁膜症

> **Point!**
> **予後予測，治療方針決定に有用**
>
> 拡張型心筋症の左室中層の遅延造影や肥大型心筋症の遅延造影は，剖検例や移植心との比較などから心筋の線維化を反映しているものと考えられており，遅延造影の程度が予後予測や治療方針決定に有用であると思われる．一方，サルコイドーシスやChurg-Strauss症候群などの炎症性疾患では，急性期の遅延造影は炎症などによる浮腫をみている可能性がある（図7）．このためChurg-Strauss症候群では急性期に認めた遅延造影が適切なステロイド治療にて改善したと報告されており[11]，診断だけでなく治療効果判定にも重要な情報をもたらす可能性がある．

肥大型心筋症

> **79%に遅延造影を認め，遅延造影面積は平均で10.9%だった．**

肥大型心筋症に関して重要な問題は，不整脈による突然死と治療抵抗性である拡張相への移行であると考えられる．

肥大型心筋症の診療に関するガイドライン（2007年改訂版）によると，遺伝子変異による予後の記載はあるが，実際の臨床の現場においては遺伝子診断が可能な施設は限られており，十分な評価ができていない可能性がある．このため肥大型心筋症の予後を推測するための重要な検査として心臓MRIが注目されている．

肥大型心筋症患者の79%に遅延造影を認め，遅延造影面積の程度は平均10.9%（0～48%）であった．造影所見は斑状から帯状などで，一般に

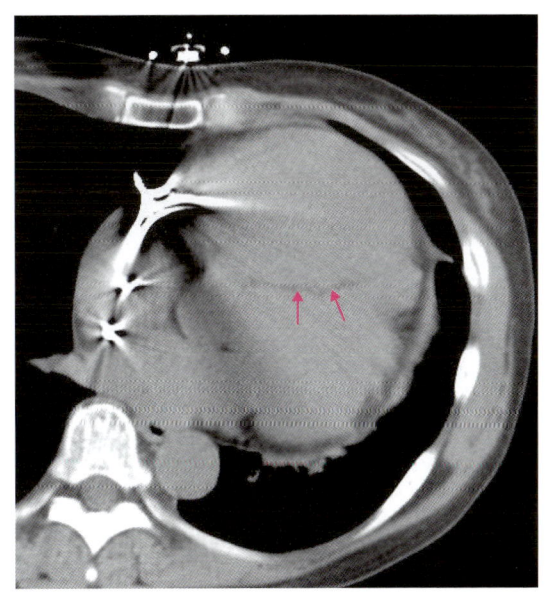

図5　ARVC症例のMDCT画像

中隔右室側に脂肪沈着と推定されるlow denseなラインを認めた（→）．ARVC症例のなかには診断前にICDが装着されている場合もあり，このような症例ではMRIは施行できないためCT法が有用である．

右室と中隔の接合部が好発部位であり肥厚の強い部位に認める．一般に心内膜下には認めないことが特徴である．これらの遅延造影面積の程度は，突然死の危険因子や拡張相への移行と関連があったと報告されている[8]．

またTeraokaらは遅延造影の程度と心室頻拍の既往に関連があると報告し[9]，その後も遅延造影の程度と悪性不整脈との関連に関する報告が相次いでいる．臨床的には壁肥厚の程度が強い場合は十分な注意が必要と判断できるが，壁肥厚が比較的軽度な場合に比較的安全な状態なのか肥大型心

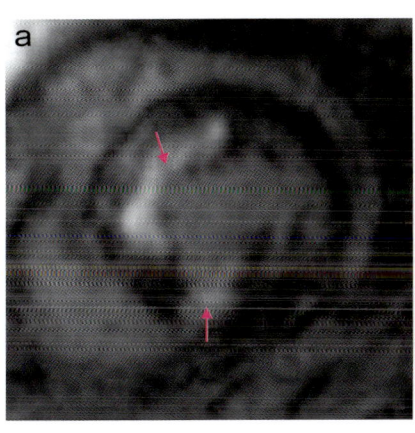

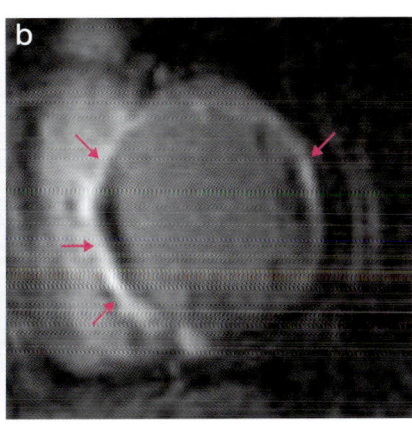

図6　肥大型心筋症における遅延造影画像

a：肥大型心筋症．短軸像で心室中隔と下壁の中層から外膜寄りに遅延造影を認めている（→）．
b：拡張相肥大型心筋症．aと比して明らかに広範囲に遅延造影を認めている（→）．

5. 心筋症, 弁膜症

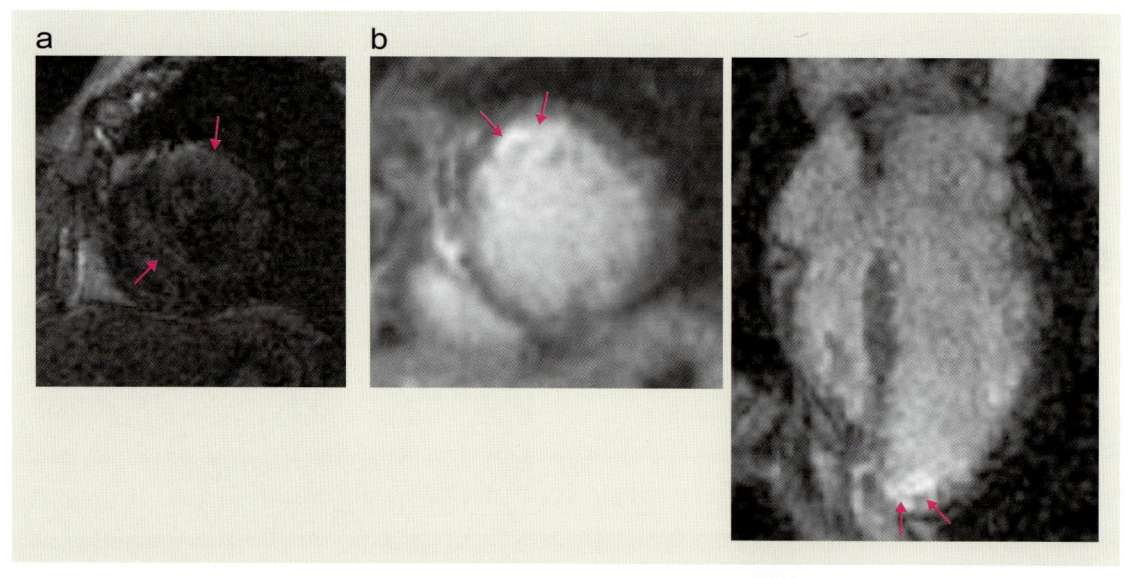

図7 心アミロイドーシスおよびChurg-Strauss症候群における遅延造影画像
a：心アミロイドーシス. 短軸像. 左室の前壁から下壁に濃染像を認める（→）.
b：Churg-Strauss症候群. 心尖四腔像と短軸像. 心尖部に遅延造影を認める（→）.

筋症患者が拡張相へ移行している時期でリスクがある状態なのか判断に迷う場合があり, 遅延造影の程度は重要な指標になると考えられる（図6）.

肥大型心筋症の鑑別疾患としては高血圧性心肥大や心アミロイドーシス（図7）, 心Fabry病などがあげられる. 高血圧性心肥大は, 原則的には遅延造影は認められない. 当施設でも, 長年, 高血圧性の心肥大と診断されていた患者で遅延造影を認めた患者の遺伝子診断を行ったところ, サルコメア遺伝子変異が同定されたケースがある. またアミロイドーシス患者では冠動脈支配と一致しない心内膜下を中心とした全周性の遅延造影が典型例である[10]．

心Fabry病は, 近年, 遺伝子組換えヒトα-galactosidase酵素蛋白を用いた酵素補充療法が一般診療として行うことができるようになり, 本症の正確な診断がますます重要となっている. 遅延造影では約50%の患者で下側壁に遅延造影を認めたと報告されており, この部位で遅延造影を認めた場合はFabry病を疑い, 酵素活性測定や遺伝子解析を施行することが望ましい.

■引用文献

1. Rickers C, et al: Utility of cardiac magnetic resonance imaging in the diagnosis of hypertrophic cardiomyopathy. Circulation 2005; 112: 855-861.
2. Konno T, et al: Differences in the diagnostic value of various criteria of negative T waves for hypertrophic cardiomyopathy based on a molecular genetic diagnosis. Clin Sci (Lond) 2007; 112: 577-582.
3. McCrohon JA, et al: Differentiation of heart failure related to dilated cardiomyopathy and coronary artery disease using gadolinium-enhanced cardiovascular magnetic resonance. Circulation 2003; 108: 54-59.
4. Assomull RG, et al: Cardiovascular magnetic resonance, fibrosis, and prognosis in dilated cardiomyopathy. J Am Coll Cardiol 2006; 48: 1977-1985.
5. Wu KC, et al: Late gadolinium enhancement by cardiovascular magnetic resonance heralds an adverse prognosis in nonischemic cardiomyopathy. J Am Coll Cardiol 2008; 51: 2414-2421.
6. Bleeker GB, et al: Effect of posterolateral scar tissue on clinical and echocardiographic improvement after cardiac resynchronization therapy. Circulation 2006; 113: 969-976.
7. Smedema JP, et al: Evaluation of the accuracy of gadolinium-enhanced cardiovascular magnetic resonance in the diagnosis of cardiac sarcoidosis. J Am Coll Cardiol 2005; 45: 1683-1690.
8. Moon JC, et al: Toward clinical risk assessment in hypertrophic cardiomyopathy with gadolinium cardiovascular magnetic resonance. J Am Coll Cardiol 2003; 41: 1561-1567.
9. Teraoka K, et al: Delayed contrast enhancement of MRI in hypertrophic cardiomyopathy. Magn Reson Imaging 2004; 22: 155-161.
10. Maceira AM, et al: Cardiovascular magnetic resonance in cardiac amyloidosis. Circulation 2005; 111: 186-193.
11. Baccouche H, et al: Images in cardiovascular medicine. Magnetic resonance assessment and therapy monitoring of cardiac involvement in Churg-Strauss syndrome. Circulation 2008; 117: 1745-1749.

心尖部に潜む疾患を心エコー検査で見つけることができるか

市田　勝，島田和幸
自治医科大学循環器内科

真の心尖部とは

> 真の心尖部は，横隔膜に沿って存在しているため，胸壁からの心尖部アプローチでは描出が難しい．

心尖部には多くの病態が潜んでおり，決して見逃すことのできない部分である．心尖部を観察するには，短軸像と心尖部像（四腔像，二腔像，長軸像）を描出する．左室短軸像では，肋間を下げつつ心尖部まできれいな像（左室が正円形となる断面）を連続して描出することが大切である（図1a）．心尖部像では，探触子の直下にできるだけ

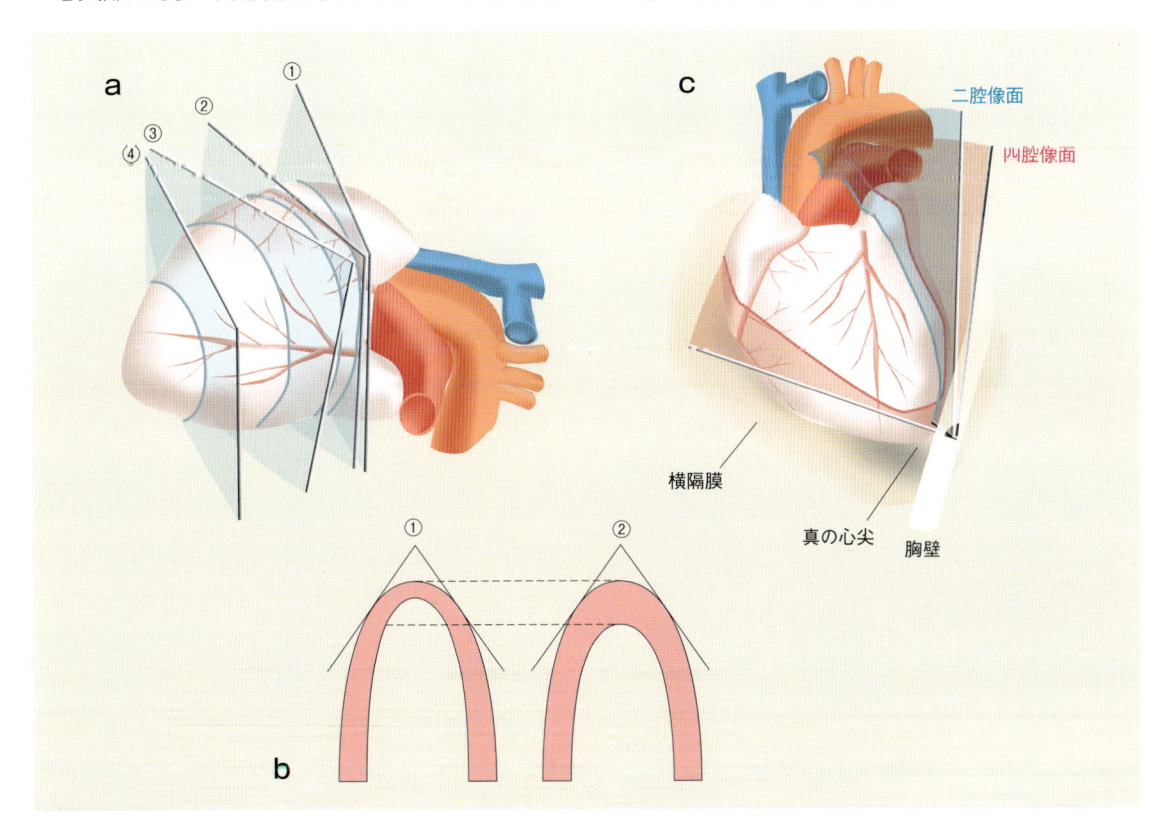

図1　心尖部の観察

a：左室短軸像における連続した描出のレベル．①大動脈弁レベル（三尖弁，肺動脈弁のMモード心エコー図はこの断面で撮る），②僧帽弁口レベル，③腱索，乳頭筋レベル，④心尖部レベル
b：心尖部像のパターン．①理想の心尖部像．心尖部の心筋壁はほかの部位の心室壁よりも薄く，心尖部内膜面は探触子に近い．②心尖部からずれた際の像．心尖部の心筋壁は厚かつ左室は細長い．
c：真の心尖部とエコーでの心尖部とのずれ．真の心尖部は心尖部アプローチでは描出困難で，心尖部二腔像と四腔像では異なる．

5. 心筋症，弁膜症

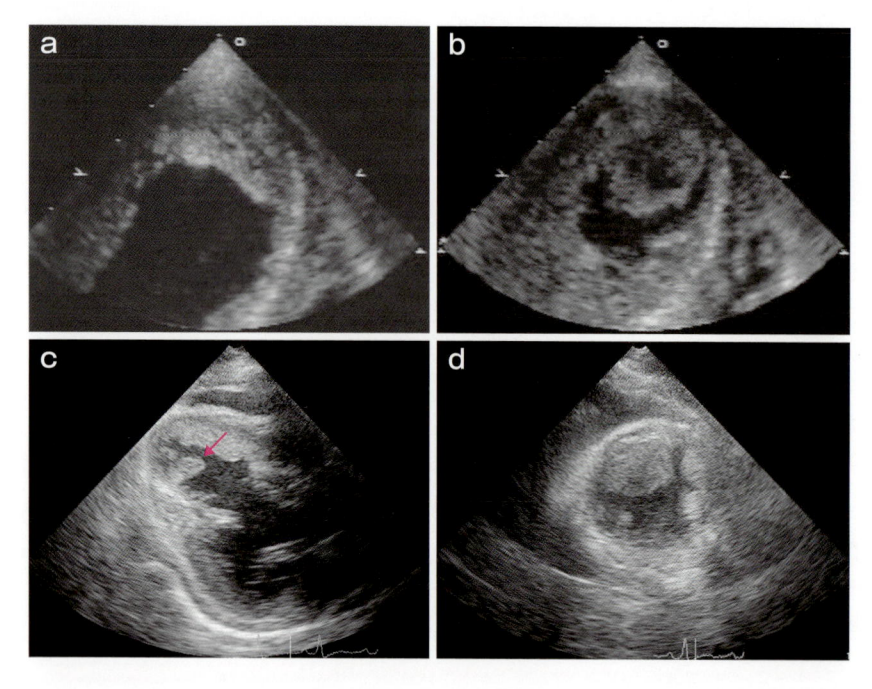

図2
心尖部血栓

a, b：心筋梗塞急性期に形成された左室心尖部血栓．エコー輝度は高くなく心尖部が不鮮明だと見逃しやすい．
c, d：同じく急性心筋梗塞に認められた巨大な左室心尖部血栓．一部，可動性に富み塞栓症のリスクが高いと考えられる（→）．
a：心尖部四腔像．
b：短軸像（心尖部レベル）．
c：長軸像．
d：短軸像（心尖部レベル）．

左室心尖部を位置させ，描出された心尖部内膜面が最も探触子に近いところ（左室壁厚が最も薄いところ）を探す（図1b）．

しかし，心尖部は横隔膜に沿って下壁方向に変位しているため，通常の心エコー検査による心尖部像では，真の心尖部を描出しにくい．また，心尖部像は，肋骨や肺の影響でノイズやアーチファクトが多く不鮮明な画像となりやすい（図1c）．

組織ハーモニックイメージは従来の基本イメージに比べ，心内膜の描出に優れており，心内膜面の同定率が15〜20％（領域によっては40〜50％）上昇するとされている[1]．

心尖部の異常を見つけるには

壁運動異常の部位，強弱を見極め，鑑別疾患の有無に注意して診断する．

壁運動異常

心筋梗塞の梗塞領域が冠動脈の比較的末梢の場合，左室壁運動異常は心尖部領域に限局する．心尖部壁運動異常は，後述する心尖部血栓を疑う根拠にもなる．

心尖部血栓

左室内血栓は左室壁運動異常部位に多く，左室内腔に突出した塊状のエコーとして観察される（図2）．疾患では心筋梗塞のみならず壁運動異常を示す拡張型心筋症，高血圧性心疾患の進行例，たこつぼ心筋症にも認められる．

心筋梗塞における発生頻度は前壁梗塞の20〜50％と報告されている[2]．左室内血栓の50％は，急性心筋梗塞発症から48時間以内に形成され，ほとんどが1週間以内に認められる．エコー輝度が高くないため，心尖部の描出が不鮮明な場合は見逃しやすく，注意しなければならない（図2a，b）．経胸壁心エコーによる左室壁在血栓の診断精度は病理所見との比較で感度95％，特異度86％である[3]．

血栓の形態は塞栓症のリスク評価に有効で，内腔に突出しているもの，可動性のあるものは塞栓症を合併するリスクが高いとされている[4,5]（図2c）．

心尖部瘤

心室瘤は心筋梗塞に合併する真性瘤と，心破裂が原因で瘤が血栓，心膜と心筋の一部により形成される仮性瘤に分けられる（図3）[6]．

5. 心筋症，弁膜症

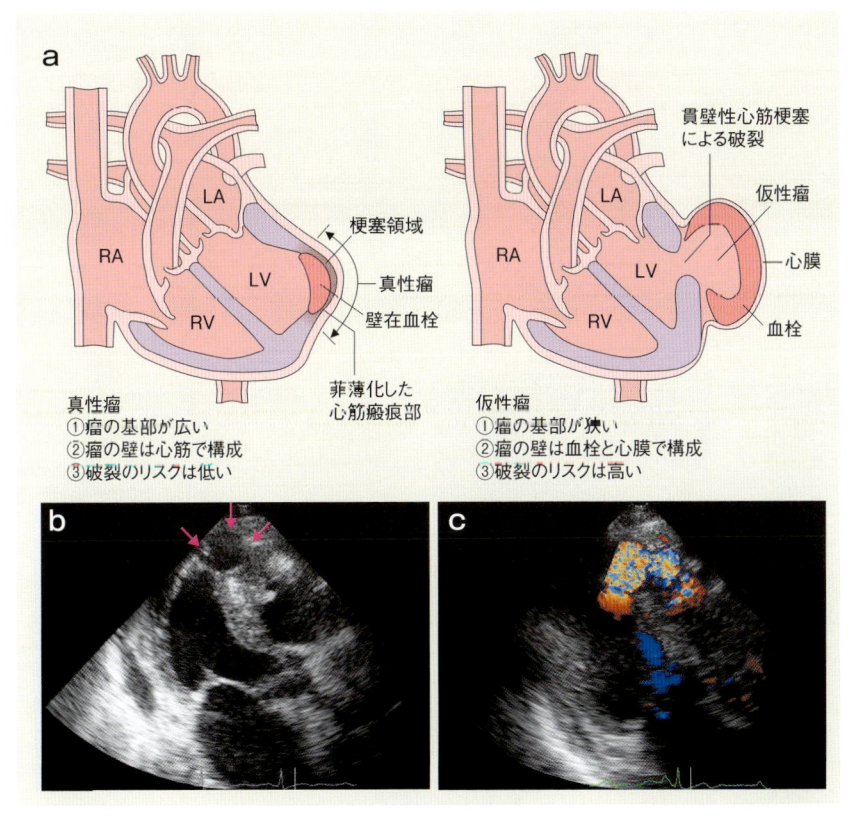

図3
心尖部瘤

a：真性瘤と仮性瘤の違い（Braunwald E, et al, 2005[6]）を改変）．
b, c：急性心筋梗塞に合併した心尖部瘤と心室中隔穿孔．
b：心尖部に瘤の形成を認める（→）．
c：収縮期に左室から瘤を経由して右室へ流入するモザイク血流を認める．

心筋梗塞において12誘導心電図検査で持続したST上昇が認められる症例では注意が必要である（ST上昇が必ずしも瘤の形成を意味するわけではない）．心エコー検査，左室造影検査では，収縮期，拡張期ともに左室心尖部の膨張した所見と同部位の無収縮が認められる．

心室憩室

左室の心臓憩室はまれな心臓奇形で，その原因はいまだなお不明であるが，心室形成におけるsinusoidの発生異常と推測されている．左室憩室はよくほかの先天性奇形と合併し，約30％が単独の心臓憩室である．組織学的に，muscular type，fibrous type，pathology unknown typeに分類される．心エコー検査で心室に瘤状の突出を認め，瘤状部分が心周期と同期して拡張期に最大となり，収縮期に縮小すればmuscular typeである．瘤状部分がakinesisかdyskinesisを示す場合はfibrous typeと考えられる．muscular typeは心尖部に多いとされる7）．また，心室瘤（真性，仮性）

Point! 心エコー検査で左室心尖部を極める

心尖部は英語でapexであり，その意味は，山や丘の最も高い場所，あるいは最高点を示す．apexはラテン語からきており，ヒトの体では肺や心臓のようなピラミッド型で丸みを帯びた構造の先端を示す．左室心尖部を極めるにはいくつか困難が立ちはだかっていることを自覚することが大切である．

との鑑別が必要である．

たこつぼ心筋症

たこつぼ心筋症は，左室心尖部を中心とした一過性の壁運動異常を呈する今なお原因不明の疾患群である．発症早期では，症状，血液検査，心電図検査による心筋梗塞との鑑別は困難であり，冠動脈造影検査にて正常冠動脈と典型的なたこつぼ様の左室造影の所見が得られれば確定診断となる．

心エコー検査で急性期のたこつぼ心筋症を診断するには，心尖部を含む壁運動異常領域が冠動脈病変で説明できるかどうかがポイントである．最近，この鑑別が心エコー検査で可能であるとの報

5. 心筋症, 弁膜症

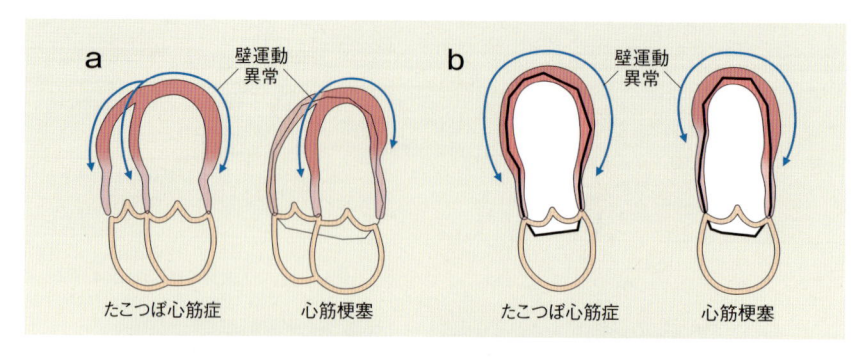

**図4
たこつぼ心筋症と
急性心筋梗塞の
壁運動異常領域の違い**

a：四腔像
b：二腔像
たこつぼ心筋症では心尖部を中心として壁運動異常領域が左右対称に分布する.

（中谷　敏, 2007[9]）

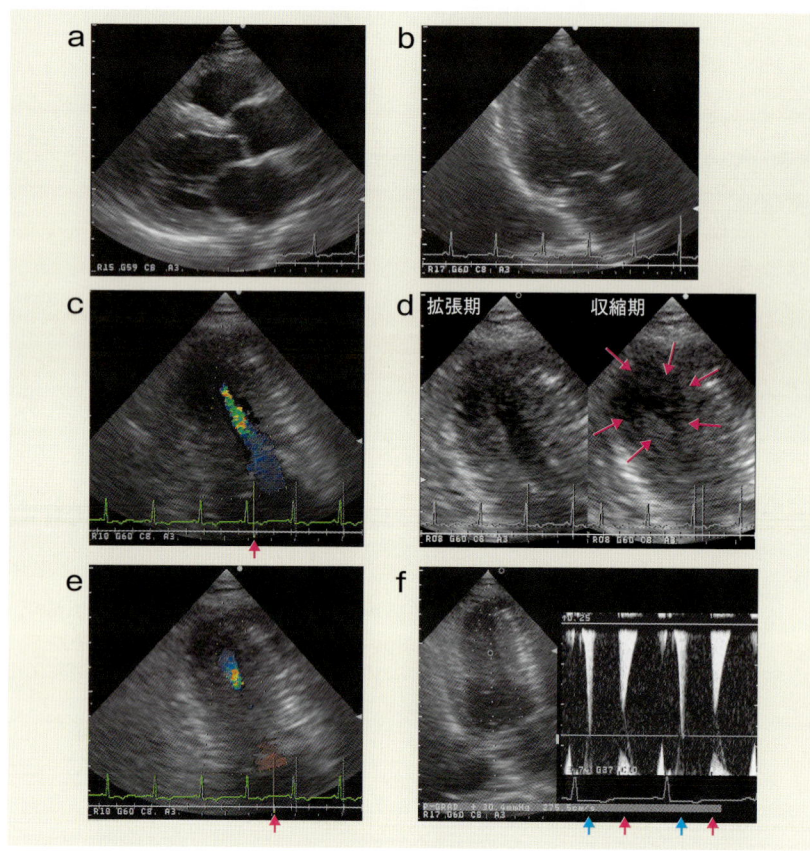

**図5
心尖部肥大型心筋症**

a：心基部の肥厚は著明でない.
b：心尖部左室壁の肥厚を認める.
c：収縮期に心尖部から流出路にモザイクを認める（→）.
d：収縮期に心尖部瘤を認める（→）.
e：拡張早期に心尖部左室内にモザイク血流を認める（→）.
f：収縮期（→），拡張早期（→）に心尖部から遠ざかる血流を認める.

告があり[8]，たこつぼ心筋症では急性心筋梗塞に比較して右室自由壁や左室側壁を含んだ広範囲の壁運動異常が認められる（図4）[9]．

心尖部肥大型心筋症

　肥大型心筋症の病型の一つで，心尖部のみに限局した肥大を示すタイプであり，Maron分類のV型に分類される[10]（図5）．心電図の左側胸部誘導において深い陰性T波が特徴的で，この疾患を疑うきっかけとなる．血管造影検査，心エコー検査にて心室中隔および左室壁の壁厚が乳頭筋レベル付近から心尖部にかけて急激に増大し，左室内腔がスペード様の形となる．心尖部肥大型心筋症は欧米に比較して日本人に多く，肥大型心筋症の約15%と報告されている[11]．

仮性腱索

　仮性腱索（図6）は僧帽弁と乳頭筋を結ぶ腱索と異なり，心室壁間あるいは心室壁と乳頭筋間に付着する索状物である．多くは1本であるが，なかには数本または網状に左室内腔を覆うものがある．仮性腱索内にはPurkinje線維が含まれ，心室

5. 心筋症，弁膜症

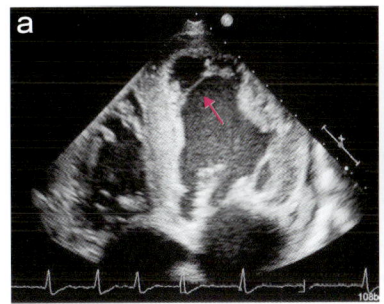

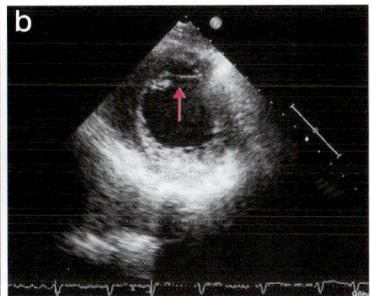

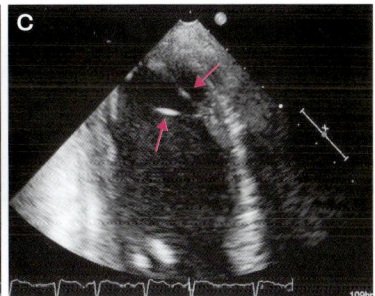

図6 仮性腱索
a：心尖部に心室中隔と側壁を結ぶ仮性腱索を認める（→）．b：心室を縦断する仮性腱索（→）．c：仮性腱索を2本認める（→）．

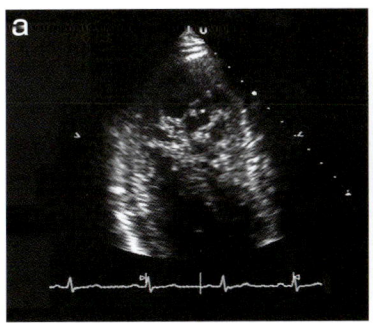

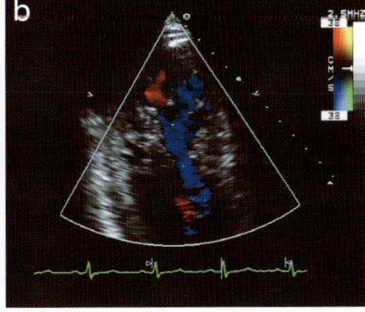

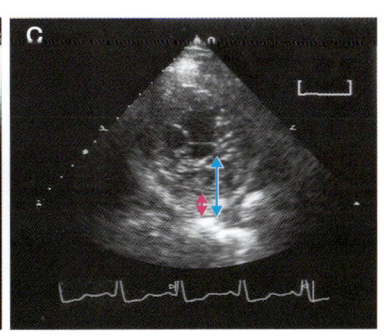

図7 心筋緻密化障害
a：心室壁の著明な肉柱形成と深く切れ込んだ間隙の特徴的な所見を認める．b：カラードプラ上，肉柱の間隙に血液が出入りする所見が認められる．
c：左室壁は外側の緻密層（↔）と，肉柱層（↔）の2層になっている．

性期外収縮の原因や左室内血栓の核になりうるとの報告がある．心尖部では，心室壁間に付着しており，壁運動異常があると血栓との鑑別が難しい場合がある．

左室緻密化障害

　左室緻密化障害は，胎生期の左室壁の緻密化障害による先天性の心筋疾患で，胎生期のsinusoidの遺残あるいはその退縮の障害によって発生したと考えられる[12]．緻密化障害部では心筋層の心外膜側に緻密化した正常の心筋を認め，その心内膜側には緻密化障害を起こした部分が存在する（図7）．緻密化障害部では著明な肉柱の陥凹がみられ，その陥凹部は血液で満たされる．病態は収縮不全であるが，その程度は患者によりさまざまである．

■引用文献

1. Kornbluth M, et al: Native tissue harmonic imaging improves endocardial border definition and visualization of cardiac structures. J Am Soc Echocardiogr 1998; 11: 693-701.
2. Grondin P, et al: Natural history of saccular aneurysms of the left ventricle. J Thorac Cardiovasc Surg 1979; 77: 57-64.
3. DeMaria AN, et al: Left ventricular thrombi identified by cross-sectional echocardiography. Ann Intern Med 1994; 90: 14-18.
4. Domenicucci S, et al: Long-term prospective assessment of left ventricular thrombus in anterior wall acute myocardial infarction and implications for a rational approach to embolic risk. Am J Cardiol 1990; 83: 519-524.
5. Domenicucci S, et al: Spontaneous morphologic changes in left ventricular thrombi: a prospective two-dimensional echocardiographic study. Circulation 1987; 75: 737-743.
6. Braunwald E, et al: Braunwald's Heart Disease, 7th ed., Elsevier Saunders, Philadelphia, 2005; p. 1203-1207.
7. Gueron M, et al: Left ventricular diverticulum and mitral incompetence in asymptomatic children. Circulation 1976; 53: 181-186.
8. Hanna M, et al: Extent of right and left ventricular focal wall-motion abnormalities in differentiating transient apical ballooning syndrome from apical dysfunction as a result of coronary artery disease. J Am Soc Echocardiogr 2007; 20: 144-150.
9. 中谷　敏：タコツボ心筋症と急性心筋梗塞を早期・急性期に鑑別できますか．心エコー 2007; 8: 1088-1093.
10. Maron BJ, et al: Patterns and significant of distribution of left ventricular hypertrophy in hypertrophic cardiomyopathy : a wide angle, two dimensional echocardiographic study of 125 patients. Am J Cardiol 1981; 41: 418-428.
11. Kitaoka H, et al: Comparison of prevalence of apical hypertrophic cardiomyopathy in Japan and the United States. Am J Cardiol 2003; 92: 1183-1186.
12. Ritter M, et al: Isolated noncompaction of the myocardium in adults. Mayo Clin Proc 1997; 72: 26-31.

5. 心筋症，弁膜症

エコー法による圧較差が実際と乖離する理由

山田　聡，筒井裕之
北海道大学大学院循環病態内科学

圧較差の計測時相の相違

エコー法で簡易Bernoulli式から算出した圧較差がカテーテル法の結果と乖離することがある．圧較差を測る時相による相違と圧力回復現象（pressure recovery phenomenon）に起因する空間的な圧較差の相違を考慮する必要がある．

> peak to peak 圧較差は実態のない値であり，最大瞬時圧較差のほうが優れた指標といえる．

非侵襲的なエコードプラ法を用いて，心血管系の種々の狭窄部で圧較差（pressure gradient：PG）が計測される．狭窄部での圧較差が問題となる場面は，弁狭窄，流出路狭窄，弁逆流，短絡孔，血管狭窄，人工弁と多岐にわたるが，ここでは大動脈弁狭窄（aortic stenosis：AS）を例にあげて，エコー法による圧較差計測の問題点を考察する．

心周期に伴って圧が変化する心血管系では，圧較差を表すいくつかの指標が用いられる．ASを例にとると，連続波ドプラ法による弁口流速から瞬時瞬時の圧較差を推定することができ，その最大値である最大瞬時圧較差（peak instantaneous PG）と流速波形をトレースして得られる平均圧較差（mean PG）が算出される（**図1a**）．一方，カテーテル法では一般にカテーテルの引き抜きにより左室と大動脈の最大値の差（peak to peak PG）が計測される．また，同時圧測定を行えば最大瞬時圧較差や平均圧較差も算出できる（**図1b**）．

エコー法での最大瞬時圧較差とカテーテル法でのpeak to peak圧較差とは計測の時相が異なり，前者は後者より20〜30mmHgほど高いことが多い．peak to peak圧較差は異なる2時点の圧の差という実態のない値であり，最大瞬時圧較差のほうが優れた指標である．

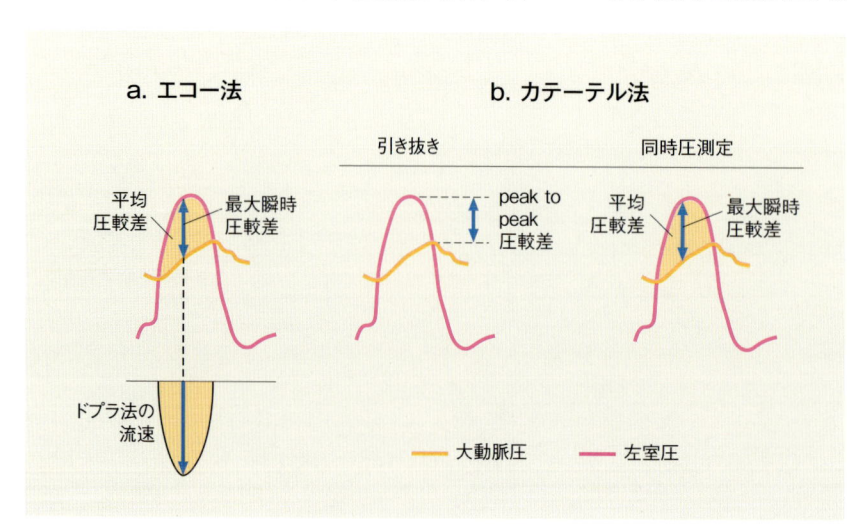

図1
大動脈弁狭窄で用いられる圧較差の時相による差異

エコー法では最大瞬時圧較差と平均圧較差，カテーテル法では引き抜きによるpeak to peak 圧較差が計測される．また，同時圧測定などを行えば最大瞬時圧較差や平均圧較差も計測可能である．エコー法による最大瞬時圧較差とカテーテル法によるpeak to peak圧較差とでは計測の時相が異なり，前者が通常20〜30mmHgほど高い．

圧較差の空間的な相違：圧力回復現象の意義

> エコー法で算出されるのは狭窄部から縮流部までの圧較差（空間最大圧較差）であり，カテーテル法による算出は狭窄部から圧力回復が終了した部位までの圧較差（空間正味圧較差）である．

計測時相に差のない平均圧較差を比較すればエコー法とカテーテル法とは一致するはずである．ところが，それでもエコー法による圧較差のほうが大きい場合が多い．ASの平均圧較差はエコー法のほうが平均25％高かったとの報告がある[1]．これは空間的な圧較差の相違に起因する．

狭窄部での流れと圧との関係を**図2**に示す[2]．

狭窄の下流に血流ジェットが形成されるが，狭窄口の直径程度離れた部位でジェットが最も細くなる縮流部（vena contracta）が形成される．狭窄部では圧力が運動エネルギーに変換し，流速が最大となる縮流部で静圧は最低となる．ジェットの断面積が徐々に広がり管壁に付着するまでのあいだに流速は低下し，運動エネルギーが圧力に再変換され静圧が再上昇する．この現象を圧力回復現象という．ここで，管腔の断面積が大きいと，ジェットと管壁とのあいだのスペース（剥離領域）に渦流が生じ，運動エネルギーの一部は熱や振動などに変換されて失われる．このエネルギー損失が圧力損失となる．圧力損失こそ狭窄が血行動態に与える影響の本質である．

壁面に辺縁の鋭い小さな孔があいたようなオリフィス状の狭窄では，圧力回復は無視しうる程度にしか生じない（**図2a**）．このため，狭窄前後での圧較差がほぼそのまま圧力損失となる．これに対して，ベンチュリー管のような形態では剥離領域が形成されず渦流が起こりにくいため，エネルギー損失が小さい．このため，狭窄直後でいったん低下した圧力のほとんどが末梢で回復する（**図2b**）．

簡易Bernoulli式は，狭窄前後で運動エネルギーに変換されることにより失われる圧力を圧較差として求めるものである．縮流部での最大血流速度を計測すれば，算出される圧較差は狭窄部から縮流部までの圧較差であり，これは空間最大圧較差（PG_{max}）を表す（**図3**）．

一方，通常のカテーテル法では，引き抜き法を行っても狭窄前後の圧を同時測定しても，流速の速いジェットの中心の圧を測ることは不可能で，

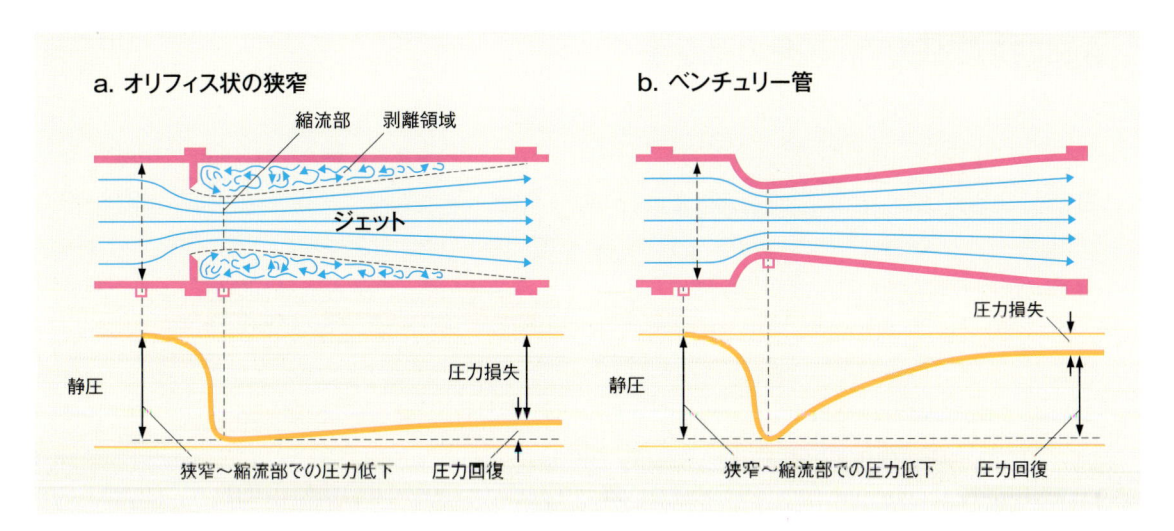

図2　狭窄部での流れと静圧の関係

オリフィス状の狭窄ではジェットと管壁とのあいだの剥離領域で渦流が発生してエネルギーが損失する（a）．しかし，ベンチュリー管のような形態では剥離領域が形成されず，エネルギー損失が小さい．このため，狭窄直後でいったん低下した圧力のほとんどが末梢で回復する（b）．

（菅原基晃，1998[2]より）

5．心筋症，弁膜症

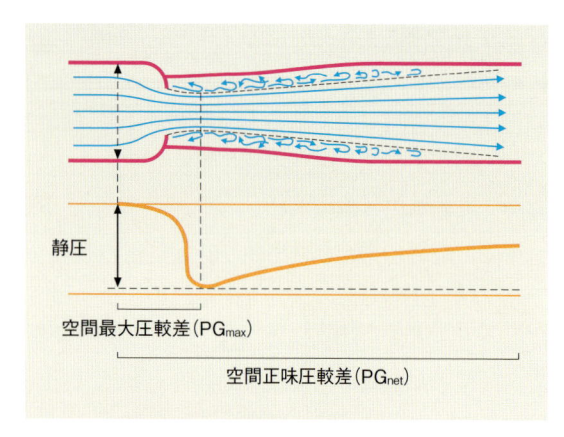

図3 空間最大圧較差（PG$_{max}$）と空間正味圧較差（PG$_{net}$）の差異

エコー法による簡易Bernoulli式では空間最大圧較差（PG$_{max}$）が，カテーテル法では空間正味圧較差（PG$_{net}$）が計測される．

表 圧較差の指標

エコー法	1）時間最大・空間最大瞬時圧較差（peak instantaneous PG$_{max}$） 2）時間平均・空間最大圧較差（mean PG$_{max}$）
カテーテル法	3）空間正味 peak to peak 圧較差（peak to peak PG$_{net}$） 4）時間最大・空間正味瞬時圧較差（peak instantaneous PG$_{net}$） 5）時間平均・空間正味圧較差（mean PG$_{net}$）

PG：pressure gradient

狭窄部から数cm下流の圧力回復が終了した部位で圧を計測することになる．したがって，計測される圧較差は最大圧較差ではなく，圧力回復が終了した後の空間的に正味の圧較差（PG$_{net}$）である．

図3から明らかなようにPG$_{max}$とPG$_{net}$とではつねにいくらかはPG$_{max}$の圧較差のほうが大きい．エコー法の圧較差がカテーテル法と比べ過大評価となる理由である．

表に空間的な圧較差の相違を加味した圧較差の指標の分類を示す．

ASにおける圧力回復現象の問題点

ST junctionの径が3cm未満だと，ドプラ法とカテーテル法による圧較差が大きくなる．

圧力回復の程度が大きくなれば圧力損失は小さくてすむ．圧力損失こそが狭窄が血行動態に与える唯一の影響であるから[2]，狭窄前後での圧較差が大きくても，圧力回復が大きければ血行動態上はそれほど大きな問題とはならない．つまり，血行動態への影響の大きさを正しく反映するのは，エコー法によるPG$_{max}$ではなくカテーテル法によるPG$_{net}$である．このことをASを例にあげて考察する．

連続波ドプラ法で最大となる流速を探して圧較差を算出すると，これは狭窄弁口前後での圧較差を反映することになる．しかし，上行大動脈の形態によっては，狭窄後から数cm下流に至るあいだに無視できない圧力回復が生じる．簡易Bernoulli式によるPG$_{max}$は，この圧力回復を無視することになる．カテーテル法を用いれば，圧力回復を考慮した最終的な圧力損失をPG$_{net}$として知ることができる．

ASにより左室にかかる負荷は，末梢の圧を一定に保とうとするときに弁狭窄により余計にかかる圧である．それはPG$_{max}$ではなくPG$_{net}$であることは図3から明らかである．さらに，エコー法により連続の式を用いて算出する狭窄弁口面積とカテーテル法でのGorlinの式による有効弁口面積（平均圧較差を計算式に含む）を比較しても，エコー法のほうがASの重症度を過大評価する傾向にある．

では，どのような場合に圧力回復が無視できないほど大きくなり，エコー法によるPG$_{max}$が真の左室負荷を過大評価するのであろうか．弁狭窄によりエネルギーが失われる機序は，上行大動脈内の剥離領域における渦流である（図2）．上行大動脈が剥離領域をつくりにくい形になっていると圧力回復が大きくなる．具体的には，ジェットが噴き出す部位の大動脈が狭ければ狭いほど圧力回復は大きい．

バルサルバ洞と上行大動脈の管状部分の境をsino-tubular（ST）junctionという．狭窄後にジェットが放たれる流路の大きさを決める大きな要素

がST junctionの断面積である．Baumgartnerらは，ST junctionの径が3cm未満の症例でドプラ法による圧較差（PG$_{max}$）とカテーテル法による圧較差（PG$_{net}$）の差が大きいことを示した[1]．

解決策はELCo

> 圧力回復が大きくなると，エコー法ではASの重症度を過大評価することになる．

ASの重症度評価に弁口面積が用いられる．エコー法で連続の式を用いて求められる弁口面積は縮流部の断面積に等しい．一方，カテーテル法ではGorlinの式により弁口面積が求められる．ここでは，エコー法とカテーテル法による弁口面積の相違について考察する．

カテーテル法で弁口面積を算出する際のGorlinの式には，時間平均圧較差（mean PG$_{net}$）が用いられる．大動脈内での圧力回復が大きいと，このmean PG$_{net}$は弁口前後での mean PG$_{max}$ より小さくなり，求められる弁口面積は実際より大きくなる．しかし，このPG$_{net}$を反映した弁口面積は，PG$_{max}$を反映した弁口面積よりもASによる左室への負荷を忠実に表現すると考えられる．圧力回復が大きい場合，圧較差を用いても弁口面積を用いても，エコー法はASの重症度を過大評価することになる．

そこでGarciaらは，圧力回復を考慮して，弁狭窄によるエネルギー損失を推定する心エコー指標 energy loss coefficient（ELCo）を考案した[3]．

$$\text{ELCo} = \frac{\text{AVA}_{Dop} \times \text{A}_A}{\text{A}_A - \text{AVA}_{Dop}} \ [\text{cm}^2]$$

AVA$_{Dop}$：連続の式による弁口面積［cm^2］
A$_A$：ST junctionの径から円形に近似して求めた大動脈断面積［cm^2］

連続の式による通常の弁口面積の算出にST junctionの径の計測を追加するだけで，比較的簡単に求められる指標である．ELCoの直訳は"エネルギー損失係数"であるが，むしろ"エネルギー

上行大動脈の形態がASの重症度を左右する　**Point!**

ボートが急斜面を池に向かって滑り落ちるテーマパークのアトラクションを例にして考察する．

ボートが下る急斜面が大動脈弁で，その高さが弁前後での圧較差を表す．位置エネルギーが運動エネルギーに変換されて，斜面の最下部でボートの速度は最大となる．もし，ボートが十分に広い池に向かって放たれるなら，ボートは水しぶきを上げて停止する．位置エネルギーが運動エネルギーに変換し，水しぶきになってすべて失われる．これに対して，ボートが狭い水路をそのまま進む場合を考える．ボートは低い抵抗で水路を進み，ふたたび高い位置まで到達することができる．位置エネルギーの損失は池に放たれる場合より小さい．同じ形態の狭窄弁であっても，広い池／狭い水路で例えられる上行大動脈の形態によってエネルギー損失の程度が異なることが理解できる．

損失等価弁口面積"とでもよぶべき指標である．

Garciaらは，ドプラ法による弁口面積はカテーテル法による弁口面積を過小評価する傾向にあるが，ELCoによりこの問題が解消されることを示した（図4）[3,4]．ELCoを使用してみると，エコー法とカテーテル法との結果の乖離が解消される症例も多いが，必ずしもよい結果が得られるとは限らず，この指標の臨床的な有用性についてはさらなる検証を要するものと考えられる．

圧較差の乖離が問題となる他の場面

> エコー法で求められた圧較差は，圧力回復現象を考慮して判断する必要がある．

AS以外にも，エコー法による圧較差がカテーテル法の結果と乖離する場面がいくつかある．肺動脈弁狭窄，とくに弁下部狭窄は，徐々に狭窄し徐々に拡張する，いわゆる"砂時計型"の形態を呈することが多く，このような場合には簡易Bernoulli式で求めた圧較差は実際の圧較差を過大評価する．機械弁でも，弁の開口部では圧較差があっても弁葉に沿って血液が流れるあいだに圧力が回復し，簡易Bernoulli式による圧較差は実際の圧較差を過大評価することに注意が必要である．

5. 心筋症，弁膜症

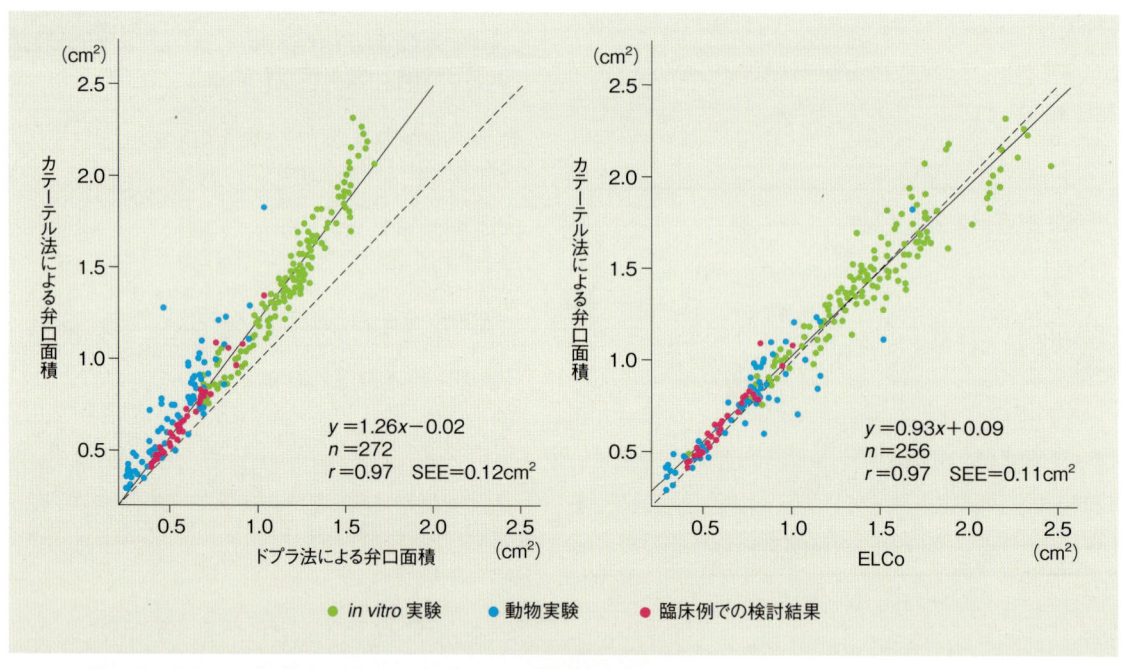

図4　energy loss coefficient(ELCo)によるAS重症度評価

ドプラ法による弁口面積はカテーテル法による弁口面積を過小評価する傾向にあるが，ELCoはカテーテル法による弁口面積とよく一致する．ELCoの算出法は本文参照．

(Garcia D, et al, 2000[3]; 2003[4] より)

このほか，冠動脈などの血管狭窄でも，なだらかな形態の狭窄では圧力回復が生じており，狭窄率が高い割には圧力損失が少ない場合があるといわれている．

エコー法を用いて圧較差を評価する際には，簡易Bernoulli式をただ盲目的に用いるのではなく，狭窄や狭窄後の管腔の形態を観察し，圧力回復現象も考慮したうえで判断するよう注意すべきである．

■引用文献

1. Baumgartner H, et al: "Overestimation" of catheter gradients by Doppler ultrasound in patients with aortic stenosis: a predictable manifestation of pressure recovery. J Am Coll Cardiol 1999; 33: 1655-1661.
2. 菅原基晃：超音波ドプラのための血流入門，第1版，MS press, 1998; p.19-25.
3. Garcia D, et al: Assessment of aortic valve stenosis severity: a new index based on the energy loss concept. Circulation 2000; 101: 765-771.
4. Garcia D, et al: Discrepancies between catheter and Doppler estimates of valve effective orifice area can be predicted from the pressure recovery phenomenon: practical implications with regard to quantification of aortic stenosis severity. J Am Coll Cardiol 2003; 41: 435-442.

心機能低下を伴う大動脈弁狭窄症の心エコーによる圧較差評価

田畑智継, 野村雅則
藤田保健衛生大学坂文種報徳会病院循環器科

弁口面積の計測および圧較差の推定

> 心エコー法による大動脈弁狭窄の重症度評価は, 通常, 大動脈弁口面積の計測 (トレース法) と, 左室-大動脈間の圧較差 (連続波ドプラ法) を用いて行われる.

心エコー法を用いて大動脈弁狭窄の重症度を評価する際には, 通常, トレース法と連続波ドプラ法が用いられる.

トレース法では, 大動脈弁レベルの左室短軸断層図を描出し, 大動脈弁口をトレースして面積を算出する. 計測した大動脈弁口面積が0.8cm²未満は高度, 0.8cm²以上1.5cm²未満は中等度, 1.5cm²以上は軽度と判定する. ただし, 現実的には石灰化が強いと弁の境界が不明瞭で, 正確なトレースができないことも多く, 設定した断面が1mmずれるだけで弁口面積に誤差を生じることもある.

一方, 連続波ドプラ法では, 左室駆出血流速波形を記録し, 最高血流速度Vを求めて, 左室-大動脈間の圧較差ΔPを$\Delta P = 4V^2$という簡易Bernoulli式で計算する方法が一般的である (図1c).

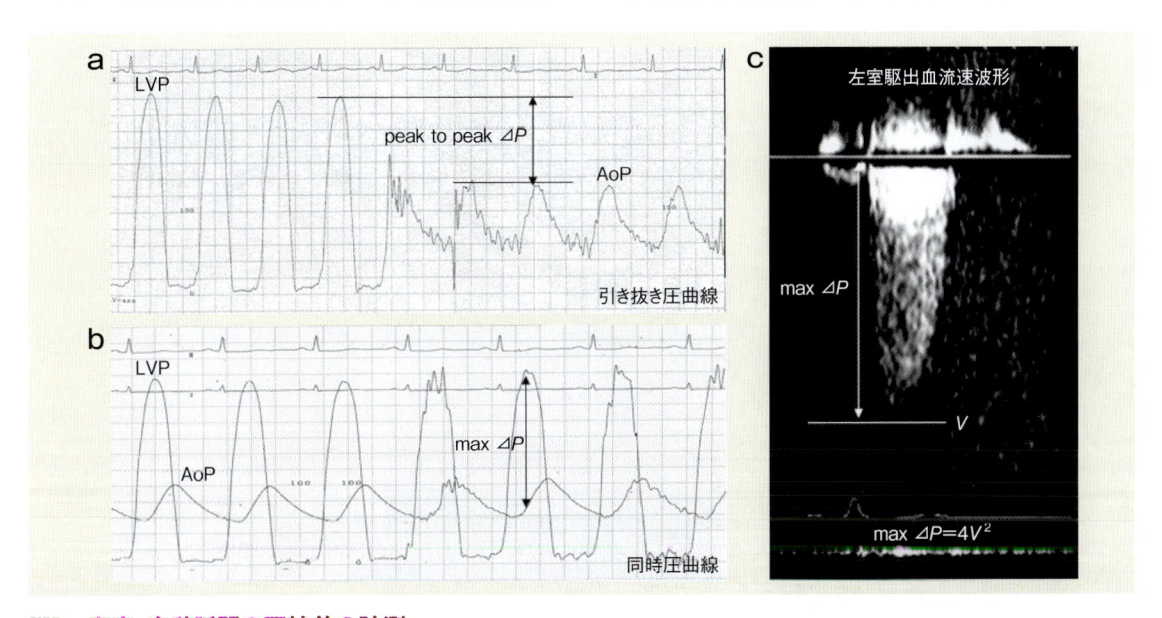

図1 左室-大動脈間の圧較差の計測

心臓カテーテル検査では, 通常, 引き抜き圧曲線を用いて左室-大動脈間の圧較差を実測する (a). この場合, 最大圧較差は左室圧と大動脈圧のピークの差 (peak to peak ΔP) として求められる. 一方, 左室圧と大動脈圧を同時記録すると, ピークとピークの差よりもやや早い時点で最大圧較差 (max ΔP) が得られることがわかる (b). 連続波ドプラ法では, その瞬時の圧較差を記録しているため, 得られる最大圧較差はピークの差ではなく, 同時圧曲線の最大圧較差に等しいことがわかる (c).
LVP: 左室圧曲線, AoP: 大動脈圧曲線, V: 左室駆出血流速波形の最高速度

5. 心筋症，弁膜症

通常，心カテーテルで求めた圧較差50mmHg以上が手術適応ありと判断されるが，心エコーで計算した圧較差は心カテーテルによる圧較差とは異なる点に注意が必要である．すなわち，心カテーテルで求めた引き抜き圧曲線では（図1a），左室圧と大動脈圧のピークとピークの差を圧較差として求めているのに対して，心エコー法では瞬時の圧較差のうち最大となるものを求めていることである（図1b）．このため，心エコー法では圧較差を過大評価していることになり，実際には心エコーの計測値の70％程度が心カテーテルで測定した値に相当すると考えられる．

ただし，圧較差の評価では，大動脈弁閉鎖不全があると圧較差を過大評価し，発熱や頻脈などの高心拍出量でも過大評価する．つまり，心カテーテルで求める圧較差は相対的なもので，血行動態の影響を受けるということである．

有効大動脈弁口面積の推定

> 連続の式を用いて行うと血行動態の影響を受けずに大動脈弁口面積が推定できる．

心筋梗塞などを合併し，左室収縮力が低下した状況では，左室-大動脈間の圧較差は過小評価される．

図2に示した例では，矢印（図2a）で示す心室中隔の中部から心尖部の壁運動が低下しており，左室駆出率（EF）は約45％と低値である．

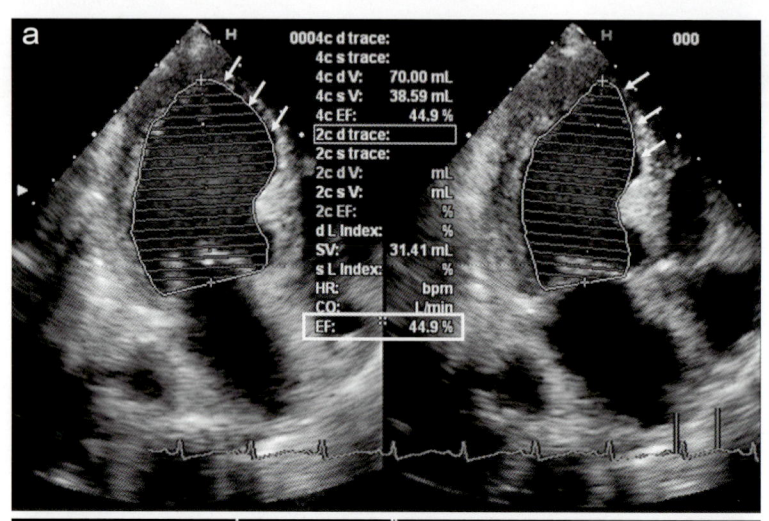

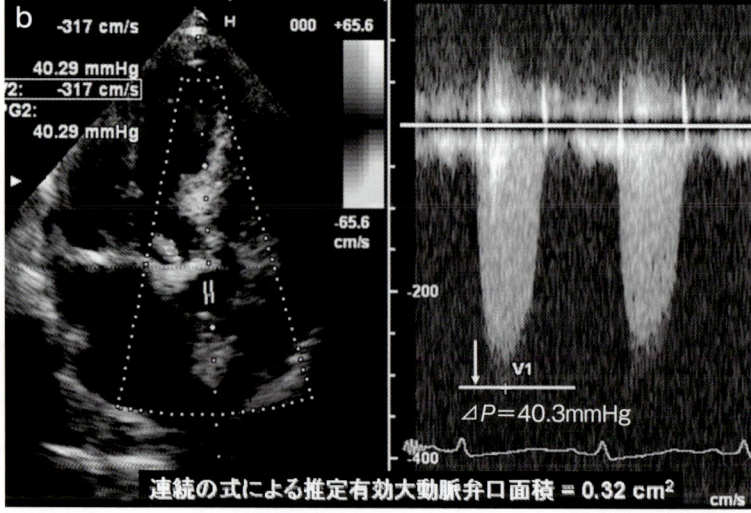

図2
左室収縮力が低下した大動脈弁狭窄の一例

a：陳旧性心筋梗塞のために，矢印で示すように前壁中隔の中部から心尖部の壁運動が低下し，左室駆出率（EF）は44.9％と低値を示している．
b：同症例の左室駆出血流速波形．連続波ドプラ法で左室駆出血流速波形を記録すると，最大圧較差（ΔP）は40.3mmHgで，大動脈弁狭窄としての評価は軽症となるが，連続の式を用いて有効大動脈弁口面積を計算すると，実際には0.32cm^{2}と重症であり，左室収縮力が低下していたために最大圧較差が過小評価されていたことになる．

誤差をなくすには Point!

トレース法による弁口面積の計測には誤差が生じやすい．連続波ドプラ法で求めた左室-大動脈間の圧較差は，心カテーテルで求めた圧較差よりも過大評価しており，血行動態の影響で評価に誤差を生じることがある．左室収縮力が低下した状態では，左室-大動脈間の圧較差を過小評価するため，連続の式を用いて弁口面積を推定することが重要である．

このため，心エコー法で計算した左室-大動脈間の圧較差は40mmHgで，心カテーテルの圧較差に換算すると28mmHg程度となり，これだけで判断すると，本例の大動脈弁狭窄の重症度は軽度ということになる（図2b）．

しかし，後述の連続の式で計算した有効大動脈弁口面積は0.32cm^{2}で，実際には高度の大動脈弁狭窄であり，左室収縮力が低下しているために，圧較差を過小評価しているのである．このような場合には，大動脈弁狭窄の重症度評価は，左室-大動脈間の圧較差のみならず，連続の式を用いて有効弁口面積を推定することが必要である（⇒Point!）．

これは，質量保存の法則を応用したもので，左室流出路の面積（S_1）と血流速度の時間速度積分値（VTI_1）を掛け合わせたものが，大動脈弁口面積（S_2）と駆出血流速度の時間速度積分値（VTI_2）を掛け合わせたものに等しいことを利用して大動脈弁口面積を推定する方法である（図3）．

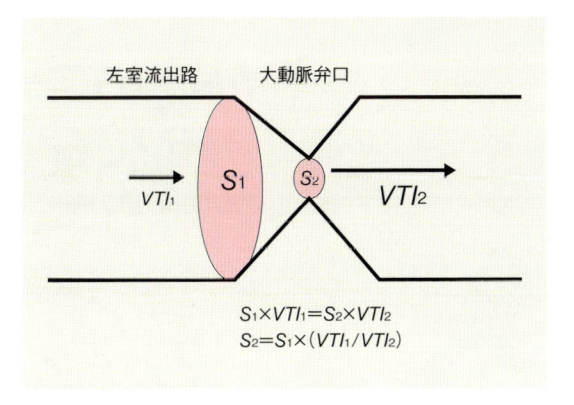

図3 連続の式

左室流出路の面積（S_1）を通過する血流量，すなわち時間速度積分値（VTI_1）は，狭窄した大動脈弁口（S_2）を通過する血流量（VTI_2）に等しい．したがって，有効大動脈弁口面積S_2は$S_2 = S_1 \times (VTI_1/VTI_2)$として計算される．

実際には，パルスドプラ法で記録した左室流出路血流速波形と，連続波ドプラ法で記録した大動脈弁レベルの駆出血流速波形の外縁をトレースすることで時間速度積分値を求め，左室流出路の径から流出路面積を算出すれば，大動脈弁口面積を推定することができる．

連続の式は通常，血行動態の影響を受けないため，ほぼ正確な有効大動脈弁口面積を得ることができると考えられることから，本例のように左室収縮力が低下した症例の重症度を過小評価しないためにも，大動脈弁狭窄では圧較差のみならず，連続の式を用いた有効弁口面積の推定を，日ごろから行うように習慣づけることが重要である．

安静時のみではわからない弁膜症の重症度：負荷心エコー法の活用

若林景子，大門雅夫
順天堂大学循環器内科

弁膜症の評価

> 弁膜症の評価にとって心エコー法検査はいまや欠かすことのできない検査となっている．しかし安静時の所見のみでは負荷中の血行動態は予測できないため，負荷心エコー法を活用することが重要である．

弁膜症の正確な評価および治療方針の決定の際に，心エコー法は非常に重要な役割を担っている．しかし安静時の心エコー法の所見のみでは負荷時の血行動態や弁膜症の重症度が予測できないことが明らかになってきた．負荷心エコー法は虚血性心疾患の診断において有用な検査であるが，弁膜症に対する負荷心エコー法の有用性も知られるようになり，安静時のみでは過小評価をしてしまう例や診断に迷う例には負荷心エコー法を有用に活用することが期待されている．その他，予後予測，手術適応や手術の危険予測などの評価に有用とされている．

low-gradient aortic stenosis に対する負荷心エコー法

> 大動脈弁狭窄症の重症度評価には断層法，ドプラ法を用いるが，左心機能低下例では弁口面積を過小評価することがある．

負荷心エコー法が有用な弁膜症としては，まず低左心機能の大動脈弁狭窄症があげられ，弁膜症に対するACC/AHAガイドライン[1]でもその有用性が述べられている．

小さな弁口面積に比べて大動脈弁圧較差の小さな（low-gradient）大動脈弁狭窄症（aortic stenosis：AS）症例では，安静時心エコー法のみでは重症度判断に迷うケースがある．大動脈弁狭窄によるafterload mismatchが原因で左心機能が低下しているのであれば，大動脈弁置換術により左心機能が改善されることが期待される（fixed AS）．しかし一部では，低左心機能のために一回心拍出量が低下し，見かけ上，大動脈弁の開放が制限されるために結果的にドプラ法での圧較差および弁口面積を過小評価してしまう症例がある（pseudo AS）（⇒**Point!**）．

このような症例の鑑別には，ドブタミン負荷心エコー法が有効である．すなわち，左室収縮能が改善しても弁口面積は小さいままで大動脈弁圧較差が上昇するような例はfixed ASと考えられ，手術を考慮する必要がある．一方，左室収縮能が改善とともに大動脈弁の開放が改善し，弁口面積が大きくなり大動脈圧較差はあまり上昇しない例で

Point! 圧較差の評価には限界がある

> 心エコー法ではドプラ法が圧較差の推定法としてさまざまな評価に用いられている．大動脈弁狭窄症の評価にも，圧較差は重症度を決定するのに欠かすことのできない評価項目である．しかし圧較差は流量依存性であるため，収縮能低下，弁逆流の存在や拡大心では狭窄の程度を圧較差で推定することが困難となる．大動脈弁狭窄の評価に使用される連続の式においても流量依存性があり，低左心機能例では一回拍出量が低下するため弁口面積を過小評価してしまう可能性がある．

5. 心筋症，弁膜症

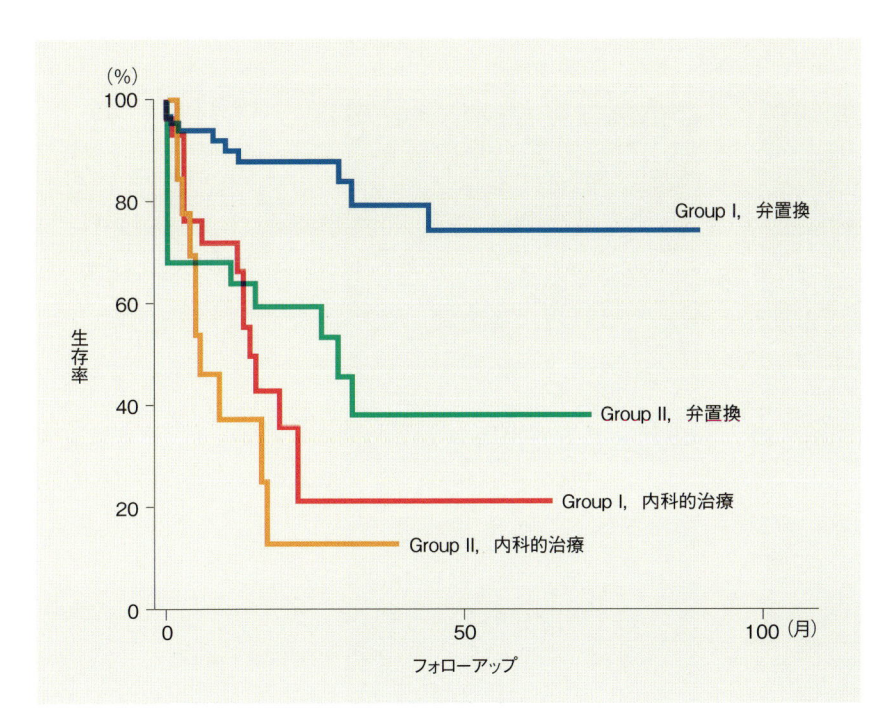

図1　ドブタミン負荷心エコー法に対する反応良好群と反応不良群の予後評価（低左心機能の大動脈弁狭窄症患者）

ドブタミン負荷心エコー法により左室収縮能の改善がみられた反応良好群（Group I）では弁置換術後の予後も良好であるが，左室収縮能の改善がみられない反応不良群（Group II）では弁置換術後の予後が悪い．内科的治療では両群ともさらに予後が悪い結果となっている．

（Monin JL, et al, 2003[2]）より）

は，pseudo AS症例として区別することができる．

low-gradient aortic stenosis：弁口面積$\leq 1.0 cm^2$，平均圧較差$< 30 mmHg$

fixed AS：ドブタミン負荷により最大流速$\geq 0.6 m/sec$，平均圧較差$\geq 10 mmHg$

pseudo AS：ドブタミン負荷により連続の式での弁口面積$\geq 0.3 cm^2$

fixed AS症例においてドブタミン負荷心エコー法の反応性から術後の予後を推定できるという報告もある[2,3]．ドブタミン負荷により左室収縮の改善がみられる症例では手術死亡が少なく，術後予後も良好であった（図1）．

僧帽弁に対する負荷心エコー法

僧帽弁の機能は，左室も含めた僧帽弁複合体という多くの構成成分で成立している．負荷後には，安静時の所見からは予測のつかない血行動態の変化を示すことがある．

僧帽弁疾患に対する負荷心エコー法は大動脈狭窄症ほど確立されてはいない．しかし，僧帽弁疾患においても，安静時のみの所見では労作時の弁膜症の重症度や血行動態の変化が予測できないことが明らかになってきており，負荷心エコー法の有用性が知られるようになった．

たとえば，負荷がかかると左室収縮末期容量は小さくなり，左室の収縮期圧が上昇することで僧帽弁への圧負荷が上がることが知られている．すなわち，負荷心エコー法では左室・僧帽弁へ負荷をかけた状態での僧帽弁評価が可能となる．

負荷心エコー法は心血管イベントの予測，手術適応や術式の検討にも有用であり，僧帽弁疾患の評価法として発展することが期待されている．

僧帽弁逆流症を伴った心不全例に対する負荷心エコー法

左心機能低下を伴う心不全症例では，左室拡大による僧帽弁のtetheringや僧帽弁輪拡大，乳頭筋機能低下などから機能性僧帽弁閉鎖不全症を伴うことが多く，このような症例では運動耐容能が低いことが知られている．

Lapu-Bulaらは，安静時に軽度から中等度の機能的僧帽弁逆流を伴う心不全症例において，運動負荷心エコー法を用いた検討を行っている．負荷による僧帽弁逆流の増加がみられる例では心拍出

5. 心筋症, 弁膜症

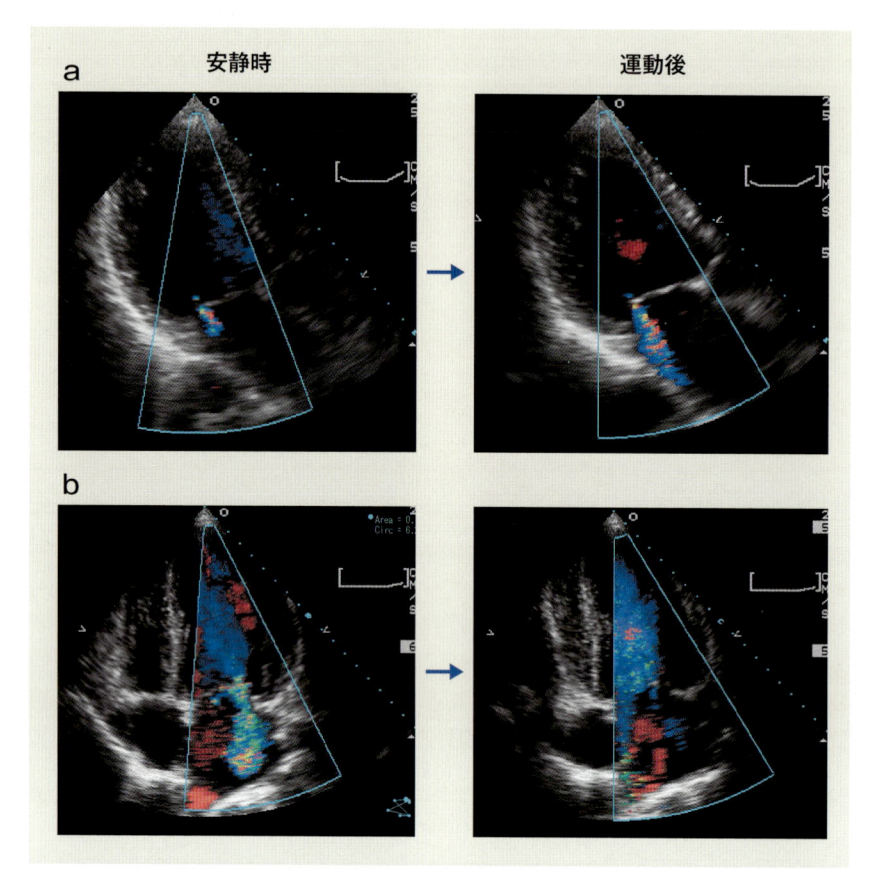

図2
虚血性僧帽弁逆流における運動負荷心エコー法

上段の症例（a）では，安静時（左上）に比べて運動後（右上）に僧帽弁逆流が増悪しているが，下段の症例（b）では，安静時（左下）に比べて運動後（右下）のほうが，むしろ僧帽弁逆流が改善している．

量の増加が制限されており，運動中$\dot{V}O_2$の低下すなわち運動耐容能の低下がみられ[4]，このような症例では内服薬の強化や外科手術も考慮すべきとしている．

虚血性心疾患に伴う僧帽弁逆流に対する負荷心エコー法

虚血性心疾患では，虚血性心筋障害により機能性僧帽弁逆流をきたす例が多くみられ，虚血性僧帽弁逆流とよばれる．虚血性僧帽弁逆流では運動負荷により逆流が増悪する例や逆に減少する例もあり，安静時の所見のみでは労作時の逆流の変化が予測できないことを示している（図2）．

虚血性僧帽弁逆流では，全体的な心機能よりも局所の心機能が関与しており，負荷中僧帽弁のtetheringが強くなる例では僧帽弁接合不全の増悪が起こり，僧帽弁逆流の増加を引き起こす．安静時と負荷後の僧帽弁逆流の重症度はあまり関係しないことも報告[5]されており（図3），負荷心エコー法での虚血性僧帽弁逆流の評価も含めて手術適応を検討することが望ましい．また，そのような例では，負荷後に僧帽弁逆流が増加するメカニズムも考慮したうえで手術方法を検討することが必要と考えられる．

虚血性心疾患症例のうち，肺水腫症例では肺水腫の既往のない症例に比べ，負荷により僧帽弁逆流が有意に増加し，その僧帽弁逆流の増加と推定右室圧の上昇が相関を示すと報告され[6]，虚血性心疾患における急性期の肺動脈圧上昇は僧帽弁逆流の増加が関与していると考えられている．

僧帽弁逸脱症に対する負荷心エコー法

僧帽弁逸脱症に伴う僧帽弁逆流患者は，弁変性や逆流の進行，感染性心内膜炎，突然死などのリスクがある．

僧帽弁逸脱症患者では僧帽弁逆流が間欠的であることがあるが，心負荷をかけることで僧帽弁逸脱症患者の潜在的な僧帽弁逆流を評価することが

5．心筋症，弁膜症

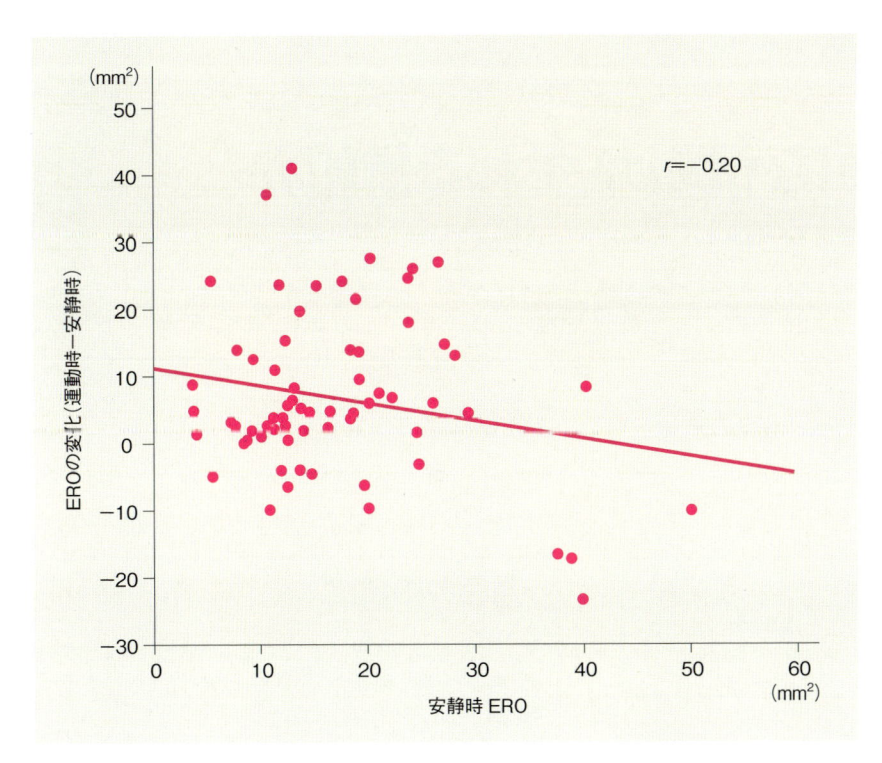

図3　安静時の僧帽弁逆流重症度とその運動中増加の関係

横軸に示される僧帽弁逆流の重症度を示す有効逆流弁口面積（ERO）の安静時の値は，縦軸に示されるその運動後の増え方と関係しないことを示している．

できる．負荷により僧帽弁逆流が出現する症例では，心血管イベントを起こしやすいと報告されている[7]．

僧帽弁狭窄症に対する負荷心エコー法

　僧帽弁狭窄症においても，安静時のみの評価では過小評価してしまうことがあるため，負荷心エコー法が考慮されることがある．僧帽弁狭窄の程度が同程度でも安静時の肺動脈圧はさまざまである．これまで負荷時の僧帽弁口面積，心拍出量，弁抵抗，肺動脈圧，僧帽弁圧較差の変化などさまざまな検討がなされている[8,9]．負荷時の弁口面積増加率の低い例，一回心拍出量増加率の低い例，肺動脈圧上昇例などは狭窄重症度が高いと判断されるため，早期の手術を検討することが望まれる．

■引用文献

1. Bonow RO, et al : ACC/AHA 2006 guidelines for the management of patients with valvular heart disease: a report of the ACC/AHA task force on practice guidelines J Am Coll Cardiol 2006; 48: e1-148.
2. Monin JL, et al : Low-gradient aortic stenosis: operative risk stratification and predictors for long-term outcome: a multiple study using dobutamine stress hemodynamics. Circulation 2003; 108: 319-324.
3. Paul AG, et al: Dobutamine challenge for low-gradient aortic stenosis. Circulation 2002; 106: 763-765.
4. Lapu-Bula R, et al: Contribution of exercise-induced mitral regurgitaion to exercise stroke volume and exercise capacity in patient with left ventricular systolic dysfunction. Circulation 2002; 106: 1342-1348.
5. Lancellotti P, et al: Determinants of exercise-induced changes in mitral regurgitation in patients with coronary artery disease and left ventricular dysfunction. J Am Coll Cardiol 2003; 42: 1921-1928.
6. Pierard LA, et al: The role of ischemic mitral regurgitation in the pathogenesis of acute pulmonary edema. N Engl J Med 2004; 315: 1627-1634.
7. Stoddard MF, et al: Exercise-induced mitral regurgitation is a predictor of morbid events in subjects with mitral valve prolapse. J Am Coll Cardiol 1995; 25: 693-699.
8. Izgi C, et al: Mitral valve resistance as a determinant of resting and stress pulmonary artery pressure in patients with mitral stenosis: a dobutamine stress study. J Am Soc Echocardiogr 2007; 20: 1160-1166.
9. Dahan M, et al: Determinants of stroke volume response to exercise in patients with mitral stenosis: a Doppler echocardiographic study. J Am Coll Cardiol 1993; 21: 384-389.

5. 心筋症, 弁膜症

ゆがむ僧帽弁, ずれる僧帽弁

渡辺弘之
榊原記念病院循環器内科

僧帽弁逆流の診断と僧帽弁形成術

> 逆流の機序と重症度を的確に診断し, 逸脱部位を確定して, 形成術の可能性を診断することが重要.

　僧帽弁逆流は疾病年代が若年から高齢者まで広く分布している. とくに僧帽弁逸脱は, 僧帽弁形成術が可能となり手術治療の時期は大幅にシフトした. 僧帽弁置換術が主たる治療法だった時代には, 人工弁のリスクを考慮して, 自覚症状の出現が手術時期決定の最も重要な要素と考えられていた. しかし僧帽弁形成術がファーストチョイスになる現在では, 逆流が高度で僧帽弁形成術が可能ならば, つねに手術適応を考慮しなければならない.

　このような診断の流れを考慮すると, 僧帽弁逆流の診断では逆流の機序と重症度を的確に診断すること, さらに僧帽弁逸脱部位を確定し, 形成術の可能性を診断することがきわめて重要である.

僧帽弁の構成

> 心エコー図と肉眼所見の差を知らなければならない.

　僧帽弁逸脱部位を理解するためには, 僧帽弁全体の構成を理解しなければならない. 図1に示すように, 外科医による分類では, 僧帽弁は最大で8つのパーツとして表される. Carpentierらによる分類では, 前尖を3つに, 後尖を3つに分け, さらにAC, PCという2つの交連部を加えて8つに分類している.

　外科的視点と内科的視点の最大の違いは, 交連部scallopの扱い方である. 外科的視点では, 同

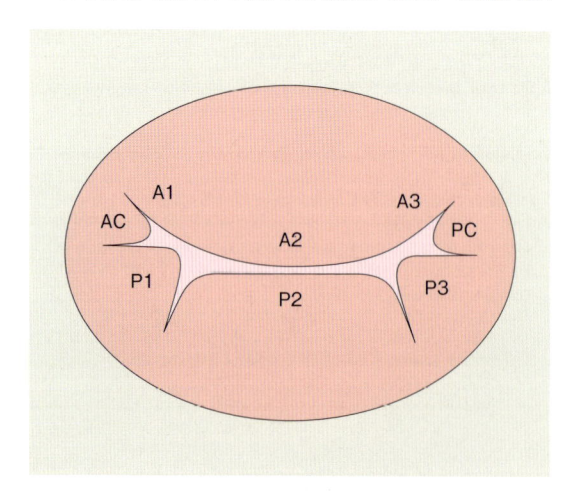

図1 Carpentierによる僧帽弁の部位診断法

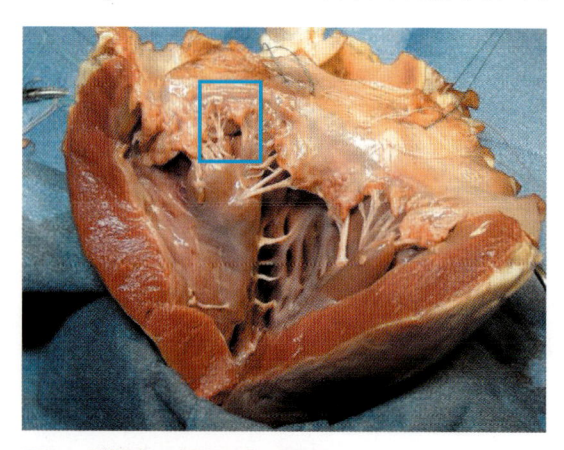

図2 僧帽弁の解剖(ブタ標本)
□内に fan-like chords とそれらに支えられた commissural scallop を認める.

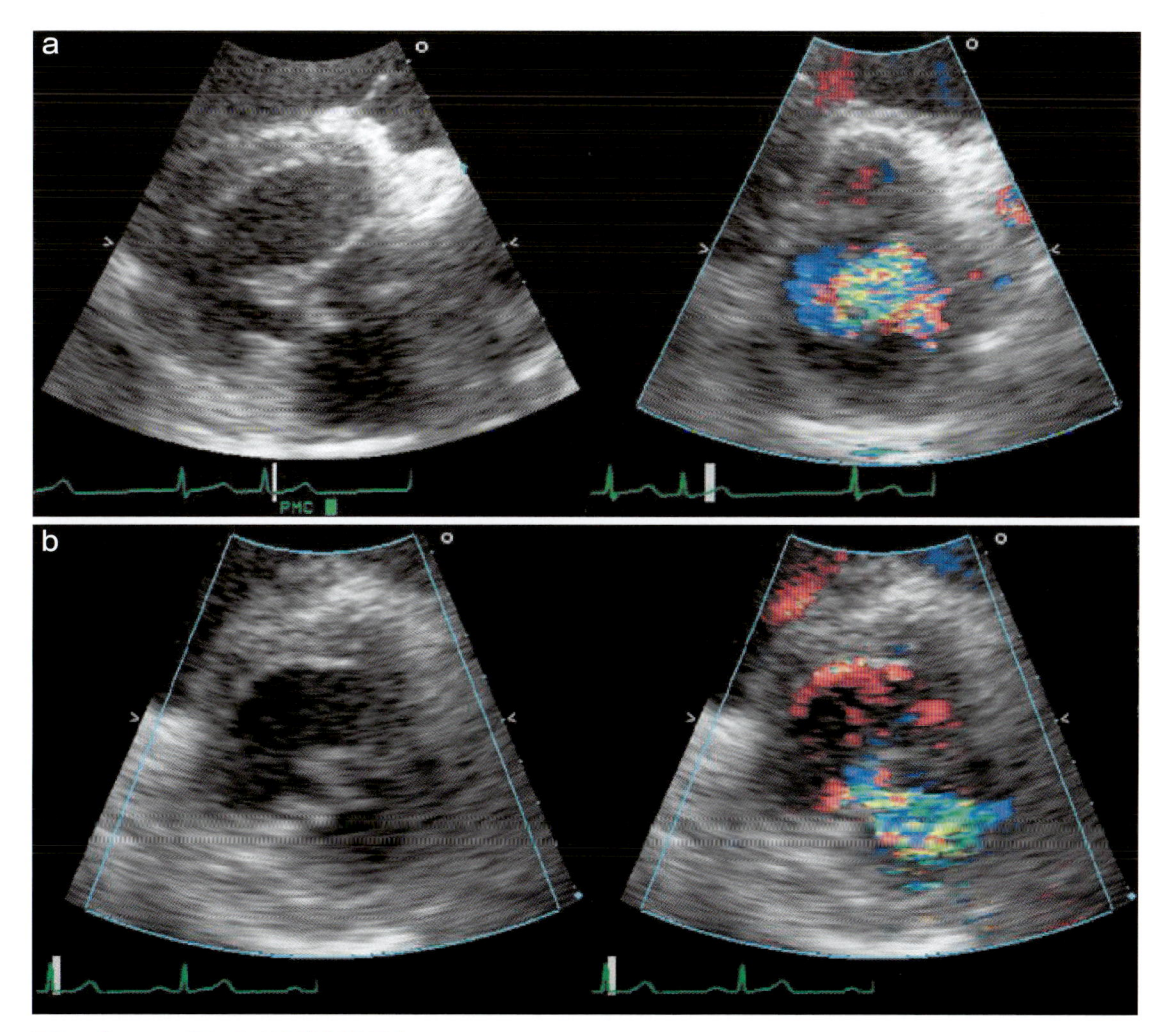

図3 心エコー図による逸脱部位同定

a：左図ではP3の逸脱を疑う．右はカラードプラである．真横に吹くジェットはその上流に典型的な加速血流を伴い，典型的なP3逸脱であることがわかる．
b：P3の逸脱である．右はカラードプラ画像である．左上から右下にやや斜めに吹くジェットを認めるが，左図で認められるようにP3の逸脱である．

scallopに連なる（あるいは支えている）fan-like chordsを肉眼的に確認して同定する（図2）．しかし，心エコー図では，このfan-like chordsを描出することは困難で，このscallop自体を描出することはできない．まれにサイズが大きいと心エコー図でも確認できることはあるが，通常のサイズでは描出がきわめて困難である．また，僧帽弁形成術を実施する場合にこれらの部分の処置は，後尖とほぼ同様であり，特別の治療は必要としないことが多い．

そこで内科的視点，すなわち心エコー図では前尖を3つに，後尖を3つに分ける．僧帽弁前尖AMLはlateral側から，A1（lateral），A2（middle），A3（medial）とし，後尖PMLをlateral側からP1（lateral），P2（middle），P3（medial）とよび，それぞれの部位で逸脱部位を確認する（図3）．

心エコー図による僧帽弁逸脱の診断

> 逸脱部位が大きいとパーツの均等な分割が崩れ，逸脱部位を誤認する可能性がある．

心エコー図を用いた僧帽弁逸脱部位の同定にはこの分類を原則とするが，とくに前尖の分類では，

5. 心筋症，弁膜症

これをlateral halfとmedial halfの2つに分けることもある．前尖に向かう僧帽弁の腱索はそれぞれの乳頭筋からlateralとmedialに別々に付着し，たすきがけに交わることはない．したがって，腱索の基部が断裂した場合，それぞれの全体が逸脱することになる．たとえば前乳頭筋に近い部分で腱索が断裂すれば，lateral halfの逸脱を生じることになる．そのような場合にはA1，A2という名づけにこだわらずにlateralあるいはmedial halfとよぶほうが実態に即している．

また僧帽弁後尖の逸脱部位が大きいと，均等な分割が崩れる．たとえばP3の逸脱が巨大な場合には，P2の部位まで巻き込んで大きく逸脱して

> **Point!**
> **誤解のない伝え方**
> 逸脱によって局所の位置関係がずれ，全体がゆがんで観察されることがある．そのようなとき，症例によっては，時計の文字盤にたとえて何時から何時までと表現したほうが，よりよいコミュニケーションにつながる場合があることを再認識すべきである．

いることや，P2がP3の影にかくれるように小さく見えることもある．さらに教科書的な僧帽弁の図では交連と交連を結ぶラインが前尖と後尖の中央を結ぶ線と直行するように描かれているが，症例によっては大きく左右に傾いて観察されることがある．このような事実を知らずに部位診断を進めると，逸脱部位を誤認することになる（図4〜7）．

僧帽弁逸脱の部位診断では，その場所はわかっているのに名前がつけられない場合と，場所がわからずによび方を間違える場合がある．いずれも，僧帽弁の部位をあまりにも単純化しすぎると修正がきかない．

僧帽弁逆流診断で重要なことは，逸脱部位を同定することと逸脱部位に名前をつけることとは別のことと認識することであり，説得力のある画像を適切に記録し，的確に診断することである（⇒ **Point!**）．

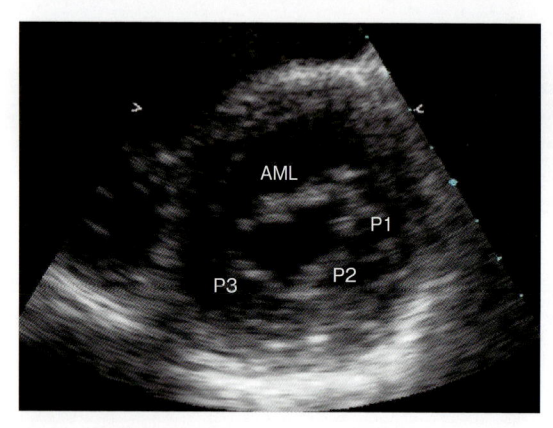

図4　拡張末期の僧帽弁レベル短軸像

AMLとP1, P2, P3がわかる．P2は図中で側方（lateral側）に偏位しているように見える．

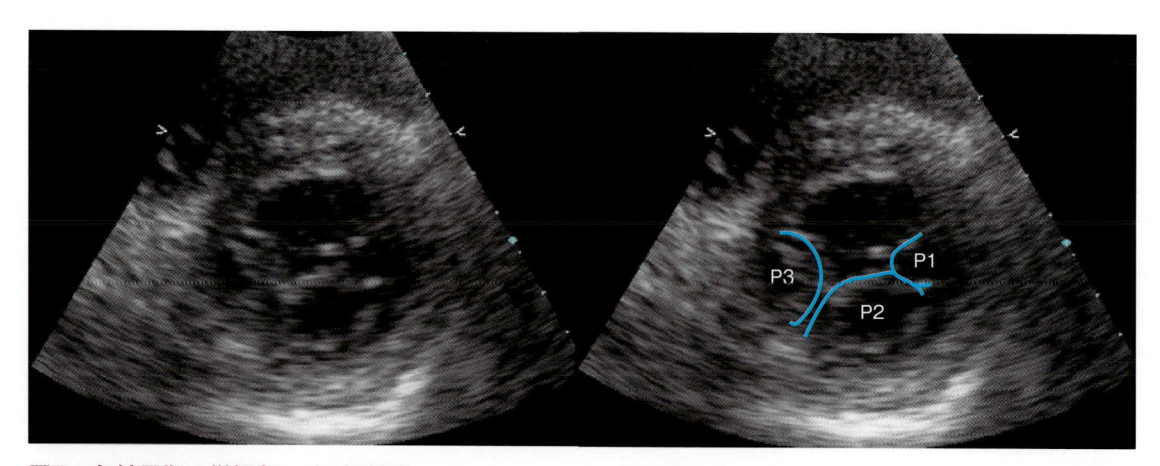

図5　収縮早期の僧帽弁レベル短軸像

僧帽弁後尖は拡張早期に比べてさらに左右非対称で，P2はP1側に偏り，P1がP3に比べて小さく観察される．

5. 心筋症，弁膜症

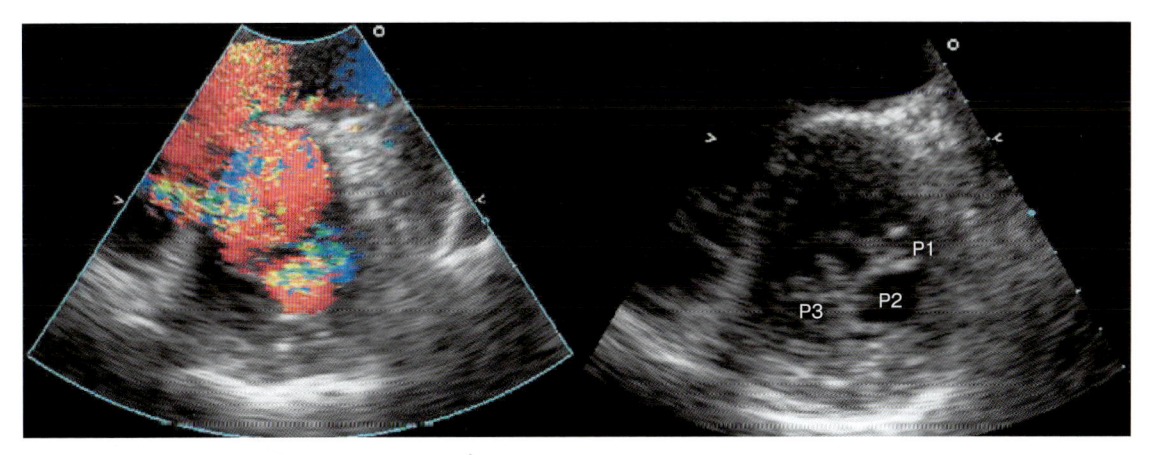

図6　僧帽弁レベル短軸像
加速血流はP2の位置にあるが，P1にも加速血流があるかどうかが紛らわしい．

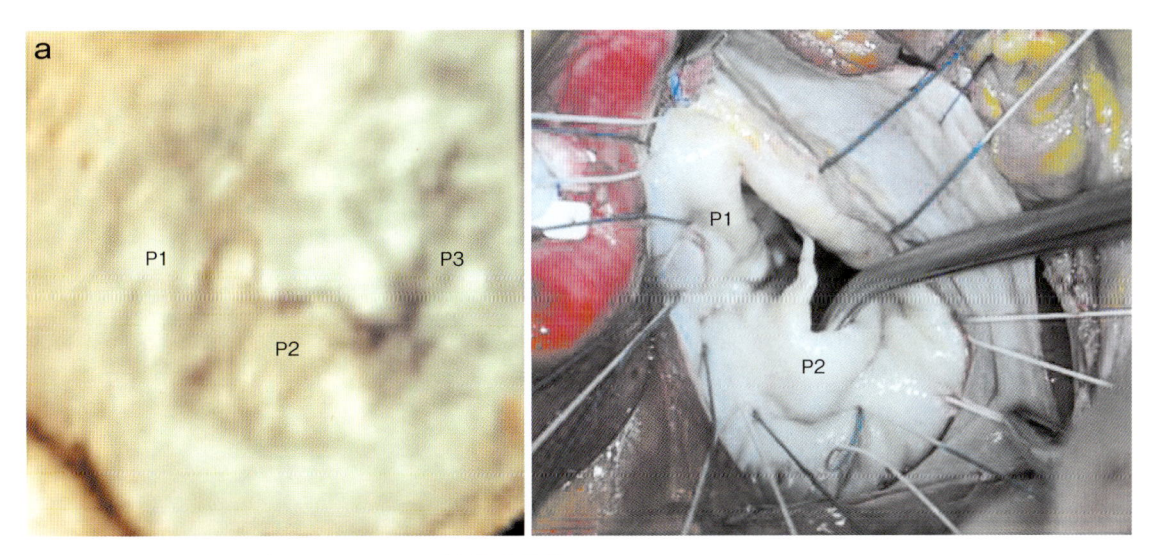

図7　3次元心エコー図（surgical view）と術中写真
図6と同一症例の経食道心エコー図である．経食道心エコー図で記録した僧帽弁のsurgical view（a）と，術中写真（b）である．P2のP1側のmajor cordが断裂していることがわかる．P1には逸脱を認めない．

■参考文献

1. Kumar N, et al: A revised terminology for recording surgical findings of the mitral valve. J Heart Valve Dis 1995; 4: 70-75.
2. Carpentier AF, et al: The "physio-ring": an advanced concept in mitral valve annuloplasty. Ann Thorac Surg 1995; 60: 1177-1185.
3. Bonow RO, et al: AHA/ACC 2006 guidelines for the management of patients with valvular heart disease: a report of the American College of Cardiology/American heart Association Task Force on Practice Guidelines(writing committee to revise the 1998 guidelines for the management of patients with valvular heart disease). J Am Coll Cardiol 2006; 48: e1-e148.
4. Pepi M, et al: Head-to head comparison of two- and three-dimensional transthoracic and transesophageal echocardiography in the localization of mitral valve prolapse. JACC 2006; 48: 2524-2530.
5. Hozumi T, et al: Assessment of flail mitral leaflet by dynamic three-dimensional echocardiographic imaging. Am J Cardiol 1997; 79: 223-225.
6. Yoshida K, et al: Value of acceleration flows and regurgitant jet direction by color Doppler flow mapping in the evaluation of mitral valve prolapse. Circulation 1990; 81: 879-885.
7. 渡辺弘之：Part II，第1章．僧帽弁疾患．吉川純一（編）：臨床心エコー図学，第3版，文光堂，2008; p.298-360.

虚血性僧帽弁逆流の原因, 重症度, 機能評価のポイント

芳谷英俊, 竹内正明, 尾辻 豊
産業医科大学第2内科学 (循環器・腎臓内科)

虚血性僧帽弁逆流の機序

左室が拡大すると乳頭筋が僧帽弁弁尖を強く牽引するため, 左室から左房への逆流が起こる.

虚血性僧帽弁逆流 (ischemic MR) が予後を悪化させるため問題となっている[1]. 虚血性MRの弁尖接合は心尖方向に変位している (図1, 2)[2-5]. 左室拡大による弁尖tetheringの亢進 (左室拡大に伴い, 外側へ変位した乳頭筋が弁尖を乳頭筋方向へ強く牽引する) が虚血性MRの主因と考えられる[4]. したがって, 虚血性MRを評価するときには, ①僧帽弁の形態変化や逆流と, ②逆流の原因となる左室拡大, 機能低下の2つを評価することが重要となる.

僧帽弁逆流の原因診断

心機能低下があり, 心エコー上にMRを認め, 器質的異常がなく, 弁尖の閉鎖位置が心尖方向に変位していたら, 虚血性MRと診断できる.

僧帽弁逆流の有無はカラードプラ法により簡便に診断できるが, その原因が虚血性かどうかが重要である. リウマチ性MRは, 弁尖にリウマチ性変化 (弁尖肥厚, 可動性の低下, 弁下組織の短縮や交連部の癒着など) を伴っており, 僧帽弁狭窄を伴う. 心エコー上MRがあり, 弁狭窄があればリウマチ性といえる. 腱索延長や断裂に伴う弁尖逸脱は, 正常よりも左房側に弁尖閉鎖位置が変位することにより診断できる (図1). ①虚血性心疾患あるいは拡張型心筋症などの心機能低下があ

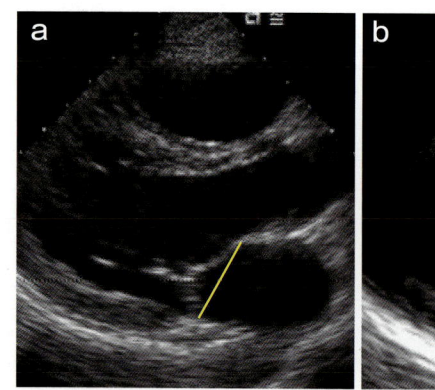

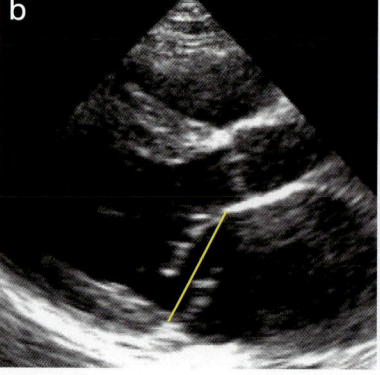

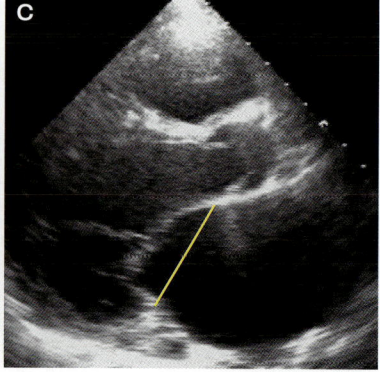

図1 僧帽弁逸脱による逆流と虚血性僧帽弁逆流の診断

弁輪を結んだ線 (黄線) と比較するとよくわかるが, 正常例 (a) と比べて, 弁逸脱や腱索断裂症例 (b) では弁尖の閉鎖位置が左房側に変位する. 一方, 虚血性僧帽弁逆流例 (c) では弁尖の閉鎖位置が左室側に変位する. これらの特徴から, 弁逸脱や虚血性僧帽弁逆流の診断は可能である.

(尾辻 豊ほか, 2006[4] より)

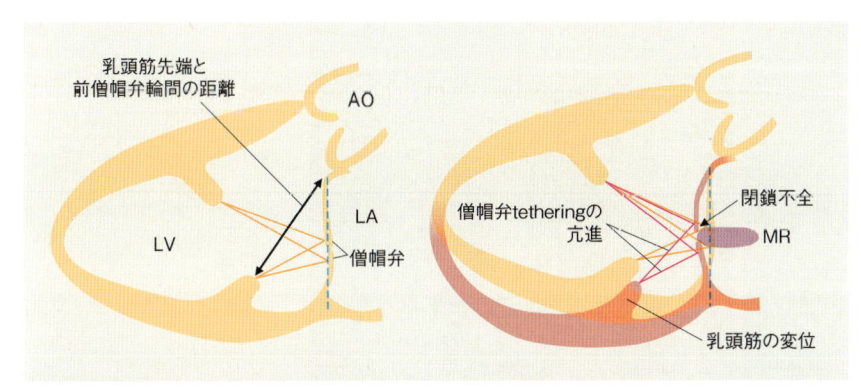

図2
虚血性僧帽弁逆流の出現機序

乳頭筋の外側への変位は乳頭筋先端と前僧帽弁輪間の距離により評価される．

（尾辻 豊ほか，2004[5]）より改変）

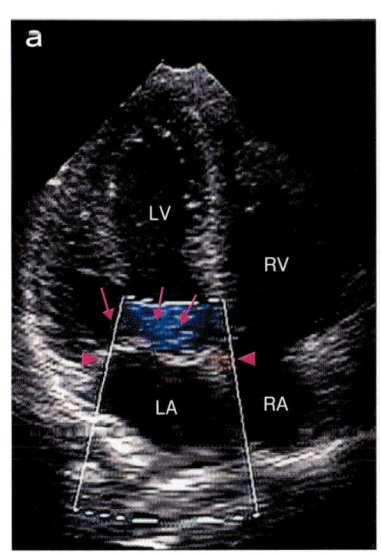

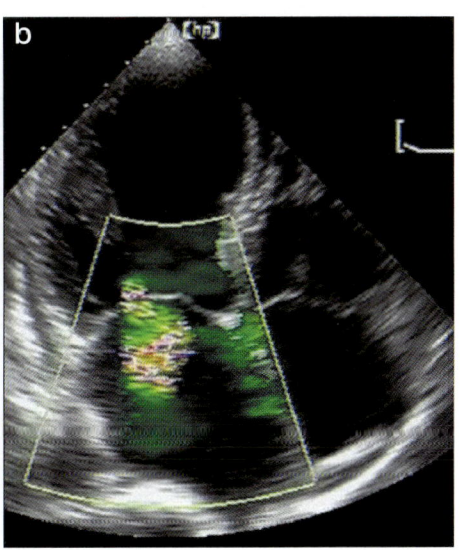

図3
虚血性僧帽弁逆流の心尖四腔断面像

虚血性・機能性僧帽弁逆流例（b）の僧帽弁閉鎖位置は心尖方向に変位している．健常例（a）では，収縮中期心尖四腔断層面において弁尖（↓）は弁輪レベル（▼）まで到達し閉鎖し，前尖は一見，逸脱するように見えるが，虚血性・機能性僧帽弁逆流例では弁尖は弁輪レベルまで到達できず心尖方向へ変位したまま閉鎖する．

（尾辻 豊ほか，2004[6]）より）

り，②MRがあり，③弁尖・弁複合体に器質的異常がない，さらに④弁尖の閉鎖位置が心尖方向へ変位することを心エコー図で確認すれば，虚血性MRと診断できる[2,3)]．

虚血性MR診断を行うときの心エコーの断面選択は重要である．心尖四腔断面では，僧帽弁尖の接合点は弁輪を結んだ線よりもわずかに心尖方向に変位したところにあり，前尖は一見，逸脱しているように見える（図3）[6)]．弁尖が弁輪レベルまで閉鎖できないときは明らかなtetheringがある．長軸断面では接合点も弁尖も弁輪を結んだ線よりも左室側に位置するのが正常である（図1a）．どの断面で評価すべきか確立されていないが，一定の断面で評価するのが重要である．

一次性MRに左室拡大が合併した症例と，虚血性心筋症により二次性にMRが出現した症例の鑑別は厳密には不可能かもしれない．しかし，一次性MRでは，二次性MRよりも形成術の成功率が高いので，両者の鑑別は重要である．

図4[7)]に，左室機能低下・拡大とMRを併せ持つ2例を示す．図4aの症例は，明らかな弁tetheringがなく，前尖先端が逸脱しているために一次性MRと左室機能低下の合併が示唆される．図4bの症例は明らかなtetheringがあり，左室機能低下・拡大からの二次性虚血性MRと考えられる．図4aの症例は，弁形成術のよりよい対象である．

5. 心筋症，弁膜症

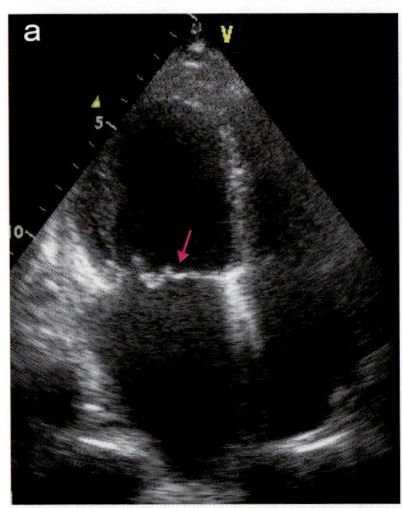

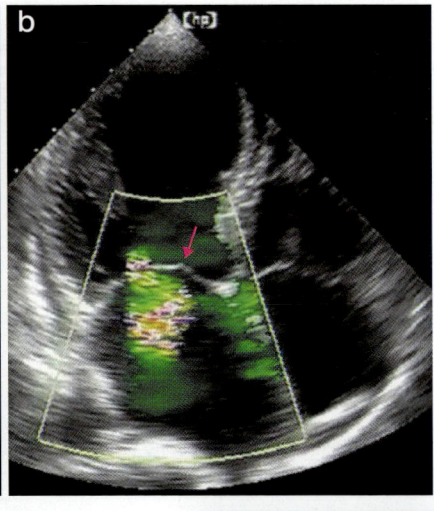

図4 左室機能低下・拡大とMRを併せ持つ2例

a：明らかな弁 tethering がなく，前尖先端が逸脱している（↓）ために一次性 MR が示唆される．
b：明らかな tethering があり（↓），二次性の虚血性 MR と考えられる．
（尾辻 豊ほか，2007[7]より）

僧帽弁逆流重症度の診断

> 虚血性MRは軽症でも予後が悪いため，軽度を中等度とし，中等度を高度として扱う，という意見もある．

逆流ジェット面積

カラードプラ法の逆流ジェット面積によるMRの重症度評価は，簡便で最も臨床で用いられている方法である．

逆流ジェット面積／左房面積＞40％は重症で，＜20％は軽症と判断できる．この方法は機器の設定（カラーゲイン，wall filter, velocity range）による影響を強く受け，とくに左房壁沿いに偏在する逆流（wall jet）では過小評価を受けるので注意が必要である．

逆流の定量化

定量化はパルスドプラ法やPISA法を用いて行われるが，習熟することが重要である．vena contracta法は簡便な定量化法である（図5）．vena contractaとは，逆流血流が広い左室から最も小さな逆流弁口（弁尖部）に集まった部位のことである．カラードプラ法を用いて，逆流ジェットを描出したときに弁尖を通過する最も幅の狭いジェットの幅を計測することにより計測される．

一般に7mm以上が重症で，3mm以下が軽症と

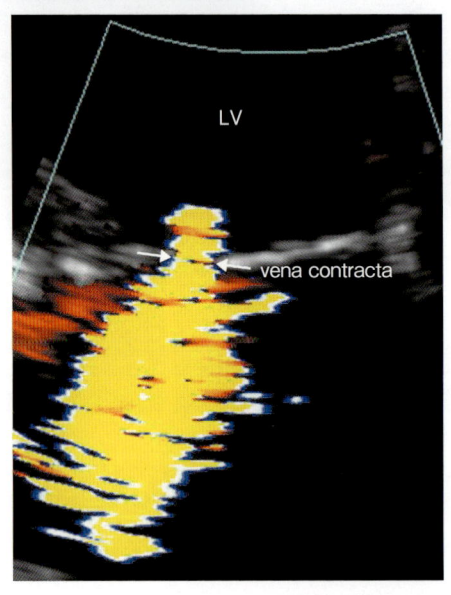

図5 カラードプラ法による僧帽弁口部血流ジェット幅（VC）を用いた僧帽弁逆流の重症度診断

虚血性 MR では，VC（vena contracta）は楕円形になっており，かつ収縮期間中に変動するので，今後の検討がまたれる．

判定される．しかし，虚血性MRの逆流弁口は，円ではなく楕円形であり，注意が必要である．一般に長軸像でvena contractaを測定するが，過小評価している可能性がある．また，虚血性MRは動的に変化し，収縮早期に最大となり中期に最小となり，後期に再び増大する．このため虚血性MRのvena contractaは，収縮中期に一般に測定される．このように虚血性MRのvena contracta測定にはさまざまな問題があり，今後の検討が必要で

5. 心筋症，弁膜症

ある．

虚血性MRの重症度評価は以上のように施行可能であるが，軽度のMRでも予後を有意に悪化させることがわかっているので，軽度の虚血性MRは中等度MRとして，中等度の虚血性MRは高度MRとして扱うべきであるという意見がある．

僧帽弁尖tetheringおよび僧帽弁複合体の評価

弁尖tetheringの評価

弁尖tetheringの評価に確立されたものはない

Point! 弁輪形成術後は後尖のtetheringが増大する

弁輪形成術後に虚血性MRが再発する場合には後尖のtetheringが亢進するのはなぜだろうか．弁輪縫縮術は前僧帽弁輪の位置を変化させないが，後僧帽弁輪を前方に移動させると予想される．すると，"前尖から見ると乳頭筋の位置は術後に変化しないが，後尖から見ると乳頭筋が弁輪縫縮術により後ろに移動していった"ということになり，弁輪形成術後には後尖のtetheringはほとんどの症例で増大する．この増大が過剰なときにMR再発がみられる．

が，つぎに述べるような方法で行うことができる．まず，弁尖tethering亢進の有無をみるときには，前述した心尖四腔断面で前尖が逸脱様に見えるかどうかで判断するのが簡便である．この断面でtetheringがあると判断された場合には，図6に示すような弁尖形態を評価する．d_1は弁尖接合部がどれだけ後ろに変位しているか，d_2は接合部の心尖方向への変位，$α_1$とβは前尖のtethering，$α_2$は後尖のtetheringをそれぞれ示す．筆者らの経験からの正常値は，d_1：13.0±1.1 mm/m^2，d_2：3.9±0.7 mm/m^2，$α_1$：12±3度，$β$：186±4度，$α_2$：30±5度である[8]．前尖・後尖の中央部（A2，P2）のみの計測値であるが，弁尖全体のtetheringを比較的よく表していると考えている．

図7は，これらの計測が有用であった症例であ

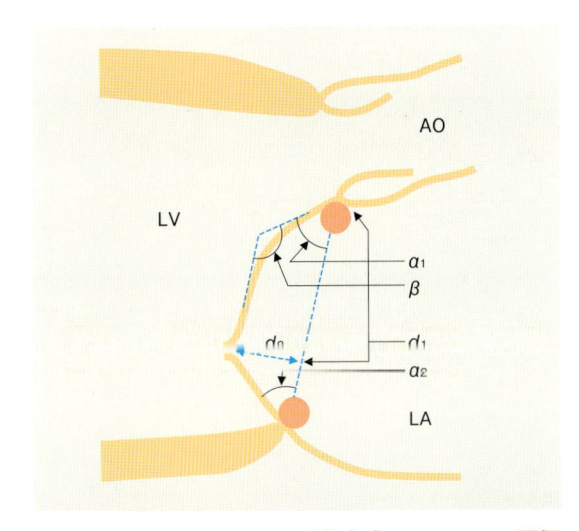

図6 断層心エコー法による僧帽弁尖tetheringの評価

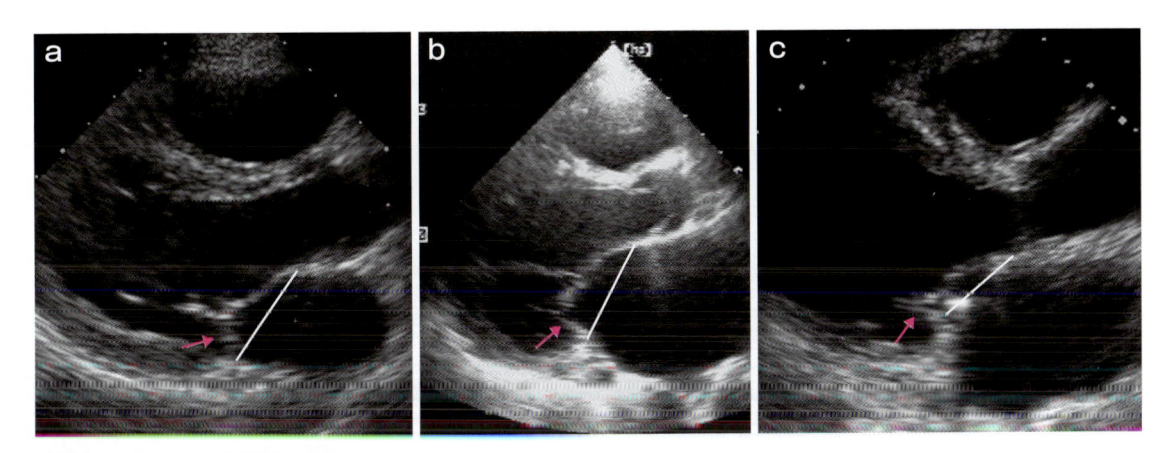

図7 tethering角度の比較

正常例（a）の前および後尖と弁輪を結ぶ直線（白線）間のtethering角度と比べて，虚血性MR例（b）のtethering角度は前尖でも後尖（→）でも増大している．しかし，弁輪縫縮術後に虚血性MRが残存した症例（c）では前尖のtethering角度に高度のものはないが，後尖のtethering角度は著しく増大しており（→），弁輪縫縮術後に増強された後尖のtetheringが術後MRの原因であることを示唆している．

（尾辻　豊ほか，2005[9]より）

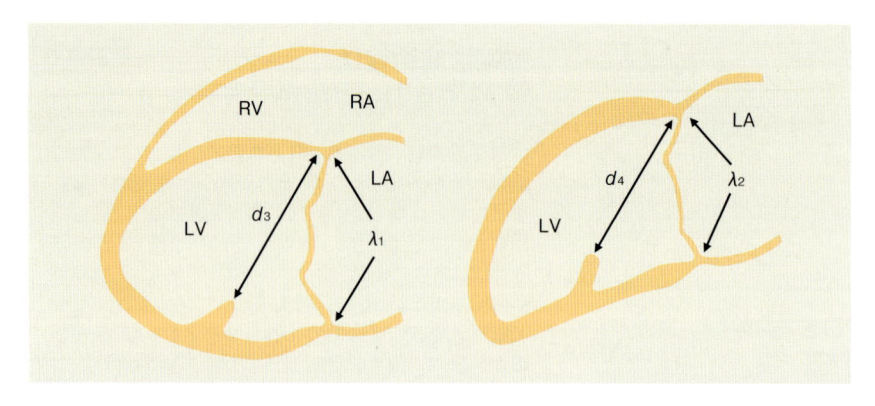

図8 弁輪径の計測および乳頭筋位置の評価（乳頭筋tethering距離の計測）

る[9]．弁輪形成術後にMRが再発した症例で，d_1およびλ_2の明らかな増大がみられる（⇒Point!）．

弁輪拡大および乳頭筋位置の評価

図8に示すように，収縮中期に心尖四腔および二腔断面で径を計測する[10]．弁輪の中央部をエコービームが通過していることが重要で，プローブを微調整して弁輪が最も大きく見える断面で計測する．

弁輪面積＝$\lambda_1 \times \lambda_1 \times 3.14/4$

で測定することができる．

筆者らの経験では正常値は$8.0 \pm 1.2 cm^2$である．乳頭筋の位置の評価も重要で，図8に示すd_3とd_4の距離で評価することができる．この場合も弁輪が最も大きく見える断面で計測する．筆者らの経験では，正常値は$33 \pm 3 mm$である[8]．乳頭筋は心尖方向，後方および側方（通常は後方および側方へのみ変位）に変位する可能性があり，3次元の評価が重要であるが，通常の断層エコーでは3次元評価がしばしば困難である．乳頭筋の変位は左室形成術を行うときに重要である．

左室拡大や機能低下の評価

> 虚血性MRは弁尖疾患ではなく，左室疾患である．左室の形態や機能を評価することは，必須の診断項目である．

左室容量，駆出率，左室拡張期および収縮期径の測定はルーチンに行う．左室の球形度（心尖四腔断面での左室長軸径と短軸径の比）も重要である．とくに，左室形成術後には左室容量が左室拡大の指標とならない状況が出現するが，その場合でも左室球形度は有用である．また，左室の局所壁運動の評価も重要である．左室形成術を行い左室壁を部分的に切除・除外する場合に，局所の機能低下があるかないかは決断の大きな参考になる．

以上，虚血性MRの心エコー検査のポイントについて述べた．このMRは，原因を診断することが治療のガイドライン上も重要である．手術適応も含め治療は確立されておらず，各施設で苦渋の判断を行っているところと思われるが，参考になれば幸いである．

■引用文献

1. Grigioni F, et al: Ischemic mitral regurgitation: long-term outcome and prognostic implications with quantitative Doppler assessment. Circulation 2001; 103: 1759.
2. Ogawa S, et al: Cross-sectional echocardiographic spectrum of papillary muscle dysfunction. Am Heart J 1979; 97: 312-321.
3. Godley RW, et al: Incomplete mitral leaflet closure in patients with papillary muscle dysfunction. Circulation 1981; 63: 565-571.
4. 尾辻 豊，ほか：僧帽弁疾患：手術適応，手術前に必要な情報．循環器科 2006; 59: 591-598.
5. 尾辻 豊，ほか：虚血性僧帽弁逆流，機序と予後．Heart View 2004; 8: 66-71.
6. 尾辻 豊，ほか：虚血性僧帽弁逆流，機序と予後．心エコー 2004; 5: 778-783.
7. 尾辻 豊：心臓弁膜症の心エコー診断．心臓弁膜症の外科，第3版，2007; p.19-54.
8. Kuwahara E, et al: Mechanism of recurrent/persistent ischemic/functional mitral regurgitation in the chronic phase following surgical annuloplasty: importance of augmented posterior leaflet tethering. Circulation 2006; 114 (Suppl I): I-529-I-534.
9. 尾辻 豊，ほか：虚血性僧帽弁逆流のジオメトリーとエコー，新たな展開．Cardiovascular Med-Surg 2005; 7: 375-384.
10. Otsuji Y, et al: Isolated annular dilatation does not usually cause important functional mitral regurgitation: comparison between patients with lone atrial fibrillation and idiopathic or ischemic cardiomyopathy. J Am Coll Cardiol 2002; 39: 1651-1656.

見えない孔を見つける：心房中隔欠損症における経食道心エコー法の重要性

中谷 敏
大阪大学大学院医学系研究科

心房中隔欠損症の分類，頻度

> 右心系の拡大と心室中隔に奇異性運動を認めたら，カラードプラ法でシャント血流の描出を心がける．

心房中隔欠損症は欠損孔の部位により，①二次孔欠損型，②一次孔欠損型，③静脈洞欠損型，に分けられる．

二次孔欠損型は心房中隔欠損症のなかで最も多く，全体の約50～70％を占める．一次孔欠損型は心内膜床欠損症の部分型で，その頻度は心房中隔欠損症全体の15～30％と少なくなるが，さらに少ないのが静脈洞欠損型で，その頻度は約10％程度である．静脈洞欠損型はしばしば部分肺静脈還流異常を合併する．静脈洞欠損型の欠損部位はほとんどが上大静脈が右房に流入する部位に認められるが（上位欠損型），まれに下大静脈付近に認められることもある（下位欠損型）．

心房中隔欠損症では欠損孔を介して大量の血液が左房から右房に流れ，右心系に容量負荷を生じ，右房，右室，肺動脈が拡大する．また心室中隔に奇異性運動を認める．したがって，経胸壁心エコー検査でこのような所見を見たときには，心房中隔欠損症の可能性を考え，カラードプラ法でシャント血流の描出を心がけなければならない（⇒Point!）．

シャント血流が見えない欠損がある？ Point!

たいていの二次孔欠損型は欠損孔を通過するシャント血流を比較的容易に観察できる．一次孔欠損型でもシャント血流が見えることが多い．しかし静脈洞欠損型では難しい．よほどその気になって見ないと見落とすし，その気になって見ても見えないことがしばしばある．

静脈洞欠損型の検査

> 肺体血流比が1を超えたら，経食道心エコー検査を実施する．

経胸壁心エコー検査では欠損孔を認められなかったが，経食道心エコー検査で静脈洞型の心房中隔欠損症を診断された症例を呈示する．

症例は60歳，女性．主訴は労作時動悸．病歴としては，小児期にリウマチ熱の罹患歴があるが，日常生活でとくに症状もなく，出産時の合併症もなく経過していた．本年から労作時動悸が出現したため，医療機関を受診した．

経胸壁心エコー検査

僧帽弁に変性と開放制限を認める．僧帽弁口面積はトレース法で0.96cm²と算出された．左房は拡大しているが左室は拡張末期径33mm，収縮末期径23mmと小さめであり，おもに拡張期に心室中隔が右室側から左室側に軽度圧排されている像がみられた（図1）．また右心系の拡大と高度の三尖弁逆流を認め（図2），逆流血流速から算出される右室右房収縮期圧較差は41mmHgであった．

5．心筋症，弁膜症

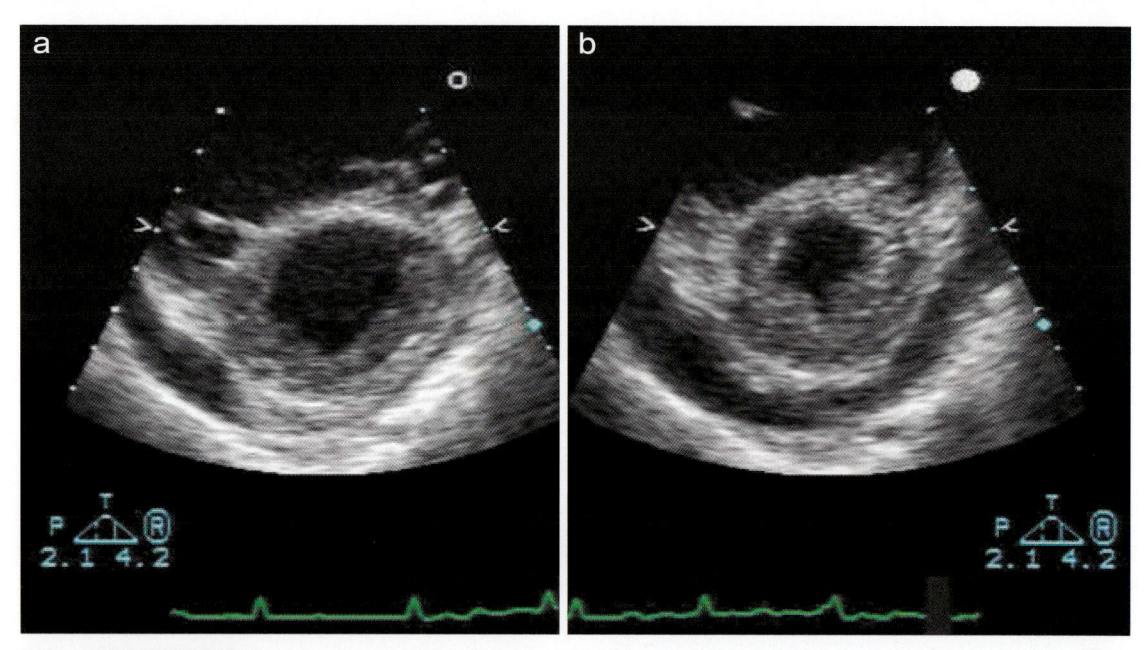

図1　左室短軸断層像

おもに拡張期に心室中隔が右室側から左室側に軽度圧排されている像がみられる．a：拡張期，b：収縮期

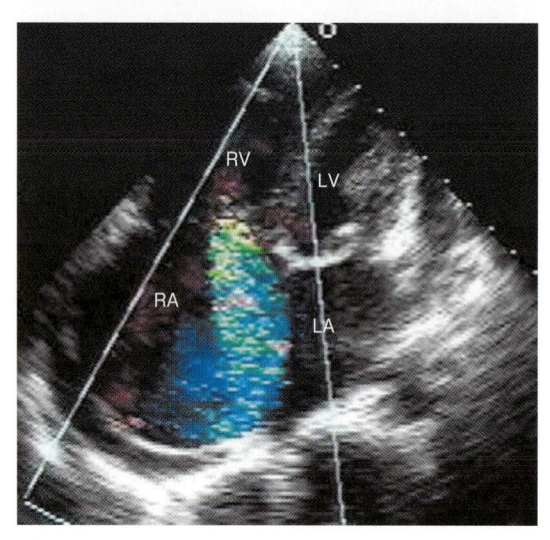

図2　心尖部四腔像

右心系の拡大と高度三尖弁逆流を認める．RA：右房，RV：右室，LA：左房，LV：左室

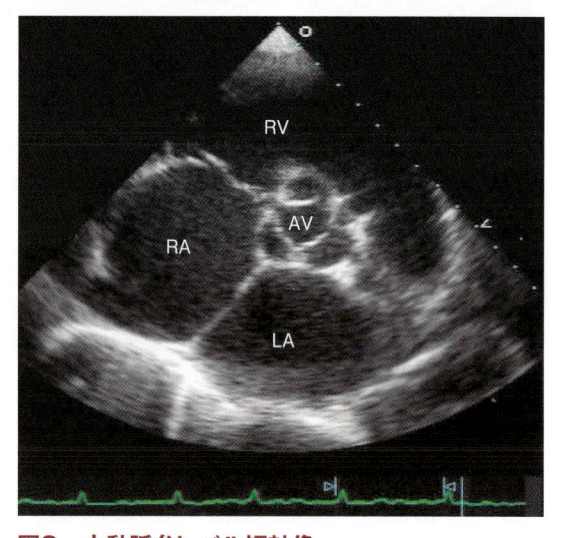

図3　大動脈弁レベル短軸像

心房中隔に明らかな欠損は認めない．RA：右房，RV：右室，LA：左房，AV：大動脈弁

　検索した範囲では，心房中隔には欠損孔は認められず，またシャント血流も認められなかったため（図3），右心系の拡大は僧帽弁狭窄症に伴う肺高血圧によって二次的に生じた高度三尖弁逆流によるものと考えた．

心臓カテーテル検査

　術前評価目的に施行した冠動脈造影では有意狭窄を認めなかった．肺動脈収縮期圧は38mmHgと軽度肺高血圧を示した．心房レベルで酸素飽和度の有意なステップアップを認め，肺体血流比（Qp/Qs）は2.3と計算された．

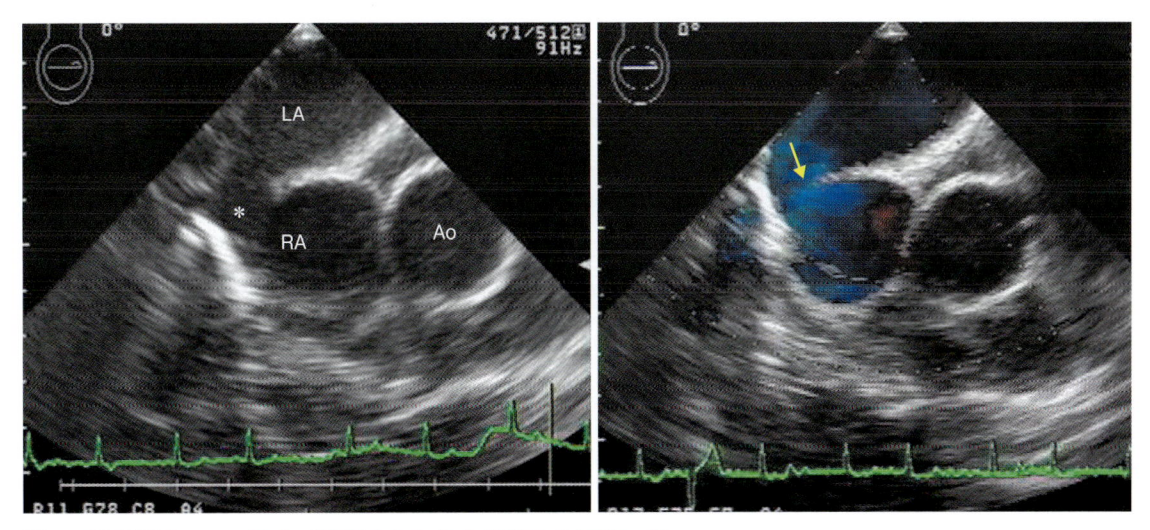

図4 経食道心エコー検査で観察された上大静脈の右房開口部

中隔に欠損孔（*）を認め，カラードプラ法で同部に左房から右房に向かうシャント血流を認める（→）．RA：右房，LA：左房，Ao：大動脈

経食道心エコー検査

　心臓カテーテル検査で心房レベルでの左-右短絡の存在が疑われたため，経食道心エコー検査を実施した．その結果，上大静脈が右房に流入する部位に中隔の欠損を認め，静脈洞型の心房中隔欠損症（上位欠損型）（図4）と診断した．さらに小さな部分肺静脈還流異常も見つかった（図5）．

　本例では，僧帽弁狭窄症という原疾患から想像される以上に右心系拡大が著明な印象があったが，心房中隔欠損症と部分肺静脈還流異常が相まって高度の左-右短絡となり，よりいっそう右心系の拡大をきたしたものと思われた．

　心房中隔欠損症のなかでも静脈洞型や，あるいは部分肺静脈還流異常は通常の断層心エコー法で認めることは難しい．原疾患で説明しがたい右心系の著明な拡大を認めた場合や，カラードプラ法で右心系血流量が原疾患で説明しがたいほど多そうである場合には，心エコー法でも肺体血流比を算出し，明らかに1を超えるのであれば経食道心エコー検査を実施すべきであろう．

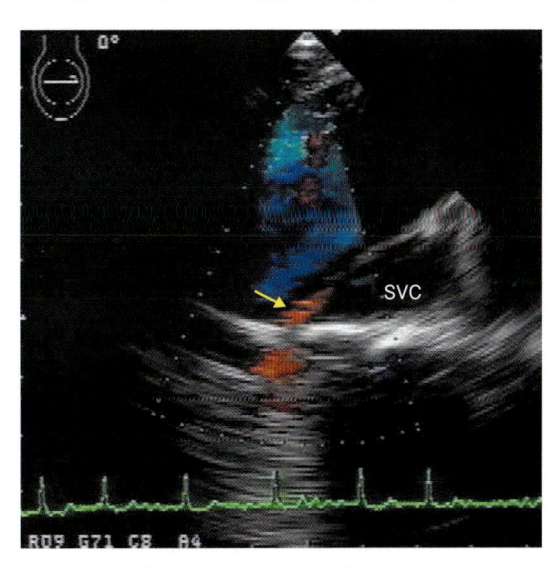

図5 経食道心エコー検査で観察された上大静脈短軸像

上大静脈に流入するシャント血流（→）を認め，部分肺静脈還流異常と診断した．SVC：上大静脈

6.
心電図

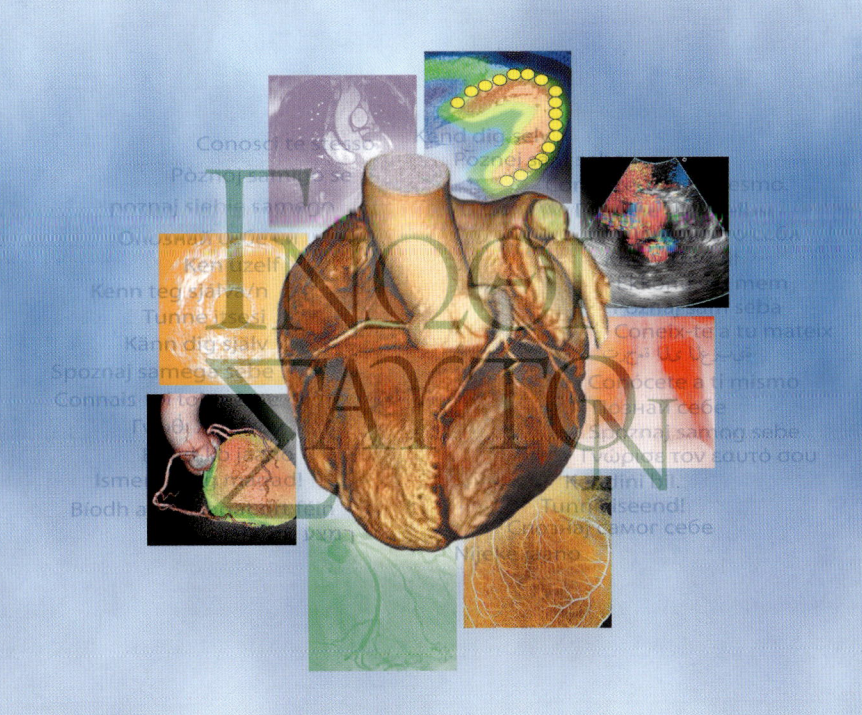

6. 心電図

誤った電極装着の心電図記録に, 気がつくか

三宅良彦
聖マリアンナ医科大学循環器内科

診療の手順はシステマティックに行う

> 診察も検査も, 見落としや過ちを防ぐため, つねに準備や訓練を怠らないようにする.

　診療の手順は専門領域がどのようなものであっても同様であり, 見落としや過ちを防止するためには, つねにシステマティックな手順を心がけることが肝要である.

　検査も同様で, 検査室で施行する心電図記録には種々の過ち防止策が設定されており, ミスは起こりにくいが, 緊急時に循環器医などが行う心電図記録ではこのような防止策が十分な機能を発揮できない. 電極の正しい装着, アースの接続, 交流の混入防止, 記録時間や患者名の記録などすべてについて, 短時間内で作業を進める必要があり, またその結果次第で治療も同時進行となる.

　緊急時, 誤動作や誤記録を避けるため, 心電図機器の整備・準備を怠らないこと, また医師は緊急時にすみやかに正しく記録できる手順を練習し, 習得しておく必要がある.

実際に起こったありえない記録

> 電極の誤装着は, ときに遭遇するミスである.

　不適切な心電図記録としては, 電極の装着誤り, 交流の混入, 不適切な記録速度や感度の設定などがある. これらの記録がなされたとしても診断に重大な支障をきたすことは少ないが, 心電図を経時的に記録したり, 微細な変化を発見したりする場合には, 致命的な過ちとなる可能性もある. 正しい記録は正確な診断への近道である.

　電極の誤装着はときに経験するミスであり, 四肢電極では左右の上肢, あるいは上肢と下肢の誤装着であり, 胸部電極では不適切な部位への装着, 電極の取り間違えがある. しかし, まれであるが, 想像を絶する間違いも起こる.

　図はこの一例であるが, "左" 上肢の電極を誤って "右" 上肢に装着したものである. 右上肢の電極は右上肢に正しく置かれ, すなわち右上肢に左右2つの電極が設置された "ありえない, 異常な記録" である.

　提示の心電図は, 心電図検査室の技師に依頼し, 左室肥大患者に対して上記の誤った記録方法 (図a, c) と正しい方法 (図b, d) での記録である.

　心電図所見は, 図a (肢誘導) の誤記録では, Ⅰ誘導は電極が接近しているため電位はほぼゼロであり, Ⅱ誘導とⅢ誘導はまったくの同一の波形, またaVRとaVLも同一波形となっている. 図bの正規の記録心電図と比較していただきたい. 胸部誘導 (図c, d) では誤記録と正規記録では差を認めない.

> 医師は翌日のカンファランスで初めて気がついた.

　このありえない記録は, 10年ほど前のことであるが, 救急の現場で実際に起こった. 患者は胸痛を訴え, 重篤な血行動態で救急来診したため,

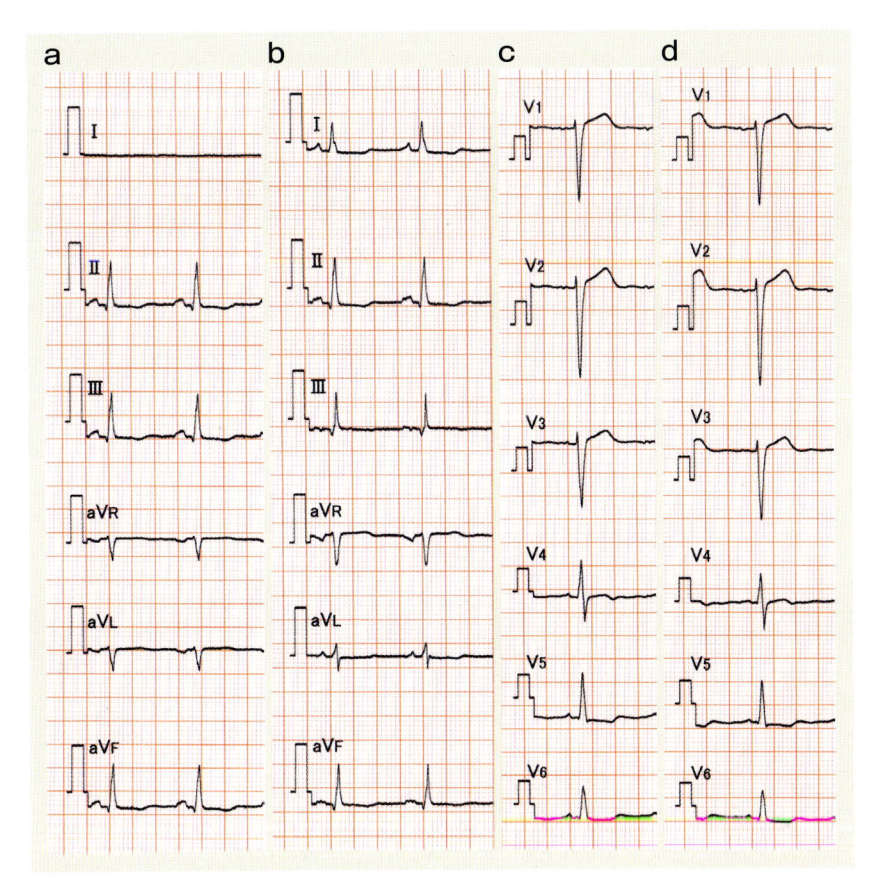

図 電極の誤装着と正規装着の心電図

a：電極の誤装着の肢誘導心電図．左上肢の電極を右上肢に装着．右下肢電極は右上肢に装着．
b：電極の正規装着の肢誘導心電図．
c：誤装着の胸部誘導．
d：正規装着の胸部誘導．
aでのⅠ誘導は電極が接近しているため電位はほぼ0で，Ⅱ誘導とⅢ誘導，およびaVRとaVLは同一波形を呈する．胸部誘導（c, d）では誤記録と正規記録では差を認めない．

循環器医や看護師などが緊急の検査と処置を並行して進めていた．そのときの心電図記録において，この電極装着ミスが起こった．医師たちはおもに胸部誘導のST・T変化に注目し，Ⅰ誘導の平坦な波形などには疑問を持たなかったようであり，翌日のカンファレンスでこれらの"異常"を指摘されて初めて気づいた次第である．

このような装着誤りは起こりえないと考えるのは早計であり，実際，この例を経験した翌年，多数の患者が訪れている某診療所において同様の誤記録がなされ，筆者はその記録心電図を目の当たりにした．その記録は，空いた外来診察室において看護師が記録を担当したものであった．

このほかにも"ありえない心電図記録"を発見したことがあるが，ミスを起こさないことは当然のこととして，未然に発見するための普段からの注意力も養わなければならない．本例は，これを戒める1枚の心電図記録である（⇒**Point!**）．

Point! 臨床感覚を磨く

臨床の場では珍事や不可解な事例に遭遇することはけっしてまれではなく，"何か変だな"といった臨床感覚やそれを突き詰める意欲が大切である．

QT間隔の補正法：
漫然とBazett法が使用されているがそれでよいのか

中川幹子, 犀川哲典
大分大学医学部臨床検査診断学

QT間隔は心室筋の再分極時間を表し，心拍数，性，年齢，自律神経活性，薬剤，合併する心疾患，血清電解質濃度など，種々の因子の影響を受けて変化する[1]．QT間隔に最も重要な影響を与えるのは心拍数である．異なった対象間，また同一症例でも異なった心拍数のときに記録された複数のQT間隔を比較する際には，QTの絶対値を心拍数や先行RR間隔で補正した値（corrected QT：QTc）を使用するのが一般的である．

QT間隔の補正法と問題点

> Bazett法は現在最も頻用されている簡便な補正法であるが，徐脈や頻脈時には過剰に補正される．

現在までに，以下に示すようなさまざまな補正法が提唱されている．

① Bazett法[2]：補正式は $QTc = QT/RR^{1/2}$．心拍数が60/min前後のときは問題ないが，徐脈や頻脈時には過剰に補正されてしまう欠点がある．すなわち，QT時間は徐脈時には実際より短く，頻脈時には実際より長く算出される．このような問題点が指摘されているにもかかわらず，Bazettの補正式は簡便で使いやすいため，現在でも最も頻用されている．

② Fridericia法：補正式は $QTc = QT/RR^{1/3}$．

③ Framingham法：補正式は $QTc = QT + 0.154(1 - RR)$．

④ Hodges法：補正式は $QTc = QT + 1.75(HR - 60)$．

⑤ Rautaharju法：補正式は $QTc = QT + [410 - 656/(1 + HR/100)]$．

⑥ 個別のQT/RR関係から求めた補正式を用いる方法．

⑥は各個人は固有のQT/RR関係を持っているため，ある補正式を用いて一律に補正するのは適当ではないという考えに基づき，Holter心電図記録から個人ごとに固有の補正式を求める方法である[3]．この方法は，各個人において薬剤の影響（QT延長の有無など）を評価する際には有用であるが，Holter心電図あるいは運動負荷試験などを用いて幅広く分布した心拍数におけるデータを得る必要があり，多数例のQT値を比較する場合は時間と手間を考えると現実的ではない．また，同一症例でも補正式は固定されておらず，自律神経活動の影響などを受け変動する可能性も指摘されている．

最適なQT間隔の補正法

> QT間隔の補正法としては，Fridericia法が最適と考えられる．

QTc間隔は，その症例の心拍数が60/min（RR間隔が1.0sec）のときのQT間隔の推定値を意味する．したがって，理想的な補正法とは，補正したQT間隔が記録時の心拍数に依存せず，心拍数が60/minのときのQT間隔の値に一致することである（⇒**Point!**）．

Strohmerら[4]は，中年男女の安静時心電図から

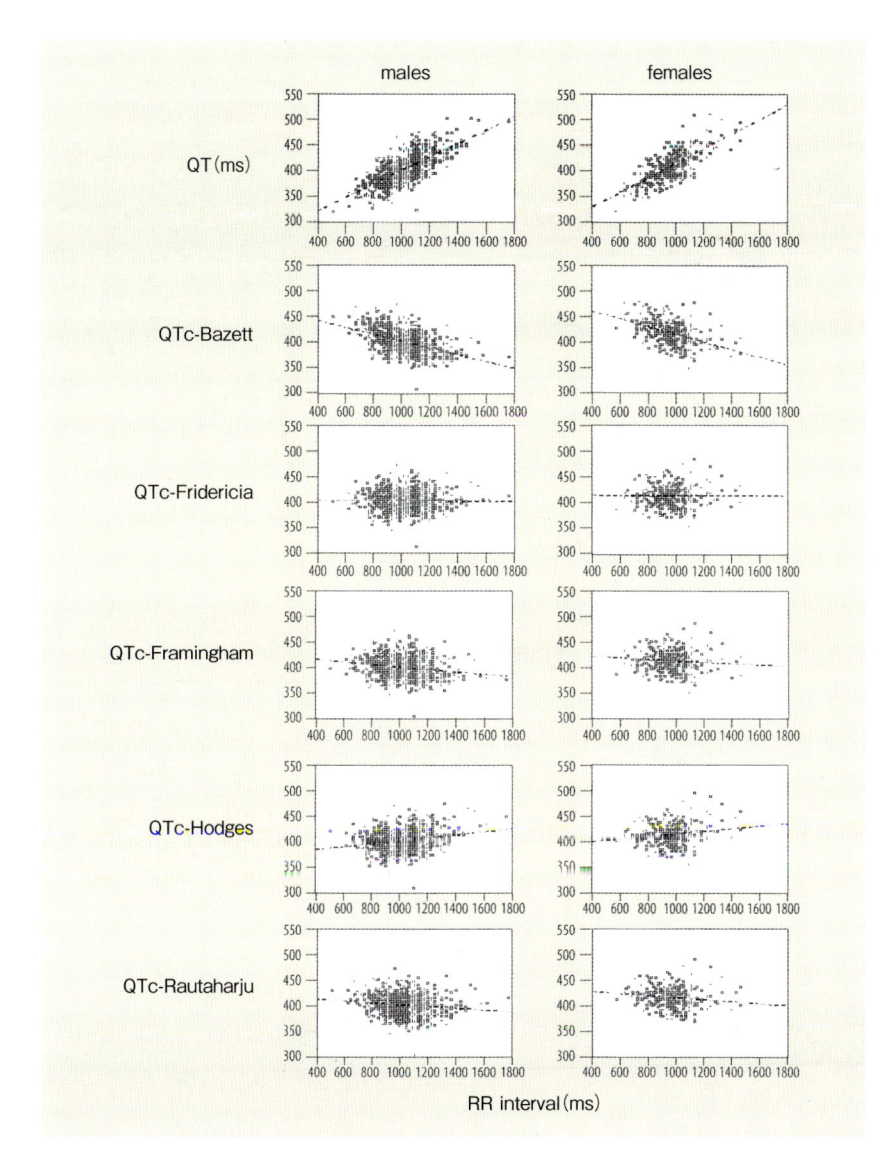

図1 各補正法で求めたQTc間隔とRR間隔の関係の男女別グラフ

上段からQTの絶対値、Bazett法、Fridericia法、Framingham法、Hodges法およびRautaharju法で補正したQTc間隔（Y軸）とRR間隔（X軸）との関係を示す。Fridericia法で求めたQTc間隔が最もRR間隔に依存せず、回帰直線の傾きは−0.001と最小である。Bazett法で補正したQTc間隔はRR間隔依存性が最大である。

（Strohmer B, et al, 2007[4]より）

測定したQT時間を、5つの補正式を用いて補正し、QTc/RR関係を評価した（図1）。QTc間隔がRR間隔1.0secのときの値に近似し、一次直線回帰式の傾きが0に近くなる補正式が最適な補正式といえる。その結果、Fridericia法が最もこの条件に一致した。Bazett法ではQTc間隔とRR間隔は負の相関を示し、直線回帰式の傾きも全補正式のなかで最大であり、最も不適当な補正式であることが示された。

一方、Luoら[3]による多数の正常心電図を用いたQTc/HR関係の評価によると、Hodges法により求めたQTc間隔が最も心拍数に依存しなかった。

Bazett法は他の3法に比べ、明らかに心拍依存性が強く、徐脈時に短く頻脈時に有意に長かった（図2）。生理的心拍数の範囲内（60〜99/min）では、

Point! 目的によって最良の補正法を選択する

QT間隔の心拍数による補正の必要性は、QT間隔を測定する目的によって異なる。もし、QT間隔の測定がある個人の不整脈発生のリスク評価を目的としている場合は、QT間隔の絶対値が重要であり、心拍数による補正は原則として必要ないという考え方もある。ただ漫然と一律にBazett法による補正を行わず、その目的に応じた最良の補正法を選択する必要があると思われる。

6. 心電図

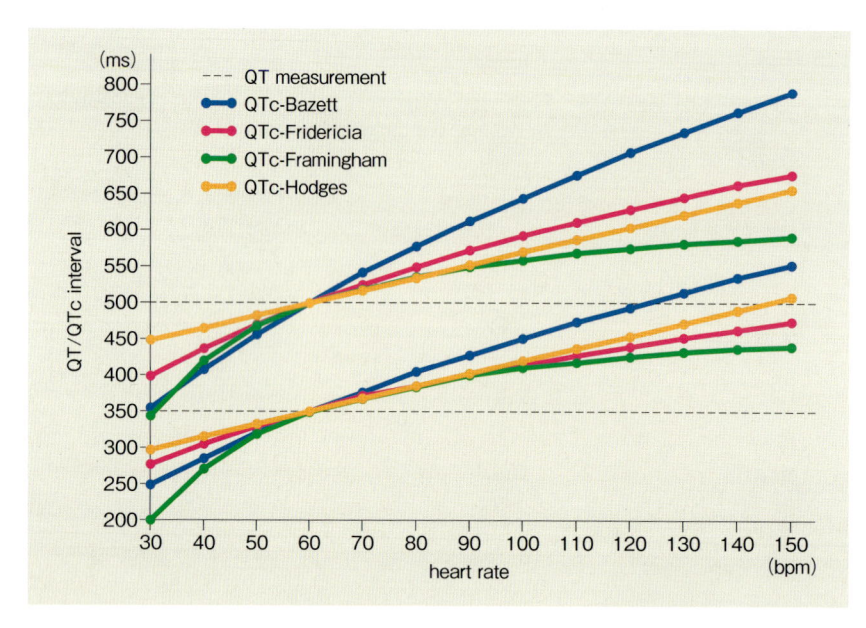

図2 各補正法で求めたQTc間隔と心拍数の関係のグラフ

QT間隔が350msecと500msecの場合に，Bazett法，Fridericia法，Framingham法およびHodges法で補正したQTc間隔を示す．Bazett法で補正したQTc間隔は心拍数が60/min以上では他の3種類の補正法と比較して著明に高値を示し，心拍数が60/min以下では低値を示している．

（Luo S, et al, 2004[5]より）

Bazett法以外の3法から算出したQTc間隔の正常上限値は，いずれもほぼ同様の値であった．

Harrisら[6]による正常男性を用いたQT間隔の日内変動の検討でも，Fridericia法で補正したQTc間隔はBazett法に比べ日内変動が小さく，臨床薬理学的試験においてより推奨される方法であると述べている．

過去に発表された多数の研究データをもとに総合的に判断すると，QT間隔の心拍数による補正法としてはFridericia法が最も推奨される．Bazett法は，心拍数の範囲が60/min前後（50～70/min）であれば使用可能であるが，心拍数80/min以上や40/min以下の場合はできるだけ使用を避けるべきである．

■引用文献

1. Saikawa T, et al: QT interval revisited—not just the matter of "interval" but "dynamics, variability and morphology" matter! J Arrhythmia 2007; 23: 210-222.
2. Bazett HC: An analysis of the time relations of electrocardiograms. Heart 1929; 7: 353-370.
3. Malik M, et al: Relation between QT and RR intervals is highly individual among healthy subjects: implications for heart rate correction of the QT interval. Heart 2002; 87: 220-228.
4. Strohmer B, et al: Gender-specific comparison of five QT correction formulae in middle-aged participants in an atherosclerosis prevention program. Med Sci Monit 2007; 13: CR165-171.
5. Luo S, et al: A comparison of commonly used QT correction formulae: the effect of heart rate on the QTc of normal ECGs. J Electrocardiol 2004; 37: 81-90.
6. Harris RI, et al: A meta-analysis of ECG data from healthy male volunteers: diurnal and intra-subject variability, and implications for planning ECG assessments and statistical analysis in clinical pharmacology studies. Eur J Clin Pharmacol 2006; 62: 893-903.

ST上昇は必ずしも心筋梗塞とはかぎらない

大久保信司
東京医科大学茨城医療センター循環器内科

急性心筋梗塞のST変化

> 胸痛や胸部不快感を認める患者で心電図上ST上昇を認めれば，急性心筋梗塞をまず疑う．

急性心筋梗塞では前胸骨部から左前胸部にかけて激しい胸痛を認め，吐気，嘔吐，冷感などを呈する場合が多い．狭心症とは異なり，冠動脈が完全閉塞をきたすため30分以上胸痛が持続する．顔面蒼白や苦悶様顔貌を呈し，ときには呼吸困難やショック症状を呈する場合がある．心筋梗塞時の胸痛は内臓痛であり，前胸部の灼熱感，圧迫感，

表1 胸痛を示す疾患

・狭心症	・自然気胸	・食道裂孔ヘルニア
・心筋梗塞	・胸膜炎	・胆嚢疾患
・大動脈解離	・心膜炎	・帯状疱疹
・肺動脈塞栓	・食道内圧異常	・心臓神経症など

胸痛症状がある場合，その痛みが心臓由来かあるいは他に起因するものなのかを鑑別する必要がある．また緊急処置が必要な疾患が含まれ，とくに心電図上ST上昇を認める場合，診断と検査を迅速に行う必要がある．

絞扼感などと表現し，症状として左肩から左腕，下顎などに放散する関連痛を伴うことが多い．

しかし胸痛という症状からの鑑別は，表1に示

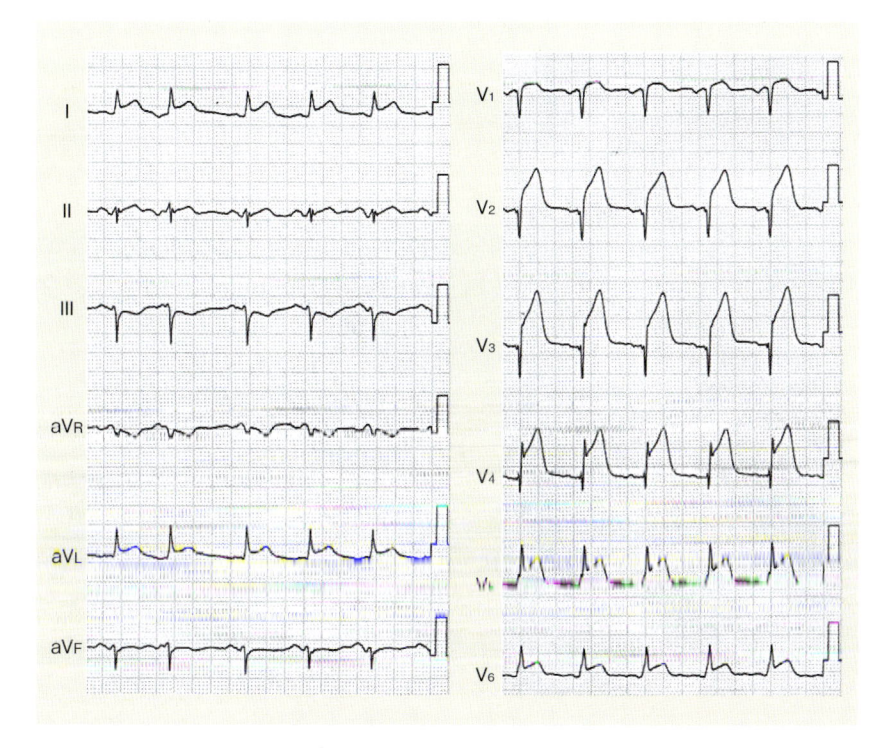

図1 左冠動脈前下行枝近位部の完全閉塞症例の心電図

V_1～V_6およびI, aV_LでST上昇，II, III, aV_FでST下降（reciprocal image）を認める広範囲前壁梗塞である．

6. 心電図

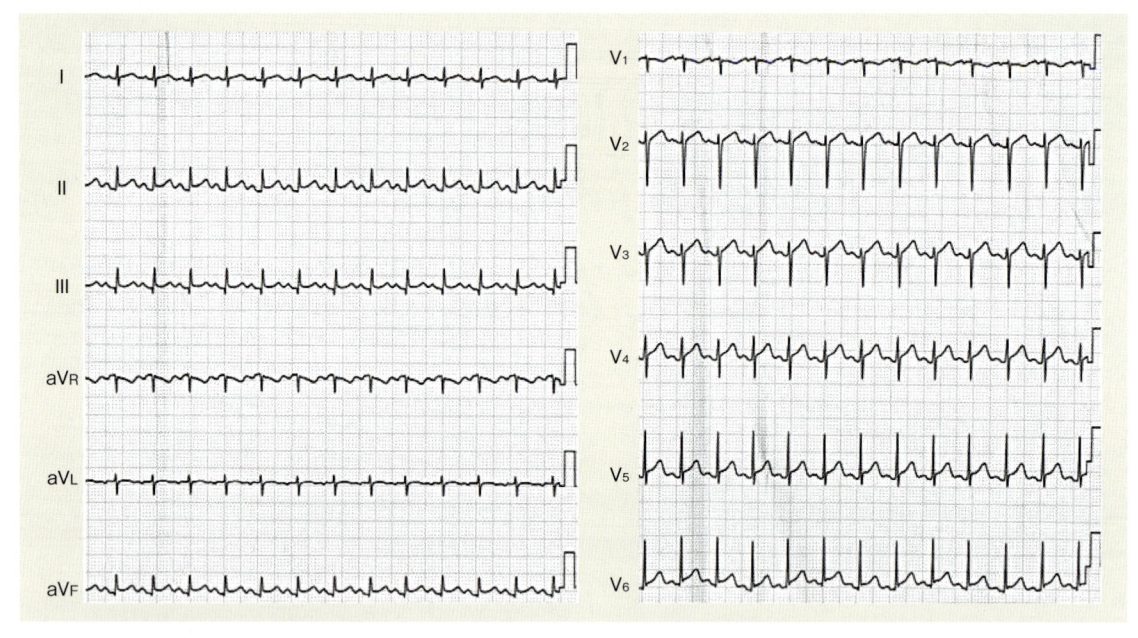

図2 発熱と前胸部痛で来院した症例

12誘導心電図では，V_1とaVRを除くすべての誘導でのST上昇が認められる．心膜炎の心電図である．

したように胸痛を呈する疾患は非常に多く，診断には標準12誘導心電図が不可欠である．急性心筋梗塞発症時の急性期の心電図は，貫壁性心筋虚血性心疾患を示し，ST上昇を認める（図1）．

典型的な心電図変化は，T波の増高が起こり，次にST上昇が認められ（⇒Point!），梗塞の進展に伴い，発症後数時間から24時間以内に梗塞部誘導の異常Q波の出現が認められる．その後ST上昇の軽減とともに数日後には冠性T波が出現する．また心筋梗塞の合併症として心室瘤が形成されると，時間が経過しても異常Q波に続いてSTは上昇したままで，心室瘤の診断は容易である．

なぜ心筋梗塞はST上昇するのか **Point!**

心筋虚血が内膜だけでなく外膜側まで進んだ場合が心筋梗塞である．この場合，同じ傷害心筋でも内膜より外膜において障害電流の発生がより強くなるために，外膜から内膜方向への電流が起こる．つまり，電極から遠ざかる方向に電流が流れるため，心電図全体が基線ごと下降する．そして，STの部分だけが脱分極状態として取り残されるため，相対的にSTが上昇してみえる．

急性心筋梗塞以外にST上昇をきたす心・肺・血管疾患

急性心筋梗塞以外にも心電図上ST上昇を示す疾患は多数ある．

冠攣縮性狭心症（異型狭心症）

安静時の狭心発作でST上昇を示す狭心症で，冠動脈攣縮が原因とされる．血液検査では，心筋

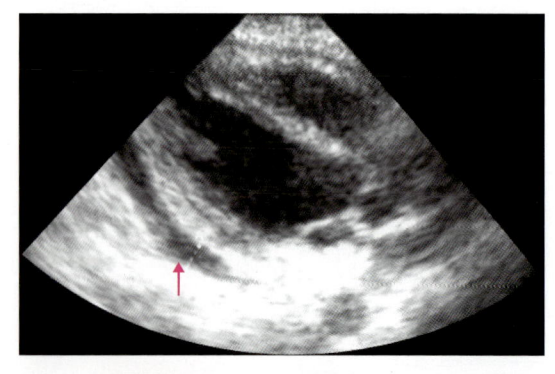

図3 心膜炎症例の心エコー図

多量の心嚢液貯留（→）を認める．壁運動は良好であるが，拡張障害を認める．充満障害があると静脈還流が増大し，吸気時のほうが頸静脈の怒張が増悪する（Kussmaul徴候）．さらに心嚢液貯留量が増すと，心タンポナーデとなる．

逸脱酵素の上昇は認められない．冠攣縮によって心筋虚血が生じるので，過半数に有意な器質的狭窄を認めない．

冠動脈造影（CAG）にてアセチルコリン冠動脈内注入，過換気試験，寒冷昇圧試験で誘発される．

急性心膜炎

胸痛とともにST上昇を示す．急性心膜炎は心臓を包む心膜の急性炎症で，ときに心筋炎，心内膜炎を合併することが多い．心膜に急性炎症が起こると，心膜の表面にフィブリンが付着し，心膜摩擦音が生じたり，次いで心膜腔内に多量の滲出液が貯留することによって心臓の拡張運動が制限される．著明な心膜液貯留では急性の拡張不全を招き，心タンポナーデとなる．

図2は急性心膜炎症例の心電図である．ST上昇は，V_1とaVRを除く広範囲の誘導で上に凹型のST上昇を認める．またこの症例の心エコー検査では，多量の心囊液貯留を認め拡張障害を呈している（図3）．

急性心筋梗塞と急性心膜炎の心電図上の鑑別点を表2に示す[1]．

表2 急性心筋梗塞，急性心膜炎，肺塞栓症の心電図上の鑑別

	急性心筋梗塞	急性心膜炎	肺塞栓症
ST上昇	・上に凸型（ドーム型） ・梗塞部に一致した誘導における変化 ・5mmを超えるST上昇	・上に凹型 ・aVR, V_1を除く広範囲の誘導におけるST上昇 ・5mm以上ST上昇はまれ	・III, aVF, V_1におけるST上昇
ST低下	梗塞部位の対側誘導	aVR誘導	なし
PR低下	まれ	よくある	なし
異常Q波	経過中に認めることがある	認めない	経過中にIIIまたはaVF誘導あるいは両誘導に認めることがある
T波の陰性化	ST上昇中に陰性化	STが正常化してから陰性化	ST上昇中にII, aVF, V_1またはV_2からV_4の陰性化
房室ブロック 心室性不整脈	よくある	なし	なし

上に凸型・凹型とは，T波に移行するST部分のカーブが上に凸か凹かを示している．
梗塞部位とST上昇を示す誘導：
I, aVL→左室（高位）側壁→左冠動脈回旋枝，II, III, aVF→左室下壁→右冠動脈，V_1からV_2→心室中隔→左冠動脈前下行枝，V_1からV_4→左室前壁→左冠動脈本幹，V_5からV_6→左室側壁→左冠動脈回旋枝

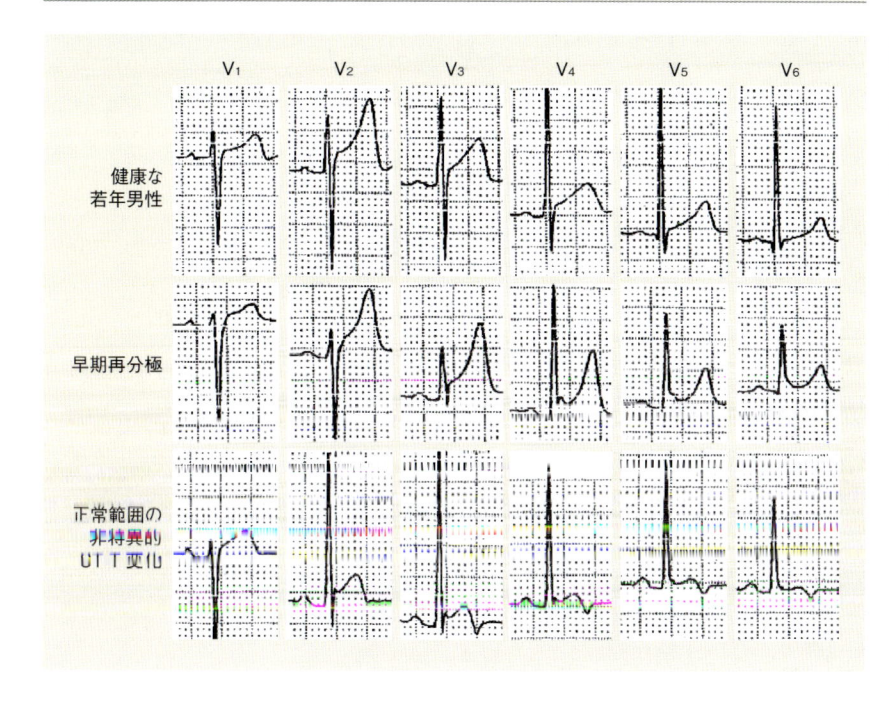

図4
正常パターン（健康な若年男性，早期再分極，正常範囲の非特異的ST-T変化）のST上昇

（Wang K, et al, 2003[2] より）

6. 心電図

肺塞栓症

急性心筋梗塞と肺塞栓症の心電図上の鑑別点を**表2**に示す[1]．

突然の呼吸困難が多く，強い全身倦怠感，胸部痛やときに失神を呈することもあり，症状が急性心筋梗塞や大動脈解離などと酷似する場合がある．

解離性動脈瘤

まれなケースだが，解離を起こした血管壁により，心筋梗塞を起こす場合がある．

背部痛もあれば，解離性大動脈瘤を疑ったほうがよい．

健常人にみられるST上昇[2]（図4）

健康な若年男性

胸部誘導でのみ認められ，V_2で顕著な1〜3mmの上に凹型のST上昇が認められる．若年男性の90％に認められ，加齢とともに頻度は減少する．

早期再分極

V_4で顕著な1〜4mmの上に凹型のST上昇を認め，またT波の増高を伴っている．肢誘導で認められる場合は，Ⅲ誘導よりⅡ誘導のほうが顕著に上昇している．そしてaVRで鏡面像としてST低下を認める．しかし，Ⅲ誘導よりⅡ誘導のほうが顕著に上昇している場合は，鏡面像としてaVLでST低下を認める．スポーツ心臓の際にも安静時心電図でST上昇を観察することがある．これは，スポーツトレーニングによる迷走神経亢進状態が生じ，その結果，早期再分極が起こるためで，運動することにより心拍数が増加するとともに正常化する．

その他

V_{3-5}で顕著な上に凹型のST上昇とT波端末の陰性化を伴う．またQT短縮を認める．

左室肥大

上に凹型のST上昇を認め，左室圧負荷（高血圧性心疾患，大動脈弁狭窄症，肥大型心筋症など），左室容量負荷（僧帽弁閉鎖不全症，大動脈弁閉鎖不全症，心室中隔欠損，動脈管開存など）において認められ，心電図上V_5，V_6のR波高が2.6mV以上で，V_5のR波＋V_1のS波が3.5mV以上またはaVLのR波高が1.1mV以上，aVFのR波高が2.0mV以上を示し，RI＋SIIIが2.5mV以上を示す．そし

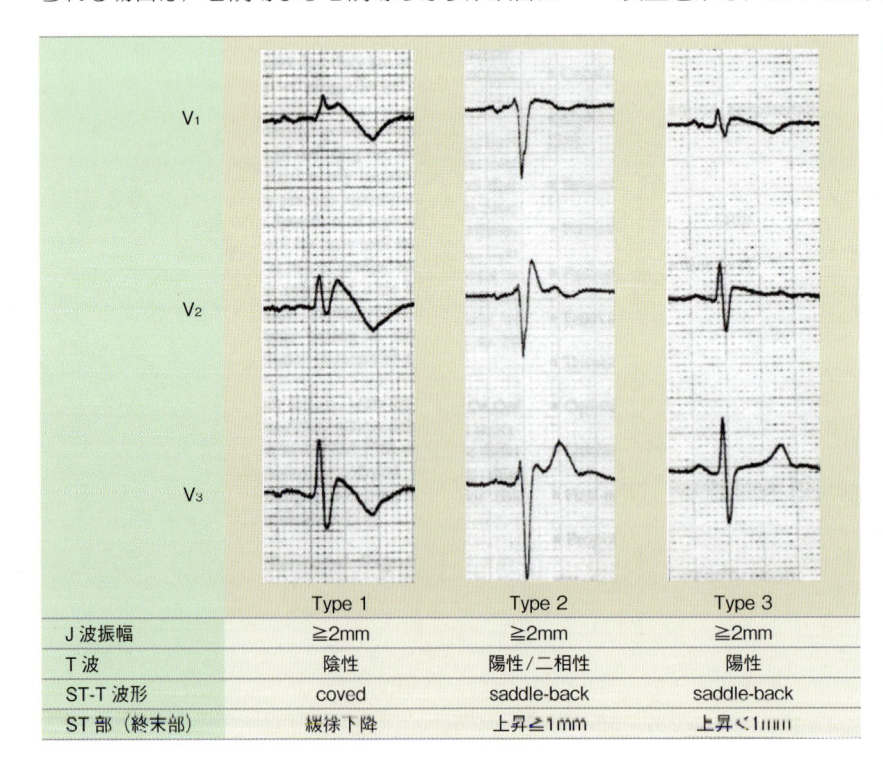

	Type 1	Type 2	Type 3
J波振幅	≧2mm	≧2mm	≧2mm
T波	陰性	陽性／二相性	陽性
ST-T波形	coved	saddle-back	saddle-back
ST部（終末部）	緩徐下降	上昇≧1mm	上昇＜1mm

図5 Brugada症候群における心電図パターン

明らかな器質的心疾患を認めず，しばしば突然死の家族歴がある．特発性心室細動は睡眠時などの安静時に多く出現し，再発率も高い．

(Napolitano CP, et al, 2006[4] より)

てVAT（ventricular activation time）が0.05秒以上を示す．

左脚ブロック

上に凹型のST上昇をV$_{1-3}$で認め，I，V$_{5-6}$でrsR'またはRR'を呈する．またQRSベクトルと反対方向のST低下と陰性Tを示す．

Brugada症候群[3]

心電図で，典型的には右脚ブロック様波形（V$_1$〜V$_2$のrSR'パターン）とV$_1$〜V$_3$にかけてのcoved型，またはsaddleback型のST上昇をきたす[4]（図5）．心室細動のほかに発作性心房細動をきたすこともある．多くの例でST上昇が経時的に変化し，心室細動の直前や直後に，さらにST上昇が顕著となることから，自律神経の影響が示唆されており，夜間に突然死することもある．

心筋炎[5,6]

一般には心症状に先行して，かぜ様症状や消化器症状などが先行し，身体的所見は発熱，脈の異常（頻脈，徐脈，不整脈），低血圧などである．

心筋炎の心電図変化は，時間の経過とともに異常所見が明瞭な変化として現れてくる場合がある．頻度としてはST-T変化が最も多く，ST上昇は心膜炎の合併（心膜心筋炎）を示唆し（図6），急性心筋梗塞と酷似する症例もある．

たこつぼ心筋症[7]

左室心尖部は膨隆し，乳頭筋付着部が開大し，心基部が過収縮した特異な形態の壁運動異常を呈する．女性に多く，突然の胸痛または胸部症状と心電図変化としてST上昇，異常Q波，T波逆転などを認め，心筋酵素の逸脱は明確でなく，左室壁運動異常に合致しない軽微な変化である．発症早期の冠動脈造影上，冠動脈には有意の狭窄病変を認めない．発症には医療行為を含めた身体的および精神的苦痛ないし緊張を背景として発症する病態である[8]．

DCショック後

DCショック後に著明な（10mm以上）ST上昇を認め，DCショック後1〜2分で元に戻る．

心筋外傷

心筋に対する外傷や損傷により，ST上昇を認める．

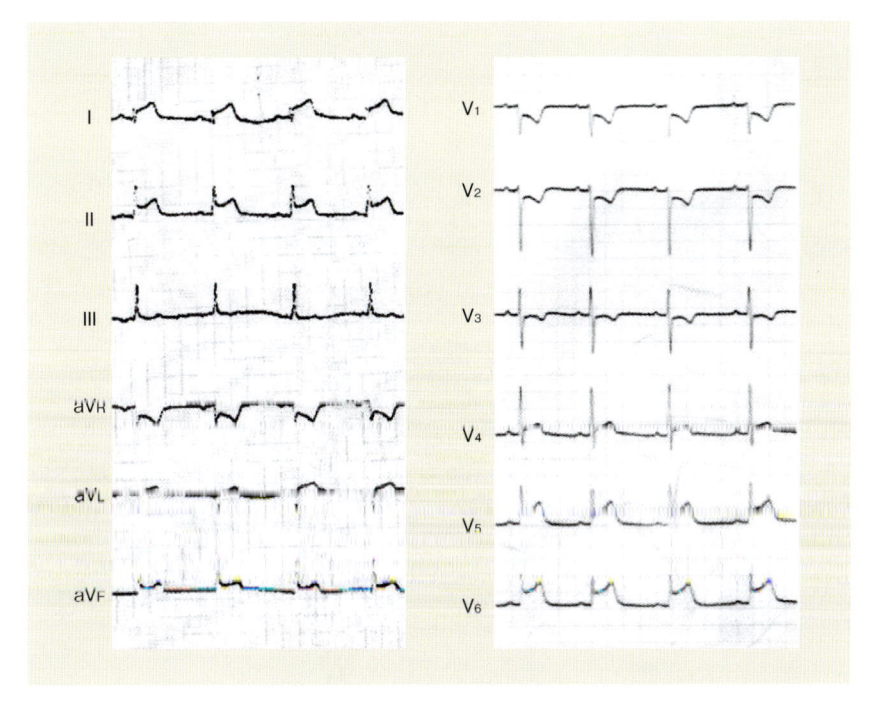

図6 入院1週間前からかぜ様症状が出現し，全身倦怠感にて来院した際の心電図

広範囲な誘導でST上昇がみられる．
（循環器病の診断と治療に関するガイドライン，2004[5]より）

6. 心電図

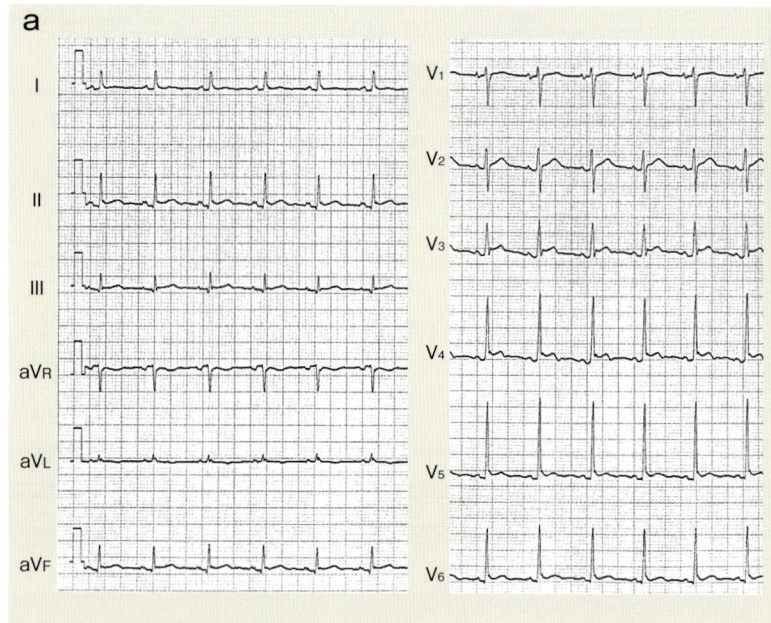

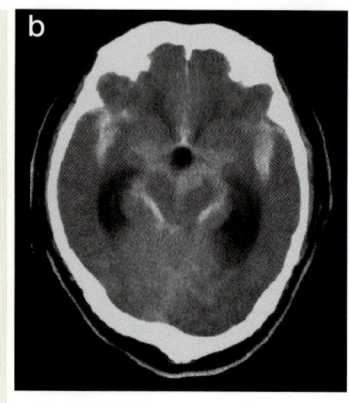

図7 突然の激しい頭痛と嘔吐および意識障害が出現し救急搬送された際の心電図
a：心電図上II, III, aVF, V₂〜V₆の広範なST上昇を認める。
b：同症例の頭部CT。くも膜下腔に高吸収領域がみられる。とくにペンタゴンレベルで中心付近に高吸収領域がみられる。

心膜・心筋傷害以外でみられるST上昇

> 心膜の刺激や心筋の傷害以外でもST上昇を認めることがある。

急性胆嚢炎，高カリウム血症，高カルシウム血症，低体温，頭蓋内出血（くも膜下出血，頭部外傷など）などの循環器疾患以外でもST上昇が認められる。

くも膜下出血の際に認めたST上昇症例を紹介する。

症例は，65歳男性で高血圧の既往があり，突然の激しい頭痛と嘔吐および意識障害が出現した。心電図上，心筋梗塞を疑わせるII，III，aVFおよびV₂〜V₆までのST上昇を認めた（**図7a**）。心エコーでは壁運動異常が認められずCPKの上昇も認められなかった。緊急の頭部CT検査では，くも膜下出血を認めた（**図7b**）。

以上のように，心臓由来以外にST上昇が認められる疾患は救急外来で比較的よくみられ，典型的な症状を欠き，急性心筋梗塞と誤診される症例もある。またこれらの疾患には重症例や緊急を要する症例が多く，ST上昇が必ず心筋梗塞であるという考え方で対処すると，場合によっては予後に影響を与える惨事に結びつく可能性がある。

■引用文献

1. Lange RA, Hillis LD: Clinical practice. Acute pericarditis. N Engl J Med 2004; 351: 2195-2202.
2. Wang K, et al: ST-segment elevation in conditions other than acute myocardial infarction. N Engl J Med 2003; 349: 2128-2135.
3. Brugada P, et al: Right bundle branch block, persistent ST segment elevation and sudden cardiac death: a distinct clinical and electrocardiographic syndrome. A multicenter report. J Am Coll Cardiol 1992; 20: 1391-1396.
4. Napolitano CP, et al: Brugada syndrome. Orphanet J Rare Dis 2006; 1: 35.
5. 循環器病の診断と治療に関するガイドライン（2002-2003年度合同研究班報告）：急性および慢性心筋炎の診断・治療に関するガイドライン．Circ J 2004; 68 (Suppl IV): 1231-1263.
6. Feldman AM, McNamara D: Myocarditis. N Engl J Med 2000; 343: 1388-1398.
7. Kurisu S, et al: Time course of electrocardiographic changes in patients with takotsubo syndrome: comparison with acute myocardial infarction with minimal enzymatic release. Circ J 2004; 68: 77-81.
8. 土橋和文，ほか：臨床：ストレス下における循環器危機とその対応―たこつぼ（型）心筋症：急性発症のストレス心障害．Cardiac Practice 2007; 18: 53-58.

心アミロイドーシスの心電図所見：左室肥大所見を示す症例が10数％存在する

本郷　実
信州大学大学院医学系研究科保健学専攻循環器内科学

心アミロイドーシスの病因，病態，診断

> 原因不明の心不全症状がみられる場合には，つねに心アミロイドーシスの存在を念頭におくことが重要．

アミロイドーシスは特異な蛋白"アミロイド"の細胞外沈着を本態とする疾患で，代表的な全身性アミロイドーシスは，①AL（原発性）アミロイドーシス，②AA（続発性）アミロイドーシス，③ATTR（家族性）アミロイドーシス，④Aβ2M（透析）アミロイドーシス，の4型である．

アミロイド線維の沈着により心障害をきたした病態は心アミロイドーシスとよばれ，全身性アミロイドーシスのうち，最も高率に心アミロイドーシスきたすのはALアミロイドーシス，ついで遺伝性ATTRアミロイドーシスである．AAアミロイドーシス，透析アミロイドーシスでは心病変の合併はまれといわれている．

また，高齢者で難治性の心不全や不整脈をきたした場合には，野生型（正常型）TTRが沈着して生じる老人性全身性アミロイドーシスのほか，高齢発症の家族性アミロイドーシス孤発例も念頭におく必要がある．

ALアミロイドーシスでは心筋細胞周囲の間質や血管壁にアミロイドが沈着し，進行例では心筋細胞がアミロイドによって置換されてしばしば難治性心不全が認められる．一方，熊本県，長野県など日本で最も高率にみられる30番目のvalineがmethionineに変異したVal30Metタイプの家族性アミロイドーシスでは，下肢に初発する感覚障害，自律神経症状，胃腸症状のほか，特殊心筋ならびにこれらに分布する自律神経系の障害により，しばしば多彩な刺激伝導障害，徐脈性不整脈に起因するAdams-Stokes症候群をきたすが，一般に作業心筋へのアミロイド沈着は比較的軽度で，末期に至るまで心不全を呈することは少ない[1,2]．

原因不明の心不全症状がみられる場合には，つねに心アミロイドーシスの存在を念頭におくことが重要である．診断には，腹部脂肪組織・胃・大腸生検によりアミロイド沈着が証明され，特徴的な心エコー，心電図所見，^{99m}Tc-PYP，^{123}I-MIBGなどの心筋シンチグラフィー所見が認められれば，心アミロイドーシスと判断してよい[2]．

心アミロイドーシスの心電図所見

> 右側胸部誘導でQSパターンを示していても，冠動脈造影や心筋シンチに異常のみられないことがある．

心アミロイドーシスでは，低電位差，心筋梗塞様パターン，各種伝導障害，調律障害，異常QRS軸偏位，心室性・心房性不整脈などが高率にみられる．

右側胸部誘導でQSパターンを呈する心アミロイドーシス患者では，一般に，冠動脈造影，安静時^{201}Tl心筋シンチグラフィー所見に異常はなく，

6. 心電図

心電図変化は左脚から心室への広範なアミロイド沈着の進展による刺激伝導障害を反映しているものと推測されている．また，運動負荷により，左側胸部誘導における水平型のST低下を伴う胸痛が誘発された症例も報告されており[1-3]，心筋内小冠動脈壁へのアミロイド沈着による内腔の高度狭窄あるいは閉塞に起因すると考えられている．

> サルコイドーシス，ヘモクロマトーシス，肺気腫，心膜液貯留などとの鑑別も忘れてはならない．

従来，心アミロイドーシスでは左室心筋重量の著明な増加を認めるにもかかわらず心電図上では低電位差（図1）を示す点が，肥大型心筋症など他の肥大心との鑑別上，重要[4]といわれている．しかしサルコイドーシス，ヘモクロマトーシス，肺気腫，心膜液貯留などでも同様の関係が生じる場合があり，診断には注意を要する．低電位差は，前胸部誘導よりも肢誘導に高率に出現し，その頻度はALアミロイドーシスで42〜70％[3,5,6]，Val30Metタイプの家族性アミロイドーシスで12％[3]と報告されている．

一方，最近，左側胸部誘導でストレイン型のST低下，陰性T波を伴う左室肥大所見（図2）を示す心アミロイドーシス例が10数％存在することが明らかにされている[3]．

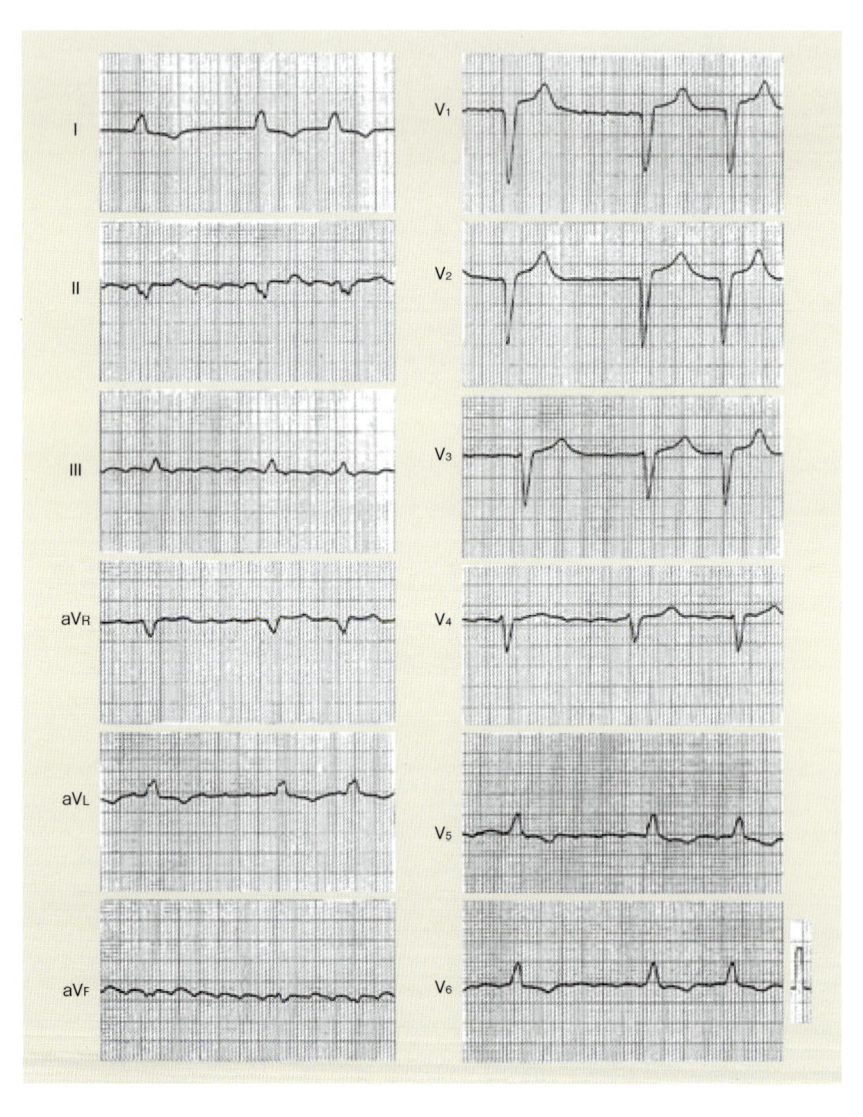

図1 Val30Metタイプの家族性アミロイドーシスの心電図変化

50歳，女性．心房粗動，肢誘導低電位差，完全左脚ブロックを呈する．

（本郷　実ほか，1999[1]　より）

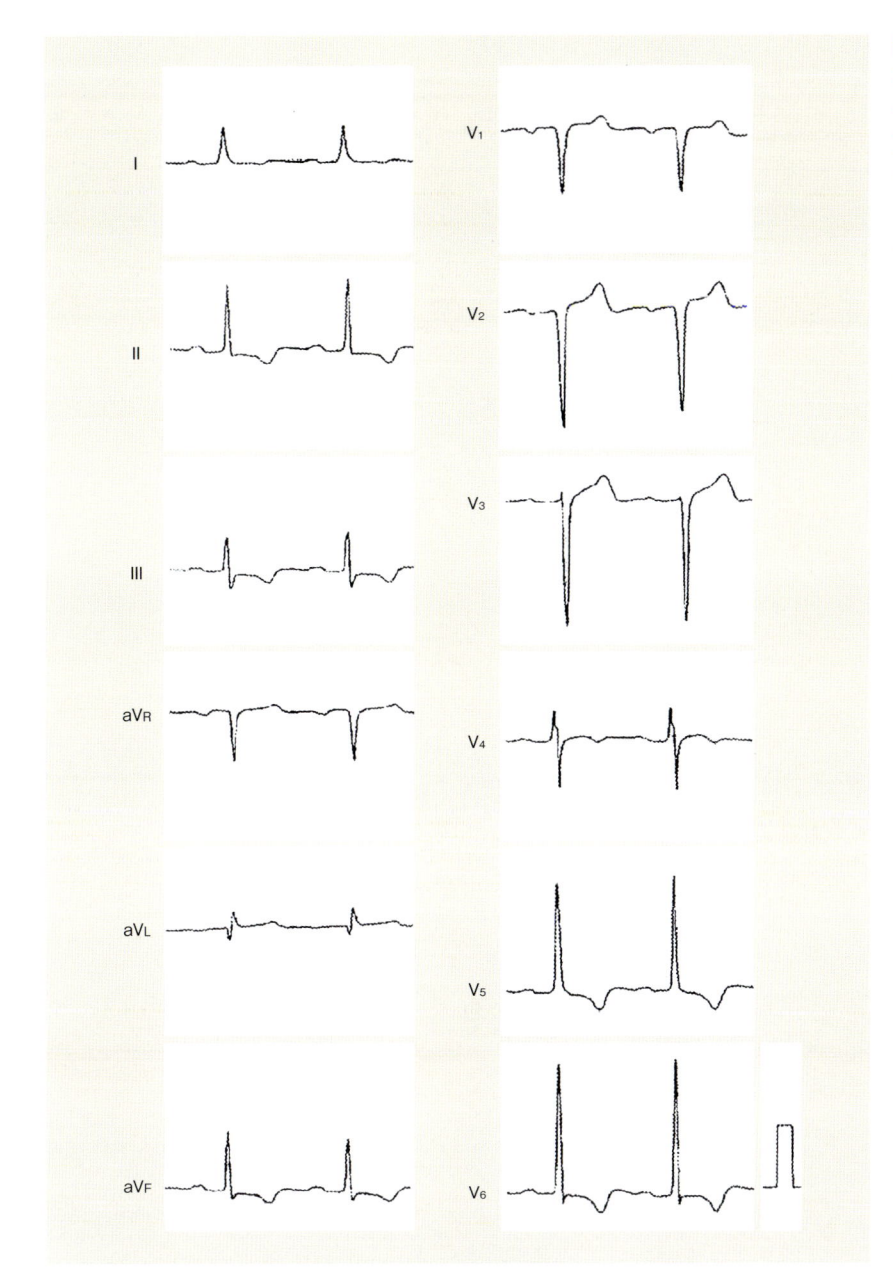

図2 左室肥大所見を示したALアミロイドーシスの心電図変化

53歳，男性．$V_{1,2}$ でQSパターン，$V_{5,6}$ で高電位とストレイン型のST低下および陰性T波が認められ，II, III, aVFでもST低下および陰性T波を呈する．本例は労作時の胸痛を主訴として来院したが，冠動脈造影では異常所見なく，心筋生検で心アミロイドーシスと診断された．

（本郷 実ほか，1999[1]）より）

> 心電図上で，左室肥大が12～16％に認められた．

ALアミロイドーシスとVal30Metタイプの家族性アミロイドーシスの12誘導およびHolter心電図所見を対比検討したわれわれの成績[4]では，左室肥大所見が認められたのはALアミロイドーシス33例中4例（12％），家族性アミロイドーシス60例中2例（3％）であり，ALアミロイドーシスに高い傾向がみられたが，これら6例中で高血圧を呈した症例はなかった．

また，心内膜心筋生検，手術標本で心病変が確認されたALアミロイドーシス127例の心電図所見を検討したテキサス大学，Mayo Clinicの報告[5]では，20例（16％）に左室肥大所見が認められ，前胸部誘導で高電位を呈する症例が大半を占めた．興味深い点は，これらのうち5例では前胸部誘導で左室肥大所見を示し，肢誘導では低電位差が認められたことである．

6. 心電図

表　ALアミロイドーシスにおける心電図左室肥大所見の有無による既往歴, 身体所見, 心電図, 心エコー所見, 予後の比較

		左室肥大 (−)	左室肥大 (+)
症例数		107	20
既往歴	高血圧 (%)	27	30
	心不全 (%)	55	50
	胸痛 (%)	28	30
	失神 (%)	22	20
身体所見	浮腫 (%)	84	65
	胸部ラ音 (%)	54	50
心電図	低電位差 (%)	50	25
	心房細動/粗動 (%)	7	25
	非特異的心室内伝導遅延 (%)	11	40
	心筋梗塞様パターン (%)	45	60
心エコー	平均心室中隔厚 (mm)	16	16
	平均左室後壁厚 (mm)	15	15
	心膜液貯留 (%)	54	30
	平均左室駆出率 (%)	46	40
平均生存期間 (日)		159	190

(Murtagh B, et al, 2005[5] より)

> 左室肥大群では平均生存期間が延長していた.

心電図上の左室肥大所見の有無により高血圧などの既往歴, 臨床症状, 身体所見, 心エコー検査による心室壁厚に差はみられなかったが, 左室肥大群では低電位差, 中等度以上の心膜液貯留の頻度が低く, 左室駆出率は低値を示した. また, 左室肥大群では心房細動・粗動などの調律障害, 非特異的心室内伝導遅延の頻度が高率で, 平均生存期間は延長していた (表). 一方, Falk[7] は, ALアミロイドーシスでときどきみられる心電図上の左室肥大所見に関して, 高血圧など合併する他疾患の病態を反映していると述べている (⇒**Point!**).

今後, 症例の蓄積と詳細な解析により心アミロイドーシスで左室肥大所見を示すメカニズムについての解明が望まれる.

Point! なぜ心電図上で左室肥大所見が?

心アミロイドーシスで心電図上左室肥大を示す正確なメカニズムは不明であるが, 本所見の存在は高血圧など他疾患合併や心膜液貯留との関連を示している可能性がある.

■引用文献

1. 本郷　実, ほか:心アミロイドーシス. 綜合臨床 1999; 693-699.
2. 本郷　実:心アミロイドーシス. 別冊日本臨床 2008; 循環器症候群 (第2版) III : 149-154.
3. Hongo M, et al: Comparison of electrocardiographic findings in patients with AL (primary) amyloidosis and in familial amyloid polyneuropathy and anginal pain and their relation to histopathologic findings. Am J Cardiol 2000; 85: 849-853.
4. Carroll JD, et al: Amyloid cardiomyopathy: characterization by a distinctive voltage/mass relation. Am J Cardiol 1982; 49: 9-13.
5. Murtagh B, et al: Electrocardiographic findings in primary systemic amyloidosis and biopsy-proven cardiac involvement. Am J Cardiol 2005; 95: 535-537.
6. Dubrey SW, et al: The clinical features of immunoglobulin light-chain (AL) amyloidosis with heart involvement. Quart J Med 1998; 91: 141-157.
7. Falk RH: Diagnosis and management of the cardiac amyloidoses. Circulation 2005; 112: 2047-2060.

7.
冠危険因子, 凝固, 血栓, マーカー, その他

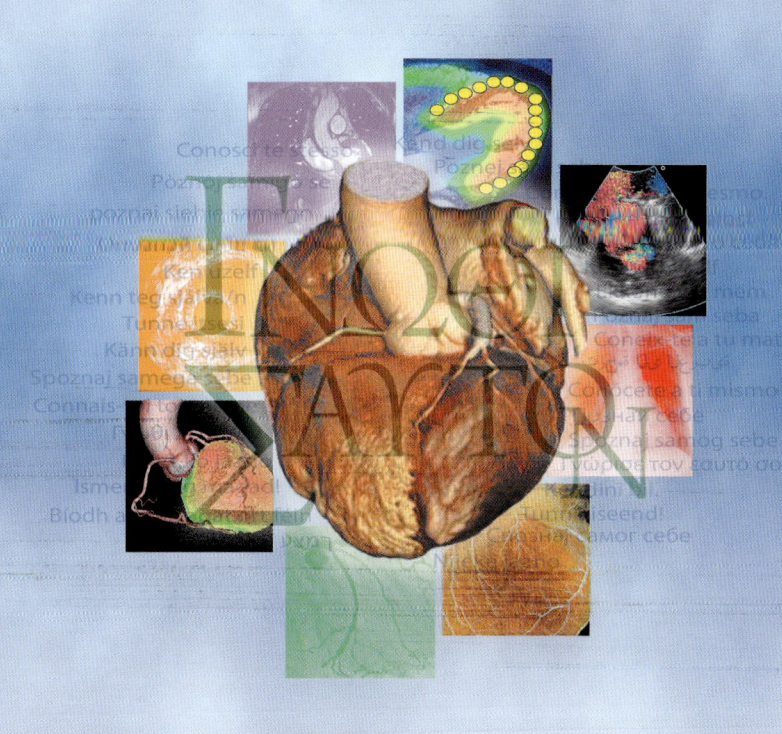

7. 冠危険因子，凝固，血栓，マーカー，その他

空腹時血糖とHbA1cだけでは，虚血性心疾患に多い隠れた糖尿病や耐糖能異常を診断できない

石原正治
広島市立広島市民病院循環器内科

虚血性心疾患と耐糖能異常

> 糖尿病だけではなく，耐糖能異常（IGT）も同様に虚血性心疾患の重要な危険因子である．

糖尿病が虚血性心疾患の発症に関与する危険因子であることはよく知られているが，耐糖能異常（impaired glucose tolerance：IGT）も糖尿病に劣らず重要な因子である．日本のFunagata研究は，一般住民を対象に経口ブドウ糖負荷試験（OGTT）を行い，7年間追跡した（図1）[1]．予想されるように，糖尿病と診断された患者は早期から7年後まで心事故が多く発生した．興味深いことに耐糖能異常は診断後，数年間は心事故の発生が少なく正常耐糖能例と変わりなかったが，5年目ごろから心事故が増加し，7年目には糖尿病と同等に予後不良であった．同時に，空腹時血糖で糖尿病と診断された患者の長期予後は，OGTTで診断された患者と同様に不良であったが，空腹時血糖障害（impaired fasting glucose：IFG）は正常例と変わりなく予後良好であった．このことからも，空腹時血糖だけで将来の心血管事故を予測することは困難であり，OGTTを行い糖尿病と耐糖能異常を診断することが重要である．

すでに虚血性心疾患を発症した症例でも，糖尿病と同様に耐糖能異常も予後の重要な規定因子である．民田らは，急性心筋梗塞（AMI）の慢性期にOGTTを行い，退院後の予後を検討した（図2）[2]．

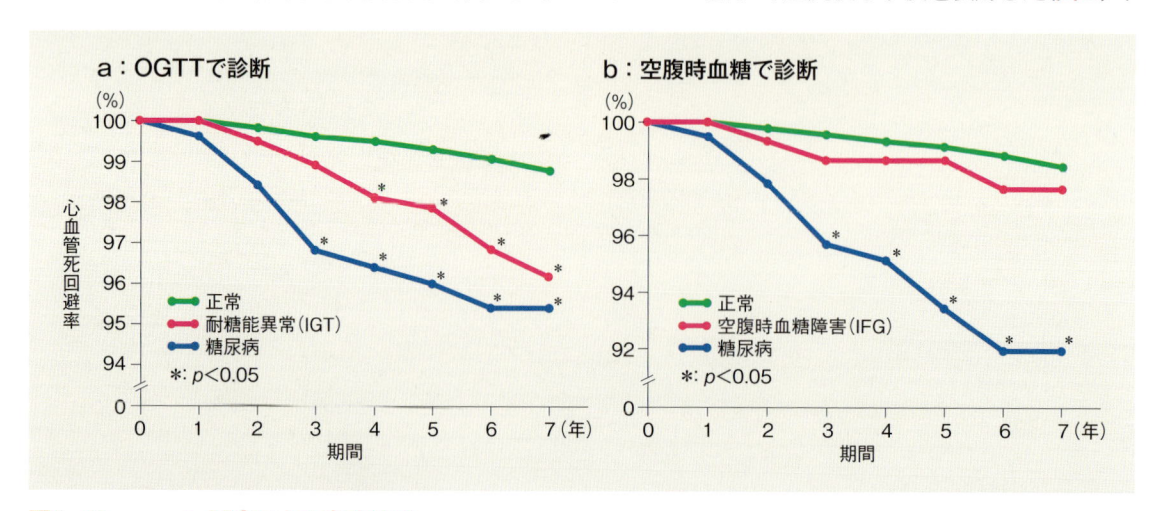

図1 Funagata研究による追跡結果

a：一般住民を対象としたOGTTにより，糖尿病と診断された患者は早期から7年後まで心事故が多く発生した．耐糖能異常（IGT）は，診断後の数年間は心事故の発生が少なく，正常耐糖能例と変わらなかったが，5年目ごろから心事故が増加し，7年目には糖尿病と同等に予後不良であった．
b：空腹時血糖で糖尿病と診断された患者の長期予後は，OGTTで診断された患者と同様に不良であったが，空腹時血糖障害（IFG）は正常例と変わりなく予後良好であった．

（Tominaga M, et al, 1999[1]より）

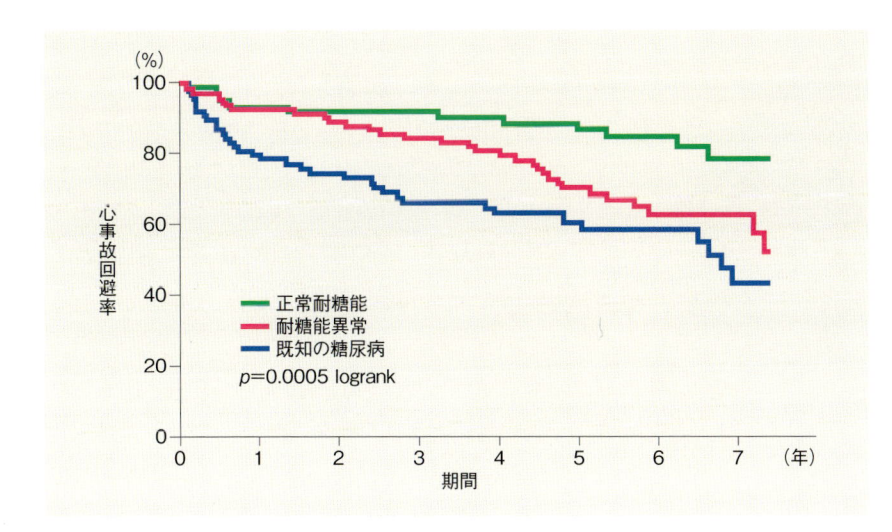

図2 急性心筋梗塞において新規に診断された糖代謝異常（糖尿病と耐糖能異常）の長期予後に及ぼす影響

正常耐糖能に比べ既知の糖尿病では当初から予後不良であった。一方、新規に診断された耐糖能異常は3年過ぎごろから徐々に予後が悪化し、7年後には既知の糖尿病と同等レベルまで予後不良であった。

(Tamita K, et al, 2007[2] より)

　その結果，既知の糖尿病は早期から心事故を発生しやすいが，新規に診断された糖代謝異常（糖尿病と耐糖能異常）も長期予後は不良であり，急性心筋梗塞後の二次予防においても，OGTTで初めて診断された糖代謝異常が，既知の糖尿病と同様に重要であることが示された．

　このように，虚血性心疾患ではOGTTで初めて診断された糖尿病（新規糖尿病），すなわち一般的には軽症と考えられている新規糖尿病や，糖尿病の一歩手前として放置されることの多い耐糖能異常の重要性を認識することが必要である．

隠れた糖尿病と耐糖能異常の診断

虚血性心疾患，とくに急性冠症候群では既知の糖尿病がなくても，OGTTを行うと約半数に新規糖尿病や耐糖能異常を認め，これらは空腹時血糖やHbA1cでは診断できない．

　虚血性心疾患における糖尿病の占める割合は25～40％までと幅があるが，一般に日本では高率とする報告が多い．このような症例は虚血性心疾患を合併した糖尿病としての治療対象となるが，ACCORD試験やADVANCE試験でも示されたように，罹病歴の長い確立された糖尿病は強化療法を行っても心血管事故を予防することは困難な場合が多い．

　その一方，STOP-NIDDM試験では，糖尿病を発症する前の耐糖能異常に食後高血糖の抑制効果があるαグルコシダーゼ阻害薬を投与することにより，心血管事故を有意に予防できることが示されており，未診断の糖尿病や耐糖能異常を診断して，早期に治療介入（食事指導などの生活習慣の改善と食後高血糖やインスリン抵抗性をターゲットとした薬物治療）を行うことが必要である．

　このような虚血性心疾患のうち，隠れた糖代謝異常はどのくらいの割合で存在するのであろうか．Norhammarらは，糖尿病の既往のない急性心筋梗塞の発症3日目にOGTTを行い，糖尿病が31％に，耐糖能異常が5％に診断されたと報告している[3]．また，Euro Heart Survey on diabetes and the heart研究では，糖尿病の既往のない虚血性心疾患1,920例にOGTTを行い，新規糖尿病を18％，耐糖能異常を32％に診断したと報告している[4]．筆者らの検討でも，糖尿病の既往のない急性心筋梗塞200例に，発症後1週間後にOGTTを行ったところ，新規糖尿病を20％，耐糖能異常を28％に認めた．これに既知の糖尿病（27％）を加えると，4人に3人が糖代謝異常を有していた（図3）[5]．

　OGTTにより，新規に診断された新規糖尿病や耐糖能異常の特徴を，既知の糖尿病と比べてみると，空腹時血糖は耐糖能異常と糖代謝異常のないもの（normal GTT）はほぼ同等で，新規糖尿病は

7. 冠危険因子，凝固，血栓，マーカー，その他

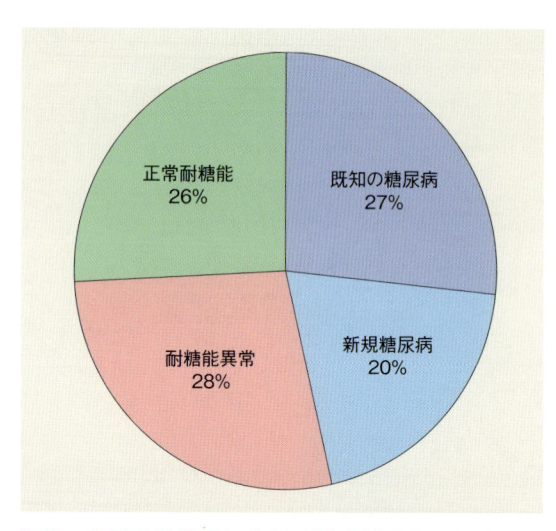

図3　急性心筋梗塞における糖代謝異常の頻度

既知の糖尿病 27％に加え，OGTT により新規糖尿病が 20％，耐糖能異常が 28％に診断された．正常耐糖能は 26％にすぎなかった．

(Ishihara M, et al, 2006[5]) より改変)

耐糖能異常より高いものの，既知の糖尿病に比べると有意に低値であり，空腹時血糖による診断基準を用いると新規糖尿病はわずか7％にしか診断されなかった．しかも久山町研究でも示されているように，空腹時血糖障害（IFG）は耐糖能異常よりも心血管事故の予測因子となりがたいことを考えると，急性心筋梗塞後の糖代謝異常の診断に空腹時血糖のみでは不十分なことは明らかである．HbA1c については，既知の糖尿病の中央値が6.6％と明らかな異常値を示しているのに対し，normal GTT，耐糖能異常，糖尿病のあいだには大きな差はなく，新規糖尿病においてもHbA1c の中央値は5.4％にすぎず，70％以上の症例は6.0％未満であった．

図3で示したように，長期の心事故に関して既知の糖尿病と同様に重要な因子である新規糖尿病や耐糖能異常は，急性心筋梗塞の約半数を占めており，しかも生活習慣の改善や薬物療法などの早期の治療介入により，既知の糖尿病以上に治療効果が期待できる可能性もある．しかし，新規糖尿病や耐糖能異常は空腹時血糖やHbA1c だけでは多くの症例を診断することができない（⇒ Point!）．

Point! PCI後の適切な管理が，予後を改善する

虚血性心疾患の治療は冠動脈インターベンション（PCI）で終わるのではなく，むしろその後の適切な管理が長期予後の改善にとって，より重要であることを改めて強く認識する必要がある．そのためにも，OGTTにより新規糖尿病や耐糖能異常などの危険因子を評価すべきである．

■引用文献

1. Tominaga M, et al: Impaired glucose tolerance is a risk factor for cardiovascular disease, but not impaired fasting glucose. The Funagata Diabetes Study. Diabetes Care 1999; 22: 920-924.
2. Tamita K, et al: Impact of newly diagnosed abnormal glucose tolerance on long-term prognosis in patients with acute myocardial infarction. Circ J 2007; 71: 834-841.
3. Norhammar A, et al: Glucose metabolism in patients with acute myocardial infarction and no previous diagnosis of diabetes mellitus: a prospective study. Lancet 2002; 359: 2140-2144.
4. Bartnik M, et al: The prevalence of abnormal glucose regulation in patients with coronary artery disease across Europe. The Euro Heart Survey on diabetes and the heart. Eur Heart J 2004; 25: 1880-1890.
5. Ishihara M, et al: Is admission hyperglycemia in non-diabetic patients with acute myocardial infarction a surrogate for previously undiagnosed abnormal glucose tolerance? Eur Heart J 2006; 27: 2413-2419.

コレステロール測定により，心疾患をどこまで評価できるか

朔 啓二郎
福岡大学医学部心臓・血管内科学

プライマリー治療ターゲットとしてのLDL-C

> LDL-Cの積極的低下療法の意義は確立されてきたが，複合型脂質異常症では十分な脂質管理が望めないケースもある．

　積極的LDL-C低下療法が冠疾患一次・二次予防に重要であること，冠疾患の発症や再発のリスクと血漿LDL-C値の間にはlog-linearな関係がみられることなどが注目されている．

　脂質低下薬には，スタチン，フィブラート，エゼチミブ，レジン，ナイアシン，魚油（n-3PUFA，EPA＋DHA）などがあるが，スタチンの臨床的有用性はCholesterol Treatment Trialists' Collaborationメタ解析[1]でも示されたように，LDL-C 40mg/dLの低下でmajor vascular eventは21％低下している．スタチン単独療法で目標LDL-C値に達することもあるが，肥満，メタボリックシンドローム，糖尿病を合併した複合型脂質異常症では十分な脂質管理が望めないケースも多い．

　しかし，近年，コレステロール合成と吸収の両面からのアプローチ治療，スタチンとフィブラートの併用，スタチンとEPA＋DHAの併用，エゼチミブとフィブラートの併用（alternative nonstatin combination）など，さまざまなコンビネーションのオプションが可能になった．心疾患治療の手段としてスタチンを始めとする脂質低下療法は，インターベンション，アスピリン，各種降圧薬の使用同様，必須なものとして認識されている．

> イベントフリー生存率では，hs-CRP高値・LDL-C低値群のほうが，hs-CRP低値・LDL-C高値群に比べてよくなかった．

　動脈硬化は炎症のフェノタイプともいわれているが，生体炎症の程度を把握する指標としてhs-CRPがある．LDL-Cで層別しても同様にCRPが高くなるにつれリスクは増大するが，イベントフ

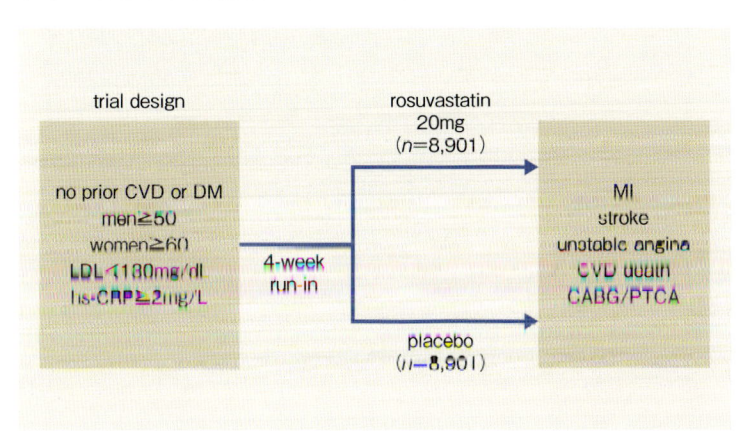

図1 JUPITERの結果

2008年AHA（New Orleans）で発表された．LDL-C＜130mg/dL，hs-CRP≧2mg/Lの心疾患，糖尿病などのない症例（一次予防）にロスバスタチン20mg/dayもしくはプラセボを投与して，さまざまなイベント発症をエンドポイントにした研究で，プライマリーエンドポイントのイベント低下率はプラセボ群に比較して，実薬群で-44％だった．高CRPの場合，低LDL-C症例にも積極的な脂質低下が効果的であったこと，またそのような症例にロスバスタチン20mg/dayは安全であった．

（Ridker PM, et al, 2008[2]より）

321

7. 冠危険因子，凝固，血栓，マーカー，その他

リー生存率では，hs-CRP高値，LDL-C低値群のほうが，hs-CRP低値，LDL-C高値群に比べよくない．PROVE IT-TIMI22の結果からは，スタチン使用によりhs-CRP低下はLDL-C同様の効果があること，LDL-Cが70mg/dL未満，hs-CRPが2mg/L未満が最高の生存を示した．スタチンは一般にCRPを15%低下させるが，CRPがバイスタンダーなのか，原因的カルプリットなのか注目されるなか，2008年AHAで発表されたJUPITERの結果[2]はCRPの臨床的位置づけをさらに推し進めた（図1）.

しかしながら，1974年にLDL受容体が発見され，1976年にスタチンの発見があり，2005年にはアトロバスタチンの年商が130億ドルに達した．この30年間，心疾患のプライマリー治療ターゲットとしてLDL-C低下の意義はエビデンスとともに不動である．

non-HDL-Cの位置づけ

> 日常診療で簡単に計測できるnon-HDL-Cの応用を考える．

中性脂肪（TG）が＞200mg/dLを超えると，レムナント粒子の増加，VLDL-Cの増加があるの

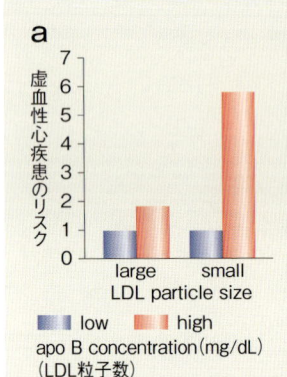

図2 LDL-C, LDL-Pと心疾患発生の関連

小粒子高比重（small dense）LDLがイベント増加につながり（a），LDL-CとLDL-P（LDL粒子数）を同時にモデルに入れて解析すると，粒子数が有意にイベントリスクと関連した（b）.
(a：Lamarche B, et al, 1997[5]；b：El Harchaoui K, et al, 2007[4]より)

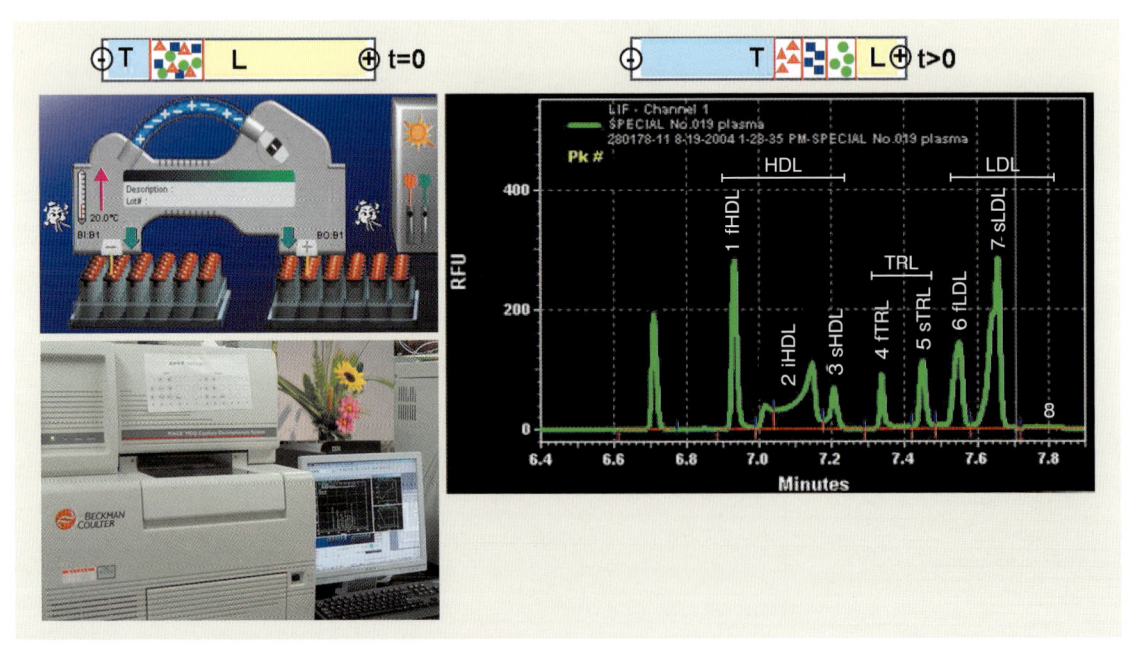

LDL-CとLDL-P(粒子数)の4分位を一つのモデルに入れ解析
LDL Size Quartile (Epic-Norfolk Prospective Population Study)

	1	2	3	4	p value*
LDL-C	1.00	1.23 (0.97~1.57)	1.13 (0.88~1.45)	1.22 (0.92~1.61)	0.3
LDL-P	1.00	1.18 (0.93~1.51)	1.39 (1.08~1.79)	1.78 (1.34~2.37)	0.0001

Odds ratios (95% confidence intervals) were calculated by conditional logistic regression adjusted for smoking and systolic blood pressure.
* p for linear trend

図3 キャピラリー等速電気泳動(cITPリポ蛋白分析システム)

血液中のリポ蛋白コレステロールを荷電により分画する．LDLをfLDL, sLDLに分け，fLDLが酸化修飾されたatherogenicな分画となる

7. 冠危険因子，凝固，血栓，マーカー，その他

で，NCEPATPIIIガイドライン[3]ではnon-HDL-CをLDL-Cの次の治療ターゲットにしている．これは，総コレステロールからHDL-Cをマイナスした値であるが，LDL-C，VLDL-C，IDL-C，カイロミクロンレムナント，Lp(a)を含有する．

non-HDL-Cの基準値はLDL-Cに30mg/dL加えた値が目標になるが，これはアポBと相関するためatherogenicな粒子数を反映する．さらに中性脂肪が高くない症例でもLDL-Cより心疾患を規定するとのデータもある．日本の動脈硬化性疾患予防ガイドライン2007年版では，non-HDL-Cはメタボリックシンドローム(MetS)/高中性脂肪血症における測定(計算)の意義と管理意識を指摘しているので，日常診療でも容易に用いられる．

LDL粒子数とサイズ

> LDL粒子数やサイズを測定することは，心疾患発症リスクを予知でき，薬剤使用の方向性決定に役立つものである．

LDL粒子が冠動脈硬化進展に寄与する．LDL粒子をNMRスペクトロスコピーで分析し，将来の心疾患発症との関連をみた報告によると，25,663人のEPIC-Norfolk studyのなかから6年以内に冠疾

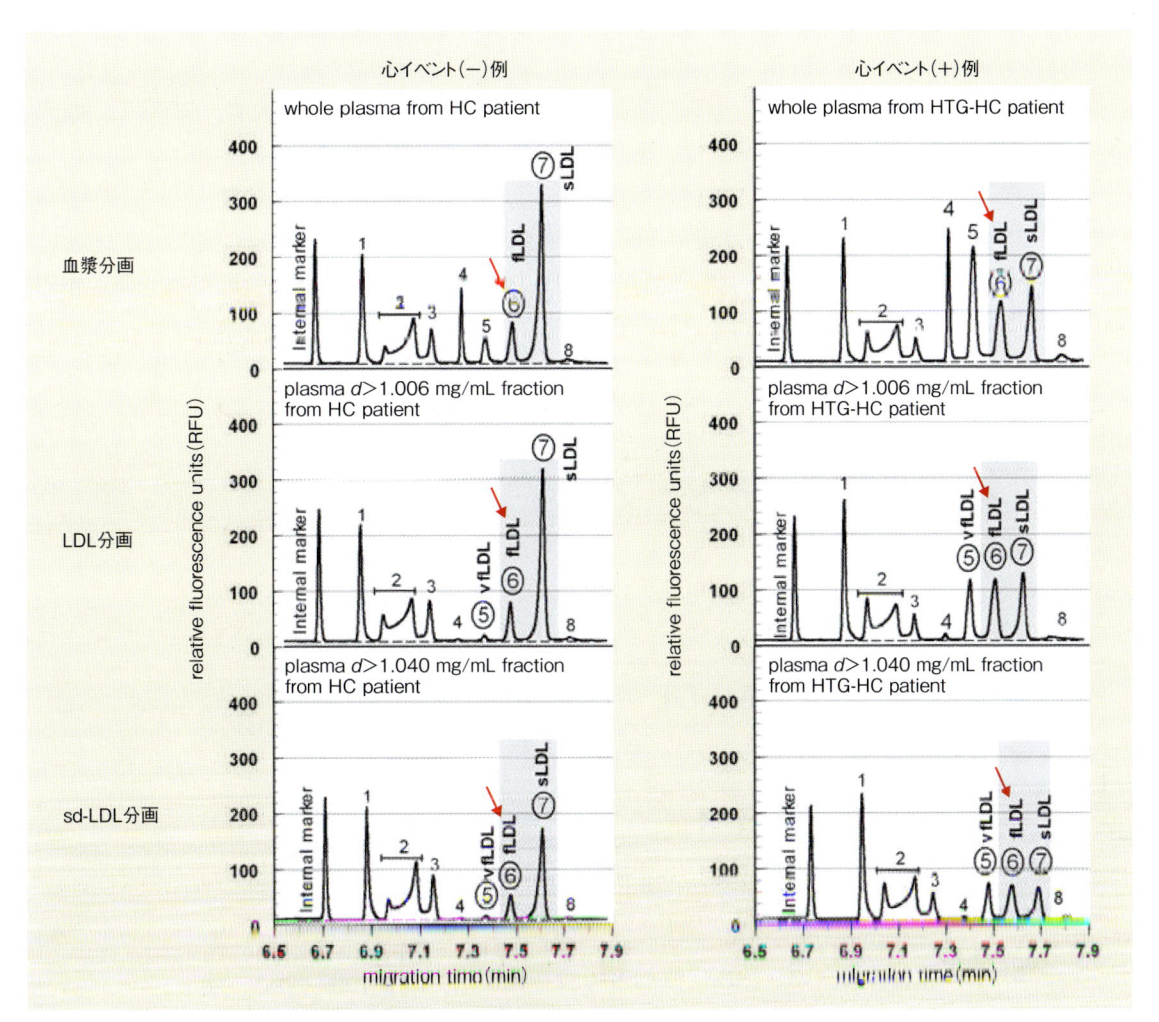

図4 キャピラリー等速電気泳動(cITPリポ蛋白分析システム)による分析例

同一のLDL-C値(130mg/dL)であってもfLDL，sLDLの分布が異なる．LDL分画，sd-LDL分画においては，vfLDL，fLDLが多いほど，酸化修飾されたLDLが多いことになる．

7. 冠危険因子，凝固，血栓，マーカー，その他

> **Point!**
> **心疾患評価のための コレステロール測定**
>
> LDLの測定は，量的評価，粒子サイズからの検討，比重，荷電による分画からの検討や，non-HDL-Cとしてのアプローチなど，さまざまなものがあることを臨床の現場で考える必要がある．きめ細かな測定が，薬剤選択の理由や病態把握の診療手法のステップアップにつながる．

患を発症したケース1,003人と，年齢・性別などをマッチさせたコントロール1,885人の単変量解析では，LDL粒子数（OR：2.0, 95% CI：1.58〜2.59），non-HDL-C（OR：2.14, 95% CI：1.69〜2.69）は，ともにLDL-Cよりも心疾患発症と強く関連していた[4]（図2）．

LDL粒子数とnon-HDL-Cはフラミンガムリスクスコアで補正しても，将来の心疾患発症に同等のlinear trendがある．とくに中性脂肪が高値であると小型LDL粒子の産生が多く，LDL-C量はLDL粒子数と解離するため，LDL-C量のアンダーエスティメートが生じる．また，メタボリックシンドロームを始め，中性脂肪が豊富になるとコレステロールエステル転送蛋白が活性化しHDL-Cを低下させるため，中性脂肪値，HDL-C値は，LDL-Cよりも LDL粒子数とより強い相関がある（図2）[4,5]．その結果，中性脂肪やHDL-C値で補正すると，LDL粒子数と心疾患発症リスクはかえって軽減される可能性がある．

陰性荷電LDLと酸化変性LDL

> LDL-Cが正常範囲でも，LDL亜分画のcITP fLDLが高値の症例はイベントリスクが高い．

血液中に酸化LDL，糖化LDLなどを含む変性LDLが存在する．これらの変性LDLは陰性荷電（negative charge）を有するという共通の特性を持つ．筆者らはこの特性を利用したキャピラリー等速電気泳動（cITP）法による血中における動脈硬化性のLDL亜分画を定量する方法とその意義を検討してきた（図3, 4）．

ヒト血漿リポ蛋白はcITP法によって3つのHDL分画，2つの中性脂肪豊富リポ蛋白分画（chylomicron/remnant分画とVLDL/IDL分画），2つのLDL分画に分離された．LDLはfirst migrating LDL（fLDL）とslow migrating LDL（sLDL）亜分画に分離される．超遠心により分離したLDLをCu^{2+}により酸化させた後，cITP LDL亜分画分布の変化を観察すると，cITP sLDL分画が減少し，cITP fLDL分画が増加した．つまり，sLDL分画は酸化過程中にfLDLに変換された[6]．すなわち，体内に存在する酸化LDLをcITP fLDLとして測定できる．

cITP fLDL分画はsmall dense LDLを多く含む分画であり，βVLDLまでも含む．cITP fLDLと心疾患危険因子および頸動脈内膜・中膜複合体厚（IMT）との関連を検討したが，LDL-Cが高値でcITP fLDLが高値のときIMTが有意に厚くなる．cITP fLDLは，HOMA-IR（インスリン抵抗性指標）と正相関，男性においてアディポネクチンと逆相関したことから，メタボリックシンドロームの診断要素と深く関与するバイオマーカーと考えている．つまり，正常範囲のLDL-Cでも，cITP fLDL分画が多い症例はよりイベントリスクが高い（⇒**Point!**）．

■引用文献

1. Baigent C, et al: Efficacy and safety of cholesterol-lowering treatment: prospective meta-analysis of data from 90,056 participants in 14 randomised trials of statins. Lancet 2005; 366: 1267.
2. Ridker PM, et al: Rosuvastatin to prevent vascular events in men and women with elevated C-reactive protein. N Engl J Med 2008; 359: 2195.
3. Grundy SM, et al: Implications of recent clinical trials for the National Cholesterol Education Program Adult Treatment Panel III guidelines. Circulation 2004; 110: 227.
4. El Harchaoui K, et al: Value of low-density lipoprotein particle number and size as predictors of coronary artery disease in apparently healthy men and women: the EPIC-Norfolk Prospective Population Study. J Am Coll Cardiol 2007; 49: 547.
5. Lamarche B, et al: Small, dense low-density lipoprotein particles as a predictor of the risk of ischemic heart disease in men. Prospective results from the Québec Cardiovascular Study. Circulation 1997; 95: 69-75.
6. Zhang B, et al: Relation between insulin resistance and fast-migrating LDL subfraction as characterized by capillary isotachophoresis. J Lipid Res 2005; 46: 2265-2277.

LDL-コレステロール値だけで，すべての動脈硬化リスクを評価できない

道下一朗
横浜栄共済病院循環器内科

LDL-コレステロール（LDL-C）値だけでは，すべての脂質異常症による動脈硬化リスクは評価できないのは，昨今，当然と考えられるが，このスタチン全盛時代にLDL-C万能主義がはびこっているようで，過去数十年，この脂質代謝異常に携わってきた者として，その歴史を振り返ってみたい．

コレステロールの代謝

生体内ではコレステロールの源は，外因性コレステロール（食事由来）と内因性コレステロール（肝臓由来）の2種類がある．

図に示したように，ステロール環を有するコレステロールは，体内では貴重な存在で，生合成するためには多量のエネルギーが必要とされるため，余すことなく利用され代謝されている．

変性LDL

> 変性LDLは理論上の存在と考えられた時期もあったが，酸化LDL抗体が発見され，流血中でも測定できるようになった．

LDLは大事な運搬粒子であり，生体に必要なステロール環を含み，これ自身は悪玉ではない．

動脈硬化巣ではマクロファージが脂質を取り込み泡沫化して動脈硬化巣が形成されていくことが病理学的に観察されている．マクロファージ細胞実験ではLDL-Cは，まったく細胞内に取り込まれず，細胞は泡沫化しない[1]．ところが，人工的にLDL-Cを変性させると，見事に細胞がその変性LDL-Cを取り込み泡沫化することが観察された．

変性の方法としては，さまざまな方法が試され，人工的な多くの変性でマクロファージに取り込まれた．このため生体内でどのような変性がなされ，どのような変性LDLが存在するのかが探求された．初期には，生体内で変性LDLは発見されず，仮定で変性LDLが語られていた．つまり，変性LDLは局所で発生する．LDLが到達した末梢組織で細胞間隙に発生しすぐに取り込まれる．このため測定できない．また，細胞間質液はリンパ管につながっていることからリンパ液内の変性LDLの検討，測定もなされた．このように，変性LDLは，頭の中でしか認められていなかった．

流血中には，多くの抗酸化物質が存在し，血中に酸化LDLは存在できないのではないかと思われ，測定もされなかった．しかし，その後LDL抗体が流血中から発見，精製され，血中の酸化LDLの存在が期待された．血中の酸化LDL-Cの抗体が板部らにより精製され，キットで血中の酸化LDLが測定可能で，多くの病態解明に役立っている[2]．

では，なぜ高LDL-C血症では動脈硬化疾患が疫学研究で多いのか．その説明としては，LDL-Cが高いと血中で停滞し，できるであろう変性LDL-CもLDL-Cと同じまたはより多くの割合で存在するであろうからと考えられている．このように実は，根拠は理論的にも浅いものでしかない．そのため，著者らは，この酸化LDLを流血中でも測定できるように，臨床でのさまざまな病態で測定し報告した[3,4]．

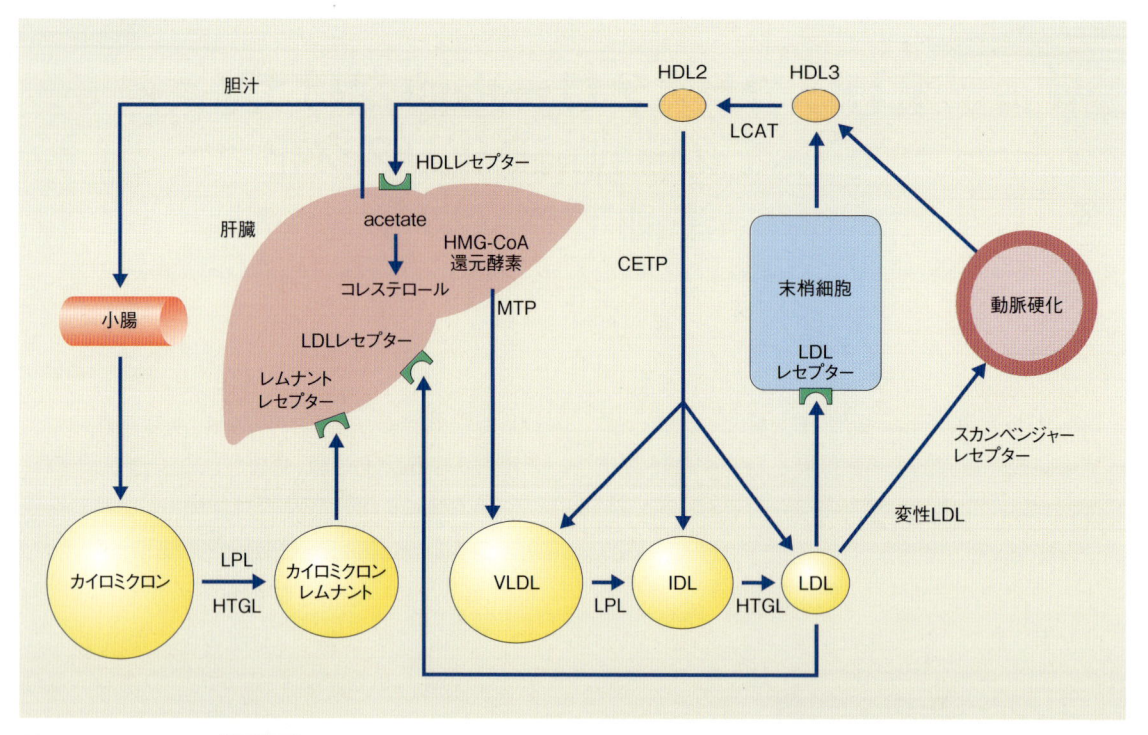

7. 冠危険因子，凝固，血栓，マーカー，その他

図 コレステロール代謝経路

外因性コレステロールは，食事性コレステロールとして，小腸でNPC1L1（Niemann-Pick C1 like 1 protein）を介して取り込まれ，ACAT（Acyl-CoA cholesteryl acyltransferase）でエステル化を受けコレステロールエステル（CE）となり，アポB-48と結合しリンパ管へカイロミクロンとして分泌される．分泌されたカイロミクロンは，リポ蛋白リパーゼ（lipoprotein lipase：LPL）酵素により加水分解を受けてカイロミクロンレムナントになり，ただちに肝臓内へ取り込まれる．一方，内因性コレステロール（肝臓由来）は，酢酸（acetate）を原料とし，HMG-CoA還元酵素を律速酵素として生合成され，ACATでエステル化されCEとなり，アポB-100と結合しVLDL（very-low-density lipoprotein）として血中に放出される．いったん放出されたVLDLはLPL，HTGL（hepatic triglyceride lipase）で加水分解を受けてエネルギーを放出しながらLDLとなる．
LDLは末梢組織へ細胞の分化，増殖に必要なコレステロールを運搬する大事な粒子である．末梢組織は，自らも細胞内でコレステロールを生合成できるものの不足分はこのLDLが運んできたコレステロールを利用する．とくにステロール環が必要な，ステロイドを合成する副腎などのホルモン生成臓器では重要である．
また不要になったコレステロール（FC）は，ABCA1（ATP-binding cassette transport1 A1）を介して血中に放出され，アポA-1を含んだHDLに結合しLCAT（lecithin：cholesterol acyltransferase）を介してCEとなり，一部はCETP（cholesteryl ester transfer protein）を介してVLDL，LDLへと再度転換され，残りは肝臓内へ逆転送される．肝臓内での余剰のコレステロール（FC）は，胆汁として胆管，小腸へ放出され，この一部は食事性コレステロールと同様に再度小腸で再吸収され，再利用されている（腸肝再循環）．

beyond LDL-C

> LDL-Cが基本だが，LDL-Cに代わるさまざまな動脈硬化指標があることを忘れてはならない．

酸化LDL

LDL自体はLDLレセプターに取り込まれ，各組織の細胞で利用されるが，変性を起こしたLDLは，通常のLDLレセプターには取り込まれず，マクロファージに取り込まれる．これが進行し泡沫化，プラーク形成となる．変性としては酸化が中心で，微量ながら血中の酸化LDLもいくつかの方法で測定可能である[2]（⇒**Point!**）．

糖化LDL（glycosylated LDL）

HbA1cと同様，血中で高血糖に曝露されるため，LDLが糖化を受けて変性する．つまり，高血糖状態は生体内の種々の蛋白の非酵素的な糖化を起こし，その結果生じた糖化蛋白は，AGE（advanced glycation endproducts）を形成する．これは，糖化LDLやAGE-LDLとなり，糖尿病での動脈硬化促進に影響している一つの因子と考えられる．

MDA-LDL（malondialdehyde-LDL）

酸化LDLの代表的な構造の一つである．一つの変性LDLでin vitroで作製可能，発見は一番早い．実際に生体内でどの程度存在するかは疑問だが，血中の酸化LDLの一つとして測定に利用され

> **Point! 酸化LDLに注目**
>
> LDL自体が動脈硬化惹起因子ではなく，酸化LDLこそプラーク形成に最も関与する動脈硬化惹起因子である．現在では流血中の酸化LDLを測定可能で，PCI後の変化[3]や急性心筋梗塞時の左室リモデリングなどへの関与も報告されている[4]．

いる．

2008年4月から，PCI後の再狭窄予測のために一度のみ測定することが保険で認められた．MDA-LDLは，レムナント様リポ蛋白（RLP）コレステロールに準じて算定する．また，冠動脈疾患既往歴のある糖尿病患者で，冠動脈疾患発症に関する予後予測の補助の目的で血清中のMDA-LDLを測定する場合に，3か月に1回に限り算定できる．ただし，糖尿病患者のPCI治療時に，治療後の再狭窄に関する予後予測の目的で測定する場合，上記と別に術前1回に限り算定できる．本質的に，酸化LDLとは完全に同一ではないので注意が必要である．

Lp(a)

LDL粒子のapo B蛋白にS＝Sの二重結合をしたapo(a)を持ち，プラスミノーゲン相同の構造を有する．血栓，線溶系と脂質の両方に作用することから，独立した冠動脈疾患と脳血管障害の危険因子である．さらにLp(a)は，血管壁にコレステロールを沈着させ血管壁細胞の増殖や酸化リン脂質に結合することにより動脈硬化を促進させると報告されている．血栓の多い疾患，LDL-C，HDL-C，TG（中性脂肪）などに異常がない虚血性心疾患ではスクリーニングされる．

初診，その後3か月に一度測定が保険上認可されている．Lp(a)が高値例では治療を考慮するが，絶対的エビデンスは少ない．治療は，ニコチン酸誘導体，LDL apheresisが有効である．

レムナント様リポ蛋白コレステロール（remnamt-like particles：RLP）

VLDLレムナント，カイロミクロンレムナントなど，VLDLやカイロミクロン内のTGが末梢血管内のリポ蛋白リパーゼにより加水分解された中間代謝産物を総称する．強い動脈硬化惹起因子であり，通常はすぐに代謝されるが，血中内に停滞すると血管内膜に沈着し動脈硬化を促進させる．初診，その後3か月に一度測定が保険上認可されている．とくにLDL-Cが高くなく，動脈硬化が強くTGが高い症例ではスクリーニングされる．

治療は，食事療法が基本であるが，フィブラート製剤などはTGが明らかに高い場合に考慮される．

small dense LDL

LDL粒子をさらに分類しサイズが小さく密度が高いものが，とくに動脈硬化惹起因子であることから，small dense LDLとして注目されている．とくにTGが高くなりやすい病態，糖尿病や，メタボリックシンドロームで高値になりやすく，メタボリックシンドロームを有する冠動脈疾患ではよい指標である[5]．

高TG血症では，肝臓からTGを大量に含んだVLDLが分泌され，末梢血管でのLPL，HTGLの機能も低下していることも多くIDL（intermediate-density lipoprotein），LDLの含むTGが多くなり，CETPを介してHDLのCEと等価交換する．このためVLDL，IDL，LDLは，TGよりはるかに小さいCEを多く含むようになり，小粒化し動脈硬化惹起因子であるCEを多く含むようになると考えると理解しやすい．

治療はスタチンが基本であるが，確立されたものはない．スタチンでもその種類により低下反応が異なる[6]．

LDL-C/HDL-C比

最近，再び使われるようになってきた指標である．動脈硬化治療にはLDL-Cを低下させることが重要であるが，最近の強力なスタチンの普及により，ほとんどの症例でLDL-Cの十分な低下が可能になってきた．Framingham研究を始めとして，多くの疫学研究は，虚血性心疾患では高LDL-C血

症とともに低HDL-C血症が重要であり，その重要性はときにLDL-Cを上回る．そのため，HDL-Cの重要性を加味しこの指標が使われているのであろう．実際には，次のnon-HDL-Cとともに1980年代に盛んに重要性が検討された．

non-HDL-C＝TC－HDL-C

総コレステロールからHDL-Cを減ずるということは，apo B蛋白を有する動脈硬化惹起因子であるVLDL-C，IDL-C，LDL-Cの総和であり理論的にも動脈硬化の指標として納得できる．LDL-Cだけが上昇する高脂血症表現型分類タイプIIaだけでなく，VLDL-Cも上昇するタイプIIb，IVも包含でき臨床的にも有用である．

以上，LDL-Cに代わる動脈硬化指標について概説した．もちろんLDL-Cは基本であり臨床的には重要であるが，ほかにこのようなさまざまな要素があることを知っていてほしい．

■引用文献

1. Michishita I, et al: Cholesterol flux in cholesterol ester-loaded macrophages in an in vitro perfusion system. Atherosclerosis 1991; 88: 203-211.
2. Toshima S, et al: Circulating oxidized low density lipoprotein levels, a biochemical risk marker for coronary heart disease. Arterioscler Thromb Vasc Biol 2000; 20: 2243-2247.
3. Fujii H, et al: Acute increase in plasma oxidized low-density lipoprotein immediately after percutaneous transluminal coronary angioplasty. Am J Cardiol 2001; 87: 102-103.
4. Fujii H, et al: Oxidative stress correlates with left ventricular volume after acute myocardial infarction. Jpn Heart J 2002; 43: 203-209.
5. Nozue T, et al: Small dense low-density lipoprotein cholesterol is a useful marker of metabolic syndrome in patients with coronary artery disease. J Atheroscler Thromb 2007; 14: 202-207.
6. Nozue T, et al: Effect of statin on small dense low-density lipoprotein cholesterol and remnant-like particle cholesterol in heterozygous familial hypercholesterolemia. J Atheroscler Thromb 2008; 15: 146-153.

LDL-C直接測定法には積み残された課題もある

杢野浩司, 代田浩之
順天堂大学医学部循環器内科

LDL-C測定の重要性

> 動脈硬化性疾患における重要な危険因子であるLDL-Cは, ガイドラインで診断・治療に関する値が示されており, LDL-C値の把握は必須である.

LDL-Cとは, 低比重リポ蛋白（low-density lipoprotein：LDL）の分画に存在するコレステロールで動脈硬化形成に関与する重要な確立された因子であり, 動脈硬化性疾患である冠動脈疾患の危険因子として広く認識されている. さらに, スタチン剤などによるLDL-C低下療法により, 動脈硬化病変の進展抑制や冠動脈疾患の発症予防が可能であることから, 日本動脈硬化学会からもガイドラインによりLDL-C治療の開始値や目標値が示され, 臨床の場において活用されている（**表1**）. そうした点から, LDL-C値を正確に測定し把握する必要性は高い.

近年, LDL-Cを直接測定する方法がわが国で開発され, すでに健康診断や日常臨床の場において活用され始めている[1]. 新しい測定法であり, 有用な点とともに解決すべき課題（落とし穴）も認められ, さらなる検討と改善を要するようであるが, 従来のLDL-C測定法と比較することでLDL-C直接測定法の問題点を明らかにしてみたい.

従来のLDL-C測定法とその課題

> 超遠心法が基本だが, 測定法が煩雑なため, B-Q法やFriedewald計算式が用いられているが, 検体の条件によっては誤差が生じる可能性がある.

リポ蛋白の分画は, その比重（密度）の違いに基づき超遠心分離による超遠心法が基本であり, LDLは比重1.006～1.063の分画と定義されてい

表1 脂質異常症治療ガイド：患者カテゴリー別管理目標値

治療方針の原則	カテゴリー		脂質管理目標値（mg/dL）		
		LDL-C以外の主要冠危険因子	LDL-C	HDL-C	TG
一次予防 まず生活習慣の改善を行った後, 薬物治療の適応を考慮する	Ⅰ（低リスク群）	0	<160	≥40	<150
	Ⅱ（中リスク群）	1～2	<140		
	Ⅲ（高リスク群）	3以上	<120		
二次予防 生活習慣の改善とともに薬物治療を考慮する	冠動脈疾患の既往		<100		

・脂質管理と同時に他の危険因子を是正する必要がある（喫煙, 高血圧や糖尿病の治療など）.
・脳梗塞, 閉塞性動脈硬化症の合併はカテゴリーⅢ, 糖尿病があればカテゴリーⅢ扱いとする.
・家族性高コレステロール血症については（ガイドラインの）別章を参照.
LDL-C以外の主要冠危険因子：加齢（男性≥45歳, 女性≥55歳）, 高血圧, 糖尿病（耐糖能異常含む）, 喫煙, 冠動脈疾患の家族歴, 低HDL-C血症（<40mg/dL）

る[2]．つまり，この分画内に存在するリポ蛋白はLDLでなくてもLDL分画として認識され，実際lipoprotein(a)や特殊な脂質代謝異常において出現するリポ蛋白などはLDL分画に含まれることが示されている．さらに，より詳細なリポ蛋白分画として比重1.006～1.019を中間比重リポ蛋白（intermediate-density lipoprotein：IDL），比重1.019～1.063を狭義のLDLと定義しているが，測定の際には混同しないように注意が必要である．

超遠心法は，その煩雑で専門性を要する手順から日常臨床の検査としては不向きであり，その代用としてアメリカのCDCでは，β-quantification（B-Q）法を基準値測定法としている[3]．

方法は，初めに超遠心によりLDLと高比重リポ蛋白（high-density lipoprotein：HDL）を含んだ分画を分離し，さらに沈殿法でHDL分画のコレステロール（HDL-C）を測定して差のコレステロールをLDL-Cとして求めている．超遠心法との同一性は高いが，この方法にも超遠心による定量的測定が1回のみではあるが必要である．

一方，1972年に報告されたFriedewald計算式では，すでに臨床検査で測定されている総コレステロール（TC），トリグリセリド（TG），HDL-Cの3測定値を用いて簡易にLDL-Cを算出することが可能である．さらに算出されたLDL-Cは，超遠心法やB-Q法によるLDL-Cとの相関，同一性が高く，かなり優れた方法で，すでに広く疫学研究や日常臨床で用いられている[4]．

Friedewald計算式：

LDL-C＝TC－HDL-C－TG/5

この式では，血清TCから超低比重リポ蛋白（very low-density lipoprotein：VLDL）分画のコレステロールに相当するTGの1/5とHDL-Cを引いてLDL-Cを算出する．ただし，TGが高値の場合や食後などでカイロミクロンが存在する場合には，VLDL分画のTG量がコレステロールに比べて増加するためTGの1/5ではVLDL分画のコレステロールは過大評価となり，正確なLDL-Cは算出不能となる．

したがって，Friedewald計算式を用いる場合は空腹時の血液検査が必要であり，さらにTGは400mg/dL未満という条件がある．また，TC，TG，HDL-Cの3測定値を用いることから，それぞれの測定誤差が計算結果に影響を及ぼす可能性がある．

LDL-C直接法の測定方法

> 界面活性剤を用いて直接測定するホモジニアス法が開発され，測定キットによる測定が可能になった．

LDLを分画してLDL-Cを直接測定しようとする試みは以前から行われていた[5-8]．初期には，ヘパリンやポリビニルサルフェート，デキストランサルフェートなどの化学化合物を用いてLDLが分画された．また第2世代としてアポ蛋白A-IとEに対する抗体を用いた免疫的分画法やヘパリンで覆った磁気粒子を用いたLDL分画が行われていたが，いずれも正確性や特異性，さらに測定に必要な検体量や特殊装置を要するなどの問題点から，Friedewald計算式に置き換わるものではなかった．

一方1995年ころから，わが国で従来の沈殿法によるHDL-Cの測定に対して界面活性剤を用いたHDL-Cの直接測定法が開発され，その正確性が注目されていた．その方法を応用した形で1998年ころから，第3世代のLDL-Cを直接測定するホモジニアス法が開発され，現在までに表2に示す5社の測定キットによる方法が利用可能となっている．

コレステロールの発色反応による定量測定はすべてに共通である．コレステロールエステラーゼとコレステロールオキシダーゼの酵素によりコレステロールからH_2O_2が産生され，定量測定する場合には色素により発色させる．

一方，LDL分画を他のリポ蛋白と分離する方法は，大きく以下の2つに分けられる．一つは，界

表2 LDL-C直接測定法の比較

測定キット名	製造販売元	正確性 (%)	同時再現性 (CV %)	測定範囲 (mg/dL)	B-Q法との相関 (r値)	F式との相関 (r値)	特異性 (回収率%) LDL	特異性 (回収率%) IDL	特異性 (回収率%) Lp(a)	高TG値の影響
界面活性剤による方法										
コレテストLDL	第一化学薬品	90～110	<5	1～450	0.95	−	87	40	45	高め(>10%)
デタミナーLDL-C	協和メデックス	90～110	<3.1	1～700	0.99	−	97	60	77	低め(5%)
LDL-EX	デンカ生研	95～105	<1.8	1～800	0.97	0.96	95	31	50	高め(5%)
化学化合物と酵素による方法										
LDL-C・M(三木の方法)	和光純薬	90～110	<1.2	30～500	0.97	0.98	95	−	−	高め(>5%)
コクサイ(岸らの方法)	国際試薬	−	<0.6	−400	0.99	0.99	−	−	−	−

B-Q法：β-quantification法, F式：Friedewald計算式
(Nauch M, et al, 2002[5]；Ran Jun K, et al, 2008[6]；松下照彦, 2007[7]；杉内博幸, ほか, 2005[8])を参考に作成)

面活性剤の特性の違いによりLDLとその他のリポ蛋白に対する可溶化反応が異なることでLDLを分画する方法である．初めに他のリポ蛋白を可溶化した後にLDLを可溶化する2段階方式と，最初からLDLのみを可溶化する単1段階方式がある．もう一つの方法は，界面活性剤のリポ蛋白に対する可溶化において，LDLの可溶化のみを阻止する化学化合物を作用させ，さらにLDLとは反応を起こしにくい酵素を用いて他のリポ蛋白を処理することでLDL-Cのみを測定する方法である．

LDL-C直接法の有用性と課題(表3)

> 直接測定法は，大量検体の自動解析が可能で，測定誤差が少なく，原理的には空腹時の検体でなくても測定できる．

これらホモジニアス法によるLDL-C直接測定法では，Friedewald計算式に比べて測定項目は1つであるため測定誤差の影響は少なくなる．また，どの測定方法でも再現性は4%以下，正確性は測定誤差が10%以下と高い精度を示している．さらに，LDL-C直接測定法の有用性として，自動測定器を用いて大量検体を測定することが可能であり，疫学研究や健康診断，さらには日常臨床においてなど幅広い活用が期待される．

表3 LDL-C直接測定法の有用性と課題

有用性	課題
・測定誤差が小さい ・空腹時検査の必要がない ・TGが高値でもLDL-C測定が可能 ・測定機器による自動解析が可能	・リポ蛋白に対する特異性が異なる ・キットにより同一検体の測定結果が異なる ・B-Q法との比較検討が必要 ・脂質異常症における検討が必要

もう一つの有用な点としては，LDL-Cを直接測定することから空腹時の検体でなくともLDL-Cを求められることである．Friedewald計算式では，食後にはTG含量の多いカイロミクロンやVLDLが血中に増加するため，増加したTGの1/5の値だとVLDL分画のコレステロール量を過大評価することになり，LDL-Cは過少評価となる可能性がある．したがって計算式を用いる場合には，空腹時の検体でTGが400mg/dL未満の条件がつけられている．

TGが増加する脂質代謝では，LDLの産生が減少してLDL-Cが低下するのか，それともTGが増加してもLDL-Cは変わらないのか．とくに，空腹時や食後にTGが400mg/dL以上にまで増加するような脂質異常例において，LDL-Cがどのように変動するかについてはあまり明らかでなく，LDL-C直接測定法により明確にされることが期待される．

しかし高TGのLDL-C直接測定法への影響を検

7. 冠危険因子，凝固，血栓，マーカー，その他

討した報告結果からは，全測定法でわずかではあるが影響を受け，なかには10％以上高めに測定される検体の割合がTG値の増加に従い増える測定法も認められている．また実際には，LDL-C直接測定法を用いた空腹時と食後での検体による基礎的な比較検討も，まだ十分には行われていないようである．

> 脂質異常が疑われる場合は，TC，TG，HDL-C，LDL-Cを空腹時に測定し，Friedewald計算式によるLDL-Cとの比較が必要．

最も解決すべき課題としては，どのLDL-C測定法にしても各測定法のLDL-Cに対する特異性を明らかにすることである．実際，基本である超遠心法においてもLDLの比重分画の中にはlipoprotein (a)や胆汁うっ滞や肝不全などの特殊な脂質代謝異常において出現するリポ蛋白（Lp-XやLp-Y）などが含まれることは前述した．これらのリポ蛋白に対する直接測定法の反応は，測定キットによってかなり異なるとの報告もある．また当初のLDL-C直接測定法では，比重1.019～1.063の狭義のLDL-Cを測定する方法もあり混乱していたが，現時点ではIDLも含まれる比重1.006～1.063のLDL-Cが測定されているようである．

IDLとLDLではTG含量により脂質組成が少し異なるだけではあるが，LDLに加えてIDLをきちんと測定する条件に調整するほど，高TG血症例でカイロミクロンやVLDLから代謝産生されるレムナントリポ蛋白をも測り込むことになり，影響を受けやすくなると考えられる（⇒Point!）．

直接法にも解決すべき課題は多いが，LDL-C直接測定法の有用性を生かし臨床や研究の場で汎用されることを期待する．現時点では正脂血症例での測定結果については，ほぼ問題ないと思われるが，脂質異常症が疑われる場合にはTC，TG，HDL-C，LDL-Cの4項目を少なくとも1回は空腹時検体で測定し，Friedewald計算式によるLDL-Cとの比較が必要と思われる．

Point! 直接測定法の落とし穴

LDL-C直接測定法の基礎検討は，ほとんどが正脂血症例で行われ，その高い精度や正確性を示しているが，脂質異常症例での検討報告は少ない．IDL-Cは通常8mg/dL以下と低値であるが，脂質異常症ではIDLが増加している例や食後高脂血症ではIDLとレムナントリポ蛋白が増加している例が考えられ，そうした例でIDL-Cを含むLDL-Cが直接法で正確に測定されているかどうか検討が必要である．さらに，多くのLDL-C直接測定法の比較検討では，Friedewald計算式との相関，同一性などの結果が示されているが，やはり基本法である超遠心法かB-Q法によるLDL-Cとの比較検討を行うべきと考えられる．

リポ蛋白自体がheterogenousな存在で代謝により変化するため，測定の条件や方法により特異性が異なることは避けられないのかもしれないが，可能な限り測定法の特異性と測定の限界を明らかにし，その特性を把握したうえで測定結果を解釈すべきであろう．Friedewald計算式に比較しLDL-C直接測定法に明らかなメリットと確かな精度，特異性が認められないのならば，性急な日常臨床への取り入れは結果に混乱を生じるだけでなく，測定項目を増やすことで医療経済上も好ましくはないと思われる．現在，日米においてLDL-C直接測定法の標準化についての検討が共同で進められており，その結果が待たれるところである．

■引用文献

1. 杢野浩司：LDL直接測定法の意義と使いかた．Medicina 1999; 36: 418-420.
2. Havel RJ, et al: The distribution and chemical composition of ultracentrifugally separated lipoproteins in human serum. J Clin Invest 1955; 34: 1345-1353.
3. Bachorik PS, et al: National cholesterol education program recommendations for measurement of low-density lipoprotein cholesterol; Executive summary. Clin Chem 1995; 41: 1414-1420.
4. Friedewald WT, et al: Examination of the concentration of low-density lipoprotein cholesterol in plasma, without use of the preparative ultracentrifuge. Clin Chem 1972; 18: 499-502.
5. Nauch M, et al: Methods for measurement of LDL-cholesterol: a critical assessment of direct measurement by homogenous assays versus calculation. Clin Chem 2002; 48: 236-254.
6. Ran Jun K, et al: Effects of total cholesterol and triglyceride on the percentage difference between the low-density lipoprotein cholesterol concentration measured directly and calculated using the Friedewald formula. Clin Chem Lab Med 2008; 46: 371-375.
7. 松下照彦：LDLコレステロールの直接測定法．日本臨床 2007; 65: 153-158.
8. 杉内博幸　ほか：HDL-CおよびLDL-Cホモジーニアスアッセイのピットホール．日本臨床 2005; 53. 138-143.

尿酸値と冠危険因子ならびにメタボリックシンドロームとの関係

関 晋吾
東京慈恵会医科大学循環器内科

古くから血中尿酸値が上昇すると痛風発作が起こりやすくなることは周知の事実であった．近年，高尿酸血症と心血管疾患発病との関連性が相次いで報告され，危険因子としての高尿酸血症が見直されるようになった．しかし高尿酸血症が独立した危険因子かどうかについてはいまだ議論のあるところである．

最近ではメタボリックシンドロームを有すると血清尿酸値も高いことが多く，逆に高尿酸血症があると高頻度にメタボリックシンドロームを合併していることが報告され，改めて注目されている．

尿酸はその変動の機序も含め，わかっているようでわからない部分も多く，ミステリアスな物質であり，そのような意味で，尿酸と心疾患について，わかっていることと，いまだにわからないことについて述べる．

高尿酸血症は心血管イベントの危険因子か？

多くの疫学研究で，尿酸値の上昇と心血管疾患のリスク上昇との独立した関連性が示されているが，必ずしも一定した見解ではない．女性で関連性が強い．

地域住民5,926人を対象とした平均16.4年間の追跡調査である，NHANES I試験（全米健康・栄養調査）において，男女ともに観察開始時の尿酸値の上昇と，心血管死や虚血性心疾患による死亡の増加との独立した関係がみられた．そして女性のほうが関連性がやや強かった（ハザード比：男性1.09，1.17，女性1.26，1.30）[1]．

一方，Framingham Heart Studyによる6,763人を対象とした約17年間の追跡では，尿酸値上昇と心血管死との関連性は，年齢や利尿薬治療の有無で補正すると認められなかった[2]．このように，必ずしも一定した見解は得られていない．

日本では，10,615人の原爆被爆生存者を対象に25年間観察した研究があるが，男性8.0mg/dL，女性6.0mg/dL以上で総死亡が有意に上昇しており，とくに女性においては心血管死の独立した危険因子であった．しかし尿酸値は明らかに男性のほうが女性よりも高いにもかかわらず，男性において心血管死との独立した関連性は見いだせず，尿酸の直接的な影響は弱いかもしれない[3]．性差については，女性では女性ホルモンが尿酸排泄促進に働くといわれ，男性より約1mg/dL低い．

イタリアのPIUMA試験は高血圧症を対象にしており，血清尿酸値の上位1/4の集団において心血管疾患の発症，全死亡が有意に高いことを示した．尿酸値の男性6.2mg/dL，女性4.6mg/dL以上を，心血管疾患発症リスク上昇の閾値の目安としている．同時に尿酸値の上昇はクレアチニン，BMI，TC/HDLと有意な正相関，HDLと負の相関を示した．さらに尿酸の上昇は腎機能の初期変化を反映し，他方，高インスリン血症の存在が，交感神経系の活性化を介して尿酸排泄を抑制している可能性を推察している[4]．

尿酸と心血管疾患

> 尿酸値の上昇は高血圧や心肥大の発症にも関係しており，尿酸値の上昇と左室肥大があると心血管イベントの危険率は2.38倍になるとの報告がある．

　高尿酸血症と個々の疾患の発症率との関連性も報告されている．4,385人を対象に8.4年間追跡したオランダの研究では，心筋梗塞や脳卒中の発症の有意な増加がみられている[5]．MRIで評価した脳虚血所見は，尿酸値が男性5.75mg/dL，女性4.8mg/dL以上で，すでに出現している頻度が高い[6]．

　これらの疾患に至る前段階の病態についても，高尿酸血症とその発症との関連性が検討されている（⇒Point!）．2,062人の健常成人男性を対象としたアメリカの研究では，尿酸値の上昇は21.5年後の高血圧発症率を増加させている[7]．日本の研究でも高血圧症において，男女ともに尿酸値と左室心筋重量係数には正の相関がみられ，その関係は独立したものであった．尿酸値の上昇と左室肥大を併せ持つと心血管イベントの発症率が高まり，どちらもない症例と比較すると，約3年の観察で2.38倍の危険率と報告している[8]．

尿酸と腎

　尿酸は腎機能と密接な関係があり，基本的には糸球体濾過量の減少に伴い上昇しやすくなる．したがって，腎機能低下があると高尿酸血症を高頻度に合併する．高尿酸血症そのものが，腎輸入動脈平滑筋増殖などの機序により，腎臓に影響を及ぼすとも考えられている．

高尿酸血症とメタボリックシンドローム

> 尿酸値の上昇はメタボリックシンドロームの構成因子の異常と連動する．

　日本では健康診断の受診者を対象とした8,144

Point! なぜ高尿酸血症は心血管疾患発症と関係があるのか

尿酸を原因とする報告はなく，統計学的には独立性がみられるものの，多くは間接的な関与にとどまっている．機序としては，プリン体からの尿酸生成の過程で生ずる酸化ストレスによって，血管内皮細胞の傷害が惹起されるためと考えられている．たとえば，高尿酸血症では上腕動脈の阻血解除後の血管拡張反応（flow mediated dilatation：FMD）が低下しているという報告がある[9]．しかし尿酸には抗酸化作用もあるとされ，その意義は複雑である．

人の大規模研究において，血清尿酸値によって4分割すると，最低位を1とすると高位2/4，1/4ではメタボリックシンドローム罹患率が男女ともそれぞれ1.52，1.97倍，2.18，4.17倍に増加する（年齢，コレステロール，喫煙で補正後）．男性6.2mg/dL，女性4.7mg/dL以上の集団において罹患率が有意に高くなっており，最高位ではその罹患率は男性（7.1mg/dL以上）約27％，女性（5.4mg/dL以上）約15％であった[10]．

　日本人の健診受診者を対象とした調査では，メタボリックシンドロームの罹患率は男性はどの世代でも約18％であり，女性は全体で5.8％であるが，70，80歳代では8～10％に上昇する[11]．最近の報告でも，平均年齢45.6歳の勤務男性1,520人を対象としているが，尿酸値と内臓脂肪面積との間に正相関，アディポネクチンと負の相関を示している[12]．また，どちらの報告でも男性で弱いながらも尿酸値と年齢との間に負の相関を認めている．これらの研究でも尿酸値の上昇とともにCr，γGTPの上昇を伴っている．

　高尿酸血症はインスリン抵抗性を併存していることが多く，心肥大，心血管疾患のリスクと関連している．したがって，食事療法などによりインスリン抵抗性が改善すると高尿酸血症も改善されることが多い．

　高尿酸血症とメタボリックシンドロームとの関連性は，脂肪細胞からの遊離脂肪酸増加がプリン体産生を亢進させると同時に，高インスリン血症が尿酸の尿への排泄を抑制することによるといわ

れている[13].

尿酸降下療法の応用

以前より尿酸抑制薬のアロプリノールには,実験的に虚血再灌流障害に対する心筋保護効果が示されていた.LIFE Studyにおけるアンジオテンシン受容体拮抗薬ロサルタンの心血管保護効果は,一部,尿酸低下作用が反映しているともいわれている[14].

最近,若年肥満の新規高血圧症に対してアロプリノールの4週間投与により6.9/5.1mmHgの降圧が得られたとの報告がある[15].今後の大規模試験が待たれる.

尿酸値を見直す

> 尿酸値,男性6mg/dL,女性5mg/dL以上では,血圧,腎機能,メタボリックシンドロームの有無を評価する必要があるかもしれない.

多くの研究では,臨床プロフィールとして高尿酸血症の集団は,同時に高血圧,脂質異常,肥満,腎機能障害の合併率が高くなっている.したがって,心血管疾患における高尿酸血症の関与は二次的なものである,という認識を容易に覆すことはできない.

臨床医は尿酸上昇の解釈として,痛風発作の危険性の閾値に対して,心血管疾患あるいはメタボリックシンドロームの予備軍ととらえる場合は,その値を低く設定すべきであろう.7mg/dLを高尿酸血症としているが,まず性差を考慮しよう.そして男性6mg/dL,女性5mg/dL以上は,血圧,腎機能,メタボリックシンドロームの有無を評価する必要があるかもしれない.とくに男性では比較的若年層の高尿酸血症が,心血管疾患の予備軍としてクローズアップされてくるのではないか.女性において尿酸値上昇と心血管疾患のリスクとの関連性がやや強いことの意義は,これからの解明すべき課題であろう.

尿酸を単に痛風の原因として評価するにとどまらず,単一のマーカーで非常に多くの病態や疾患との関連性を有し,その危険因子でもあることを考慮すべきである.さらに,γGTPや中性脂肪など他のバイオマーカーと組み合わせると,循環器疾患の予備軍の診断やスクリーニングに活用されることが期待できる.

■引用文献

1. Fang J, et al: Serum uric acid and cardiovascular mortality: The NHANES I epidemiologic follow up study, 1971-1992. JAMA 2000; 283: 2404-2410.
2. Culleton BF, et al: Serum uric acid and risk for cardiovascular disease and death: The Framingham Heart Study. Ann Intern Med 1999; 131: 7-13.
3. Hakoda M, et al: Serum uric acid concentration as a risk factor for cardiovascular mortality: a longterm cohort study of atomic bomb survivors. J Rheumatol 2005; 32: 906-912.
4. Verdecchia P, et al: Relationship between serum uric acid and risk of cardiovascular disease in essential hypertension. The PIUMA Study. Hypertension 2000; 30: 1072-1078.
5. Bos MJ, et al: Uric acid is a risk factor for myocardial infarction and stroke. The Rotterdam Study. Stroke 2006; 37: 1503-1507.
6. Schretlen DJ, et al: Serum uric acid and brain ischemia in normal elderly adults. Neurology 2007; 69: 1418-1423.
7. Perlstein TS, et al: Uric acid and the development of hypertension. The Normative Aging Study. Hypertension 2006; 48: 1031-1036.
8. Iwashima Y, et al: Uric acid, left ventricular mass index, and risk of cardiovascular disease in essential hypertension. Hypertension 2006; 47: 195-202.
9. Kato M, et al: Status of endothelial dependent vasodilation in patients with hyperuricemia. Am J Cardiol 2005; 96: 1576-1578.
10. Ishizaka N, et al: Association between serum uric acid, metabolic syndrome, and carotid atherosclerosis in Japanese individuals. Arterio Thromb Vasc Biol 2005; 25: 1038-1044.
11. Kobayashi J, et al: Generation and gender differences in the components contributing to the diagnosis of the metabolic syndrome according to the Japanese criteria. Circ J 2007; 71: 1734-1737.
12. Tamba S, et al: Relationship between the surum uric acid level, visceral fat accumulation and serum adiponectin concentration in Japanese men. Inter Med 2008; 47: 1175-1180.
13. Facchini F, et al: Relationship between resistance to insulin-mediated glucose uptake, urinary uric acid clearance, and plasma uric acid concentration. JAMA 1991; 266: 3008-3011.
14. Holeggen A, et al: The impact of serum uric acid on cardiovascular outcomes in the LIFE study. Kidney International 2004; 65: 1041-1049.
15. Feig DI, et al: Effect of allopurinol on blood pressure of adolescents with newly diagnosed essential hypertension. JAMA 2008; 300: 924-932.

プロトロンビン時間(PT-INR)によるワルファリンの治療閾値の設定について

谷口郁夫
東京慈恵会医科大学循環器内科

心房細動の脳塞栓症の予防

> 心房細動治療の原則は洞調律の維持（リズムコントロール）と心拍数のコントロール（レートコントロール）であるが，患者にとって最も重要なことは生活の質（QOL）を著しく低下させる脳塞栓症の予防である．

有名なスポーツ監督者が心房細動から脳塞栓症をきたしたことが大きく報道されて予防の重要性が認識されるようになった．心房細動の血栓塞栓症予防には抗凝固療法のワルファリンが有効であるが，治療閾値の設定が煩雑であるため抗血小板療法である少量のアスピリンが優先して使用されてきた．しかし，最近，日本人の臨床試験で非弁膜症性心房細動（non-valvular atrial fibrillation：NVAF）患者に低用量アスピリンの効果を非服用群と比較したところ，若年者では差がなかったことが報告された（2006年のJAST研究[1]）．

2006年にアメリカ・ヨーロッパ合同研究班[2]および日本の合同研究班[3]の心房細動治療のガイドラインがそれぞれ改定され，ワルファリン療法はプロトロンビン時間（PT）を標準化したPT-INR（international normalized ratio）によって治療域が設定されている．

現在，日本ではワルファリンの服用者は50～70万人程度といわれているが，しだいに増加しているためPTによる投与量の調整が重要となってきている．

ワルファリンジレンマ

> ワルファリン療法は増量して凝固抑制作用を強化すれば当然，出血合併症が増加するというジレンマを抱えている．そのため血液凝固能の指標として，TTよりも感度が高く世界的に標準化されたPT-INRを使用するようになった．

血栓形成を抑制して相反する出血合併症を起こさないためには，血液凝固能を指標に適当な投与量を決定し定期的にモニターする必要がある．その指標として，以前はトロンボテスト（TT）を測定していた．TTの治療域10～20％はPT-INRに換算すると1.8～2.8と比較的よい指標であったが，ワルファリンの凝固抑制作用を強化するとTTは測定不能となるため，治療閾値を設定できなくなる．

一方，PT-INRは凝固抑制効果に比例して値は増加し，客観的な治療閾値を設定できるし出血傾向出現の目安ともなる．また，国際的に標準化されているために，凝固抑制作用と出血合併症のリスクをエビデンスベースで比較できる．

PT-INRの測定

プロトロンビン時間（PT）の測定において，検査試薬のトロンボプラスチンは異なる動物種や臓器から生成されるために凝固時間が異なる．PT-INRは検査法の試薬ごとに係数を設定し国際的に標準化したもので，

$$INR = (患者PT時間 / 正常者PT時間)^{ISI}$$

（ISI：international sensitivity index）

で示される．

最近の中央検査室レベルでは迅速検査によって来院時に投与量の調節が可能であるし，小型で簡単なPT-INR簡易・迅速測定装置（コアグチェック®XS）も発売され，一般臨床医においてもその場でPT-INRが測定できる．

基礎心疾患を有する心房細動のPT-INRの治療閾値

> リウマチ性弁膜症を有する症例や僧帽弁逸脱症，僧帽弁輪石灰化を合併する症例はPT-INR 2.0～3.0でワルファリンを調整し，機械弁による弁置換症例はPT-INR 2.5～3.5と凝固抑制作用を強め抗血小板療法も併用する必要がある．

かつては循環器領域では基礎心疾患を有する症例は血栓塞栓症のリスクが非常に高いために，ワルファリンを使用してTTによって投与量を調整してきた．とくに古典的なケージ付きボール弁置換症例は厳重な凝固抑制と抗血小板療法を併用する必要がある（図1）[3]．一般的な機械弁であるパイロライトカーボンの二葉弁でもワルファリンは必要であるし，生体弁でも心房細動を合併していればワルファリンの適応である．

一方，弁膜症を伴わない心房細動が非弁膜症性心房細動（NVAF）であり，そのうちで基礎疾患がまったく証明されない若年者に起こる心房細動が孤立性心房細動（lone AF）で，全心房細動の約10％，NVAFの大半（約50～60％）は高血圧，糖尿病，うっ血性心不全や心筋症を合併している．

非弁膜症性心房細動（NVAF）のPT-INRの治療閾値

> NVAFの脳塞栓症の再発予防にはPT-INR 2.0～3.0の範囲（目標2.5）で調整する．合併する疾患や年齢により脳塞栓症発症と出血合併症のリスクは異なるため，リスクを層別化してPT-INRの治療閾値を設定している．

日本人の心房細動患者は130万人以上といわれており，年齢とともに増加し，大半はNVAFである[4]．75歳以上の心房細動患者の脳塞栓発症リスクは年間6％と高率である．

心房細動患者の管理に関する2006年アメリカ・ヨーロッパ合同研究班のガイドラインでは，血栓塞栓症予防にはPT-INRは2.0以上でなければ効果が少なく，3.0を超えると出血合併症を起こしやすいことが報告されている[2]．しかし，脳塞栓症の予防効果は初発予防（1次予防）と再発予防（2次予防）また合併する疾患によってもPT-INRの治療閾値は異なる．一方，出血合併症のリスクは年齢や人種により異なり，とくに高齢者（75歳以上）の1次予防では欧米においてもPT-INRの治療閾値は低く2.0未満である．

血栓塞栓をきたしやすい合併症のリスクの層別化としてCHADS2スコアが提唱されている[5]．うっ

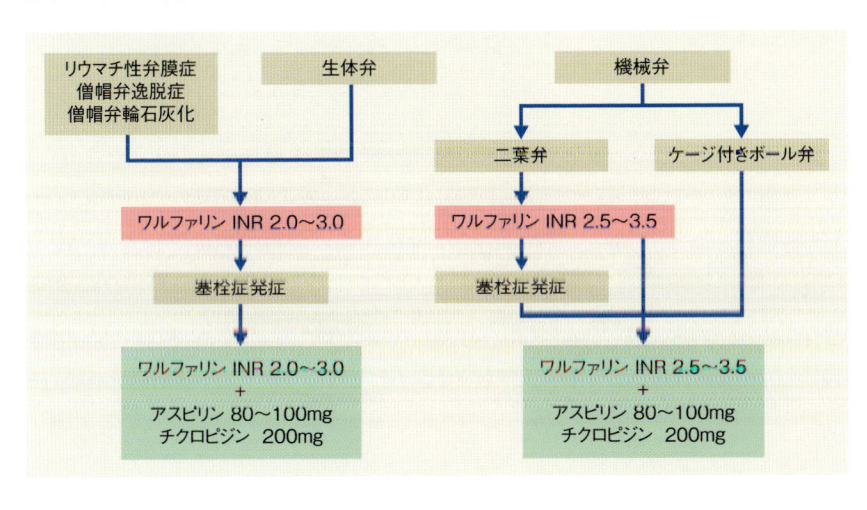

図1
基礎心疾患を有する心房細動の抗凝固療法と抗血小板療法

（小川 聡，ほか，2006[3] より）

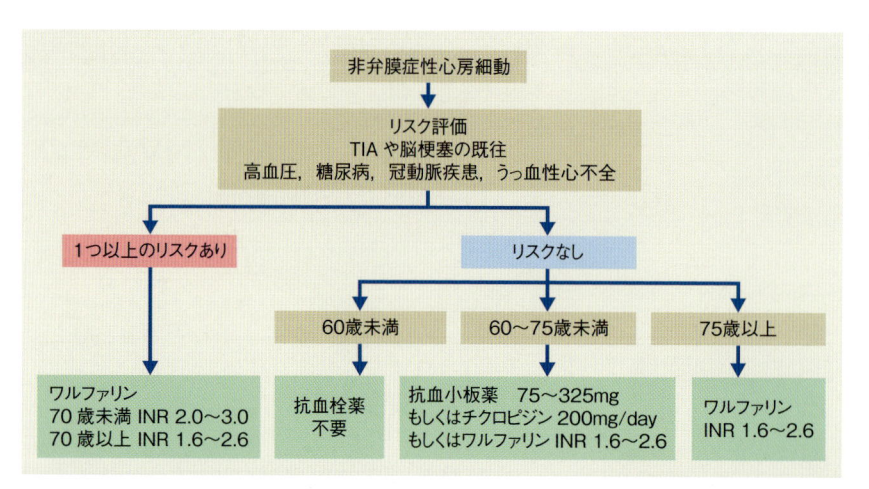

図2 非弁膜症性心房細動における抗凝固療法と抗血小板療法

(小川 聡, ほか, 2006[3]より)

```
              非弁膜症性心房細動
                    │
               リスク評価
          TIAや脳梗塞の既往
    高血圧，糖尿病，冠動脈疾患，うっ血性心不全
          │                    │
      1つ以上のリスクあり        リスクなし
          │              ┌──────┼──────┐
          │         60歳未満  60〜75歳未満  75歳以上
          │              │         │         │
    ワルファリン      抗血栓薬   抗血小板薬 75〜325mg  ワルファリン
    70歳未満 INR 2.0〜3.0  不要   もしくはチクロピジン 200mg/day  INR 1.6〜2.6
    70歳以上 INR 1.6〜2.6         もしくはワルファリン INR 1.6〜2.6
```

血性心不全（CHF），高血圧（HT），年齢（Age，75歳以上），糖尿病（DM）はポイント1点で脳梗塞の既往（Stroke）がポイント2点とし，3点以上が高リスク，1〜2点が中リスク，0点を低リスクとしている．欧米では中リスク以上はワルファリン療法を推奨して，75歳以上のとくに女性は他のリスクがなくともワルファリン療法が勧められている．

日本のNVAFのエビデンスとPT-INRの治療閾値

> 日本ではPT-INR治療閾値を欧米よりも低めに設定している．日本の心房細動ガイドラインでは，60歳以上の中リスク以上はPT-INR 2.0〜3.0を推奨し，60歳以上の低リスク患者と75歳以上はPT-INR 1.6〜2.6を目標としている．

日本の心房細動に関するPT-INRによるワルファリン療法のエビデンスは少ない．2000年にNVAFの2次予防において低用量ワルファリン療法（PT-INR 1.5〜2.1）と常用量ワルファリン療法（PT-INR 2.2〜3.5）を比較したところ，高齢者では脳卒中の再発には差がなかったが，重症出血合併症は常用量群のほうが多かった[6]．また，NVAFではPT-INRが1.6未満では凝固抑制作用は弱く重症塞栓症が出現したが，PT-INR 2.6以上では重症出血合併症が多いことが報告されている[7]（図2，3）．

75歳以上ではPT-INRが2.2を超えると出血合併

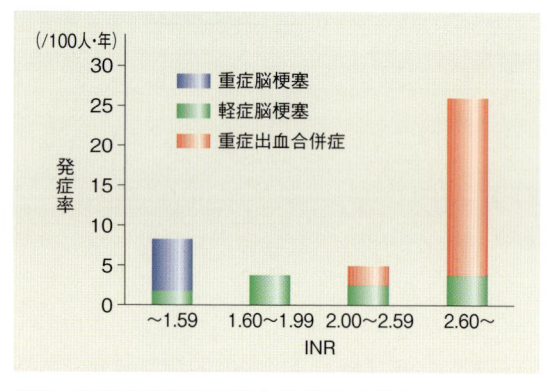

図3 INRと脳梗塞と出血合併症の発症

(Yasaka M, et al, 2001[7]より)

症が増加するとの報告もあり[8]，高齢者ではPT-INR 2.0程度を目標値として月1回のPT-INRの測定が望ましい．

ワルファリン抵抗性

> ワルファリンの投与量には個人差が大きくPT-INRが治療閾値に達するのに5mg/day以上の高用量を必要とすることがあるが，9mg/day以上を必要とするときには遺伝的なワルファリン耐性も考慮する必要がある．

ワルファリンの薬物動態には，代謝酵素のチトクロームP-450（CYP2C9）と感受性に関連するビタミンKエポキシド還元酵素複合体サブユニット1（VKORC1）が大きく関連し，これらの遺伝子がワルファリンの凝固抑制作用の個人差に影響している．遺伝的ワルファリン耐性としてCYP2C9

の遺伝子多型とVKORC1遺伝子変異が報告されている[9,10].

しかし,臨床上ワルファリンのコントロールが悪くなる最も多い原因は服薬忘れ（コンプライアンス）であり,PT-INRの目標値までワルファリンを増量していく際には,まず服薬状況や併用薬物を詳しく確認する必要がある.

ワルファリンは肝臓でビタミンK依存性凝固因子（第Ⅱ,Ⅶ,Ⅸ,Ⅹ因子）の生合成を抑制することによって凝固抑制作用をきたすので,ビタミンKを含む食品（納豆,クロレラや健康食品など）の禁止など,患者のアドヒアランス（治療に対する執着）を向上させることも重要である.ビタミンK依存性凝固因子を抑制するために肝細胞癌のマーカーである血清PIVKA-Ⅱ（protein induced by vitamin K absence or antagonist）が高値を示すことには注意が必要である.

ワルファリンの投与法と投与中止

> 外来でのワルファリン導入は1mgを朝1回から開始して,1～2週間ごとにPT-INRを測定し,0.5～1mgずつ増量していき維持量を決定する.

ワルファリンは半減期が長いために外来での服用は朝1回でよい.通常の維持量は2～6mg/dayであり,導入には一般的に1日2mg朝1回で開始して,2週間ごとにPT-INRを測定して0.5～1mgずつ増量していく（ワーファリン®は1錠あたり0.5mg,1mg,5mgの3剤型が発売されている）.高齢者や女性は出血合併症のリスクも高く維持量も少ない傾向にあるために,1mg/dayから開始することが多い[11].一方,中リスク以上の患者では手術や内視鏡などの際にワルファリンを中止または休薬した場合の脳塞栓発症リスクが問題となるため,それぞれの施設で中止および休薬基準も周知されるようになってきた[12].

また,出血合併症出現時,圧迫止血が可能ならばとにかく圧迫であるが,脳内出血など緊急止血

> **Point!**
> **ワルファリン投与量はPT-INRを指標に調整する**
>
> ワルファリンの凝固抑制作用と出血合併症の相反する作用を管理するためには,PT-INRを指標に投与量を調整する.血栓塞栓症発症のリスクが高い病態を合併していれば,出血合併症のリスクが高くともPT-INRは高めに設定されるし,リスクが低ければ出血合併症を起こしにくいレベルにPT-INRは設定される.

を要するときはビタミンKの注射もしくは新鮮凍結血漿を投与するが,乾燥人凝固第Ⅳ因子複合体（血友病Bの治療薬）が急速に凝固能を正常化できることが報告されている.時間的に余裕がある出血合併症はビタミンKの経口投与,納豆摂取などで対応できることもある.

■引用文献

1. Sato H, et al: Japan Atrial Fibrillation Stroke Trial Group. Low-dose aspirin for prevention of stroke in low-risk patients with atrial fibrillation: Japan Atrial Fibrillation Stroke Trial. Stroke 2006; 37: 447-451.
2. Fuster V, et al: ACC/AHA/ESC 2006 Guidelines for the Management of Patients With Atrial Fibrillation-Executive Summary. Circulation 2006; 114: 700-752.
3. 小川 聡,ほか:心房細動治療（薬物）ガイドライン（2006年改訂版）
   http://www.j-circ.or.jp/guideline/pdf/JCS2006_ogawa_h.pdf
4. Go AS, et al: Prevalence of diagnosed atrial fibrillation in adults: national implications for rhythm management and stroke prevention: the AnTicoagulation and Risk Factors in Atrial Fibrillation (ATRIA) Study. JAMA 2001; 285: 2370-2375.
5. Gage BF, et al: Validation of clinical classification schemes for predicting stroke: results from the National Registry of Atrial Fibrillation. JAMA 13; 285: 2864-2870.
6. Yamaguchi T, et al: Optimal intensity of warfarin therapy for secondary prevention of stroke in patients with nonvalvular atrial fibrillation. Stroke 2000; 31: 817-821.
7. Yasaka M, et al: Optimal intensity of international normalized ratio in warfarin therapy for secondary prevention of stroke in patients with non-valvular atrial fibrillation. Intern Med 2001; 40: 1166-1167.
8. Suzuki S, et al: Incidence of major bleeding complication of warfarin therapy in Japanese patients with atrial fibrillation. Circ J 2007; 71: 761-765.
9. Rieder MJ, et al: Effect of VKORC1 haplotypes on transcriptional regulation and warfarin dose. N Engl J Med 2005; 352: 2285-2293.
10. Takahashi H, et al: Different contributions of polymorphisms in VKORC1 and CYP2C9 to intra- and inter-population differences in maintenance dose of warfarin in Japanese, Caucasians and African Americans. Pharmacogenet Genomics 2006; 16: 101-110.
11. 谷口郁夫:心房細動患者への標準用量ワルファリンの外来での積極的使用について.日本医事新報 2007; 4355: 68-70.
12. 谷口郁夫:心房細動患者に対するワルファリン療法.日本薬剤師会雑誌 2008; 60: 475-478.

静脈血栓塞栓症に対する抗凝固療法の継続期間：指標はD-dimer値

尾林　徹
武蔵野赤十字病院循環器科

急性期治療完了後の後療法

> 抗凝固療法の継続期間について，ACCPからガイドラインが示された．

静脈血栓塞栓症（VTE）（深部静脈血栓症〈DVT〉と引き続いて起きる肺塞栓症〈PE〉）の急性期の標準的な治療は，まず血栓溶解治療を開始し，同時に抗凝固・抗血栓治療を併用することで，血栓存在部位での増悪を防ぎ，二次的な塞栓症による悪化を予防する．

急性期治療の完了後は，患者の状態と基礎疾患により異なるが，後療法として，一定期間の抗凝固治療の継続が必要と考えられている．おおよそ3か月，あるいは6か月間の抗凝固治療が目安とされるが，治療強度はどのレベルで維持するのか，減量は必要なのか，どのように減量するのか，何を基準に中止すればよいのかなどについては，一定の見解が得られていなかった．

2008年6月に発表された8th. ACCP[1]では，抗凝固療法の継続期間についてガイドラインが示されたので，これらを参考に，静脈血栓塞栓症に対する抗凝固治療はいつまで必要か，いかに減量，中止とすればよいのか，について，自験例を提示し述べる．

D-dimer値のチェック

症例1は63歳，女性．基礎疾患のないunprovoked VTE（idiopathic VTEともいう）に分類される急性肺塞栓症の既往がある．食品売り場の販売員をしており1日中，立っていることが多いが，動き回っており安静にはしていない．BMI：26.0で，喫煙者である．凝固異常はなく，発症の契機となる特別なエピソードはなかった．急性期から退院後外来までのワルファリン服用量，CRP，INR，D-dimerの推移を示す（図1）．抗凝固治療のワルファリン内服を漸減しており，再発なく経過している．

症例2は69歳の主婦で，BMI：23.4．症例1と同様に基礎疾患のないunprovoked VTEに分類される急性肺塞栓症の既往がある．凝固異常はなく発症の契機となる特別なエピソードはなかった．

急性期から退院後外来までのワルファリン服用量，CRP，PT-INR，D-dimerの推移を示す（図2）．抗凝固治療継続3年後に造影CTでVTEがないことを確認した後，ワルファリン3.5mg/dayを漸減せずに中止した．その3か月後に肺塞栓症を再発した．

> D-dimerを指標にしてワルファリンを漸減すれば，再発を防げる．

症例1はワルファリン漸減中であり，いまだ中止には至っていないが，PT-INRは正常値となった後も良好に経過している．これに対し症例2は，造影CTで確認したにもかかわらず再発した．CTではDVTを正確に診断できていない可能性もあるが，D-dimerを指標としたきめ細かいワルファリンの漸減を行っていれば，再発を未然に防げた

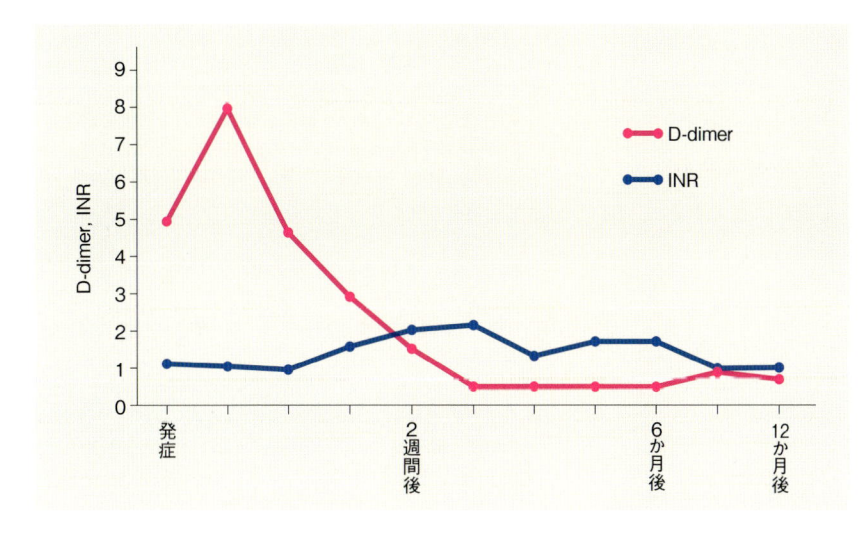

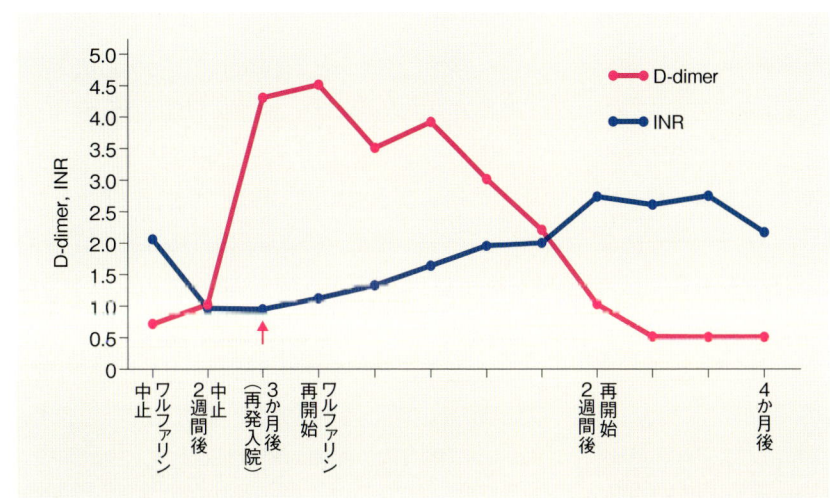

図1 ワルファリン漸減後の経過

経過1〜5は2週間の入院中である．経過9の時点で，D-dimerが6か月間連続して0.5以下であることを確認した後，ワルファリンを3mg/dayから2mg/dayに減量した．減量3か月後（経過10）のINRは0.97に低下したが，D-dimerは0.9にとどまっていたので2mg/dayで継続した．その3か月後の経過11のD-dimerは0.7であり，さらに2mg/dayを継続した．減量が順調に進んでいる症例では，3→2→1→0.5mg/day→→offとする．中止後は1か月後，3か月後，6か月後，1年後に，臨床症状，下肢浮腫の有無，D-dimerをチェックする．

図2 ワルファリン中止後の経過

ワルファリン3.5mg/dayを3年間服用後，経過1の時点で造影CTによりPE/DVTのないことを確認し，D-dimerが安定して1.0μg/mL以下であることを確認した後，漸減することなくワルファリン3.5mg/dayを中止した．中止3か月後に経過3（↑）の時点で肺塞栓症を再発して再入院となった．

可能性がある（⇒**Point!**）．

2症例とも経過中に出血合併症を起こしていないが，大出血を合併すれば状況は変わることを付記しておく．

ガイドラインの根拠

> idiopathic DVTに対する経口抗凝固薬の効果は投薬期間中だけで，中止後の効果はなかった．

WODIT-DVT study

idiopathic DVTに対する経口抗凝固薬治療（ワルファリンあるいはアセノクマロール：acenocoumarol）の服用期間に関するVTEの再発率を比較した研究（WODIT-DVT study）がある[2]．

Point! D-dimer値を指標として減量する

静脈血栓塞栓症に対する抗凝固療法は，急性期の治療が完了した後，合併症のない症例でも3か月間は必要である．基礎疾患が不明のunprovoked VTEでは，出血合併症と抗凝固治療継続のrisk-benefit ratioを判定しながら，さらに長期間継続をする．減量の際は，D-dimer値を指標とし，その値がnegativeであることを1か月ごとに確認しながら漸減する．内服治療中止後も，しばらくの間は1か月ごとのD-dimer値の確認をする．

初回のidiopathic proximal DVT 267例を対象に，INRを2.0〜3.0に維持し，3か月間の経口抗凝固薬治療後，治療中止（3か月治療群133例）と，さらに9か月治療継続群（1年間治療群134例）に無作為振り分け後，平均3.2年間追跡し，DVT/

PEおよび出血合併症（major bleeding）の発生率，総死亡率を比較したものである．結果は，3か月治療群/1年間治療群のDVT/PEと出血合併症の発生率は，それぞれ21/133（16％）：21/134（16％），2/133（2％）：4/134（3％）であった．総死亡は7/133（5％）：7/134（5％）であった．

経口抗凝固薬の効果は投薬期間中に限局しており，中止後に効果は持続しないことが明らかにされた．

ELATE study

> VTEの長期予防に対する通常用量群と低用量群の比較では，出血合併症では両者変わらず，再発リスクでは低用量群の優位性は示されなかった．

VTEの長期予防に対する抗凝固療法の治療強度についての検討では，INRを1.5〜1.9の低用量と2.0〜3.0の通常用量を比較した試験（ELATE study）がある[3]．

idiopathic proximal DVTあるいはPE（初回例は31％）の発生3か月まで通常治療の738例を対象に，それぞれ369例ずつ低用量と通常用量の2群に無作為振り分け後，平均2.4年間追跡している．結果は低用量群/通常用量群のDVT/PEと出血合併症の発生率は，それぞれ16/369（4％）：6/369（2％），9/369（2％）：8/369（2％）．総死亡は16/369（4％）：8/369（2％）であった．

通常用量群の出血合併症は低用量群と変わらず，再発リスクは低用量群1.0に対し通常用量群で0.4倍であった．低用量群の優位性は示されなかった．

PREVENT study

> idiopathic proximal DVT，PEに対する再発リスクは，プラセボの0.4倍，中止群に比べると低用量使用群が優位であった．

508例のidiopathic proximal DVTあるいはPE（初回例は38％）を対象として，INRを1.5〜2.0に維持した群とプラセボの2群に振り分けた試験（PREVENT, 2003）では，平均2.4年間の追跡の後，低用量使用群の再発リスクは0.4倍，出血合併症のリスクはプラセボの2.5倍と報告されている[4]．ワルファリン中止群に比し，低用量使用群の優位性が示されている．

以上を含む多数の文献を根拠として，静脈血栓塞栓症に対する抗凝固療法の継続期間について，8th. ACCP（June 2008）では表のように推奨されている．

さらに臨床的に有意な指標として，抗凝固治療中止1か月後のD-dimer値がnegativeであることはVTE再発リスクを低下させ，relative risk ratioは約0.4としている．

表　静脈血栓塞栓症の安定期抗凝固治療の方法，治療強度，減量方法，継続期間（8th. ACCP）

1.	VTE発生の契機となった原因が取り除かれた症例の治療期間は3か月間（Grade 1A）（手術，入院，ギプス固定，エストロゲン治療，妊娠，8時間以上の長時間を要した旅行など）．基礎疾患のないunprovoked VTEでは3か月間を超えても，INRのモニターが可能であり，出血リスクが高くなければ，さらに長期間の抗凝固治療を推奨する（Grade 1C）
2.	unprovoked VTEの再発例では，長期間の抗凝固治療を推奨する（Grade 1A）
3.	長期間の抗凝固治療を受けている場合は，症例ごとに出血と効果に関する治療継続のrisk-benefit ratioの定期的再評価をすべき（Grade 1C）

■引用文献

1. 8th. ACCP (American College of Chest Physicians Evidence-Based Clinical Practice Guidelines: 8th Edition, Chest Vol.133 issue 6: June 2008)
2. Agnelli G, et al: Three months versus one year of oral anticoagulant therapy for idiopathic deep vein thrombosis. N Engl J Med 2001; 345: 165-169.
3. Kearon C: Natural history of venous thromboembolism. Circulation 2003; 107: I-22-II30.
4. Ridker PM, et al: Long-term, low-intensity warfarin therapy for prevention of recurrent venous thromboembolism. N Engl J Med 2003; 348: 1425-1434.

混沌とする血小板機能検査

後藤信哉
東海大学医学部内科学系（循環器内科）

心筋梗塞などの発症には血小板が重要な役割を果たしていると考えられる．そこで，血小板機能を評価すれば心筋梗塞の発症を予知できるのではないか，また，抗血小板薬の開発に役立つのではないかなど，さまざまな期待から多くの血小板機能検査法が開発されている．しかし，実際には，①心筋梗塞の発症にどの程度，血小板が関与するのか，②どのようなメカニズムで関与するのかは，いずれも明確ではない．血小板機能検査の領域が混沌とするゆえんである．

なぜ血小板機能検査が必要か

> 抗血小板薬の予防効果は認められたが，血小板機能検査によるリスク評価は不明な状態である．

血小板機能検査法として1960年代にBornらによって確立された血小板凝集機能検査法は，比較的簡便に施行でき，かつ先天性血小板無力症の病態とよく相関したため広く使用されている[1]（図1）．

血液を遠心分離する際，回転数を適正にコントロールすると，血小板が多く含まれ，赤血球，白血球を含まない多血小板血漿を作製できる．ADP，トロンビン，アラキドン酸などの血小板活性化物質を外部から添加すると，多血小板血漿中の血小板が活性化する．凝集に関与する蛋白として，glycoprotein（GPIIb/IIIa）の血小板表面上の分子数が増加し，また高次構造が変化する．活性化血小板上では高次構造変化したGPIIb/IIIaにフィブリノーゲン，VWFが結合し，これらの血漿蛋白を架橋して血小板どうしが結合し合う．この反応が血小板凝集である．

出血性疾患の有病率は低く，血小板凝集機能検査が汎用されるといっても特殊な検査法である．しかし近年，人口の高齢化とともに心筋梗塞，脳梗塞などの有病率が増加して問題となった[2,3]．これらの動脈血栓性疾患の発症には血小板が必須の役割を演じる[4,5]．そこで，アスピリン，クロピドグレルなどの抗血小板薬を使用して心筋梗塞

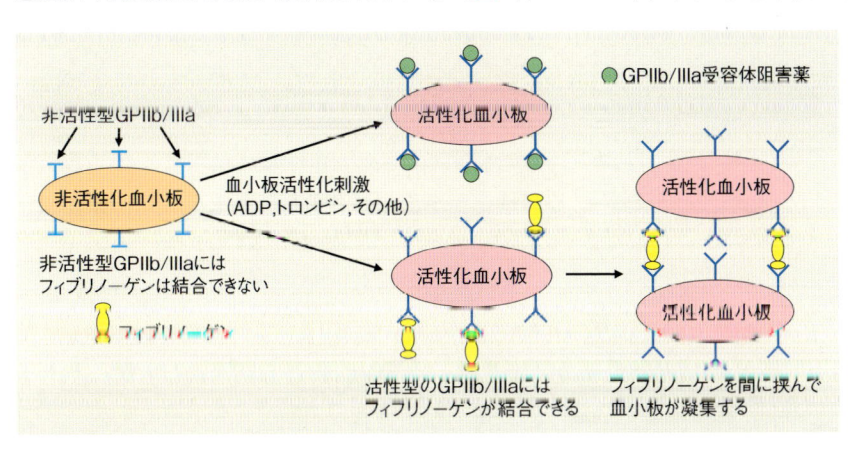

図1 血小板凝集のメカニズム

非活性型の血小板上のGPIIb/IIIaにはフィブリノーゲン，von Willebrand因子などの血漿蛋白が結合できない．ADP，トロンビンなどにより活性化された血小板上ではGPIIb/IIIaの高次構造が変化してフィブリノーゲンなどに結合可能となる．その条件で多血小板血漿を撹拌すると血小板どうしが結合して血小板の凝集が起こる．血小板が凝集すると光の透過性が亢進するので，凝集率を定量化できる．

343

などの発症を予防しようと試みられ[6,7]，心筋梗塞急性期，心筋梗塞後など，特定の疾患グループに対して予防効果を示した[6]．

抗血小板薬が血栓性疾患の予防に有効ならば，血小板機能を検査することによって，血栓性疾患のリスクや抗血小板薬服用時の薬効評価に応用できる可能性が期待された．疾患グループを対象とした包括的な臨床試験では，血小板凝集機能が亢進しているグループは心筋梗塞のhigh riskグループであり[8]，薬剤服用後も血小板凝集機能が亢進している症例グループは心筋梗塞のhigh riskグループである[9]が，この成績が，個別化に役立つか否かは不明の状態が続いている．

血小板凝集機能検査と抗血小板薬

> 血小板凝集阻害効果の強さと発症予防効果はイコールではない．

血小板凝集機能検査は，GPIIb/IIIaの欠損，機能異常症である血小板無力症に対する検査法としてはきわめて有力であった．それでは，心筋梗塞に代表される動脈血栓性疾患の発症を，血小板凝集機能検査で評価できるか．筆者の答えは以下の理由からNoである．

世界で広く使用されている抗血小板薬は，アスピリンとクロピドグレルである．両薬とも，その薬効は血小板凝集機能検査によっても検証されている[10]．すなわち，アスピリンはコラーゲン，アラキドン酸により惹起される血小板凝集を阻害する薬物であり，クロピドグレルは，ADPによる血小板の凝集を阻害する薬剤である．そこで，血小板凝集を阻害すれば心筋梗塞，脳梗塞などの発症を予防できる，との仮説が立てられた[11]．

前述したように，血小板凝集はGPIIb/IIIaにフィブリノーゲンなどが結合して形成されていることから，GPIIb/IIIaとフィブリノーゲンの結合を阻害する薬剤を開発すれば，血小板凝集を完全に阻

抗血小板薬の限界 Point!

大規模臨床試験の結果では，血小板凝集機能検査は心筋梗塞，脳梗塞などの血栓性疾患発症リスクと関連するとはいいがたいこと，GPIIb/IIIa受容体阻害薬により血小板凝集を阻害しても心筋梗塞，脳梗塞の発症は予防できないこと，血小板凝集阻害を標的とした抗血小板薬の開発には限界があること，が明らかになった．

害できると考えられた[11]．実際，経静脈的に投与する抗体，ペプチド，非ペプチド化合物などが開発され，PCI後の血栓性合併症の発症予防効果が確認された[12]．

GPIIb/IIIa受容体阻害薬は経口薬としても開発され，強力な血小板凝集阻害効果を発揮したため，血小板凝集抑制効果の弱いアスピリンなどよりも心筋梗塞，脳梗塞などの発症予防効果が強力と想定され大規模臨床試験が行われた[13]．しかし，臨床試験の結果，GPIIb/IIIa受容体阻害薬の心筋梗塞，脳梗塞発症予防効果は，アスピリンと同等，ないしはそれ以下であった[13]（⇒Point!）．

もともと血小板の何を調べたらいいのか

> 心筋梗塞の発症と血小板の役割は，いまなお未知の部分が多いため，血小板機能検査で何を評価すべきかもわからない，というのが現状である．

出血性疾患では，血小板凝集率と出血イベント発症率は相関した．一方，心筋梗塞などの発症と，血小板の役割には未知の部分が多い．GPIIb/IIIa阻害薬の経験からは，血小板凝集の血栓症発症における意義は高くないのであろう．それでは血栓症の発症において，血小板の役割とは何なのか．

活性化血小板由来凝固系活性化（procoagulant activity）

活性化血小板膜表面上では膜の脂質構成に変化が起こる．陰性荷電したリン脂質が細胞表面に発現すると，その周囲には凝固因子が集積し凝固系の活性化が起こる[10]．細胞表面の凝固系活性化で

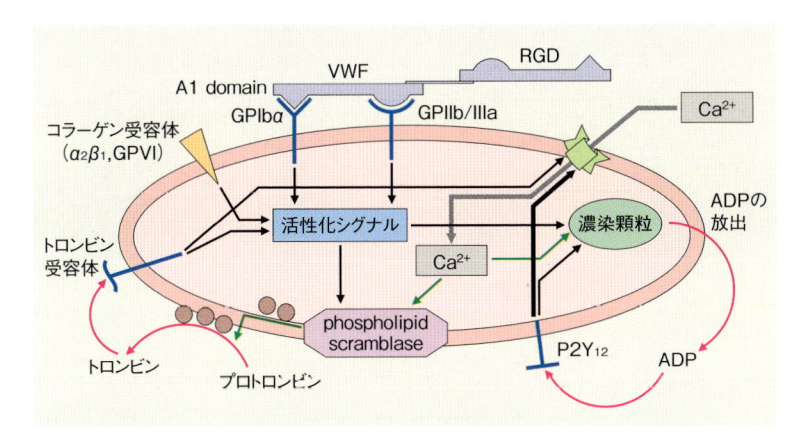

図2 活性化血小板による凝固系の活性化と血栓調節

von Willebrand因子（VWF）と相互作用して活性化した血小板にはカルシウムイオンが流入し，細胞内の諸酵素の活性化が起こる．膜近傍ではリン脂質撹拌酵素が活性化されて細胞表面膜の脂質構成が変化する．結果として，活性化血小板膜上では凝固系の活性化が起こる（活性化血小板由来 procoagulant activity）．凝固系活性化の結果，膜表面で産生されたトロンビンは，トロンビン受容体刺激を介して血小板を活性化させる．活性化血小板は凝固系と血小板の両者の positive feedback 反応の中枢となる．

生じたトロンビンは，一方では血漿中のフィブリノーゲンをフィブリンに転換し，他方では血小板上のトロンビン受容体を刺激して血小板を活性化させる[14]（図2）．すなわち，血小板を核として，血小板活性化と凝固系活性化の positive feedback が起こることになる．心筋梗塞の原因となる冠動脈の閉塞血栓も，血小板とフィブリンの混合血栓から形成されており[15]，活性化血小板由来凝固系活性化の意義はきわめて大きいと思われる．しかし，この機能を臨床的に計測する検査方法はない．

活性化血小板による炎症細胞の機能調節

心筋梗塞を惹起した冠動脈血栓には，必ず炎症性細胞の浸潤を認める[15]．血小板は活性化すると，各種接着蛋白を細胞表面に発現するが，そのなかにはP-selectinなど白血球系細胞と結合する蛋白，RANTASなど白血球細胞を集積する蛋白が含まれる[10]．閉塞血栓の形成に至る血小板の役割のなかで最も重要なものは，炎症調節作用である可能性もある．炎症調節作用そのものの評価は必ずしも容易ではないが，血小板由来の炎症調節物質であるCD40 ligandの血漿濃度が心血管イベントと相関する，などの臨床研究成果は過去に報告されている[16]．血小板由来の炎症マーカーも，ある集団のリスク判定には役立つが，治療の個別化に役立つとの情報はまだない．

微小循環調節作用

心筋梗塞の発症を単純化すると，動脈硬化巣破綻部位における閉塞性血栓の形成と理解されている．しかし，血栓形成の過程で，血栓自体は末梢塞栓源となりつつ3次元的に成長する．末梢塞栓による微小循環障害，活性化血小板から放出されるトロンボキサンA_2による微小血管の収縮，などが心筋梗塞の発症に関与する重要な因子である可能性がある[17]（図3）．トロンボキサンA_2の代謝産物であるトロンボキサンB_2濃度が心血管イベントの発症と関連すること[18]，トロンボキサンA_2の産生阻害物質であるアスピリンが心血管イベント発症予防効果を有すること[6]，などは血小板による微小循環調節作用の重要性を示唆している．

全身血管内皮機能の重要性

血小板は血管内皮細胞と擦れ合いながら全身を循環する細胞である[5]．全身の血管系，とくに細動脈，毛細血管，細静脈では血管径が小さいため血小板と血管内皮細胞の相互作用の確率が高くなる．内皮細胞の機能が健常であれば，内皮細胞が産生するNO，プロスタグランジンI_2などの作用により循環する血小板の活性化は抑制される．一方，酸化ストレスなどにより全身血管の内皮細胞機能が損なわれると，全身循環の過程で，内皮細胞が発現した接着蛋白との相互作用により血小板は活性化する．循環血液中の活性化血小板の含有量が増えると，その血液が心臓，脳などに流れて閉塞血栓を惹起する可能性が高くなる．局所血管の機能状態を心臓，脳などの灌流血管に反映させることが血小板の役割であると理解すると，静脈血を採取して血小板機能を評価することにまった

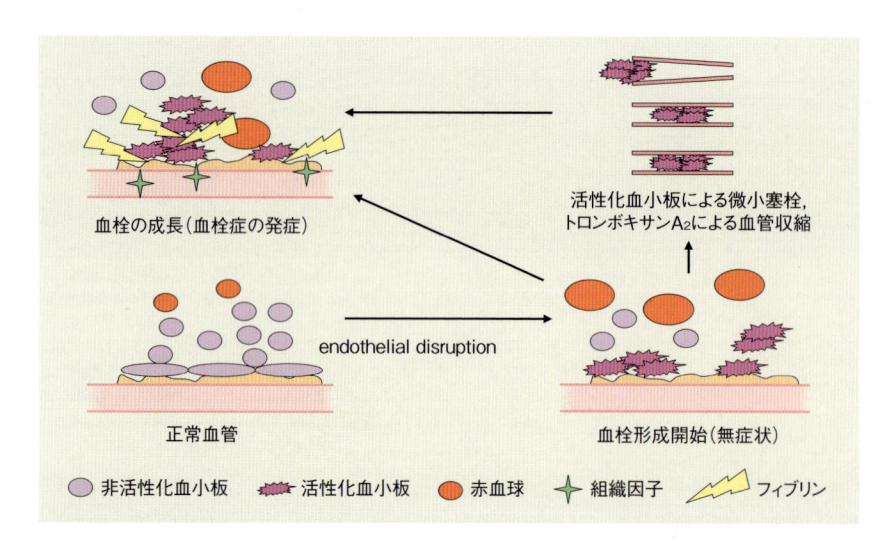

7. 冠危険因子，凝固，血栓，マーカー，その他

図3 冠動脈閉塞血栓の形成における冠微小循環障害の役割

直径数mmの冠動脈内の動脈硬化巣破綻部位に血小板が集積し，閉塞血栓の形成が始まる．血栓形成の初期において，血栓の一部は剥がれて末梢の微小血管に塞栓し，また活性化血小板はトロンボキサンA_2を局所産生して微小血管の循環障害を惹起する．微小血管の血流障害が増悪すれば，直径数mmの冠動脈主要枝でも血流うっ滞が起こり，閉塞性血栓の形成リスクは上昇すると想定される．

(Goto S, 2004[17] より)

く意味がないわけではないことがわかる．

現時点では，どうすればいいのか

理論的根拠が乏しい検査法で治療方針を決めるべきではない．

不明の部分があっても，できる範囲の検査を行ったほうがいい場合もある．臨床の役に立たないからといって，検査を行うこと自体は否定しない．

前述したように，血栓イベントの発症率と直接相関する血小板機能検査法は確立されていない．多くの血小板機能検査法の選択肢がありうるが，理論的根拠の乏しい方法では意味がない．とくに，アスピリン抵抗性，クロピドグレル抵抗性など，科学的根拠の乏しい概念がまかり通っている現状で[19]，抗血小板薬の用量，種類などを決めてしまうと，本来あるべき治療から離れてしまうリスクがある．心筋梗塞に代表される血栓イベントを反映する検査方法が確立されるまでは，血小板機能検査は研究段階にある，と理解すべきであろう．

■引用文献

1. Born GV, Garrod D: Photometric demonstration of aggregation of slime mould cells showing effects of temperature and ionic strength. Nature 1968; 220: 616-618
2. Bhatt DL, et al: International prevalence, recognition, and treatment of cardiovascular risk factors in outpatients with atherothrombosis. JAMA 2006; 295: 180-189.
3. Steg PG, et al: One-year cardiovascular event rates in outpatients with atherothrombosis. JAMA 2007; 297: 1197-1206.
4. Goto S: Understanding the mechanism of platelet thrombus formation under blood flow conditions and the effect of new antiplatelet agents. Curr Vasc Pharmacol 2004; 2: 23-32.
5. Goto S: Blood constitution: platelet aggregation, bleeding, and involvement of leukocytes. Rev Neurol Dis 2008; 5 Suppl 1: S22-27.
6. Antithrombotic Trialists' Collaboration: Collaborative meta-analysis of randomised trials of antiplatelet therapy for prevention of death, myocardial infarction, and stroke in high risk patients. BMJ 2002; 324: 71-86.
7. A randomised, blinded, trial of clopidogrel versus aspirin in patients at risk of ischaemic events (CAPRIE). CAPRIE Steering Committee. Lancet 1996; 348: 1329-1339.
8. Brezinski DA, et al: Morning increase in platelet aggregability. Association with assumption of the upright posture. Circulation 1988; 78: 35-40.
9. Krasopoulos G, et al: Aspirin "resistance" and risk of cardiovascular morbidity: systematic review and meta-analysis. BMJ 2008; 336: 195-198.
10. 後藤信哉，浅田祐士郎：血栓症―やさしく，くわしく，わかりやすく，第1版，南江堂，2004.
11. Coller BS, et al: Studies of activated GPIIb/IIIa receptors on the luminal surface of adherent platelets. Paradoxical loss of luminal receptors when platelets adhere to high density fibrinogen. J Clin Invest 1993; 92: 2796-2806.
12. Topol EJ, et al: Platelet GPIIb-IIIa blockers. Lancet 1999; 353: 227-231.
13. Gurbel PA, Serebruany VL: Oral platelet IIb/IIIa inhibitors: from attractive theory to clinical failures. J Thromb Thrombolysis 2000; 10: 217-220.
14. Tamura N, et al: Important regulatory role of activated platelet-derived procoagulant activity in the propagation of thrombi formed under arterial blood flow conditions. Circ J 2009; 73: 540-548.
15. Hoshiba Y, et al: Co-localization of von Willebrand factor with platelet thrombi, tissue factor and platelets with fibrin, and consistent presence of inflammatory cells in coronary thrombi obtained by an aspiration device from patients with acute myocardial infarction. J Thromb Haemost 2006; 4: 114-120.
16. Heeschen C, et al: Soluble CD40 ligand in acute coronary syndromes. N Engl J Med 2003; 348: 1104-1111.
17. Goto S: Propagation of arterial thrombi: local and remote contributory factors. Arterioscler Thromb Vasc Biol 2004; 24: 2207-2208.
18. Tada M, et al: Elevation of thromboxane B2 levels in patients with classic and variant angina Pectoris. Circulation 1981; 64: 1107-1115.
19. Patrono C, Goto, S: Aspirin "Resistance". International Review of Thrombosis 2008; 3: 28-35.

心筋マーカー全血迅速テスト:
陽性の重要性,陰性の意義

清野精彦
日本医科大学千葉北総病院内科・循環器センター

循環器診療で重要な心血管イベントとして，心筋梗塞や不安定狭心症などの急性冠症候群，急性心不全および慢性心不全の急性増悪，急性大動脈解離や肺血栓塞栓症などがあげられる．これらの心血管イベントの早期診断やリスク層別化，治療判断などに全血迅速診断バイオマーカーが重要な役割を果たしている．

新しい心筋マーカーの特徴

虚血性心筋細胞傷害が生じるとCK, CKMB, ミオグロビン, H-FABPが血中に遊出し，虚血が高度で長時間に及ぶとトロポニンT, ミオシン軽鎖が循環血中に遊出してくる．

心筋細胞傷害を診断するための血液生化学的マーカー（図1）は，細胞質可溶性分画に存在するCK, CKMB, ミオグロビン, H-FABPと，筋原線維を構成するトロポニンT, トロポニンIなどが活用されている[1]．

急性心筋梗塞などにより虚血性心筋細胞傷害が生じると，まず心筋細胞膜が傷害され，細胞質可溶性分画のマーカーが循環血中に遊出する（図1右上段）．虚血が軽度で短時間のうちに解除されればマーカーの上昇は軽微かつ短時間であり，心筋細胞傷害は可逆的である可能性が考えられる．さらにST上昇型心筋梗塞で虚血が高度かつ長時間に及んだ場合には筋原線維が分解され，トロポニンT, ミオシン軽鎖などの収縮蛋白が循環血中に遊出してくる（図1右下段）．この過程ではすでに心筋細胞は不可逆的壊死に陥ったものと判断される．

非ST上昇型急性冠症候群では，不完全閉塞型白色血栓（おもに血小板からなる）由来の微小塞栓により末梢心筋に微小梗塞が生じることが多く，このような場合，最も鋭敏なマーカーである

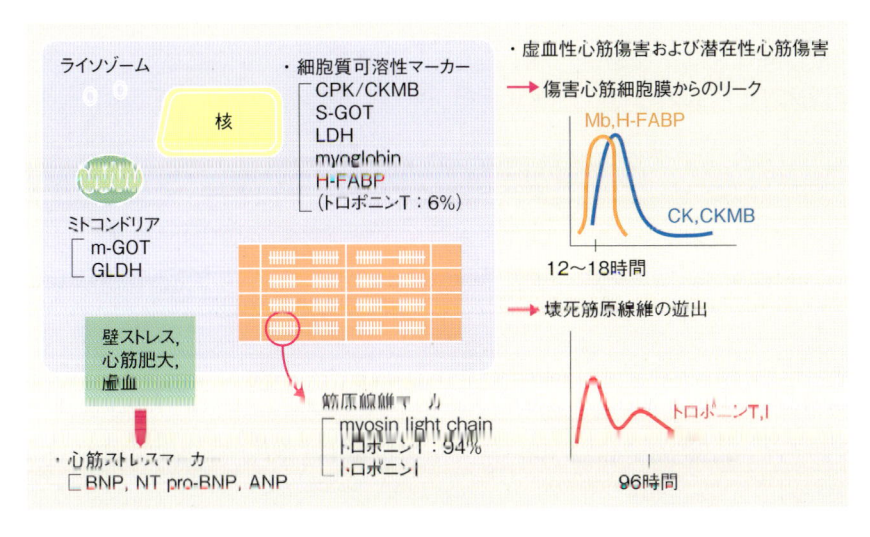

図1
心筋傷害の検出：
心筋マーカーと遊出動態

トロポニンTの検出により高リスク群を同定することができる．

また，左室機能障害（収縮能障害，拡張能障害）の指標として，心筋細胞から産生分泌されるBNPやNT-proBNPの上昇は左室拡張終期圧上昇と正相関を示すことが知られているが，急性冠症候群では虚血ストレス自体でも上昇を示す可能性が示され，早期リスク層別化にきわめて有用である（図1左下）．

心筋トロポニン全血迅速診断法

> 急性心筋梗塞では従来診断法とトロポニンT迅速診断法の比較では，感度（97% vs 53%），特異度（47% vs 98%），陽性予測値（50% vs 98%），陰性予測値（97% vs 79%）だった．

急性冠症候群の診断

採血した末梢血をそのまま1滴パネルに滴下し，15分後に異常（陽性＞0.10ng/mL）が可視的に判定できるトロポニンT全血迅速判定法（Trop T, Roche Diagnostics）が臨床導入され，循環器救急外来やCCUなどで活用されている．

筆者らは臨床開発試験として，東京地区循環器救急診療の現場でその有用性について検討（Tokyo Troponin T Trial：4T）した[2]．4T参加16施設を受診し，急性心筋梗塞が疑われた156例を対象に，身体所見や心電図による従来診断と，トロポニンT迅速診断法について比較検討した結果，37例（23.7%）が急性心筋梗塞または高リスク不安定狭心症（緊急PTCA，緊急CABG施行）と診断され，これらに対する診断感度，特異度，陽性予測値，陰性予測値はそれぞれ，身体所見・心電図など従来診断法で97%，47%，50%，97%，トロポニンT迅速診断法で53%，98%，98%，79%であり，従来診断では特異度と陽性予測値が低値であり偽陽性が多かったが，"疑わしければ搬送"の姿勢を反映しているものと解釈された．

一方，トロポニンT迅速診断法では，優れた特異度と陽性予測値が発揮された．本法の問題点として，血中へのトロポニンT遊出の時間遅延による制限（発症3時間以内は診断感度，陰性予測値低値）が示された．本法は発症3〜4時間以内には偽陰性を示すことが考えられるので，初回判定で陰性であっても，発症6時間以後に再確認することが重要である．

また，Cardiac Reader（Roche Diagnostics）を用いれば，トロポニンTの全血迅速定量測定が可能（トロポニンT：Cardiac T，ミオグロビン：Cardiac M，Dダイマー：Cardiac Dも全血迅速定量可能）であり，急性冠症候群におけるリスク層別化

トロポニンT＞0.1ng/mL：高リスク，急性心筋梗塞に包括

0.01＜トロポニンT＜0.1ng/mL：中等度リスク

トロポニンT検出されず（＜0.01ng/mL）：低リスク

にきわめて有用である．

潜在性心筋傷害〜微細心筋傷害の検出へ

> 慢性心不全ではトロポニンT検出，H-FABP濃度，左室駆出率，性（男性）が独立した心事故予測因子であった．

重症心不全では，持続的な潜在性心筋傷害に起因する組織学的変化と心機能障害の進行が観察される．

筆者らは，心筋傷害マーカーとして心筋特異性が最も高く鋭敏な心筋トロポニンTと心筋細胞質由来のH-FABP測定が潜在性心筋傷害の検出に有用であることを報告している（図2）[3]．NYHA II－IVの慢性心不全症例を対象に，年齢，性，NYHAクラス，トロポニンT検出の有無，血漿H-FABP濃度，ANP，BNP，血漿NE濃度，心エコー左室駆出率，胸部X線心胸比などの臨床指標と長期予後についてCox比例ハザードモデルにより多変量解析すると，トロポニンT検出（≧0.02ng/mL，OMD），H-FABP濃度，左室駆出率，性（男性）が独立した心事故予測因子であった（図3）[3]．トロポニンTやH-FABPを代用指標とするOMDの抑止が，治療効果判定や予後改善の評価にどの程度

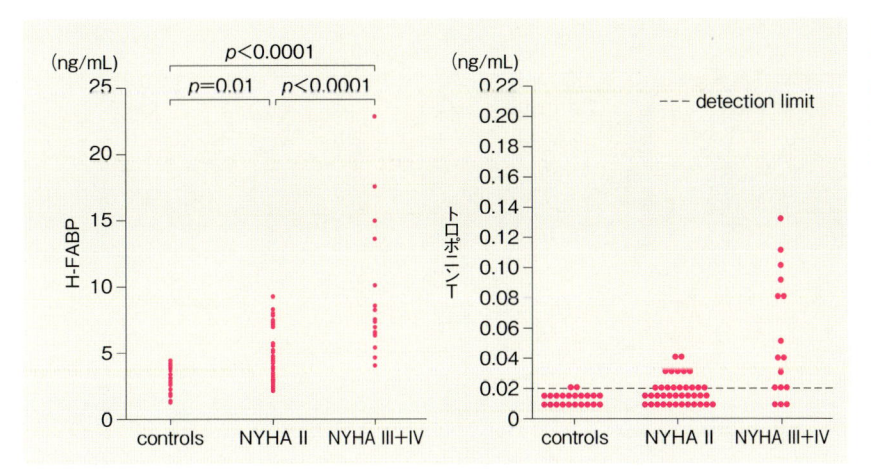

図2
**慢性心不全における
細胞質および
筋原線維マーカーによる
潜在性心筋傷害の検出**

(Setsuta K, et al, 2002[3]) より)

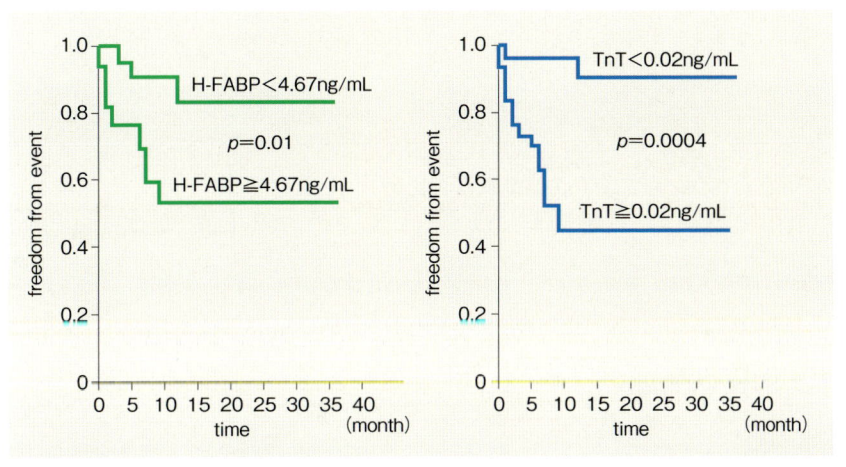

図3
**細胞質および
筋原線維マーカーにより
検出される
潜在性心筋傷害と長期予後**

(Setsuta K, et al, 2002[3]) より)

有用であるかが今後の課題である[3]).

さらに最近では，高感度トロポニンTアッセイが開発され，より微細な心筋傷害に関する興味深い知見が報告されており，いろいろな病態における心筋傷害の解析と対策は新たな局面を迎えようとしている．

H-FABP全血迅速診断法

> 急性心筋梗塞ではH-FABPは，トロポニンTでは診断できなかった発症2時間以内の超急性期の診断が可能．

トロポニンTと同様の全血迅速診断法（ラピチェック，人日本仕入製薬）が開発され，筆者らは多施設共同臨床開発試験により，臨床的有用性と診断精度について前述トロポニンTと比較検討した[4]).

臨床開発試験参加6施設の循環器救急を受診し，急性心筋梗塞が疑われた371例を対象に分析した結果，トロポニンT迅速判定法では診断できなかった発症2時間以内の超急性期心筋梗塞の診断が可能（診断感度H-FABP 89％対トロポニンT 22％）になることが明らかにされた（**図4**）[4]）．しかしH-FABPテストはトロポニンTテストに比べ特異度に劣り，狭心症，重症心不全，大動脈解離，肺血栓症，腎機能障害例などでも陽性を示すことが示された（**表**）[4]）．H-FABPは，急性期循環器救急のリスク判別（除外診断：陰性ならば急性心筋梗塞のみならず高リスク状態ではない）にきわめて有用である（⇒ **Point!**）．

肺血栓塞栓症に対して

肺血栓塞栓症では肺高血圧により右心負荷が上昇し，心筋傷害を合併する症例があり，トロポニン

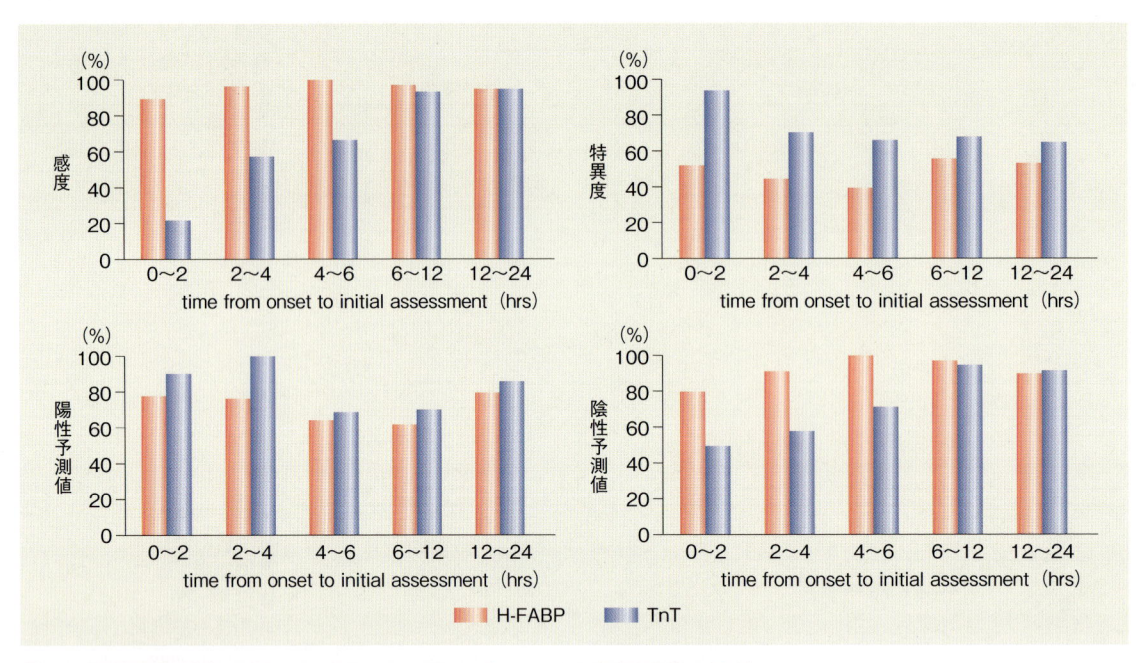

7. 冠危険因子，凝固，血栓，マーカー，その他

図4 受診時間帯によるH-FABPとTnT(トロポニンT)の診断精度の比較

急性心筋梗塞が疑われた371例　　　　　　　　　　　　　　　　　　　　　　　(Seino Y, et al, 2003[4]) より)

表　全血迅速H-FABPテスト偽陽性例の検討

		H-FABP (+/−)	Mb (+/−)
非MI心疾患	不安定狭心症	17/23	12/28
	心不全	31/3	27/9
	心筋炎心膜炎	2/0	1/1
	不整脈	8/8	6/10
非心疾患	大動脈疾患	7/6	5/10
	肺血栓塞栓症	1/5	2/4
	非心血管疾患	3/21	8/16

・高リスク不安定狭心症，重症心不全，心筋炎，大動脈疾患，肺塞栓症でも陽性を提示．微小心筋傷害で陽性．
・myoglobinの場合と同様に，腎不全では偽陽性を示すことに注意．

(Seino Y, et al, 2003[4]) より)

TやIは20〜50％の症例でカットオフ値を超える．

最近，20論文1,985症例を対象にメタアナリシスした成績が報告され，トロポニンの上昇は，急性期死亡（odds比5.24），肺血栓塞栓症関連死亡（odds比9.44），予後不良（odds比7.03）と予後評価に有用であることが示された[5]．さらに最近の報告では，肺血栓塞栓症の27％でH-FABPの上昇が認められ，上昇が認められなかった群では心血管事故が皆無であったのに対しodds比71.5と，H-FABPがBNPやトロポニンよりも精度の高い予後指標であることが示されている[6]．

判定にあたっての注意点 Point!

判定は血液滴下後，正確に15分後に行うこと．15分を超過すると偽陽性を示し，15分前だと偽陰性を示すことがある．また，判定は明るい場所で行うこと．暗い場所だとラインを見落として偽陰性の判定を下しやすい．

■引用文献

1. 清野精彦，ほか：心筋生化学マーカーによる評価：multimarker strategy. 日本内科学会誌 2004; 93: 241-248.
2. 清野精彦，ほか：循環器診療における心筋トロポニンT迅速判定法の有用性に関する検討：東京地区循環器実地診療における評価—Tokyo Troponin T Trial (4T). J Cardiol 1998; 31: 281-287.
3. Setsuta K, et al: Use of cytosolic and myofibril markers in the detection of ongoing myocardial damage in patients with chronic heart failure. Am J Med 2002; 113: 717-722.
4. Seino Y, et al: Use of whole blood rapid panel test for heart-type fatty acid-binding protein in patients with acute chest pain: comparison with rapid troponin T and myoglobin tests. Am J Med 2003; 115: 185-190.
5. Becattini C, et al: Prognostic value of troponins in acute pulmonary embolism—a meta-analysis. Circulation 2007; 116: 427-433.
6. Puls M, et al: Heart-type fatty acid-binding protein permits early risk stratification of pulmonary embolism. Eur Heart J 2007; 28: 224-229.

非心臓手術の術前検査：
医者の自己満足か，患者のQOLか

高木　厚
東京女子医科大学循環器内科

非心臓手術周術期合併症に対するこれまでの考え方

> 非心臓手術の周術期合併症として虚血イベントが重視され，これまでは潜在する冠疾患の発見と血行再建が重視されてきた．

　世界の先進国全体で毎年，非心臓手術は6,000万例に行われ，そのうち300万人に周術期心合併症を生じているとの報告もある[1]．最も危惧されてきたのは，周術期の急性心筋梗塞であり，その発生率は，冠動脈疾患を有する場合は4.1%，冠疾患のない場合は0.8%とも報告されている．

　通常の急性心筋梗塞は，冠動脈プラークの破綻や血管内皮のびらんに続く血栓が血管内腔を閉塞するために，血管の狭窄がさほど強くない部分で生じ，その予測は困難である．一方，周術期の急性心筋梗塞は，手術のストレスによる粥腫の破綻は半数程度であり，もともとの高度冠狭窄があるところに心筋酸素需要が高まり，手術後1〜4日に多いとされる[2]．つまり，高度虚血を有するかどうか，またその虚血領域の大きさが重要と考えられ，術前にカテーテル治療（PCI）やバイパス術（CABG）などによる血行再建の適応を判断することが重要と考えられてきた．

　2002年のAHAのガイドラインでも，患者の活動能力が4METsをクリアしているかどうかで虚血の有無を推定したうえで手術自体のリスクを考慮し，必要があれば運動負荷試験，ドブタミン負荷心エコーや心筋シンチグラムなどを行い，冠動脈造影（CAG）や血行再建術を必要とする患者をあぶりだすことに主眼をおいていた．しかし，このコンセプトにいくつかの疑問が投げかけられるようになった[3]．

術前の非侵襲的検査の意義

> 従来は，ドブタミン負荷心エコーや心筋シンチグラムが有用とされていたが，周術期イベントを減少させるという本来の意味からはけっして有用とは言い切れない．

　これまでに，ドブタミン負荷心エコーや心筋シンチグラムが術前検査として有用であるとの報告がなされている．ある検査が本当に有用であるかどうかは，検査の正確性つまり周術期合併症を予測できるかについてと，それがアウトカム，つまり本当に周術期合併症を減らすことにつながるか，さらに検査を行うことによる有害性，つまり必要な手術の延期や無用な血行再建がなされていないかを検証する必要がある．

　従来の報告では，ドブタミン負荷心エコーも心筋シンチグラムも，周術期合併症に対して特異度（specificity）や陰性的中率（negative predictive value）が高く有用であるとされていた．しかしGrayburnらは，likelihood ratioという統計手法を用いて，ドブタミン負荷心エコーも心筋シンチグラムも周術期合併症を予測するには有効とはいえないことを提唱している[3]．さらに，わが国では，ドブタミン負荷心エコーには保険適用がなく，心

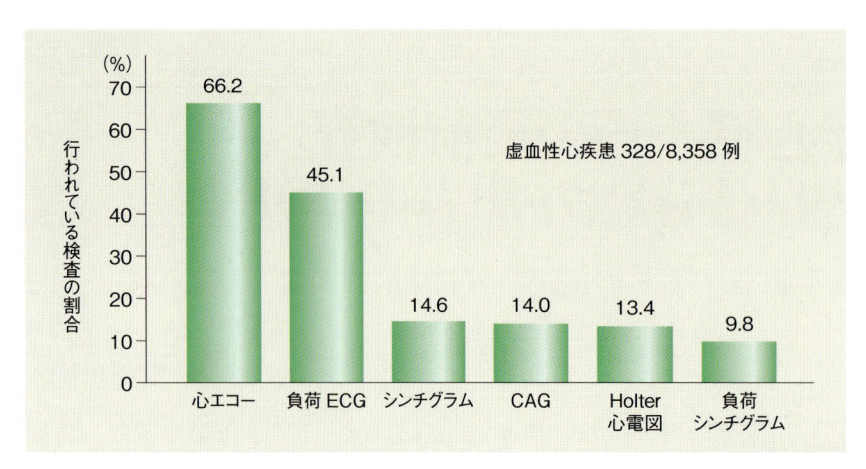

7. 冠危険因子，凝固，血栓，マーカー，その他

図1 周術期に実際に行われている検査
（山田達也，ほか，2000[4]より）

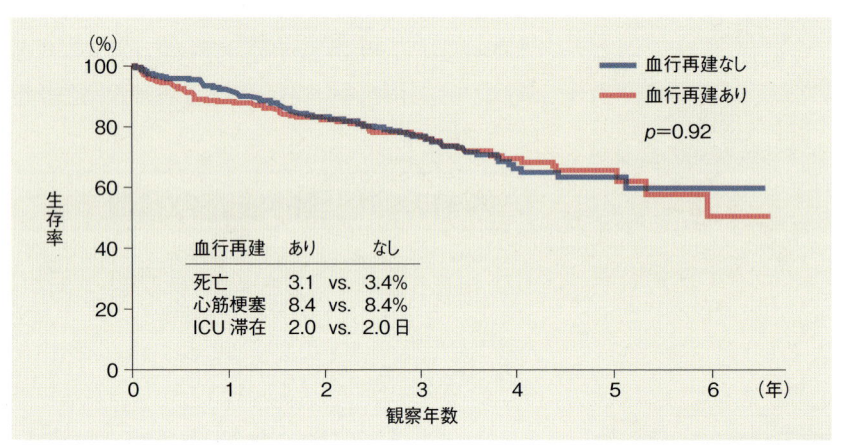

図2 CARP(Coronary Artery Revascularization Prophylaxis)試験の成績

筋虚血の診断には負荷心電図検査や心筋シンチグラムを行う必要がある．

　確かに，Master運動負荷心電図検査は，4METsの運動対応能閾値を検討するには簡便に行える利点がある．しかし，非心臓手術を受ける患者には高齢者で運動負荷が困難例も多くあり，また，運動負荷心電図自体が感度の低い検査である．実際に，山田らが国内の8,358例の術前検査を検討したところ，心筋シンチグラムは14.6％にしか施行されておらず，心エコー検査が66.2％に行われていた（図1）[4]．

術前の血行再建の意義

> 術前に予防的に血行再建することによって周術期合併症が減るという根拠はなく，安易な血行再建はかえって有害かもしれない．

　周術期合併症を減らすために血行再建を行うことの是非について，2004年にCARP試験が発表された[5]．手術自体が高リスクな血管手術の術前510例に，予防的な血行再建を行った群と行わなかった群とが比較された．その結果，両群間に死亡（3.1％ vs. 3.4％），心筋梗塞発症（8.4％ vs. 8.4％）に差がなく，その後の長期予後にも差はなかった（図2）[5]．さらに負荷心エコーで広範囲に心筋虚血を有する患者に限ったDECREASE V試験においても，血行再建群と非再建群で，術後死亡22.5％ vs. 11.5％，術後心筋梗塞発症34.7％ vs. 30.8％と

差がないばかりでなく，有意差はないものの術前死亡が血行再建群で4.3%と非再建群の0%より高かった[6]．

また，近年はカテーテルを用いたPCIが簡便に行えるようになっているが，術前にPCIを行うことも否定的である．PCIから6週間以内に非心臓手術を行った場合の合併症は，出血が28%，心筋梗塞が18%，死亡が20%に及ぶとの報告がある[7]．その原因として，PCI後には病変は血栓を生じやすくなっていること，さらにそれを予防するために抗血小板治療が行われていることが予想される．

近年はさらに薬剤溶出性ステントを使用することが多く，その場合にはステント留置後数か月たってもステントの金属が露出し，晩発性のステント血栓症を生じることが報告されており，抗血小板薬の内服を1年以上継続する必要がある．つまり，薬剤溶出性ステント留置後1年間は手術ができない状況になる．

術前検査から予防への意識改革

> 非侵襲的検査による虚血患者のあぶりだしよりも，β遮断薬やスタチンの事前投与が合併症を減らすのに効果があることがわかってきた．

2006年に出たACC/AHAガイドラインのアップデートでは，術前のスクリーニングよりも周術期にβ遮断薬を使用することで周術期合併症を減らすことにパラダイムシフトした[8]．1990年代から，周術期のアテノロールやビソプロロールなどが周術期合併症のみならずその後の予後を改善するという報告がなされ，表1に示すように，血管手術や中等度以上のリスクの手術において，とくに心筋虚血のある場合や患者自体のリスクが高い場合には，積極的にβ遮断薬を使用することが勧められるようになった（⇒Point!）．

また，これに伴ってガイドラインのフローチャートも大きく変更された．図3のように，非侵襲的検査の位置づけも相対的に下がり，かつ

表1 周術期のβ遮断薬の適応と手術の危険度

	患者にリスクなし	患者にリスクあり	冠疾患，高リスク	β遮断薬内服中
血管手術	Class IIb	Class IIa	虚血+ Class I 虚血− Class IIa	Class I
中等度以上のリスク		Class IIb	Class IIa	Class I
低リスク				Class I

■手術自体の危険度の分類
血管手術：心イベント＞5%
中等度リスク：MACE（major cardiac events）1〜5%；腹腔・胸腔内手術，頸動脈内膜剥離，頭頸部，整形外科，前立腺
低リスク：MACE＜1%；内視鏡手技，対表面，白内障，乳房，外来手術

Point! 周術期のβ遮断薬は適量で使用する

周術期のβ遮断薬についての逆風も吹いている．Bangaloreらは2008年のLancetに12,306例のメタ解析を発表し，周術期のβ遮断薬は総死亡，心血管死や心不全を減らさないと発表した[11]．そのサブグループ解析でも，高齢者，血圧や脈拍を下げすぎた場合にβ遮断薬が逆効果を示している．ただし，このメタ解析12,306例中8,129例が高用量のβ遮断薬を用いたPOISE試験によっており，今後はβ遮断薬の適正な使用法で再検討される必要がある．

"周術期管理が変更される可能性がある場合に"とただし書きが付くようになった．さらに2007年のガイドラインでは，周術期のスタチンの使用にもコメントされている．Hindlerらが行った223,010例の血管手術のメタ解析では，手術死亡がスタチンの使用で6.1%から1.7%と有意に減少しており[9]，さらに周術期のスタチンの中断で血管手術患者の術後のトロポニン上昇につながることが報告されている[10]．

周術期合併症の実際とその予防

> 周術期合併症として，虚血イベントよりも不整脈や心不全の頻度が高い．そのために術前に，不整脈や拡張障害を含めた心機能評価が重要である．

以上をまとめると，虚血性心疾患のリスクに関しては，β遮断薬とスタチンを投与するほかに貧血の有無や酸素飽和度について留意する．また，

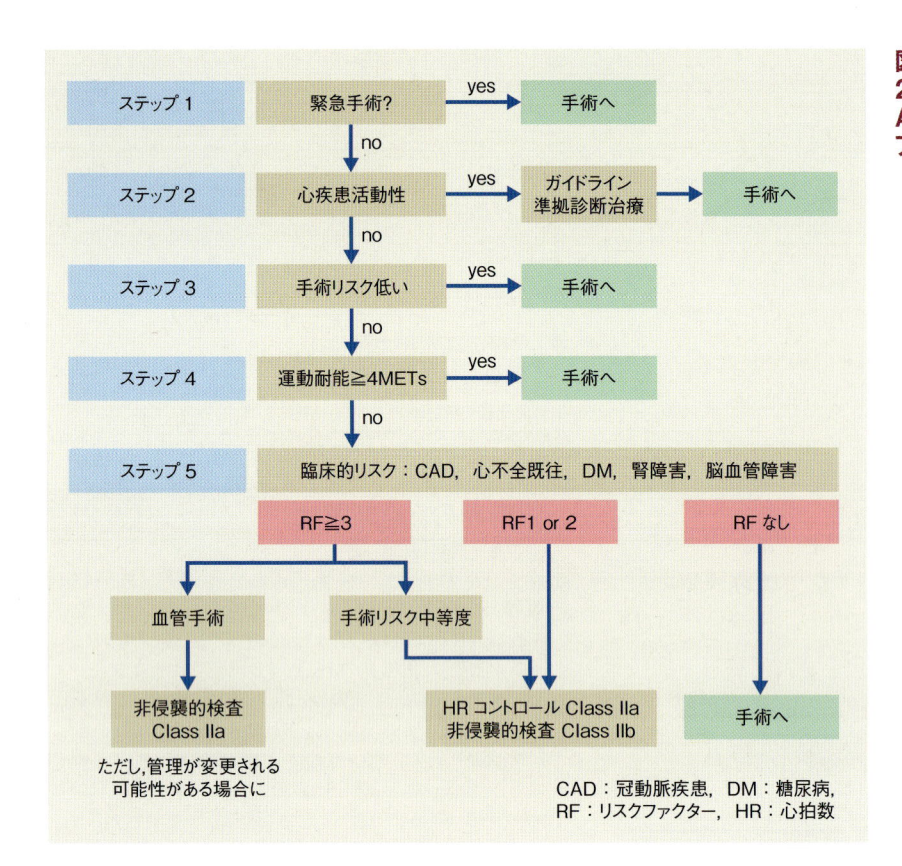

7. 冠危険因子，凝固，血栓，マーカー，その他

図3 2007年AHA/ACCガイドラインのフローチャート

- ステップ1：緊急手術？ → yes → 手術へ
- ステップ2：心疾患活動性 → yes → ガイドライン準拠診断治療 → 手術へ
- ステップ3：手術リスク低い → yes → 手術へ
- ステップ4：運動耐能≧4METs → yes → 手術へ
- ステップ5：臨床的リスク：CAD，心不全既往，DM，腎障害，脳血管障害
  - RF≧3 → 血管手術 → 非侵襲的検査 Class IIa（ただし，管理が変更される可能性がある場合に）
  - RF≧3 → 手術リスク中等度 → HRコントロール Class IIa / 非侵襲的検査 Class IIb
  - RF1 or 2 → HRコントロール Class IIa / 非侵襲的検査 Class IIb
  - RFなし → 手術へ

CAD：冠動脈疾患，DM：糖尿病，RF：リスクファクター，HR：心拍数

表2 周術期に治療・評価の必要な活動性の心疾患

急性冠症候群，重症 AP	ACS MI＜1M CCS 分類＞3
非代償心不全	新規，増悪，NYHA IV
不整脈	高度房室ブロック，≧M-II ブロック 症候性 VT，新規 VT レート管理不良 Af（安静＞100bpm） 症候性徐脈
重症弁膜症	重症 AS　mPG＞40mmHg 　　　　　AVA＜1.0cm^2 or 症候性 症候性 MS

AP：狭心症，ACS：急性冠症候群，MI：心筋梗塞，CCS：Canadian Cardiovascular Society, NYHA IV：New York Heart Association 分類IV度，M-II：Mobitz II，VT：心室頻拍，Af：心房細動，AS：大動脈弁狭窄症，mPG：平均圧較差，AVA：大動脈弁閉鎖，MS：僧帽弁狭窄症

4METsに相当するMaster心電図は簡便かつ有用かもしれない．一方，術前に虚血性心疾患の精査として，マルチスライスCTA，心筋シンチグラム，必要に応じて冠動脈造影を行うかどうかは個々の患者によるために，一概にどの検査を行うかを断定することは困難である．

一方，ドブタミン負荷のない心エコーやHolter心電図も実は重要である．山田らは，手術例8,358例でどのような周術期合併症が生じたかを報告している．心筋梗塞は0.9%と少なく，不整脈の合併は上室性と心室性を合わせて21%と多かった[4]．ガイドラインでも実際の臨床を取り入れ，"術前に治療または評価の必要な活動性の心疾患"として重症虚血性疾患だけでなく，**表2**のように心不全，不整脈や重症弁膜症を取り上げている．

大動脈弁狭窄や僧帽弁狭窄の有無だけでなく，やはり心機能の評価を行うことが重要である．たとえば，心エコーで非対称性心肥大を認めた場合の40%に周術期合併症を生じるとの報告もあり，これは肥大型心筋症という疾患のみならず，拡張障害が周術期合併症に関係することも示唆している[12]．僧帽弁の流入波形のE波を組織ドプラ法で求めた弁輪部のe'波で除したE/e'は左室拡張気圧に比例するとされ，拡張能のよい指標になる．

われわれも非心臓手術前に心エコーを行った心疾患患者200例で周術期合併症を11例に認めた．その内訳は，心室性不整脈2例，上室性不整脈3例，心不全2例，虚血が原因の手術の延期4例

であった．その際に，E/e'が15以上の拡張障害例では周術期合併症が17%とE/e'＜15の2.0%に比して明らかに周術期合併症が多かった．とくに高齢者の場合には，病歴から拡張障害が不明なことも多いため，左室拡張能は今後，周術期評価に追加されるべき項目であろう．

循環器医としての責任

> 術前評価は手術のリスクだけでなく，一人の患者の予後を評価することである．

周術期の心臓のリスク評価は，単に手術が可能かどうかだけではなく，手術後の管理や患者の予後にかかわる問題である．実際に多くの患者で，術前評価が初めての心臓評価という場合があり，"手術に関しては大丈夫だと思います"という判断では不十分である．当然ながら，マニュアル的な判断ではなく，それぞれの患者に合ったテーラーメードの対応のために，循環器医として全知全能を尽くす必要がある．さらに，外科医や麻酔科医とのコンタクトを濃密に行い，自分が評価した患者の予後についてのフィードバックも循環器医としての責任である．

■引用文献

1. Cohen AT, et al: Prevention of perioperative myocardial ischaemia and its complications. Lancet 1998; 351: 385-386.
2. Grayburn PA, et al: Cardiac events in patients undergoing noncardiac surgery: shifting the paradigm from noninvasive risk stratification to therapy. Ann Intern Med 2003; 138: 506-511.
3. Eagle KA, et al: ACC/AHA guideline update for perioperative cardiovascular evaluation for noncardiac surgery—executive summary a report of the American College of Cardiology/American Heart Association Task Force on Practice Guidelines. Circulation 2002; 105: 1257-1267.
4. 山田達也, ほか：虚血性心疾患患者の非心臓手術の周術期管理に関する多施設共同調査—第1報. 麻酔 2000; 49: 673-679.
5. Mcfalls EO, et al: Coronary-artery revascularization before elective major vascular surgery. N Engl J Med 2004; 351: 2795-2804.
6. Poldermans D, et al: A clinical randomized trial to evaluate the safety of a noninvasive approach in high-risk patients undergoing major vascular surgery: the DECREASE-V Pilot Study. J Am Coll Cardiol 2007; 49: 1763-1769.
7. Kazula GL, et al: Catastrophic outcomes of noncardiac surgery soon after coronary stenting. J Am Coll Cardiol 2000; 35: 1288-1294.
8. Fleisher LA, et al: ACC/AHA 2007 Guidelines on Perioperative Cardiovascular Evaluation and Care for Noncardiac Surgery: Executive Summary: A Report of the American College of Cardiology/American Heart Association Task Force on Practice Guidelines (Writing Committee to Revise the 2002 Guidelines on Perioperative Cardiovascular Evaluation for Noncardiac Surgery. J Am Coll Cardiol 2007; 50: 1707-1732.
9. Hindler K, et al: Improved postoperative outcomes associated with preoperative statin therapy. Anesthesiology 2006; 105: 1260-1272.
10. Le Manach Y, et al: The impact of postoperative discontinuation or continuation of chronic statin therapy on cardiac outcome after major vascular surgery. Anesth Analg 2007; 104: 1326-1333.
11. Bangalore S, et al: Perioperative beta blockers in patients having non-cardiac surgery: a meta-analysis. Lancet 2008; 372: 1962-1976.
12. Haering JM, et al: Cardiac risk of noncardiac surgery in patients with asymmetric septal hypertrophy. Anesthesiology 1996; 85: 254-259.

Keyword Index

ア行

アーチファクト
 心筋SPECT，SPECT，減弱アーチファクト，腹臥位撮像，心筋虚血診断能　76

アセチルコリン
 冠攣縮誘発負荷試験，冠攣縮性狭心症，エルゴノビン，薬剤負荷試験の限界，MDCT，心臓カテーテル検査　101
 冠攣縮性狭心症，冠攣縮誘発試験，血管内皮機能，判定基準　106

圧回復現象
 圧較差，心エコードプラ法，簡易Bernoulli式，pressure gradient，pressure recovery phenomenon，大動脈弁狭窄，心カテーテル検査　276

圧較差
 心エコードプラ法，簡易Bernoulli式，圧回復現象，pressure gradient，pressure recovery phenomenon，大動脈弁狭窄，心カテーテル検査　276
 連続の式，弁口面積，心エコー，心カテーテル検査，大動脈弁狭窄　281
 心エコー，負荷心エコー法，大動脈弁狭窄，僧帽弁逆流，重症度　204

アブレーション
 心室性期外収縮，左心機能低下，PVC，ホルター心電図，心電図　200
 WPW症候群，アルゴリズム，心電図，12誘導心電図，副伝導路，発作性上室性頻拍　208
 房室結節リエントリー，接合部調律，室房伝導，AVNRT，心電図，心内電位，頻脈性不整脈　212
 心房細動，心不全，リズムコントロール，レートコントロール，拡張型心筋症，12誘導心電図，心内電位　223

アルゴリズム
 WPW症候群，アブレーション，心電図，12誘導心電図，副伝導路，発作性上室性頻拍　208

異常心電図
 心電図，電極の誤装着，302

遺伝子診断
 QT延長症候群，運動負荷試験，カテコラミン負荷試験，心電図，エピネフリン負荷試験　218

イベント心電図
 携帯型心電計，ホルター心電図，心電図，ループメモリー，伝送機能，胸部症状　195

インスリン
 Brugada症候群，突然死，心電図，予後判定，ST上昇，食事摂取，日内変動　181

陰性U波
 運動負荷心電図，ST上昇，偽陽性，陽性U波，ST低下　14

陰性荷電LDL
 脂質異常症，LDL-C，non-LDL-C，酸化変性LDL，コレステロール，動脈硬化　321

植込み型ループ心電レコーダー
 神経調節性失神，tilt試験，頸動脈洞症候群，体位性立位頻拍症候群，体位性起立頻脈症候群，心原性失神，血圧　233

右室拡張能
 肺動脈収縮期圧推定，右室収縮能，右室容積，肺高血圧症，右心不全，心エコー　162

右室収縮能
 肺動脈収縮期圧推定，右室拡張能，右室容積，肺高血圧症，右心不全，心エコー　162

Keyword Index

右室容積
　　肺動脈収縮期圧推定，右室収縮能，右室拡張能，肺高血圧症，右心不全，心エコー　162

右心不全
　　肺動脈収縮期圧推定，右室収縮能，右室拡張能，右室容積，肺高血圧症，心エコー　162

運動耐容能
　　慢性心不全，Specific Activity Scale，心機能分類，NYHA心機能分類，METs　134
　　心不全重症度，peak $\dot{V}O_2$，$\dot{V}E$ vs $\dot{V}CO_2$ slope，心機能検査，左室駆出率，EF　137
　　心筋収縮予備能，高血圧心，不全心，左室駆出率，心エコー　142

運動負荷試験
　　QT延長症候群，遺伝子診断，カテコラミン負荷試験，心電図，エピネフリン負荷試験　218

運動負荷心電図
　　事前確率，Bayes理論，冠動脈疾患，費用効果，検査前確率，心筋シンチグラム　4
　　ST変化，偽陽性，偽陰性，冠動脈疾患，心筋虚血，心筋梗塞　9
　　ST上昇，偽陽性，陰性U波，陽性U波，ST低下　14
　　検査前確率，ST下降，偽陽性，偽陰性，無症候性心筋虚血　19
　　冠動脈造影，心筋血流SPECT，SPECT，MDCT，冠動脈狭窄，TID比　72

エピネフリン負荷試験
　　QT延長症候群，遺伝子診断，運動負荷試験，カテコラミン負荷試験，心電図　218

エルゴノビン
　　冠攣縮誘発負荷試験，冠攣縮性狭心症，アセチルコリン，薬剤負荷試験の限界，MDCT，心臓カテーテル検査　101

塩酸イソプロテレノール
　　神経調節性失神，tilt試験，薬剤負荷試験，日差変動　239

カ行

解剖学的狭窄重症度
　　機能的狭窄重症度，側副血行，心筋虚血，冠動脈狭窄重症度，心筋血流イメージング　37

拡張型心筋症
　　心房細動，心不全，リズムコントロール，レートコントロール，アブレーション，12誘導心電図，心内電位　223
　　心筋症，MRI，肥大型心筋症，遅延造影法，MDCT　266

拡張期負荷心エコー法
　　心筋内虚血メモリー，負荷心エコー法，心エコー，reverse ischemic cascade，ストレイン，ストレインレート，心筋梗塞　91

拡張不全
　　高齢者，大動脈弁狭窄症，心エコー，Nohria分類，貧血，心房細動　167

加算平均心電図
　　心電図，微小電位，心室遅延電位，心室頻拍，LP，Brugada症候群，心臓突然死　185

家庭血圧
　　血圧，日内変動，仮面高血圧，早朝高血圧，白衣高血圧，24時間自由行動下血圧測定，ABPM　244

カテコラミン負荷試験
　　QT延長症候群，遺伝子診断，運動負荷試験，心電図，エピネフリン負荷試験　218

仮面高血圧
　　血圧，日内変動，家庭血圧，早朝高血圧，白衣高血圧，24時間自由行動下血圧測定，ABPM　244
　　ABPM，仮面夜間高血圧，夜間高血圧，血圧，日内変動，心血管死亡　249

仮面夜間高血圧
　　ABPM，仮面高血圧，夜間高血圧，血圧，日内変動，心血管死亡　249

カラードプラ法
　　虚血性僧帽弁逆流，僧帽弁逆流，心エコー，tethering　292

簡易Bernoulli式
　　圧較差，心エコードプラ法，圧回復現象，pressure gradient，pressure recovery phenomenon，大動脈弁狭窄，心カテーテル検査　276

冠危険因子
　　尿酸値，メタボリックシンドローム，性差，高尿酸血症，左室肥大　333

冠血流予備能
　　心筋虚血，冠微小循環，心筋乳酸産生，微小血管狭心症　2

Keyword Index

感度
　BNP，NT-ProBNP，腎機能，特異度，予後推定，BMI　153

冠動脈CT
　冠動脈造影，心筋虚血，プラーク，不安定プラーク，FFR　25
　心筋SPECT，fusionイメージ，形態学的検査，機能学的検査，プラーク，不安定プラーク，冠動脈狭窄　42

冠動脈カルシウムスコア
　MDCT，CAG，石灰化病変，被曝線量，プラーク，冠動脈狭窄　46

冠動脈狭窄
　冠動脈CT，心筋SPECT，fusionイメージ，形態学的検査，機能学的検査，プラーク，不安定プラーク　42
　MDCT，冠動脈カルシウムスコア，CAG，石灰化病変，被曝線量，プラーク　46
　冠動脈造影，心筋血流SPECT，SPECT，MDCT，冠動脈狭窄，TID比　72

冠動脈狭窄重症度
　機能的狭窄重症度，解剖学的狭窄重症度，側副血行，心筋虚血，心筋血流イメージング　37

冠動脈疾患
　事前確率，Bayes理論，費用効果，検査前確率，運動負荷心電図，心筋シンチグラム　4
　運動負荷心電図，ST変化，偽陽性，偽陰性，心筋虚血，心筋梗塞　9
　負荷心エコー法，心エコー，予後評価，リスク層別化，心イベント発生率　84
　睡眠時無呼吸症候群，SAS，polysomnography，メタボリックシンドローム，急性冠症候群，PCI　127

冠動脈造影
　冠動脈CT，心筋虚血，プラーク，不安定プラーク，FFR　25
　狭窄度，Glagov現象，リモデリング，プラーク，急性冠症候群，動脈硬化　28
　ステント内狭窄，MDCT，DES，再狭窄率，PCI　51
　運動負荷心電図，心筋血流SPECT，SPECT，MDCT，冠動脈狭窄，TID比　72
　PCI，CABG，側副血行路，プラーク，石灰化分布　115

冠微小循環
　心筋虚血，心筋乳酸産生，冠血流予備能，微小血管狭心症　2

冠攣縮性狭心症
　BMIPP，心筋エネルギー代謝，SPECT，不安定狭心症，冠攣縮性狭心症，重症度判定　80
　MDCT，狭心症，胸痛，心臓カテーテル検査，無症候性心筋虚血　97
　冠攣縮誘発負荷試験，アセチルコリン，エルゴノビン，薬剤負荷試験の限界，MDCT，心臓カテーテル検査　101
　冠攣縮誘発試験，アセチルコリン，血管内皮機能，判定基準　106
　ST上昇，胸痛，心筋梗塞，心電図，12誘導心電図，急性心膜炎，Brugada症候群　307

冠攣縮誘発試験
　冠攣縮性狭心症，アセチルコリン，血管内皮機能，判定基準　106

冠攣縮誘発負荷試験
　冠攣縮性狭心症，アセチルコリン，エルゴノビン，薬剤負荷試験の限界，MDCT，心臓カテーテル検査　101

偽陰性
　運動負荷心電図，ST変化，偽陽性，冠動脈疾患，心筋虚血，心筋梗塞　9
　検査前確率，運動負荷心電図，ST下降，偽陽性，無症候性心筋虚血　19

気絶心筋
　心筋viability，冬眠心筋，評価方法，心筋虚血　119

機能学的検査
　冠動脈CT，心筋SPECT，fusionイメージ，形態学的検査，プラーク，不安定プラーク，冠動脈狭窄　42

機能的狭窄重症度
　解剖学的狭窄重症度，側副血行，心筋虚血，冠動脈狭窄重症度，心筋血流イメージング　37

急性冠症候群
　冠動脈造影，狭窄度，Glagov現象，リモデリング，プラーク，動脈硬化　28
　血管内視鏡，血管内イメージング，血管内超音波，不安定プラーク，プラーク，動脈硬化　32
　心筋血流SPECT，SPECT，心電図同期心筋SPECT法，心筋バイアビリティ，心事故予測，バイアビリティ　62
　リスクスコア，抗血小板療法，末梢保護，PCI，不安定狭心症，非ST上昇型心筋梗塞，血管内超音波検査　111
　睡眠時無呼吸症候群，SAS，冠動脈疾患，polysomnography，メタボリックシンドローム，PCI　127
　トロポニンT，H FABP，生化迅速診断バイオマーカー，心筋マーカー，肺血栓塞栓症　347

急性心筋梗塞
　MRI，心筋サルベージ，遅延造影MRI，PCI，心筋SPECT　123

Keyword Index

急性心膜炎
　　冠攣縮性狭心症，ST上昇，胸痛，心筋梗塞，心電図，12誘導心電図，Brugada症候群　307

狭窄度
　　冠動脈造影，Glagov現象，リモデリング，プラーク，急性冠症候群，動脈硬化　28

狭心症
　　MDCT，冠攣縮性狭心症，胸痛，心臓カテーテル検査，無症候性心筋虚血　97

偽陽性
　　運動負荷心電図，ST変化，偽陰性，冠動脈疾患，心筋虚血，心筋梗塞　9
　　運動負荷心電図，ST上昇，陰性U波，陽性U波，ST低下　14
　　検査前確率，運動負荷心電図，ST下降，偽陰性，無症候性心筋虚血　19

胸痛
　　MDCT，冠攣縮性狭心症，狭心症，心臓カテーテル検査，無症候性心筋虚血　97
　　冠攣縮性狭心症，ST上昇，心筋梗塞，心電図，12誘導心電図，急性心膜炎，Brugada症候群　307

胸部症状
　　イベント心電図，携帯型心電計，ホルター心電図，心電図，ループメモリー，伝送機能　195

虚血性心疾患
　　糖尿病，糖代謝異常，心筋梗塞，予後，耐糖能異常，HbA1c，空腹時血糖　318

虚血性僧帽弁逆流
　　僧帽弁逆流，心エコー，tethering，カラードプラ法　292

空腹時血糖
　　糖尿病，糖代謝異常，心筋梗塞，予後，耐糖能異常，虚血性心疾患，HbA1c　318

経食道心エコー検査
　　シャント疾患，心房中隔欠損症，心エコー　297

継続期間
　　静脈血栓塞栓症，抗凝固療法，D-dimer，ワルファリン，VTE　340

形態学的検査
　　冠動脈CT，心筋SPECT，fusionイメージ，機能学的検査，プラーク，不安定プラーク，冠動脈狭窄　42

携帯型心電計
　　イベント心電図，ホルター心電図，心電図，ループメモリー，伝送機能，胸部症状　195

頸動脈エコー
　　脈波伝播速度，CAVI，動脈硬化，血圧，PWV　258

頸動脈洞症候群
　　神経調節性失神，tilt試験，血圧，体位性立位頻拍症候群，体位性起立頻脈症候群　233

血圧
　　神経調節性失神，tilt試験，頸動脈洞症候群，体位性立位頻拍症候群，体位性起立頻脈症候群，心原性失神，植込み型ループ心電レコーダー　233
　　日内変動，家庭血圧，仮面高血圧，早朝高血圧，白衣高血圧，24時間自由行動下血圧測定，ABPM　244
　　ABPM，仮面高血圧，仮面夜間高血圧，夜間高血圧，日内変動，心血管死亡　249
　　脈波伝播速度，CAVI，動脈硬化，PWV，頸動脈エコー　258
　　ABI，TBI，Mönckeberg型動脈硬化，DBI，末梢動脈閉塞疾患　262

血管内イメージング
　　血管内視鏡，血管内超音波，不安定プラーク，プラーク，急性冠症候群，動脈硬化　32

血管内視鏡
　　血管内イメージング，血管内超音波，不安定プラーク，プラーク，急性冠症候群，動脈硬化　32

血管内超音波
　　血管内イメージング，血管内超音波，不安定プラーク，プラーク，急性冠症候群，動脈硬化　32

血管内超音波検査
　　急性冠症候群，リスクスコア，抗血小板療法，末梢保護，PCI，不安定狭心症，非ST上昇型心筋梗塞　111

血管内皮機能
　　冠攣縮性狭心症，冠攣縮誘発試験，アセチルコリン，判定基準　106

血管内皮機能検査
　　プレチスモグラフィー，FMD，バイオマーカー，動脈硬化，NMD　253

血小板機能検査
　　血小板凝集，von Willebrand因子，心筋梗塞，抗血小板療法，予防効果　343

血小板凝集

Keyword Index

　　血小板機能検査，von Willebrand因子，心筋梗塞，抗血小板療法，予防効果　　343
検査前確率
　　事前確率，Bayes理論，冠動脈疾患，費用効果，運動負荷心電図，心筋シンチグラム　　4
　　運動負荷心電図，ST下降，偽陽性，偽陰性，無症候性心筋虚血　　19
減弱アーチファクト
　　心筋SPECT，SPECT，腹臥位撮像，心筋虚血診断能，アーチファクト　　76
抗凝固療法
　　ワルファリン，プロトロンビン時間，心房細動，脳塞栓症，PT-INR，治療閾値，抗血小板療法　　336
　　静脈血栓塞栓症，継続期間，D-dimer，ワルファリン，VTE　　340
高血圧心
　　心筋収縮予備能，不全心，運動耐容能，左室駆出率，心エコー　　142
抗血小板療法
　　急性冠症候群，リスクスコア，末梢保護，PCI，不安定狭心症，非ST上昇型心筋梗塞，血管内超音波検査　　111
　　ワルファリン，プロトロンビン時間，心房細動，脳塞栓症，PT-INR，治療閾値，抗凝固療法　　336
　　血小板機能検査，血小板凝集，von Willebrand因子，心筋梗塞，予防効果　　343
高尿酸血症
　　尿酸値，冠危険因子，メタボリックシンドローム，性差，左室肥大　　333
抗不整脈薬
　　催不整脈作用，心房性催不整脈作用，心房性頻脈，WPW症候群，不整脈，心電図　　228
高齢者
　　大動脈弁狭窄症，拡張不全，心エコー，Nohria分類，貧血，心房細動　　167
コレステロール
　　脂質異常症，LDL-C，non-LDL-C，陰性荷電LDL，酸化変性LDL，動脈硬化　　321
　　酸化LDL，糖化LDL，Lp(a)，RLP，small dense LDL，動脈硬化，LDL-コレステロール　　325
　　LDL-C直接測定法，超遠心分離リポ蛋白分画法，Friedewald計算式，ホモジニアス法，B-Q法，動脈硬化　　329

サ行

再狭窄率
　　ステント内狭窄，冠動脈造影，MDCT，DES，PCI　　51
催不整脈作用
　　抗不整脈薬，心房性催不整脈作用，心房性頻脈，WPW症候群，不整脈，心電図　　228
再分極異常
　　心電図指標，脱分極異常，自律神経活動異常，心臓突然死，QT延長症候群，Brugada症候群，満腹テスト　　172
左室拡張機能
　　左房径，僧帽弁血流速度パターン，等容弛緩時間，心エコー，EF，BNP　　145
左室駆出率
　　心不全重症度，運動耐容能，peak VO_2，VE vs VCO_2 slope，心機能検査，EF　　137
　　心筋収縮予備能，高血圧心，不全心，運動耐容能，心エコー　　142
左室憩室
　　心尖部壁運動異常，左室心尖部，心エコー，心尖部血栓，心尖部瘤，たこつぼ心筋症　　271
左室心尖部
　　心尖部壁運動異常，心エコー，心尖部血栓，心尖部瘤，左室憩室，たこつぼ心筋症　　271
左室肥大
　　心アミロイドーシス，心電図，ST低下，低電位差　　313
　　尿酸値，冠危険因子，メタボリックシンドローム，性差，高尿酸血症　　333
左心機能低下
　　心室性期外収縮，アブレーション，PVC，ホルター心電図，心電図　　200
左房径
　　左室拡張機能，僧帽弁血流速度パターン，等容弛緩時間，心エコー，EF　　145
酸化LDL
　　糖化LDL，Lp(a)，RLP，small dense LDL，動脈硬化，コレステロール，LDL-コレステロール　　325
酸化変性LDL

Keyword Index

脂質異常症，LDL-C，non-LDL-C，陰性荷電LDL，コレステロール，動脈硬化　321

3次元心エコー図
僧帽弁逸脱，僧帽弁逆流，心エコー図診断　288

脂質異常症
LDL-C，non-LDL-C，陰性荷電LDL，酸化変性LDL，コレステロール，動脈硬化　321

事前確率
Bayes理論，冠動脈疾患，費用効果，検査前確率　運動負荷心電図，心筋シンチグラム　4

室房伝導
アブレーション，房室結節リエントリー，接合部調律，AVNRT，心電図，心内電位，頻脈性不整脈　212

脂肪酸代謝イメージング
BMIPP，心筋エネルギー代謝，SPECT，不安定狭心症，冠攣縮性狭心症，重症度判定　80

シャント疾患
心房中隔欠損症，経食道心エコー検査，心エコー　297

周術期心合併症
心エコー検査，β遮断薬，術前血行再建，予防的PCI，PCI　351

重症度
心エコー，負荷心エコー法，大動脈弁狭窄，僧帽弁逆流，圧較差　284

重症度判定
脂肪酸代謝イメージング，BMIPP，心筋エネルギー代謝，SPECT，不安定狭心症，冠攣縮性狭心症　80

術前血行再建
周術期心合併症，心エコー検査，β遮断薬，予防的PCI，PCI　351

静脈血栓塞栓症
抗凝固療法，継続期間，D-dimer，ワルファリン，VTE　340

食事摂取
Brugada症候群，突然死，心電図，予後判定，ST上昇，インスリン，日内変動　181

自律神経活動異常
心電図指標，再分極異常，脱分極異常，心臓突然死，QT延長症候群，Brugada症候群，満腹テスト　172

心アミロイドーシス
心電図，左室肥大，ST低下，低電位差　313

心イベント発生率
負荷心エコー法，心エコー，冠動脈疾患，予後評価，リスク層別化　84

心エコー
負荷心エコー法，冠動脈疾患，予後評価，リスク層別化，心イベント発生率　84
心筋内虚血メモリー，負荷心エコー法，拡張期負荷心エコー法，reverse ischemic cascade，ストレイン，ストレインレート，心筋梗塞　91
心筋収縮予備能，高血圧心，不全心，運動耐容能，左室駆出率　142
左室拡張機能，左房径，僧帽弁血流速度パターン，等容弛緩時間，EF，BNP　145
肺動脈収縮期圧推定，右室収縮能，右室拡張能，右室容積，肺高血圧症，右心不全　162
高齢者，大動脈弁狭窄症，拡張不全，貧血，心房細動，Nohria分類　167
心尖部壁運動異常，左室心尖部，心尖部血栓，心尖部瘤，左室憩室，たこつぼ心筋症　271
圧較差，連続の式，弁口面積，心カテーテル検査，大動脈弁狭窄　281
負荷心エコー法，大動脈弁狭窄，僧帽弁逆流，重症度，圧較差　284
虚血性僧帽弁逆流，僧帽弁逆流，tethering，カラードプラ法　292
シャント疾患，心房中隔欠損症，経食道心エコー検査　297

心エコー検査
周術期心合併症，β遮断薬，術前血行再建，予防的PCI，PCI　351

心エコー図診断
僧帽弁逸脱，僧帽弁逆流，3次元心エコー図　288

心エコードプラ法
圧較差，簡易Bernoulli式，圧回復現象，pressure gradient，pressure recovery phenomenon，大動脈弁狭窄，心カテーテル検査　276

心カテーテル検査
圧較差，心エコードプラ法，簡易Bernoulli式，圧回復現象，pressure gradient，pressure recovery phenomenon，大動脈弁狭窄　276
圧較差，連続の式，弁口面積，心エコー，大動脈弁狭窄　281

腎機能
BNP，NT-ProBNP，感度，特異度，予後推定，BMI　153

Keyword Index

心機能検査
　心不全重症度，運動耐容能，peak V̇O₂，V̇E vs V̇CO₂ slope，左室駆出率，EF　137
心機能の定量
　心臓核医学，心筋SPECT，SPECT，標準データベース，心筋血流，セグメントモデル，MIBG　67
心機能分類
　慢性心不全，運動耐容能，Specific Activity Scale，NYHA心機能分類，METs　134
心筋SPECT
　冠動脈CT，fusionイメージ，形態学的検査，機能学的検査，プラーク，不安定プラーク，冠動脈狭窄　42
　心臓核医学，SPECT，標準データベース，心機能の定量，心筋血流，セグメントモデル，MIBG　67
　SPECT，減弱アーチファクト，腹臥位撮像，心筋虚血診断能，アーチファクト　76
　MRI，急性心筋梗塞，心筋サルベージ，遅延造影MRI，PCI　123
心筋viability
　気絶心筋，冬眠心筋，評価方法，心筋虚血　119
心筋エネルギー代謝
　脂肪酸代謝イメージング，BMIPP，SPECT，不安定狭心症，冠攣縮性狭心症，重症度判定　80
心筋虚血
　冠微小循環，心筋乳酸産生，冠血流予備能，微小血管狭心症　2
　運動負荷心電図，ST変化，偽陽性，偽陰性，冠動脈疾患，心筋梗塞　9
　冠動脈CT，冠動脈造影，プラーク，不安定プラーク，FFR　25
　機能的狭窄重症度，解剖学的狭窄重症度，側副血行，冠動脈狭窄重症度，心筋血流イメージング　37
　心筋viability，気絶心筋，冬眠心筋，評価方法　119
心筋虚血診断能
　心筋SPECT，SPECT，減弱アーチファクト，腹臥位撮像，アーチファクト　76
心筋血流
　心臓核医学，心筋SPECT，SPECT，標準データベース，心機能の定量，セグメントモデル，MIBG　67
心筋血流SPECT
　SPECT，心電図同期心筋SPECT法，心筋バイアビリティ，心事故予測，バイアビリティ，急性冠症候群　62
　運動負荷心電図，冠動脈造影，SPECT，MDCT，冠動脈狭窄，TID比　72
心筋血流イメージング
　機能的狭窄重症度，解剖学的狭窄重症度，側副血行，心筋虚血，冠動脈狭窄重症度　37
心筋梗塞
　運動負荷心電図，ST変化，偽陽性，偽陰性，冠動脈疾患，心筋虚血　9
　心筋内虚血メモリー，負荷心エコー法，心エコー，拡張期負荷心エコー法，reverse ischemic cascade，ストレイン，ストレインレート　91
　冠攣縮性狭心症，ST上昇，胸痛，心電図，12誘導心電図，急性心膜炎，Brugada症候群　307
　糖尿病，糖代謝異常，予後，耐糖能異常，虚血性心疾患，HbA₁c，空腹時血糖　318
　血小板機能検査，血小板凝集，von Willebrand因子，抗血小板療法，予防効果　343
心筋サルベージ
　MRI，急性心筋梗塞，遅延造影MRI，PCI，心筋SPECT　123
心筋収縮予備能
　高血圧心，不全心，運動耐容能，左室駆出率，心エコー　142
心筋症
　MIBG，β遮断薬，予後予測，SPECT，H/M比，心不全　157
　MRI，拡張型心筋症，肥大型心筋症，遅延造影法，MDCT　266
心筋シンチグラフィ
　事前確率，Bayes理論，冠動脈疾患，費用効果，検査前確率，運動負荷心電図　4
　慢性心不全，睡眠時無呼吸症候群，SDB，夜間在宅酸素療法，HOT，ポリソムノグラフィ　159
心筋内虚血メモリー
　負荷心エコー法，心エコー，拡張期負荷心エコー法，reverse ischemic cascade，ストレイン，ストレインレート，心筋梗塞　91
心筋乳酸産生
　心筋虚血，冠微小循環，冠血流予備能，微小血管狭心症　2
心筋バイアビリティ
　心筋血流SPECT，SPECT，心電図同期心筋SPECT法，心事故予測，バイアビリティ，急性冠症候群　62
心筋マーカ
　急性冠症候群，トロポニンT，H-FABP，全血迅速診断バイオマーカ，肺血栓塞栓症　347

Keyword Index

神経調節性失神
　　tilt試験, 頸動脈洞症候群, 血圧, 体位性立位頻拍症候群, 体位性起立頻脈症候群　233
　　tilt試験, 薬剤負荷試験, 塩酸イソプロテレノール, 日差変動　239

心血管事故
　　BNP, スクリーニング, BMI, 脳卒中　150

心血管死亡
　　ABPM, 仮面高血圧, 仮面夜間高血圧, 夜間高血圧, 血圧, 日内変動　249

心原性失神
　　神経調節性失神, tilt試験, 頸動脈洞症候群, 体位性立位頻拍症候群, 体位性起立頻脈症候群, 植込み型ループ心電レコーダー, 血圧　233

心事故予測
　　心筋血流SPECT, SPECT, 心電図同期心筋SPECT法, 心筋バイアビリティ, バイアビリティ, 急性冠症候群　62

心室細動
　　Brugada症候群, 突然死, Naチャネル, 心電図, 日内変動, 日差変動　176

心室性期外収縮
　　アブレーション, 左心機能低下, PVC, ホルター心電図, 心電図　200

心室遅延電位
　　心電図, 加算平均心電図, 微小電位, 心室頻拍, LP, Brugada症候群, 心臓突然死　185

心室頻拍
　　心電図, 加算平均心電図, 微小電位, 心室遅延電位, LP, Brugada症候群, 心臓突然死　185

心電図編集機能
　　不整脈, 心房収縮, ヘリカルピッチ, MDCT, 心房細動, 房室ブロック　56

心尖部血栓
　　心尖部壁運動異常, 左室心尖部, 心エコー, 心尖部瘤, 左室憩室, たこつぼ心筋症　271

心尖部壁運動異常
　　左室心尖部, 心エコー, 心尖部血栓, 心尖部瘤, 左室憩室, たこつぼ心筋症　271

心尖部瘤
　　心尖部壁運動異常, 左室心尖部, 心エコー, 心尖部血栓, 左室憩室, たこつぼ心筋症　271

心臓核医学
　　心筋SPECT, SPECT, 標準データベース, 心機能の定量, 心筋血流, セグメントモデル, MIBG　67

心臓カテーテル検査
　　MDCT, 冠攣縮性狭心症, 狭心症, 胸痛, 無症候性心筋虚血　97
　　冠攣縮誘発負荷試験, 冠攣縮性狭心症, アセチルコリン, エルゴノビン, 薬剤負荷試験の限界, MDCT　101

心臓電気生理検査
　　ペースメーカ植込み適応, EPS, 心電図, HVブロック, AVブロック, モニタリング　202
　　不整脈診断, 睡眠時無呼吸症候群, SAS, ポリソムノグラフィー, PSG, ホルター心電図　204

心臓突然死
　　心電図指標, 再分極異常, 脱分極異常, 自律神経活動異常, QT延長症候群, Brugada症候群, 満腹テスト　172
　　心電図, 加算平均心電図, 微小電位, 心室遅延電位, 心室頻拍, LP, Brugada症候群　185

心電図
　　Brugada症候群, 心室細動, 突然死, Naチャネル, 日内変動, 日差変動　176
　　Brugada症候群, 突然死, 予後判定, ST上昇, 食事摂取, インスリン, 日内変動　181
　　加算平均心電図, 微小電位, 心室遅延電位, 心室頻拍, LP, Brugada症候群, 心臓突然死　185
　　ホルター心電図, 突然死予測, ICD, 心拍変動解析, 心不全　191
　　イベント心電図, 携帯型心電計, ホルター心電図, ループメモリー, 伝送機能, 胸部症状　195
　　心室性期外収縮, アブレーション, 左心機能低下, PVC, ホルター心電図　200
　　ペースメーカ植込み適応, 心臓電気生理検査, EPS, HVブロック, AVブロック, モニタリング　202
　　WPW症候群, アブレーション, アルゴリズム, 12誘導心電図, 副伝導路, 発作性上室性頻拍　208
　　アブレーション, 房室結節リエントリー, 接合部調律, 室房伝導, AVNRT, 心内電位, 頻脈性不整脈　212
　　QT延長症候群, 遺伝子診断, 運動負荷試験, カテコラミン負荷試験, エピネフリン負荷試験　218
　　抗不整脈薬, 催不整脈作用, 心房性催不整脈作用, 心房性頻脈, WPW症候群, 不整脈　228
　　電極の誤装着, 異常心電図　302
　　QT間隔, 補正法, Bazett法, Fridericia法, 日内変動　304
　　冠攣縮性狭心症, ST上昇, 胸痛, 心筋梗塞, 12誘導心電図, 急性心膜炎, Brugada症候群　307
　　心アミロイドーシス, 左室肥大, ST低下, 低電位差　313

Keyword Index

心電図指標
再分極異常，脱分極異常，自律神経活動異常，心臓突然死，QT延長症候群，Brugada症候群，満腹テスト　172

心電図同期心筋SPECT法
心筋血流SPECT，SPECT，心筋バイアビリティ，心事故予測，バイアビリティ，急性冠症候群　62

心内電位
アブレーション，房室結節リエントリー，接合部調律，室房伝導，AVNRT，心電図，頻脈性不整脈　212
心房細動，心不全，リズムコントロール，レートコントロール，アブレーション，拡張型心筋症，12誘導心電図　223

心拍変動解析
ホルター心電図，心電図，突然死予測，ICD，心不全　191

心不全
MIBG，β遮断薬，予後予測，SPECT，H/M比，心筋症　157
ホルター心電図，心電図，突然死予測，ICD，心拍変動解析　191
心房細動，リズムコントロール，レートコントロール，アブレーション，拡張型心筋症，12誘導心電図，心内電位　223

心不全重症度
運動耐容能，peak $\dot{V}O_2$，$\dot{V}E$ vs $\dot{V}CO_2$ slope，心機能検査，左室駆出率，EF　137

心房細動
不整脈，心電図編集機能，心房収縮，ヘリカルピッチ，MDCT，房室ブロック　56
高齢者，大動脈弁狭窄症，拡張不全，心エコー，Nohria分類，貧血　167
心不全，リズムコントロール，レートコントロール，アブレーション，拡張型心筋症，12誘導心電図，心内電位　223
ワルファリン，プロトロンビン時間，脳塞栓症，PT-INR，治療閾値，抗血小板療法，抗凝固療法　336

心房収縮
不整脈，心電図編集機能，ヘリカルピッチ，MDCT，心房細動，房室ブロック　56

心房性催不整脈作用
抗不整脈薬，催不整脈作用，心房性頻脈，WPW症候群，不整脈，心電図　228

心房性頻脈
抗不整脈薬，催不整脈作用，心房性催不整脈作用，WPW症候群，不整脈，心電図　228

心房中隔欠損症
シャント疾患，経食道心エコー検査，心エコー　297

睡眠時無呼吸症候群
SAS，冠動脈疾患，polysomnography，メタボリックシンドローム，急性冠症候群，PCI　127
慢性心不全，SDB，夜間在宅酸素療法，HOT，ポリソムノグラフィ，心筋シンチグラフィ　159
不整脈診断，心臓電気生理検査，SAS，ポリソムノグラフィー，PSG，ホルター心電図　204

スクリーニング
BNP，BMI，脳卒中，心血管事故　150

ステント内狭窄
冠動脈造影，MDCT，DES，再狭窄率，PCI　51

ストレイン
心筋内虚血メモリー，負荷心エコー法，心エコー，拡張期負荷心エコー法，reverse ischemic cascade，ストレインレート，心筋梗塞　91

ストレインレート
心筋内虚血メモリー，負荷心エコー法，心エコー，拡張期負荷心エコー法，reverse ischemic cascade，ストレイン，心筋梗塞　91

性差
尿酸値，冠危険因子，メタボリックシンドローム，高尿酸血症，左室肥大　333

セグメントモデル
心臓核医学，心筋SPECT，SPECT，標準データベース，心機能の定量，心筋血流，MIBG　67

石灰化病変
MDCT，冠動脈カルシウムスコア，CAG，被曝線量，プラーク，冠動脈狭窄　46

石灰化分布
PCI，CABG，側副血行路，プラーク，冠動脈造影　115

接合部調律
アブレーション，房室結節リエントリー，室房伝導，AVNRT，心電図，心内電位，頻脈性不整脈　212

全血迅速診断バイオマーカ
急性冠症候群，トロポニンT，H-FABP，心筋マーカ，肺血栓塞栓症　347

早朝高血圧
血圧，日内変動，家庭血圧，仮面高血圧，白衣高血圧，24時間自由行動下血圧測定，ABPM　244

Keyword Index

僧帽弁逸脱
    僧帽弁逆流，心エコー図診断，3次元心エコー図　288
僧帽弁逆流
    心エコー，負荷心エコー法，大動脈弁狭窄，重症度，圧較差　284
    僧帽弁逸脱，心エコー図診断，3次元心エコー図　288
僧帽弁逆流
    虚血性僧帽弁逆流，心エコー，tethering，カラードプラ法　292
僧帽弁血流速度パターン
    左室拡張機能，左房径，等容弛緩時間，心エコー，EF，BNP　145
側副血行
    機能的狭窄重症度，解剖学的狭窄重症度，心筋虚血，冠動脈狭窄重症度，心筋血流イメージング　37
側副血行路
    PCI，CABG，プラーク，冠動脈造影，石灰化分布　115

タ行

体位性起立頻脈症候群
    神経調節性失神，tilt試験，頸動脈洞症候群，血圧，体位性立位頻拍症候群，心原性失神，植込み型ループ心電レコーダー　233
体位性立位頻拍症候群
    神経調節性失神，tilt試験，頸動脈洞症候群，血圧，体位性起立頻脈症候群，心原性失神，植込み型ループ心電レコーダー　233
耐糖能異常
    糖尿病，糖代謝異常，心筋梗塞，予後，虚血性心疾患，HbA$_{1c}$，空腹時血糖　318
大動脈弁狭窄
    高齢者，拡張不全，心エコー，Nohria分類，貧血，心房細動　167
    圧較差，心エコードプラ法，簡易Bernoulli式，圧回復現象，pressure gradient，pressure recovery phenomenon，心カテーテル検査　276
    圧較差，連続の式，弁口面積，心エコー，心カテーテル検査　281
    心エコー，負荷心エコー法，僧帽弁逆流，重症度，圧較差　284
たこつぼ心筋症
    心尖部壁運動異常，左室心尖部，心エコー，心尖部血栓，心尖部瘤，左室憩室　271
脱分極異常
    心電図指標，再分極異常，自律神経活動異常，心臓突然死，QT延長症候群，Brugada症候群，満腹テスト　172
遅延造影MRI
    MRI，急性心筋梗塞，心筋サルベージ，PCI，心筋SPECT　123
遅延造影法
    心筋症，MRI，拡張型心筋症，肥大型心筋症，MDCT　266
超遠心分離リポ蛋白分画法
    LDL-C直接測定法，Friedewald計算式，ホモジニアス法，B-Q法，動脈硬化，コレステロール　329
治療閾値
    ワルファリン，プロトロンビン時間，心房細動，脳塞栓症，PT-INR，抗血小板療法，抗凝固療法　336
低電位差
    心アミロイドーシス，心電図，左室肥大，ST低下　313
電極の誤装着
    心電図，異常心電図　302
伝送機能
    イベント心電図，携帯型心電計，ホルター心電図，心電図，ループメモリー，胸部症状　195
糖化LDL
    酸化LDL，Lp(a)，RLP，small dense LDL，動脈硬化，コレステロール，LDL-コレステロール　325
糖代謝異常
    糖尿病，心筋梗塞，予後，耐糖能異常，虚血性心疾患，HbA$_{1c}$，空腹時血糖　318
糖尿病
    糖代謝異常，心筋梗塞，予後，耐糖能異常，虚血性心疾患，HbA$_{1c}$，空腹時血糖　318
動脈硬化
    冠動脈造影，狭窄度，Glagov現象，リモデリング，プラーク，急性冠症候群　28

Keyword Index

　　血管内視鏡，血管内イメージング，血管内超音波，不安定プラーク，プラーク，急性冠症候群　32
　　血管内皮機能検査，プレチスモグラフィー，FMD，バイオマーカー，NMD　253
　　脈波伝播速度，CAVI，血圧，PWV，頸動脈エコー　258
　　脂質異常症，LDL-C，non-LDL-C，陰性荷電LDL，酸化変性LDL，コレステロール　321
　　酸化LDL，糖化LDL，Lp(a)，RLP，small dense LDL，コレステロール，LDL-コレステロール　325
　　LDL-C直接測定法，超遠心分離リポ蛋白分画法，Friedewald計算式，ホモジニアス法，B Q法，コレステロール　329
冬眠心筋
　　心筋viability，気絶心筋，評価方法，心筋虚血　119
等容弛緩時間
　　左室拡張機能，左房径，僧帽弁血流速度パターン，心エコー，EF，BNP　145
特異度
　　BNP，NT-ProBNP，腎機能，感度，予後推定，BMI　153
突然死
　　Brugada症候群，心室細動，Naチャネル，心電図，日内変動，日差変動　176
　　Brugada症候群，心電図，予後判定，ST上昇，食事摂取，インスリン，日内変動　181
突然死予測
　　ホルター心電図，心電図，ICD，心拍変動解析，心不全　191
トロポニンT
　　急性冠症候群，H-FABP，全血迅速診断バイオマーカ，心筋マーカ，肺血栓塞栓症　347

ナ行

日内変動
　　Brugada症候群，心室細動，突然死，Naチャネル，日内変動，心電図　176
　　Brugada症候群，突然死，心電図，予後判定，ST上昇，食事摂取，インスリン　181
　　血圧，家庭血圧，仮面高血圧，早朝高血圧，白衣高血圧，24時間自由行動下血圧測定，ABPM　244
　　ADPM，仮面高血圧，仮面夜間高血圧，夜間高血圧，血圧，心血管死亡　249
　　QT間隔，補正法，Bazett法，Fridericia法，心電図　304
日差変動
　　Brugada症候群，心室細動，突然死，Naチャネル，心電図，日内変動　176
　　神経調節性失神，tilt試験，薬剤負荷試験，塩酸イソプロテレノール　239
尿酸値
　　冠危険因子，メタボリックシンドローム，性差，高尿酸血症，左室肥大　333
脳塞栓症
　　ワルファリン，プロトロンビン時間，心房細動，PT-INR，治療閾値，抗血小板療法，抗凝固療法　336
脳卒中
　　BNP，スクリーニング，BMI，心血管事故　150

ハ行

バイアビリティ
　　心筋血流SPECT，SPECT，心電図同期心筋SPECT法，心筋バイアビリティ，心血管予測，急性冠症候群　62
バイオマーカー
　　血管内皮機能検査，プレチスモグラフィー，FMD，動脈硬化，NMD　253
肺血栓塞栓症
　　急性冠症候群，トロポニンT，H-FABP，全血迅速診断バイオマーカ，心筋マーカ　347
肺高血圧症
　　肺動脈収縮期圧推定，右室収縮能，右室拡張能，右室容積，右心不全，心エコー　162
肺動脈収縮期圧推定
　　右室収縮能，右室拡張能，右室容積，肺高血圧症，右心不全，心エコー　162
白衣高血圧
　　血圧，日内変動，家庭血圧，仮面高血圧，早朝高血圧，24時間自由行動下血圧測定，ABPM　244

Keyword Index

判定基準
　　冠攣縮性狭心症，冠攣縮誘発試験，アセチルコリン，血管内皮機能　106
非ST上昇型心筋梗塞
　　急性冠症候群，リスクスコア，抗血小板療法，末梢保護，PCI，不安定狭心症，血管内超音波検査　111
微小血管狭心症
　　心筋虚血，冠微小循環，心筋乳酸産生，冠血流予備能　2
微小電位
　　心電図，加算平均心電図，心室遅延電位，心室頻拍，LP，Brugada症候群，心臓突然死　185
肥大型心筋症
　　心筋症，MRI，拡張型心筋症，遅延造影法，MDCT　266
被曝線量
　　MDCT，冠動脈カルシウムスコア，CAG，石灰化病変，プラーク，冠動脈狭窄　46
評価方法
　　心筋viability，気絶心筋，冬眠心筋，心筋虚血　119
費用効果
　　事前確率，Bayes理論，冠動脈疾患，検査前確率，運動負荷心電図，心筋シンチグラム　4
標準データベース
　　心臓核医学，心筋SPECT，SPECT，心機能の定量，心筋血流，セグメントモデル，MIBG　67
貧血
　　高齢者，大動脈弁狭窄症，拡張不全，心エコー，Nohria分類，心房細動　167
頻脈性不整脈
　　アブレーション，房室結節リエントリー，接合部調律，室房伝導，AVNRT，心電図，心内電位　212
不安定狭心症
　　脂肪酸代謝イメージング，BMIPP，心筋エネルギー代謝，SPECT，冠攣縮性狭心症，重症度判定　80
　　急性冠症候群，リスクスコア，抗血小板療法，末梢保護，PCI，非ST上昇型心筋梗塞，血管内超音波検査　111
不安定プラーク
　　冠動脈造影，心筋虚血，プラーク，冠動脈CT，FFR　25
　　血管内視鏡，血管内イメージング，血管内超音波，プラーク，急性冠症候群，動脈硬化　32
　　冠動脈CT，心筋SPECT，fusionイメージ，形態学的検査，機能学的検査，プラーク，冠動脈狭窄　42
負荷心エコー法
　　心エコー，冠動脈疾患，予後評価，リスク層別化，心イベント発生率　84
　　心筋内虚血メモリー，心エコー，拡張期負荷心エコー法，reverse ischemic cascade，ストレイン，ストレインレート，心筋梗塞　91
　　心エコー，大動脈弁狭窄，僧帽弁逆流，重症度，圧較差　284
腹臥位撮像
　　心筋SPECT，SPECT，減弱アーチファクト，心筋虚血診断能，アーチファクト　76
副伝導路
　　WPW症候群，アブレーション，アルゴリズム，心電図，12誘導心電図，発作性上室性頻拍　208
不整脈
　　心電図編集機能，心房収縮，ヘリカルピッチ，MDCT，心房細動，房室ブロック　56
　　抗不整脈薬，催不整脈作用，心房性催不整脈作用，心房性頻脈，WPW症候群，心電図　228
不整脈診断
　　心臓電気生理検査，睡眠時無呼吸症候群，SAS，ポリソムノグラフィー，PSG，ホルター心電図　204
不全心
　　心筋収縮予備能，高血圧心，運動耐容能，左室駆出率，心エコー　142
プラーク
　　冠動脈CT，冠動脈造影，心筋虚血，不安定プラーク，FFR　25
　　冠動脈造影，狭窄度，Glagov現象，リモデリング，急性冠症候群，動脈硬化　28
　　血管内視鏡，血管内イメージング，血管内超音波，不安定プラーク，急性冠症候群，動脈硬化　32
　　冠動脈CT，心筋SPECT，fusionイメージ，形態学的検査，機能学的検査，不安定プラーク，冠動脈狭窄　42
　　MDCT，冠動脈カルシウムスコア，CAG，石灰化病変，被曝線量，冠動脈狭窄　46
　　PCI，CABG，側副血行路，冠動脈造影，石灰化分布　115
プレチスモグラフィー
　　血管内皮機能検査，FMD，バイオマーカー，動脈硬化，NMD　253
プロトロンビン時間

Keyword Index

ワルファリン，心房細動，脳塞栓症，PT-INR，治療閾値，抗血小板療法，抗凝固療法　336
ペースメーカ植込み適応
　心臓電気生理検査，EPS，心電図，HVブロック，AVブロック，モニタリング　202
ヘリカルピッチ
　不整脈，心電図編集機能，心房収縮，MDCT，心房細動，房室ブロック　56
弁口面積
　圧較差，連続の式，心エコー，心カテーテル検査，大動脈弁狭窄　281
房室結節リエントリー
　アブレーション，接合部調律，室房伝導，AVNRT，心電図，心内電位，頻脈性不整脈　212
房室ブロック
　不整脈，心電図編集機能，心房収縮，ヘリカルピッチ，MDCT，心房細動　56
補正法
　QT間隔，Bazett法，Fridericia法，日内変動，心電図　304
発作性上室性頻拍
　WPW症候群，アブレーション，アルゴリズム，心電図，12誘導心電図，副伝導路　208
ホモジニアス法
　LDL-C直接測定法，超遠心分離リポ蛋白分画法，Friedewald計算式，B-Q法，動脈硬化，コレステロール　329
ポリソムノグラフィ
　慢性心不全，睡眠時無呼吸症候群，SDB，夜間在宅酸素療法，HOT，心筋シンチグラフィ　159
　不整脈診断，心臓電気生理検査，睡眠時無呼吸症候群，SAS，PSG，ホルター心電図　204
ホルター心電図
　心電図，突然死予測，ICD，心拍変動解析，心不全　191
　イベント心電図，携帯型心電計，心電図，ループメモリー，伝送機能，胸部症状　195
　心室性期外収縮，アブレーション，左心機能低下，PVC，心電図　200
　不整脈診断，心臓電気生理検査，睡眠時無呼吸症候群，SAS，ポリソムノグラフィー，PSG　204

マ行

末梢動脈閉塞疾患
　ABI，TBI，Mönckeberg型動脈硬化，DBI，血圧　262
末梢保護
　急性冠症候群，リスクスコア，抗血小板療法，PCI，不安定狭心症，非ST上昇型心筋梗塞，血管内超音波検査　111
慢性心不全
　運動耐容能，Specific Activity Scale，心機能分類，NYHA心機能分類，METs　134
　睡眠時無呼吸症候群，SDB，夜間在宅酸素療法，HOT，ポリソムノグラフィ，心筋シンチグラフィ　159
満腹テスト
　心電図指標，再分極異常，脱分極異常，自律神経活動異常，心臓突然死，QT延長症候群，Brugada症候群　172
脈波伝播速度
　CAVI，動脈硬化，血圧，PWV，頸動脈エコー　258
無症候性心筋虚血
　検査前確率，運動負荷心電図，ST下降，偽陽性，偽陰性　19
　MDCT，冠攣縮性狭心症，狭心症，胸痛，心臓カテーテル検査　97
メタボリックシンドローム
　睡眠時無呼吸症候群，SAS，冠動脈疾患，polysomnography，急性冠症候群，PCI　127
　尿酸値，冠危険因子，性差，高尿酸血症，左室肥大　333
モニタリング
　ペースメーカ植込み適応，心臓電気生理検査，EPS，心電図，HVブロック，AVブロック　202

ヤ行

夜間高血圧
　ABPM，仮面高血圧，仮面夜間高血圧，血圧，口内変動，心血管死亡　249

Keyword Index

夜間在宅酸素療法
　慢性心不全，睡眠時無呼吸症候群，SDB，HOT，ポリソムノグラフィ，心筋シンチグラフィ　159
薬剤負荷試験
　神経調節性失神，tilt試験，塩酸イソプロテレノール，日差変動　239
薬剤負荷試験の限界
　冠攣縮誘発負荷試験，冠攣縮性狭心症，アセチルコリン，エルゴノビン，MDCT，心臓カテーテル検査　101
陽性U波
　運動負荷心電図，ST上昇，偽陽性，陰性U波，ST低下　14
予後
　糖尿病，糖代謝異常，心筋梗塞，耐糖能異常，虚血性心疾患，HbA_{1c}，空腹時血糖　318
予後推定
　BNP，NT-ProBNP，腎機能，感度，特異度，BMI　153
予後判定
　Brugada症候群，突然死，心電図，ST上昇，食事摂取，インスリン，日内変動　181
予後評価
　負荷心エコー法，心エコー，冠動脈疾患，リスク層別化，心イベント発生率　84
予後予測
　MIBG，β遮断薬，SPECT，H/M比，心筋症，心不全　157
予防効果
　血小板機能検査，血小板凝集，von Willebrand因子，心筋梗塞，抗血小板療法　343
予防的PCI
　周術期心合併症，心エコー検査，β遮断薬，術前血行再建，PCI　351

ラ行

リスクスコア
　急性冠症候群，抗血小板療法，末梢保護，PCI，不安定狭心症，非ST上昇型心筋梗塞，血管内超音波検査　111
リスク層別化
　心エコー，負荷心エコー法，冠動脈疾患，予後評価，心イベント発生率　84
リズムコントロール
　心房細動，心不全，レートコントロール，アブレーション，拡張型心筋症，12誘導心電図，心内電位　223
リモデリング
　冠動脈造影，狭窄度，Glagov現象，プラーク，急性冠症候群，動脈硬化　28
ループメモリー
　イベント心電図，携帯型心電計，ホルター心電図，心電図，伝送機能，胸部症状　195
レートコントロール
　心不全，リズムコントロール，心房細動，アブレーション，拡張型心筋症，12誘導心電図，心内電位　223
連続の式
　圧較差，弁口面積，心エコー，心カテーテル検査，大動脈弁狭窄　281

ワ行

ワルファリン
　プロトロンビン時間，心房細動，脳塞栓症，PT-INR，治療閾値，抗血小板療法，抗凝固療法　336
　静脈血栓塞栓症，抗凝固療法，継続期間，D-dimer，VTE　340

a-z

ABI
　TBI，Mönckeberg型動脈硬化，DBI，末梢動脈閉塞疾患，血圧　262
ABPM

Keyword Index

血圧，日内変動，家庭血圧，仮面高血圧，早朝高血圧，白衣高血圧，24時間自由行動下血圧測定　244
仮面高血圧，仮面夜間高血圧，夜間高血圧，血圧，日内変動，心血管死亡　249

AVNRT
アブレーション，房室結節リエントリー，接合部調律，室房伝導，心電図，心内電位，頻脈性不整脈　212

AVブロック
ペースメーカ植込み適応，心臓電気生理検査，EPS，心電図，HVブロック，モニタリング　202

β遮断薬
MIBG，予後予測，SPECT，H/M比，心筋症，心不全　157
周術期心合併症，心エコー検査，術前血行再建，予防的PCI，PCI　351

Bayes理論
事前確率，冠動脈疾患，費用効果，検査前確率，運動負荷心電図，心筋シンチグラム　4

Bazett法
QT間隔，補止法，Fridericia法，日内変動，心電図　304

BMI
BNP，スクリーニング，脳卒中，心血管事故　150
BNP，NT-ProBNP，腎機能，感度，特異度，予後推定　153

BMIPP
脂肪酸代謝イメージング，心筋エネルギー代謝，SPECT，不安定狭心症，冠攣縮性狭心症，重症度判定　80

BNP
左室拡張機能，左房径，僧帽弁血流速度パターン，等容弛緩時間，心エコー，EF　145
スクリーニング，BMI，脳卒中，心血管事故　150
NT-ProBNP，腎機能，感度，特異度，予後推定，BMI　153

B-Q法
LDL-C直接測定法，超遠心分離リポ蛋白分画法，Friedewald計算式，ホモジニアス法，動脈硬化，コレステロール　329

Brugada症候群
心電図指標，再分極異常，脱分極異常，自律神経活動異常，心臓突然死，QT延長症候群，満腹テスト　172
心室細動，突然死，Naチャネル，心電図，日内変動，日差変動　176
突然死，心電図，予後判定，ST上昇，食事摂取，インスリン，日内変動　181
心電図，加算平均心電図，微小電位，心室遅延電位，心室頻拍，LP，心臓突然死　185
冠攣縮性狭心症，ST上昇，胸痛，心筋梗塞，心電図，12誘導心電図，急性心膜炎　307

CABG
PCI，側副血行路，プラーク，冠動脈造影，石灰化分布　115

CAG
MDCT，冠動脈カルシウムスコア，石灰化病変，被曝線量，プラーク，冠動脈狭窄　46

CAVI
脈波伝播速度，動脈硬化，血圧，PWV，頸動脈エコー　258

DBI
ABI，TBI，Mönckeberg型動脈硬化，末梢動脈閉塞疾患，血圧　262

D-dimer
静脈血栓塞栓症，抗凝固療法，継続期間，ワルファリン，VTE　340

DES
ステント内狭窄，冠動脈造影，MDCT，再狭窄率，PCI　51

EF
心不全重症度，運動耐容能，peak $\dot{V}O_2$，$\dot{V}E$ vs $\dot{V}CO_2$ slope，心機能検査，左室駆出率　137
左室拡張機能，左房径，僧帽弁血流速度パターン，等容弛緩時間，心エコー，BNP　145

EPS
ペースメーカ植込み適応，心臓電気生理検査，心電図，HVブロック，AVブロック，モニタリング　202

FFR
冠動脈CT，冠動脈造影，心筋虚血，プラーク，不安定プラーク　25

FMD
血管内皮機能検査，プレチスモグラフィー，バイオマーカー，動脈硬化，NMD　253

Fridericia法
QT間隔，補正法，Bazett法，日内変動，心電図　304

Friedewald計算式

Keyword Index

（LDL-C直接測定法）， 超遠心分離リポ蛋白分画法，ホモジニアス法，B-Q法，動脈硬化，コレステロール　329

fusionイメージ
　冠動脈CT，心筋SPECT，形態学的検査，機能学的検査，プラーク，不安定プラーク，冠動脈狭窄　42

Glagov現象
　冠動脈造影，狭窄度，リモデリング，プラーク，急性冠症候群，動脈硬化　28

HbA₁c
　糖尿病，糖代謝異常，心筋梗塞，予後，耐糖能異常，虚血性心疾患，空腹時血糖　318

H-FABP
　急性冠症候群，トロポニンT，全血迅速診断バイオマーカ，心筋マーカ，肺血栓塞栓症　347

H/M比
　MIBG，β遮断薬，予後予測，SPECT，心筋症，心不全　157

HOT
　慢性心不全，睡眠時無呼吸症候群，SDB，夜間在宅酸素療法，ポリソムノグラフィ，心筋シンチグラフィ　159

HVブロック
　ペースメーカ植込み適応，心臓電気生理検査，EPS，心電図，AVブロック，モニタリング　202

ICD
　ホルター心電図，心電図，突然死予測，心拍変動解析，心不全　191

LDL-C
　脂質異常症，non-LDL-C，陰性荷電LDL，酸化変性LDL，コレステロール，動脈硬化　321

LDL-C直接測定法
　超遠心分離リポ蛋白分画法，Friedewald計算式，ホモジニアス法，B-Q法，動脈硬化，コレステロール　329

LDL-コレステロール
　酸化LDL，糖化LDL，Lp(a)，RLP，small dense LDL，動脈硬化，コレステロール　325

LP
　心電図，加算平均心電図，微小電位，心室遅延電位，心室頻拍，Brugada症候群，心臓突然死　185

Lp(a)
　酸化LDL，糖化LDL，RLP，small dense LDL，動脈硬化，コレステロール，LDL-コレステロール　325

MDCT
　冠動脈カルシウムスコア，CAG，石灰化病変，被曝線量，プラーク，冠動脈狭窄　46
　ステント内狭窄，冠動脈造影，DES，再狭窄率，PCI　51
　不整脈，心電図編集機能，心房収縮，ヘリカルピッチ，心房細動，房室ブロック　56
　運動負荷心電図，冠動脈造影，心筋血流SPECT，SPECT，MDCT，TID比　72
　冠攣縮性狭心症，狭心症，胸痛，心臓カテーテル検査，無症候性心筋虚血　97
　冠攣縮誘発負荷試験，冠攣縮性狭心症，アセチルコリン，エルゴノビン，薬剤負荷試験の限界，心臓カテーテル検査　101
　心筋症，MRI，拡張型心筋症，肥大型心筋症，遅延造影法　266

METs
　慢性心不全，運動耐容能，Specific Activity Scale，心機能分類，NYHA心機能分類　134

MIBG
　心臓核医学，心筋SPECT，SPECT，標準データベース，心機能の定量，心筋血流，セグメントモデル　67
　β遮断薬，予後予測，SPECT，H/M比，心筋症，心不全　157

Mönckeberg型動脈硬化
　ABI，TBI，DBI，末梢動脈閉塞疾患，血圧　262

MRI
　急性心筋梗塞，心筋サルベージ，遅延造影MRI，PCI，心筋SPECT　123
　心筋症，拡張型心筋症，肥大型心筋症，遅延造影法，MDCT　266

Naチャネル
　Brugada症候群，心室細動，突然死，心電図，日内変動，日差変動　176

NMD
　血管内皮機能検査，プレチスモグラフィー，FMD，バイオマーカー，動脈硬化　253

Nohria分類
　高齢者，大動脈弁狭窄症，拡張不全，心エコー，貧血，心房細動　167

non-LDL-C
　脂質異常症，LDL-C，陰性荷電LDL，酸化変性LDL，コレステロール，動脈硬化　321

NT-ProBNP

BNP, 腎機能, 感度, 特異度, 予後推定, BMI　153

NYHA心機能分類
慢性心不全, 運動耐容能, Specific Activity Scale, 心機能分類, METs　134

PCI
ステント内狭窄, 冠動脈造影, MDCT, DES, 再狭窄率　51
急性冠症候群, リスクスコア, 抗血小板療法, 末梢保護, 不安定狭心症, 非ST上昇型心筋梗塞, 血管内超音波検査　111
CABG, 側副血行路, プラーク, 冠動脈造影, 石灰化分布　115
MRI, 急性心筋梗塞, 心筋サルベージ, 遅延造影MRI, 心筋SPECT　123
睡眠時無呼吸症候群, SAS, 冠動脈疾患, polysomnography, メタボリックシンドローム, 急性冠症候群　127
周術期心合併症, 心エコー検査, β遮断薬, 術前血行再建, 予防的PCI　351

peak $\dot{V}O_2$
心不全重症度, 運動耐容能, $\dot{V}E$ vs $\dot{V}CO_2$ slope, 心機能検査, 左室駆出率, EF　137

polysomnography
睡眠時無呼吸症候群, SAS, 冠動脈疾患, メタボリックシンドローム, 急性冠症候群, PCI　127

pressure gradient
圧較差, 心エコードプラ法, 簡易Bernoulli式, 圧回復現象, pressure recovery phenomenon, 大動脈弁狭窄, 心カテーテル検査　276

pressure recovery phenomenon
圧較差, 心エコードプラ法, 簡易Bernoulli式, 圧回復現象, pressure gradient, 大動脈弁狭窄, 心カテーテル検査　276

PSG
不整脈診断, 心臓電気生理検査, 睡眠時無呼吸症候群, SAS, ポリソムノグラフィー, ホルター心電図　204

PT-INR
ワルファリン, プロトロンビン時間, 心房細動, 脳塞栓症, 治療閾値, 抗血小板療法, 抗凝固療法　336

PVC
心室性期外収縮, アブレーション, 左心機能低下, ホルター心電図, 心電図　200

PWV
脈波伝播速度, CAVI, 動脈硬化, 血圧, 頸動脈エコー　258

QT延長症候群
遺伝子診断, 運動負荷試験, カテコラミン負荷試験, 心電図, エピネフリン負荷試験　218
心電図指標, 再分極異常, 脱分極異常, 自律神経活動異常, 心臓突然死, Brugada症候群, 満腹テスト　172

QT間隔
補正法, Bazett法, Fridericia法, 日内変動, 心電図　304

reverse ischemic cascade
心筋内虚血メモリー, 負荷心エコー法, 心エコー, 拡張期負荷心エコー法, ストレイン, ストレインレート, 心筋梗塞　91

RLP
酸化LDL, 糖化LDL, Lp(a), small dense LDL, 動脈硬化, コレステロール, LDL-コレステロール　325

SAS
睡眠時無呼吸症候群, 冠動脈疾患, polysomnography, メタボリックシンドローム, 急性冠症候群, PCI　127
不整脈診断, 心臓電気生理検査, 睡眠時無呼吸症候群, ポリソムノグラフィー, PSG, ホルター心電図　204

SDB
慢性心不全, 睡眠時無呼吸症候群, 夜間在宅酸素療法, HOT, ポリソムノグラフィ, 心筋シンチグラフィ　159

small dense LDL
酸化LDL, 糖化LDL, Lp(a), RLP, 動脈硬化, コレステロール, LDL-コレステロール　325

Specific Activity Scale
慢性心不全, 運動耐容能, 心機能分類, NYHA心機能分類, METs　134

SPECT
心筋血流SPECT, 心電図同期心筋SPECT法, 心筋バイアビリティ, 心事故予測, バイアビリティ, 急性冠症候群　62
心臓核医学, 心筋SPECT, 標準データベース, 心機能の定量, 心筋血流, セグメントモデル, MIBG　67
運動負荷心電図, 冠動脈造影, 心筋血流SPECT, MDCT, 冠動脈狭窄, TID比　72
心筋SPECT, 減弱アーチファクト, 腹臥位撮像, 心筋虚血診断能, アーチファクト　76
脂肪酸代謝イメージング, BMIPP, 心筋エネルギー代謝, 不安定狭心症, 冠攣縮性狭心症, 重症度判定　80
MIBG, β遮断薬, 予後予測, H/M比, 心筋症, 心不全　157

ST下降
検査前確率, 運動負荷心電図, 偽陽性, 偽陰性, 無症候性心筋虚血　19

ST上昇

Keyword Index

運動負荷心電図，偽陽性，陰性U波，陽性U波，ST低下　14
Brugada症候群，突然死，心電図，予後判定，食事摂取，インスリン，日内変動　181
冠攣縮性狭心症，胸痛，心筋梗塞，心電図，12誘導心電図，急性心膜炎，Brugada症候群　307

ST低下
運動負荷心電図，ST上昇，偽陽性，陰性U波，陽性U波　14
心アミロイドーシス，心電図，左室肥大，低電位差　313

ST変化
運動負荷心電図，偽陽性，偽陰性，冠動脈疾患，心筋虚血，心筋梗塞　9

TBI
ABI，Mönckeberg型動脈硬化，DBI，末梢動脈閉塞疾患，血圧　262

tethering
虚血性僧帽弁逆流，僧帽弁逆流，心エコー，カラードプラ法　292

TID比
運動負荷心電図，冠動脈造影，心筋血流SPECT，SPECT，MDCT，冠動脈狭窄　72

tilt試験
神経調節性失神，頸動脈洞症候群，血圧，体位性立位頻拍症候群，体位性起立頻脈症候群　233
神経調節性失神，薬剤負荷試験，塩酸イソプロテレノール，日差変動　239

VE vs VCO₂ slope
心不全重症度，運動耐容能，peak VO₂，心機能検査，左室駆出率，EF　137

von Willebrand因子
血小板機能検査，血小板凝集，心筋梗塞，抗血小板療法，予防効果　343

VTE
静脈血栓塞栓症，抗凝固療法，継続期間，D-dimer，ワルファリン　340

WPW症候群
アブレーション，アルゴリズム，心電図，12誘導心電図，副伝導路，発作性上室性頻拍　208
抗不整脈薬，催不整脈作用，心房性催不整脈作用，心房性頻脈，不整脈，心電図　228

数字

12誘導心電図
WPW症候群，アブレーション，アルゴリズム，心電図，副伝導路，発作性上室性頻拍　208
心房細動，心不全，リズムコントロール，レートコントロール，アブレーション，拡張型心筋症，心内電位　223
冠攣縮性狭心症，ST上昇，胸痛，心筋梗塞，心電図，急性心膜炎，Brugada症候群　307

24時間自由行動下血圧測定
血圧，日内変動，家庭血圧，仮面高血圧，早朝高血圧，白衣高血圧，ABPM　244

循環器検査のグノーティ・セアウトン
―過信せず侮らず,謙虚で緻密な検査とは

2009年10月1日　第1版第1刷発行

編　集　　山科　章
発行者　　七野俊明
発行所　　株式会社シナジー
　　　　　〒101-0062 東京都千代田区神田駿河台 3-4-2
　　　　　TEL：03-5209-1851（代）
　　　　　URL：http://www.syg.co.jp
印刷・製本　図書印刷株式会社

ISBN 978-4-916166-23-4

©Synergy, 2009. Printed in Japan.
乱丁・落丁本はお取り替えいたします。

本書の複写・複製・転載・翻訳・上映・譲渡・データベースへの取り込み,および送信に関する許諾権は,株式会社シナジーが保有します。

AHA救急救命テキストシリーズ

American Heart Association® Learn and Live℠

心肺蘇生ガイドライン2005準拠

- ●AHA心肺蘇生と救急心血管治療のためのガイドライン2005
  定価:5,775円(本体:5,500円)
  [ISBN] 978-4-916166-15-9
- ●AHA コアインストラクターコースパッケージ
  定価:7,875円(本体:7,500円)
  [ISBN] 978-4-916166-19-7
- ●ECC(救急心血管治療)ハンドブック2008
  定価:2,100円(本体:2,000円)
  [ISBN] 978-4-916166-20-3
- ●ACLSプロバイダーマニュアル
  定価:6,720円(本体:6,400円)
  [ISBN] 978-4-916166-09-8
- ●AHA ACLSインストラクターパッケージ
  定価:29,400円(本体:28,000円)
  [ISBN] 978-4-916166-11-1
- ●BLSヘルスケアプロバイダーマニュアル
  定価:4,830円(本体:4,600円)
  [ISBN] 978-4-916166-13-5
- ●AHA BLSヘルスケアプロバイダーインストラクターパッケージ
  定価:24,150円(本体:23,000円)
  [ISBN] 978-4-916166-14-2
- ●ハートセイバーAEDワークブック
  定価:2,100円(本体:2,000円)
  [ISBN] 978-4-916166-10-4
- ●AHAハートセイバーAEDインストラクターパッケージ
  定価:18,900円(本体:18,000円)
  [ISBN] 978-4-916166-12-8
- ●PALSプロバイダーマニュアル
  定価:15,750円(本体:15,000円)
  [ISBN] 978-4-916166-17-3
- ●AHA PALSインストラクターパッケージ
  定価:30,450円(本体:29,000円)
  [ISBN] 978-4-916166-18-0

主要書店にて新シリーズ好評発売中

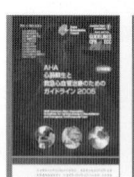

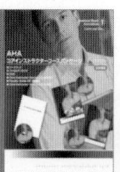

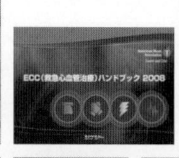

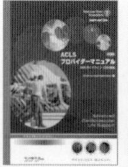

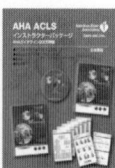

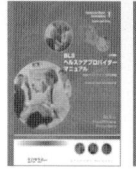

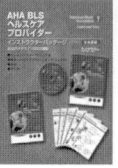

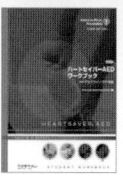

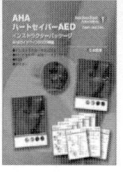

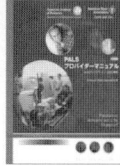

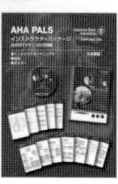

脳神経検査のグノーティ・セアウトン

好評シリーズ 第2弾
編集:小川 彰(岩手医科大学学長)
近刊
B5変型判 並製 オールカラー

Now Editing

医科プロバイオティクス学 【最新刊】

研究,開発,臨床の現場に必備の1冊
編集:古賀泰裕(東海大学医学部感染症学)
予価:本体18,000円
B5変型判 上製 オールカラー 650頁 ISBN:978-4-916166-24-1

TBL 医療人を育てるチーム基盤型学習 【好評】

日本初!Team-Based Learningテキスト
監修:瀬尾宏美(高知大学医学部総合診療部)
原著:Larry K. Michaelsen 他
定価:4,200円(本体4,000円)
B5判 208頁 ISBN:978-4-916166-22-7

医学英単語 【好評】

オーディオCD 2枚付.リズムに乗ってらくらく学習!
監修:富田りか(東邦大学医学部医学科)
定価:2,520円(本体2,400円)
A5判 2色 144頁 ISBN:978-4-916166-21-0

シナジー

〒101-0062 東京都千代田区神田駿河台3-4-2 日専連朝日生命ビル6F
TEL:03-5209-1853 FAX:03-3252-1771 http://www.syg.co.jp

TBL―医療人を育てるチーム基盤型学習

成果を上げるグループ学習の活用法

Team-Based Learning for Health Professions Educations
A Guide to Using Small Groups for Improving Learning

原著者：Larry K. Michaelsen 他　　監修：瀬尾宏美　高知大学医学部総合診療部教授

- 講義でも，PBLでもない！学生のやる気と満足度を高め，プロフェッショナルへと脱皮させる"しかけ"を探る、チーム基盤型学習（team-based learning）を概説した日本初のTBLテキスト
- 「受け身でメモを取る場」から、「自分たちのアイデアを使い仲間とともに積極的に参加する場」へと教室を変貌させることが出来る、医学教育、看護学教育に携わるすべての関係者必読の1冊。

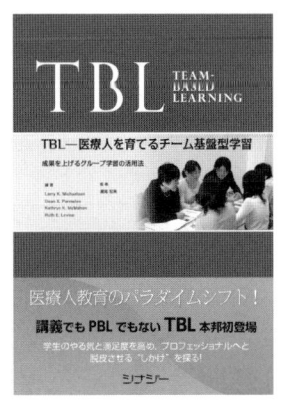

B5判、208頁
定価（本体4,000円＋税）
ISBN 978-4-916166-22-7

目次

第1部　基礎編

1. 医療専門職教育におけるチーム基盤型学習：なぜTBLが医療専門職教育に適するのか
2. チーム基盤型学習の基本原則と実践
3. 効果的なチーム課題の作成
4. チーム基盤型学習による医療専門職の批判的思考能力の向上
5. チーム基盤型学習を利用する教育学的根拠：講義形式の教育対討論形式の教育
6. チームの編成
7. チーム管理
8. ファシリテーターの技能
9. チーム基盤型学習における同僚評価
10. 研究と研究活動：医療専門職教育におけるチーム基盤型学習

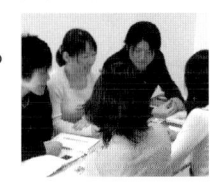

第2部　経験者の声

11. 医学部進学準備コースでのチーム基盤型学習：遺伝学
12. 生化学入門のコースにおけるチーム基盤型学習：初めてTBLを行う教員の視点
13. 看護学学部教育の必修コースの講義に代わるチーム基盤型学習
14. 医師助手の教育プログラムにおけるチーム基盤型学習
15. 読書課題と学習のポイントの使用：チーム基盤型学習カリキュラムにおける解剖学講義に代わるもの
16. スポーツ・運動心理学におけるチーム基盤型学習：事例に基づく学習と応用演習としての概念図
17. 精神科のクリニカル・クラークシップにおけるチーム基盤型学習
18. チーム基盤型学習によるレジデント研修プログラムの再生：物療医学とリハビリテーションプログラムにおける経験

発行：バイオメディス・インターナショナル　　発売：シナジー　　TEL:03-5209-1853　FAX:03-3252-1771

医学英語を学ぶなら，メディエイゴが役に立つ。

『MediEigo（メディエイゴ）』は，医学・医療に特化したさまざまな英語学習コンテンツを，インターネット上で**無料**提供しているサイトです。

メディエイゴ 検索

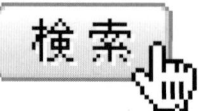

http://medieigo.com/

毎週配信コンテンツ

- **英語で読もう「Weekly Topic」**
  医学関連の面白トピックを毎週1本紹介。
- **「使えるワンフレーズ」** Podcasting対応
  頻度の高い医学英語のフレーズを毎週1つ伝授。
- **耳から覚える「メディカル英単語」** Podcasting対応
  医学英単語をネイティブの発音で毎週3つ紹介。

随時更新コンテンツ

- **おすすめ英語学習サイト**
  医学英語学習に役立つサイトを列挙。
- **海外学会+E**
  主要海外医学会で発表された注目演題をレポート。

etc...

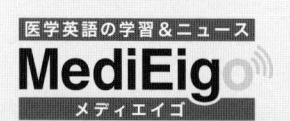

医学英語の学習＆ニュース
MediEigo メディエイゴ

企画・制作・運営：株式会社シナジー